LE PIED DE L'ENFANT ET DE L'ADOLESCENT

CHEZ LE MÊME ÉDITEUR

Dans la collection « Pathologie locomotrice » :

LE GENOU DE L'ENFANT ET DE L'ADOLESCENT. 1991, 432 pages, 228 figures.
PARALYSIES NERVEUSES PÉRIPHÉRIQUES DU MEMBRE SUPÉRIEUR. 1991, 204 pages, 72 figures.
LA FRACTURE DE L'EXTRÉMITÉ SUPÉRIEURE DU FÉMUR. 1991, 344 pages, 42 figures.
PATHOLOGIE DU RACHIS VEILLISSANT. 1992, 376 pages.
EXPÉRIENCES EN RÉÉDUCATION LOCOMOTRICE. 1992, 280 pages.
PATHOLOGIE DE LA COIFFE DES ROTATEURS DE L'ÉPAULE. 1993, 360 pages, 167 figures.
LES TRAUMATISMES DE L'ENFANT ET LEURS SÉQUELLES. 1993, 288 pages, 190 figures.
LES INÉGALITÉS DE LONGUEUR DES MEMBRES. 1994, 320 pages, 92 figures.
LES MANIPULATIONS VERTÉBRALES. 1994, 326 pages, 121 figures.
LES CYPHOSES : DE L'ENFANT À L'ADULTE. 1995, 300 pages, ill.
LA SCOLIOSE IDIOPATHIQUE. 1996, 464 pages, 276 figures.
AMPUTATIONS DU MEMBRE INFÉRIEUR. APPAREILLAGE ET RÉÉDUCATION. 1996, 512 pages, 99 figures.
LES TRAUMATISMES DU SPORT CHEZ L'ENFANT ET L'ADOLESCENT. 1997, 360 pages.
MAIN ET MÉDECINE ORTHOPÉDIQUE. 1997, 432 pages, 202 figures.

Dans la collection « Problèmes en médecine de rééducation » :

MALADIE DE PARKINSON ET RÉÉDUCATION. 1990, 192 pages, 30 figures.
OBÉSITÉ ET MÉDECINE DE RÉÉDUCATION. 1991, 168 pages, 36 figures.
ISOCINÉTIQUE ET MÉDECINE DE RÉÉDUCATION. 1991, 160 pages, 35 figures.
ÉLECTROSTIMULATION DES NERFS ET DES MUSCLES. 1992, 216 pages, 70 figures.
RÉÉDUCATION VÉSICO-SPINCTÉRIENNE ET ANO-RECTALE. 1992, 520 pages, 104 figures.
POSTURE, ÉQUILIBRATION ET MÉDECINE DE RÉÉDUCATION. 1993, 304 pages, 50 figures.
ÉVALUATION DE LA QUALITÉ DE VIE. 1993, 320 pages, 38 figures.
PATHOLOGIE VASCULAIRE DES MEMBRES. 1993, 392 pages, 85 figures.
LA REPROGRAMMATION NEURO-MOTRICE. 1994, 220 pages, 83 figures.
LA MARCHE HUMAINE ET SA PATHOLOGIE. EXPLORATION ET RÉÉDUCATION. 1994, 416 pages, 110 figures.
LES PARAOSTÉOARTHROPATHIES NEUROGÈNES. 1995, 200 pages, ill.
LE RÉENTRAÎNEMENT À L'EFFORT. 1995, 240 pages, ill.
LES MALADIES NEUROMUSCULAIRES. 1996, 344 pages, 85 figures.
SEXUALITÉ, FERTILITÉ ET HANDICAP. 1996, 280 pages, 26 schémas.
TECHNIQUES DE RÉÉDUCATION RESPIRATOIRE. 1997, 240 pages.
LE FAUTEUIL ROULANT. 1997, 400 pages, 109 figures.
GREFFES, TRANSPLANTATIONS ET MÉDECINE DE RÉADAPTATION. 1997, 232 pages.

Dans la collecion « Actualités en rééducation fonctionnelle et réadaptation » (21 séries parues).

Dans la collection « Rencontres en Rééducation » :

LA RÉINSERTION SOCIO-PROFESSIONNELLE DES PERSONNES HANDICAPÉES. 1994, 356 pages, 13 figures.
LA RAIDEUR ARTICULAIRE. 1995, 432 pages, ill.
MALADIE D'ALZHEIMER ET MÉDECINE DE RÉADAPTATION. 1996, 248 pages, 14 figures.
LES APRAXIES. 1997, 144 pages, 10 figures.

Dans la collection « Acquisitions rhumatologiques » :

LA HERNIE DISCALE LOMBAIRE. 1990, 396 pages, 134 figures.
PATHOLOGIE DES INSERTIONS ET TENDINOPATHIES. 1991, 256 pages, 85 figures.
LES MÉDICAMENTS ANTALGIQUES. 1992, 144 pages, 12 figures.
PATHOLOGIE IATROGÈNE DU RACHIS. 1993, 368 pages, 120 figures.
CÉPHALÉES ET MIGRAINES. 1993, 256 pages, 19 figures.
ARCHITECTURE ET RÉSISTANCE MÉCANIQUE OSSEUSES. 1993, 176 pages, 63 figures.

Dans la collection « Monographies de podologie » :

LE PIED POSTTRAUMATIQUE. 1991, 256 pages, 90 figures.
LE PIED DU SUJET ÂGÉ. 1992, 224 pages, 46 figures.
LE PIED DIABÉTIQUE. 1993, 200 pages, 60 figures.
LA PATHOLOGIE UNGUÉNALE. 1994, 107 pages.
LA PATHOLOGIE DE L'ARTICULATION SOUS-ASTRAGALIENNE. 1994, 161 pages.
MÉTHODES ACTUELLES D'EXPLORATION DU PIED. 1995, 264 pages, 154 figures.
LE PIED NEUROLOGIQUE DE L'ADULTE. 1996, 270 pages, 41 figures.

Progrès en médecine physique et de réadaptation (1re série)

COLLECTION DE PATHOLOGIE LOCOMOTRICE
ET DE MÉDECINE ORTHOPÉDIQUE
Sous la direction de Lucien SIMON
n° 36

LE PIED DE L'ENFANT ET DE L'ADOLESCENT

Sous la direction de
Alain DIMÉGLIO
Christian HÉRISSON Lucien SIMON

MASSON
Paris Milan Barcelone

ISBN : 2-225-83174-2
ISSN : 0223-9183

MASSON S.A. , 120, bd Saint-Germain 75280 Paris Cedex 06

AVANT-PROPOS

Après le genou, les inégalités de longueur des membres, les traumatismes, les cyphoses, les scolioses, le sport, ce livre sur le pied de l'enfant et de l'adolescent prolonge et enrichit cette collection d'orthopédie pédiatrique. Fidèle à l'esprit des Entretiens de médecine physique et de réadaptation, il se veut direct, pratique, convivial, en prise avec les réalités quotidiennes.

Le pied est une plate-forme, un ressort, un organe sensoriel. Il est dépendant d'un système qui met en jeu depuis la base du rachis jusqu'aux orteils 11 articulations. Le pied est un organe de contact qui a des grandes capacités d'adaptation grâce à ses nombreux degrés de liberté. Il faut penser le pied en dynamique, et éviter de s'enfermer dans des modèles statiques hérités des traités classiques d'anatomie.

Ce livre est une œuvre collective : l'école montpelliéraine qui se veut libérale et ouverte a sollicité l'avis des experts les plus prestigieux. Comme chaque année, la contribution du groupe d'étude en orthopédie pédiatrique s'est révélée particulièrement importante : H. Bensahel, R. Seringe, J.C. Pouliquen, H. Bracq, J.P. Cahuzac, J.P. Métizeau, D. Pilliard, F. Beltramo, D. Mouliès, P. Chrestian.

Les équipes de rééducation ont aussi contribué à enrichir cette monographie. Comme chaque année, des experts internationaux nous ont apporté leur concours, les écoles de Lausanne avec M. Dutoit, de Bâle avec J.U. Baumann, de Londres avec A. Catterall. F. Cigala et N. De Sanctis, représentants éminents de l'orthopédie pédiatrique italienne nous font part de leur grande expérience dans le pied plat; T. Epeldegui fait la synthèse de ses travaux anatomiques sur l'articulation astragalo-scaphoïdienne; J. Turco rapporte une expérience de 30 ans sur la chirurgie du pied bot. L'équipe d'Aboul Sound et de El Sobky du Caire expose ses résultats sur le pied polio.

Des questions essentielles ont été abordées : la physiopathologie de l'arrière-pied avec une nouvelle conception de l'articulation astragalo-scaphoïdienne; l'équilibre entre la colonne interne astragalo-dépendante et la colonne externe calcanéo-dépendante semble détenir les clés de l'indication dans les pieds bots invétérés ou les pieds plats valgus sévères; la double arthrodèse et le procédé de Grice sont en recul; il faut les éviter chaque fois que possible, car ces interventions privent le pied de son élasticité. L'allongement du tendon d'Achille est toujours lourd de conséquences, notamment chez l'infirme moteur d'origine cérébrale; le triceps sural a une action ambivalente de propulsion et de freination : son affaiblissement peut lourdement hypothéquer la marche. La chirurgie du pied paralytique pourrait se résumer dans cette devise : les chirurgies inutiles affaiblissent les chirurgies nécessaires.

Ce livre insiste sur les pièges de la consultation : faux pieds plats, faux pieds bots varus équin, fausses entorses. Les grands chapitres de la pathologie, pieds creux, pieds convexes, pieds serpentins, synostoses, sont abordés avec pragmatisme et expérience. L'indication des semelles orthopédiques fait l'objet d'une analyse critique très approfondie. Soixante neuf articles composent ce livre ; ils s'efforcent d'éclairer les discussions actuelles.

Une bibliographie substantielle complète ce travail. Ce nouvel ouvrage s'inscrit fort justement dans la « Collection de pathologie locomotrice et de médecine orthopédique ». C'est une contribution de plus à la longue série d'ouvrages d'orthopédie pédiatrique dans cette collection coordonnée par A. Diméglio.

Ce livre s'adresse à tous ceux qui se retrouvent volontiers autour de la pathologie du pied de l'enfant, médecins de médecine physique et de réadaptation, rhumatologues, pédiatres, chirurgiens pédiatriques... ainsi que tous les acteurs paramédicaux de la podologie.

Nous espérons qu'il constituera une judicieuse mise au point, fruit de l'expérience de nombreux auteurs venant d'horizons très différents.

Alain Diméglio *Christian Hérisson* *Lucien SIMON*

« Le pied de l'enfant et de l'adolescent » a été le thème d'un colloque de pathologie locomotrice aux cours des XXVIes Entretiens de médecine physique et de réadaptation, Montpellier le 6 mars 1998. Modérateur : A. Diméglio.

Cet ouvrage est une publication de l'association « Entretiens de rééducation et de réadaptation fonctionnelle (E.R.R.F.) » Montpellier.

TABLE DES MATIÈRES

5

PIEDS CREUX

6

SYNOSTOSES DU PIED

7

PIED BOT VARUS ÉQUIN

8

MÉTATARSUS ADDUCTUS ET HALLUX VALGUS

9

PIEDS PARALYTIQUES

10

PIED DE L'IMOC

11

PIED MALFORMÉ

12

TRAUMATOLOGIE DU PIED

13

SPORT ET MICROTRAUMATOLOGIE

14

PIED INFECTIEUX, RHUMATISMAL ET TUMORAL

15

ORTHÈSES PLANTAIRES ET CHAUSSAGE

16

CHIRURGIE

17

CONCLUSIONS

1

LE PIED EN CROISSANCE

LES DONNÉES DU PROBLÈME

A. DIMÉGLIO[1]

La fonction locomotrice nécessite une propulsion au décollage, une absorption à l'atterrissage et une stabilité à l'appui. Le pied est une plate-forme, un ressort, un organe sensoriel. Il est dépendant d'un système complexe qui met en jeu depuis la base du rachis jusqu'aux orteils, 11 articulations :

- une lombosacrée,
- deux hanches,
- deux genoux,
- deux chevilles,
- deux sous-astragaliennes,
- deux métatarso-phalangiennes.

La locomotion de l'homme a un haut degré de sophistication. – Elle implique 48 muscles pour chaque membre inférieur et 29° de liberté. Le pied et la hanche sont les deux moteurs essentiels. La poussée du triceps sural et les extenseurs de hanche jouent un rôle déterminant dans les changements de pente et dans les reliefs accidentés.

Le pied est un organe de contact qui a de grandes capacités d'adaptation grâce à ses nombreux degrés de liberté. La semelle plantaire épaisse et fixée s'associe au jeu vertical et transversal des métatarsiens de l'articulation de Lisfranc, qui est loin d'être une articulation secondaire. Le pied assure la stabilisation dynamique et les contrôles de trajectoire.

Il faut penser le pied en dynamique et éviter de s'enfermer dans les modèles statiques hérités des livres classiques d'anatomie.

La marche ouvre à notre réflexion des perspectives illimitées. – C'est en l'étudiant en laboratoire que l'on comprend les effets désastreux d'une double arthrodèse du pied ou d'un allongement du tendon d'Achille, gestes en apparence d'une grande banalité.

1. Service d'orthopédie pédiatrique, hôpital Lapeyronie, 371, avenue Gaston-Giraud, 34295 Montpellier Cedex.

L'enfant âgé de 5 ans fait 20000 pas par jour. La croissance ne fait qu'amplifier cette dynamique évolutive.

Les amplitudes articulaires évoluent avec l'âge. – La flexion dorsale est de 25° à l'âge de 1 an et de 15° à 7 ans. Entre 1 et 4 ans, la flexibilité du triceps diminue. La torsion tibiale évolue : à 1 an, la rotation externe est d'environ 4° pour atteindre 10° à 7 ans. La longueur du pas est de 43 cm à 1 an et de 96 cm à 7 ans. À l'âge de 7 ans, la cadence est de 26 % plus élevée que chez l'adulte. La marche met 8 ans pour s'affiner et s'identifier à celle de l'adulte (Sutherland).

Pendant la marche normale, les articulations du pied subissent des contraintes très fortes, surtout pendant la phase d'appui. Au cours du contact initial, la cheville est en flexion dorsale de 25°, puis est à 0° au moment de la phase d'appui, avant de passer en flexion plantaire de 21°, pour se retrouver dans la phase pré-oscillante à 55° de flexion plantaire. La cheville est en inversion pendant la première partie du cycle : 40 %, puis passe en éversion dans la partie moyenne du cycle : entre 40 et 60 %. Ces variations traduisent très bien les sollicitations importantes qui surviennent au niveau des articulations du pied pendant la marche.

L'ANATOMIE

L'anatomie du pied reste dépendante d'un équilibre musculaire harmonieux : l'os forme avec le muscle une poutre composite. Autour du calcanéum et de l'astragale, il règne comme l'équilibre d'une balance. Toute paralysie, même partielle, est génératrice d'un grand déséquilibre et influence la croissance de l'os.

L'arrière-pied met en jeu une articulation complexe : tibio-péronéo-astragalo-calcanéenne. L'articulation de la cheville est mal adaptée aux mouvements transversaux. Pour palier cette situation, la mortaise a été conçue pour permettre, par la présence de l'articulation péronéo-tibiale inférieure, des mouvements de latéralité. L'articulation de la cheville se comporte comme une «pince» à serrage élastique qui possède un certain degré d'adaptation aux contraintes latérales.

La trochlée astragalienne est plus large à sa partie antérieure qu'à sa partie postérieure : la différence est de l'ordre de 6 mm. Entre les mouvements extrêmes, l'écartement entre les deux malléoles est de 2 mm (F. Bonnel). Dans le mouvement de flexion, le tenon astragalien est parfaitement stable, dans le mouvement d'extension, il existe une certaine laxité avec un espace de 3 mm.

Il n'existe aucune insertion tendineuse sur l'astragale, qui se trouve ainsi en position intermédiaire instable. Pour y remédier, il existe un couplage ligamentaire mécanique entre les articulations tibio-péronéo-astragalienne et sous-astragalienne par l'intermédiaire des ligaments péronéo-calcanéen et tibio-calcanéen.

Le péroné subit des déplacements. Le défaut de parallélisme des deux berges de la trochlée astragalienne entraîne des contraintes mécaniques sur la malléole tibiale et surtout sur la malléole péronière. La malléole péronière subit des déplacements selon 4 axes : antéro-postérieur, vertical, latéral et rotatoire. Sous l'action des muscles péroniers, le péroné s'abaisse dans le plan vertical sur une distance de 2,4 mm. Dans les mouvements de flexion du pied, il existe une rotation interne du péroné, réalisant ainsi un système idéal de serrage. Le péroné doit être considéré comme l'élément essentiel dans l'articulation tibio-péronéo-astragalienne, c'est un élément fondamental du serrage élastique.

Les articulations de Lisfranc ont une mobilité relativement importante. Le moindre mouvement au niveau de la tête des métatarsiens a une répercussion proportionnelle à la longueur de ceux-ci. Les structures anatomiques du pied doivent, par leur morphologie et leur agencement, faire face à un programme mécanique adapté à la station debout.

Le système achilléo-suro-plantaire constitue la structure qui remplit le contrat mécanique de suspension, de soutènement, d'adhérence au sol, de transmission et de propulsion. La terminaison du tendon d'Achille sur la tubérosité postéro-inférieure du calcanéum n'est qu'apparente. L'interposition du calcanéum sur le trajet du système achilléo-plantaire permet avant tout d'assurer une axation permanente et stable du triceps sural et offre un relais beaucoup plus adapté sur le plan mécanique à des contraintes considérables. Les structures de soutènement sont surtout représentées par le ligament calcanéo-cuboïdien inférieur et par l'aponévrose plantaire. Le rôle principal de propulsion appartient au triceps.

LES MALPOSITIONS ET LES MALFORMATIONS

Les malpositions et les malformations congénitales du pied ont fait l'objet d'une analyse très détaillée par Badelon. L'examen clinique néonatal est d'abord un examen d'inspection. La phase d'observation est essentielle: le pied se palpe. La question fondamentale est toujours la même : est-ce que la malposition est réductible ou non? Il faut différencier deux grandes pathologies : la pathologie posturale qui s'installe après le 3e mois de la vie intra-utérine et qui est liée à un rapport de force entre le développement du fœtus et l'environnement utérin, et la pathologie malformative qui est inscrite dans la structure des os dès le premier mois de la vie. Le pied bot varus équin et le pied convexe font l'objet dans ce travail d'une vaste revue générale, plus de 42 références bibliographiques.

L'état du pied joue un rôle déterminant dans les malformations des membres et dans le programme d'allongement. Si le pied est trop déformé par des synostoses ou encore par une réduction trop importante des rayons, une amputation de type Syme, est une indication raisonnable. Les synostoses de l'arrière-pied ne sont pas toujours visibles pendant les premières années de la vie. L'anomalie du pied n'est pas toujours en relation avec le pourcentage d'inégalité.

Bronfen analyse 181 enfants ayant présenté 204 hypoplasies des membres inférieurs. Le pied est souvent négligé à tort dans la prise en compte et le traitement des hypoplasies des membres inférieurs. Son état médiocre peut radicalement compromettre un programme d'égalisation. La malformation peut rendre à elle seule l'allongement inutile et inopérant.

Grogan étudie la prévalence des anomalies congénitales du pied au-dessous d'une ectromélie longitudinale du membre inférieur (fibular hémimélia) ou en cas d'aplasie fémorale proximale associée ou non à une aplasie ou hypoplasie péronière.

L'étude a porté sur 105 membres de 99 enfants. 36 avaient eu une amputation de Syme dans leur service et la pièce d'amputation a pu être étudiée au point de vue anatomique. 37 enfants avaient eu une amputation de Syme dans un autre service, et l'étude rétrospective a été faite sur les radiographies antérieures. De même 42 pieds qui n'ont pas eu d'amputation ont été étudiés au point de vue clinique et radiologique.

Les résultats des ces examens ont montré la très grande fréquence de la synostose talo-calcanéenne beaucoup plus fréquente que ne le supposerait l'examen clinique ou radiologique. 54 % (14 sur 26) des enfants opérés par amputation de Syme et étudiés anatomiquement avaient une synostose talo-calcanéenne alors que

4 seulement (15 %) étaient décelables sur les radiographies. Le type de la synostose est d'ailleurs varié depuis la synostose partielle jusqu'au bloc complet. Les études anatomiques et les études radiologiques ont montré qu'il n'y avait pas de synostose dans les hypoplasies fémorales proximales (sauf dans un seul cas de type D de Aitken, la plus sévère de ces dysplasies fémorales supérieures). Par contre, les synostoses et malformations du pied sont fréquentes dans les ectromélies longitudinales latérales avec hypoplasie du péroné et d'autant plus fréquentes qu'il y a une réduction du nombre des orteils externes.

Chez l'enfant très jeune, la synostose n'est pas apparente car elle reste cartilagineuse et d'autre part, l'examen clinique est souvent incapable de l'apprécier. Toutefois avec l'expérience on peut noter des signes indirects de coalescence : noyau d'ossification à contour régulier et plus ovalisé, amincissement de la distance talo-calcanéenne. D'autres malformations du pied sont possibles, synostoses des métatarsiens, une duplication du premier orteil. Par ailleurs, dans la série de Achterman et Kalamchi (1979) d'autres anomalies ont pu être constatées : synostose calcanéo-naviculaire, calcanéo-cuboïdienne.

L'intérêt de dépister ces malformations du pied est considérable pour poser l'indication d'une intervention et choisir entre une amputation de Syme ou un allongement du membre inférieur car, dans ce cas, il est indispensable de pouvoir mettre le pied à plat pour obtenir une marche correcte.

DU PIED EN DEDANS AU MÉTATARSUS ADDUCTUS

Le métatarsus adductus est une affection bénigne et s'accompagne souvent d'une supination de l'avant-pied, 98 % des déformations vont régresser spontanément sans traitement, 2 % méritent une rééducation active, sur ces 2 %, 9 sur 10 seront corrigés par des bandages simples, par des manipulations, par des chaussures à bord interne rectiligne. La chirurgie est d'indication exceptionnelle. Nous n'avons pratiqué aucune intervention en 16 ans, dans le service d'orthopédie pédiatrique à Montpellier. L'intervention d'Heyman n'est plus pratiquée. Dans les formes résistantes, l'intervention de Cahuzac nous paraît la plus logique.

LE PIED SERPENTIN

Le pied serpentin est une déformation plus complexe : il existe un trouble de l'alignement de l'arrière-pied par rapport à l'avant-pied, l'avant-pied est en adduction et l'arrière-pied est en valgus. Le scaphoïde est subluxé en dehors et tous les métatarsiens et les orteils sont en adduction. H. Peterson, dans une excellente revue générale a rapporté l'histoire de 8 pieds serpentins : 4 cas bilatéraux. 6 pieds ont été opérés. Malgré la libération interne, la fixation de l'arche interne, l'alignement de l'avant-pied sur l'arrière-pied, tous les malades ont présenté une récidive. Il a fallu pratiquer une stabilisation de l'arrière-pied par intervention de Grice pour avoir une correction stable. Le blocage de la sous-astragalienne est toujours regrettable.

L'histoire naturelle de cette déformation bizarre n'est pas bien connue. Certaines formes modérées peuvent éventuellement bénéficier d'un traitement par plâtre correcteur précoce. Néanmoins, la technique de réduction par plâtre n'est pas facile pour corriger des lésions aussi complexes en zigzag de l'avant-pied par rapport à l'arrière-pied.

Mosca *et coll.* pense qu'on peut éviter le blocage de la sous-astragalienne dans le pied serpentin en combinant une ostéotomie d'allongement du calcanéum et une ostéotomie d'adduction de l'avant-pied.

LE PIED CONVEXE

Le pied convexe n'est pas un pied plat sévère. Sa définition sur une analyse précise des déformations :

1. Un équinisme du talon.
2. Une dorsiflexion de l'avant-pied.
3. Un aspect convexe de la plante.
4. Une saillie interne de l'astragale.

La luxation dorsale irréductible du scaphoïde sur la face supérieure de l'astragale est la lésion fondamentale. L'affection est rare, elle est idiopathique dans 50 % des cas. Dans les autres cas elle s'inscrit dans une maladie neurologique comme l'arthrogrypose ou le myélomeningocèle. La faillite du spring ligament et du jambier postérieur crée les conditions d'une cassure dans la médio-tarsienne. Cette situation est amplifiée par les déséquilibres musculaires : forte action des muscles péroniers et des muscles extenseurs. Tout le bloc calcanéo-pédieux est déporté en dehors. Les manipulations et les plâtres peuvent corriger les formes modérées à condition que le traitement soit réalisé précocement. Les formes sévères justifient une chirurgie centrée sur les lésions.

Il faut respecter 7 principes fondamentaux :

1. Concevoir le pied convexe comme le reflet en miroir du pied bot varus équin.
2. Il faut traiter toutes les déformations en un temps, en combinant la libération médiotarsienne première et la libération postérieure secondaire.
3. La dérotation en dehors, du bloc calcanéo-pédieux, est combinée à la réduction simultanée de la luxation astragale-scaphoïde.
4. Il n'y a pas lieu de libérer substantiellement la sous-astragalienne, il ne faut pas exciser le ligament en haie.
5. La médio-tarsienne est au cœur de la lésion, elle détient la clé de la réduction, il faut retendre le spring ligament.
6. La réduction doit être fixée par deux broches sur la colonne interne et la colonne externe.
7. Le maintien par plaque pendant plusieurs semaines, voire 3 mois, est essentielle.

LES SYNOSTOSES

L'excellent travail de Kawashima sur le développement de l'arrière-pied tend à démontrer qu'il y a une forte proportion de ponts mésenchymateux et de ponts cartilagineux qui s'établissent entre la 9e et la 10e semaine in utero. Ces ponts sont en réalité dus à un défaut de différenciation du tissu mésenchymateux. De nombreuses synostoses, en particulier extra-articulaires, semblent disparaître avec la croissance. Il est probable que l'intégrité des surfaces articulaires soumet les ponts cartilagineux non encore ossifiés à de véritables stress et à des micro-traumatismes qui finissent par cisailler ces synostoses précaires mais indiscutables.

Les synostoses constituent un piège diagnostique. La chirurgie de résection des synostoses calcanéo-scaphoïdiennes donne de bons résultats. Il est inutile de plâtrer les enfants, il faut immédiatement les mettre sur arthromoteur. La chirurgie des synostoses calcanéo-astragaliennes est plus complexe, le pied peut retrouver une certaine mobilité après résection de la synostose mais cette mobilité retrouvée doit être absolument indolore. La double arthrodèse, quand elle est indiquée est une solution qu'il faut choisir en dernier ressort, après avoir tenté plusieurs fois le traitement conservateur. La double arthrodèse est toujours invalidante et pas techniquement facile. Il faut fixer l'arrière-pied en bonne position et si le valgus est trop important, il doit être corrigé au moment de la double arthrodèse.

LE PIED PARALYTIQUE

Les chirurgies *inutiles* affaiblissent les chirurgies *nécessaires*.

Un pied plantigrade chaussable, tel est l'objectif à atteindre dans le conditionnement d'un enfant paralysé mais tous les pieds paralytiques ne se ressemblent pas. Le pied poliomyélitique est celui qui se prête le mieux aux transplantations. L'erreur serait de transférer l'expérience acquise sur le pied poliomyélitique, sur le pied de l'IMOC ou sur le pied du spina bifida. Il s'agit de situations complètement différentes. Le pied de l'IMOC est imprévisible, il y a peu de place pour les transplantations à moins de disposer d'une analyse précise de la marche et d'un électromyogramme. L'arthrodèse doit être évitée car elle rigidifie l'arrière-pied. Il faut éviter absolument d'allonger le tendon d'Achille dans sa portion blanche, chez le diplégique. Le genou joue un rôle décisif dans les indications opératoires au niveau du pied. L'examen sur piste de marche, quand il est possible, permet de récolter des informations précieuses. Le pied du spina bifida est un pied insensible ce qui rend les troubles trophiques fréquents et tenaces. Le pied de l'arthrogrypose, noyé dans la fibrose, ne peut se corriger qu'au prix de résections tendineuses généreuses. L'astragalectomie reste un geste de sauvetage techniquement difficile dont les résultats sont décevants.

LES INFECTIONS DU PIED

Les infections du pied chez l'enfant sont rares. Peltier en rapporte dans sa thèse 27 observations recueillies dans un service d'orthopédie pédiatrique (Enfants-Malades) entre 1960 et 1988, soit un peu plus de une par an. Elles ne représentent que 4 % de toutes les ostéomyélites. Le calcanéum est la localisation la plus fréquente : 4 fois plus élevée que l'atteinte de l'astragale; les petits os, scaphoïde, métatarsiens, peuvent être aussi atteints. Les ostéomyélites du pied sont rarement délabrantes; elles guérissent la plupart du temps sans séquelle, grâce à une immobilisation plâtrée et à une antibiothérapie par voie intraveineuse d'au moins deux semaines.

Les ostéomyélites néonatales sont les plus singulières : les prélèvements sanguins (test de Guthrie) sont une porte d'entrée classique. Les deux premiers mois de la vie sont caractérisés par une grande vulnérabilité immunologique. **La prévention est essentielle.**

Les 30 os du pied comportent tous des cartilages de croissance donc des métaphyses. L'ostéomyélite du pied est rare. La forme subaiguë hématogène, se manifeste souvent dans le jeune âge par une boiterie. L'examen du pied retrouve un gonflement localisé légèrement douloureux. Ezra a rapporté 11 observations, 9 enfants étaient âgés de moins de 3 ans. La scintigraphie a été positive dans tous les cas. Dans 2 cas, elle a permis le diagnostic. Les images radiographiques se caractérisent par un œdème des parties molles, des lésions ostéolytiques au niveau de l'astragale et du calcanéum et souvent une sclérose au niveau du cuboïde ou du scaphoïde. Tous les enfants ont guéri par antibiothérapie. Les auteurs ne pensent pas qu'il soit nécessaire de réaliser un curetage des lésions. Les images radiographiques mettent du temps pour disparaître, quelquefois plus d'un an.

LES KYSTES DU CALCANÉUM

Les kystes du calcanéum sont exceptionnels chez l'enfant; les fausses images kystiques sur les radiographies standard sont classiques et correspondent à des pseudo-kystes du triangle de neutralisation trabéculaire du calcanéum. Le traitement chirurgical est d'indication exceptionnelle; la récidive du kyste osseux est un problème toujours préoccupant. Il faut donc avoir à l'égard de ces kystes la plus grande prudence. L'histologie est identique à celle des kystes solitaires des os longs. Le pronostic des kystes asymptomatiques est favorable. Si les radiographies sont parfaitement typiques, la simple surveillance radio-clinique s'impose; par contre, les kystes atypiques doivent être biopsiés. Une douleur persistante est une indication chirurgicale. La dysplasie fibreuse et le fibrome chondromyxoïde doivent être éliminés.

LA DOUBLE ARTHRODÈSE

La technique de Grice a des indications de plus en plus restreintes. Le procédé a été décrit en 1952 et largement utilisé pour des déformations en valgus de l'arrière-pied paralytique, notamment dans le pied poliomyélitique. L'indication de l'intervention de Grice est aujourd'hui devenue exceptionnelle : dans les pieds du spina bifida, elle peut être responsable d'une rigidité de l'arrière-pied et entraîner une maladie de Charcot. Pour le pied spastique, une double arthrodèse en fin de croissance est toujours plus sûre : il vaut donc mieux attendre. Le procédé de Grice a la prétention d'être une intervention extra-articulaire. En réalité, il crée les conditions d'une véritable synostose iatrogène. Toutes les astuces techniques ont été employées : greffon péronier, greffon tibial, greffon iliaque, vis de cavalier (intervention décrite par Judet), greffon péronier enchevillé dans l'astragale et le calcanéum. L'intervention de Grice ne doit garder que des indications exceptionnelles. Elle est formellement contre-indiquée dans le pied plat valgus d'origine essentielle. Elle prive le pied de son élasticité, les examens sur piste de marche nous ont appris qu'il s'agissait d'une chirurgie très invalidante et qu'il fallait tout faire pour l'éviter chez le paralytique.

LE PIED PLAT : MALADIE DE LA CIVILISATION

En Europe et aux États Unis, le pied plat est un motif courant de consultation en Orthopédie Pédiatrique. En Inde, on n'a jamais vu des enfants de la campagne, consulter pour des pieds plats. La fréquence des pieds plats est exceptionnellement basse dans le milieu rural. Rao a réalisé une enquête sur 2300 enfants. Le port de chaussures influence la formation de l'arche interne. Dans cette enquête, il a retrouvé une prévalence plus haute de pieds plats : 8,6 % chez des enfants qui portaient des chaussures. Les enfants qui ne portaient pas de chaussures avaient une prévalence de 2,8 % de pieds plats. La fréquence des pieds plats serait de 14,4 % chez des enfants qui avaient une hyperlaxité. Les auteurs pensent que le port de chaussures favorise la formation de pieds plats. Il semble que les chaussures fermées compromettent plus le développement de l'arche interne que les sandales. Ces observations sont contraires aux observations de Kesley qui pense que le type de chaussures n'influence pas la survenue de pieds plats.

Sachithanandam et Joseph ont confirmé ce travail sur 1846. La prévalence des pieds plats est de 3,24 % parmi ceux qui portaient des chaussures avant l'âge de 6 ans; 27 % parmi ceux qui ont porté des chaussures entre 6 et 9 ans et de 1,75 % chez ceux qui ont porté des chaussures à 16 ans. Le pied plat serait donc beaucoup plus fréquent chez ceux qui utilisent des chaussures plus de 8 heures par jour, qui ont une hyperlaxité et un surpoids.

EMBRYOLOGIE DU PIED ET DE LA CHEVILLE

A. DIMÉGLIO, A. PRESEDO[1]

LE MEMBRE INFÉRIEUR APPARAÎT LE PREMIER MOIS DE LA VIE

4e semaine. – Les bourgeons des membres inférieurs apparaissent approximativement.

Le membre inférieur pendant la période embryonnaire va subir des changements d'orientation spatiale, qui vont rendre la compréhension embryologique assez délicate.

6e semaine. – La portion distale du membre inférieur se précise, avec formation des doigts. Initialement les plaques distales sont orientées suivant l'axe du membre. Le membre inférieur va s'orienter en rotation externe, les plaques distales vont alors avoir une orientation crâniale.

8e semaine. – Les premiers sillons digitaux apparaissent. Ils commencent à s'approfondir au stade 21. Au fur et à mesure la rotation externe du membre inférieur diminue; la surface plantaire a une orientation plus interne, et plus crâniale.

Le degré de flexion plantaire du pied qui est en équin tend à diminuer. Le pied garde néanmoins un aspect en adduction, et en varus.

Fin de la 8e semaine. – Les surfaces plantaires se font face, et le pied a une position en équin varus adduction.

1. Service d'orthopédie pédiatrique, hôpital Lapeyronie, 371, avenue du Doyen-Gaston-Giraud, 34295 Montpellier cédex 5.

10e semaine. – Le degré d'équin, de varus et d'adduction a tendance à diminuer.

11e semaine. – Le pied retrouve une position pratiquement neutre.

Les changements de position du pied ne peuvent pas s'expliquer par une restriction de mouvements. La restriction de mouvements due au liquide amniotique ne peut être constatée que vers l'âge de 6 mois. Le changement de position du pied pendant cette période précoce semble dépendre du développement neuro-musculaire.

TABLEAU I. – CALENDRIER EMBRYOLOGIQUE DU PIED

4e semaine	Apparition des bourgeons des membres
6e semaine	La portion distale du membre inférieur est visible.
7e semaine	Le pied est en position d'équin extrême. La chondrification du tarse a commencé. La surface articulaire de la tibio-tarsienne est très inclinée vers en-dehors.
7e semaine et demie	Tout l'arrière-pied est en phase de chondrification. Seules les phalanges distales sont encore mésenchymateuses.
8e semaine	Apparition d'un collier périosté autour du péroné. Les tendons sont visibles avec leurs gaines.
9e semaine	Apparition des cavités articulaires, début de formation d'os dans le tibia. Fissuration entre le calcanéum et l'astragale.
10e – 11e semaine	La cavité articulaire de la cheville est nettement formée. Diminution de degré d'équin, de varus et d'adduction. Début de formation d'os dans le péroné. Formation d'os dans les métatarsiens.
13e – 14e semaine	Apparition de l'ossification dans le calcanéum. La phalange distale est nettement différenciée. Apparition des cavités articulaires nettement définies dans le tarse.
15e semaine	Le pied est en position neutre.
20e semaine	L'ossification a débuté dans les phalanges.
7e mois	Ossification de l'astragale.

LE PIED OBÉIT À UNE OSSIFICATION ENCHONDRALE

Le développement du membre inférieur et du pied procède dans une direction proximo-distale.

6e semaine. – Les premières condensations mésenchymateuses du tibia, et du péroné apparaissent. Ces condensations mésenchymateuses vont se couvrir de tissu cartilagineux très rapidement quelques jours après.

7e semaine. – On constate au niveau des tibias un début de maturation osseuse.

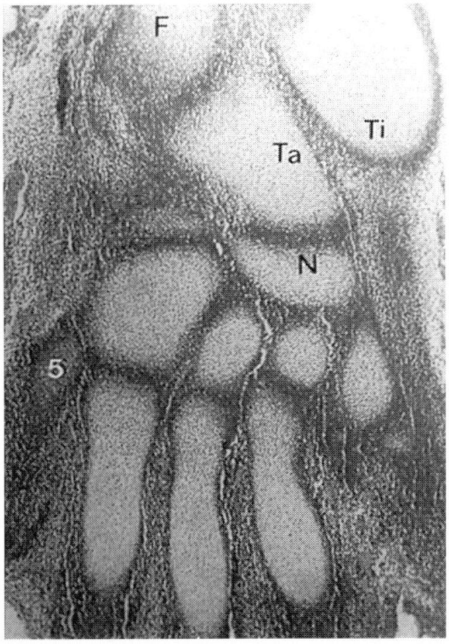

FIG. 1. – *Pied d'un embryon de 7 semaines et demie.* On reconnaît dans la condensation mésenchymateuse : F : l'os fibulaire : péroné ; Ta : l'os talus : astragale ; N : l'os naviculaire : scaphoïde ; Ti : l'os tibial.

8e semaine. – Tous les éléments sont cartilagineux à l'exception des sésamoides. Au fur et à mesure que la maturation progresse, un tissu périosté commence à entourer la diaphyse des os. On peut le constater au niveau des tibias, entre la 7e et la 8e semaine.

Fin de la 8e semaine. – Le périoste au niveau du péroné apparaît. Le périoste au niveau du métatarsien va apparaître plus tard, entre la 8e et la 10e semaine. Une invasion vasculaire se produit sur la maquette cartilagineuse, elle se produit dès que l'os est couvert de périoste.

9e semaine. – La première phase de l'ossification enchondrale commence dans le tibia.

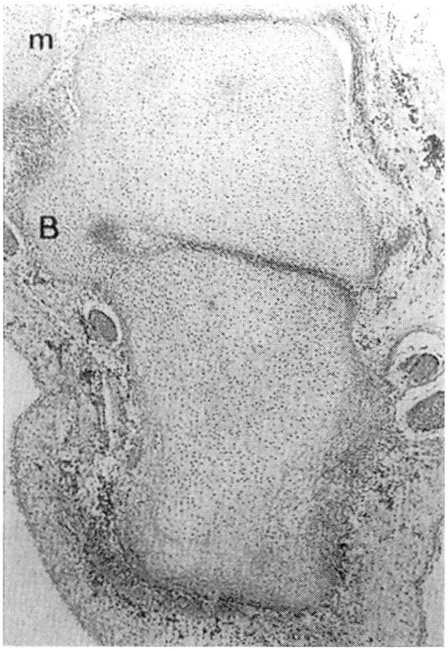

FIG. 2. – *Fœtus de 9 semaines.* Fissuration entre le calcanéum et l'astragale. On reconnaît un pont osseux (B) et la malléole (m).

10e semaine. – L'ossification enchondrale apparaît dans le péroné.

11e semaine. – L'ossification enchondrale apparaît dans les métatarsiens.

L'ossification des phalanges proximales et des phalanges intermédiaires se produit comme celle d'un os tubulaire court. L'ossification des phalanges distales est différente, une ossification membraneuse s'empare de la maquette cartilagineuse vers la 11e semaine. L'ossification enchondrale progresse à ce niveau dans une direction proximale.

LE CALCANÉUM EST LE PREMIER OS DU TARSE À S'OSSIFIER

13e semaine – 14e semaine. – L'ossification périostée du calcanéum commence à apparaître sur la phase latérale.

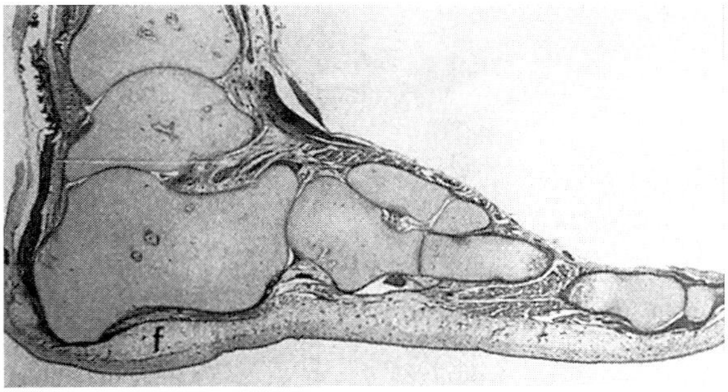

FIG. 3. – *Embryon de 14 semaines et demie.* Le tendon d'Achille, le fascia plantaire ; toutes les articulations sont nettement visibles et tout le pied est cartilagineux.

5e mois. – L'astragale et les autres os du tarse commencent à s'ossifier. L'interligne sous-astragalien va faire l'objet d'une fissuration, porteur d'une zone cellulaire dense qui se produit pendant la phase cartilagineuse ; c'est à ce moment précis que se déterminent les synostoses.

LES ARTICULATIONS APPARAISSENT VERS LA 9e SEMAINE

11e semaine. – Toute l'articulation de la cheville avec sa synoviale est très visible.

14e semaine. – La plupart des os du tarse sont séparés par des articulations. À la fin de la période embryonnaire, tous les groupes musculaires, nerveux ou vasculaires sont en place, avec une organisation clairement définie. Les tendons sont différenciés au stade 20. Les gaines synoviales sont différenciées au stade 23.

L'insertion tendineuse n'est pas nettement établie. Les tendons sont rattachés à une plaque fibreuse épaisse, composée de collagène.

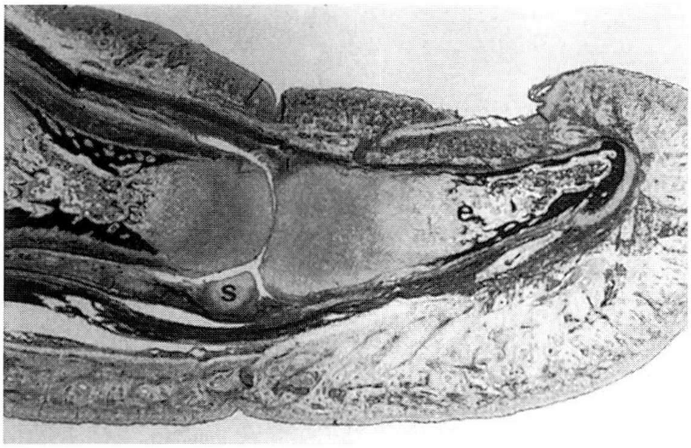

FIG. 4. – *Fœtus de 20 semaines.* L'ossification des phalanges est visible. L'ongle est visible et le sésamoïde est en place.

Durant la période embryonnaire et fœtale de nombreux points osseux sont visibles entre le calcanéum et l'astragale, habituellement au niveau du sustentaculum tali, mais on peut aussi en voir entre le 3e métacarpien et le 3e cunéiforme. Ces points en général disparaissent, ou ils peuvent céder sous l'effet de la verticalisation.

La position de la cheville joue un rôle essentiel pour le développement normal du pied. Officiellement pendant les premiers stades il existe une obliquité de la tibio-tarsienne, qui est responsable d'un équin et d'une inversion, avec un développement normal, et toute obliquité disparaît.

Les métatarsiens ont aussi un aspect très particulier, avec une position singulière entre le 2e et le 5e rayon, cette position va disparaître. Elle crée néanmoins les conditions d'une adduction du premier rayon, celle-ci disparaîtra avec le temps.

LA CROISSANCE DU PIED

A. DIMÉGLIO[1], F. BONNEL

Il y a 2 façons d'envisager la croissance du pied :

– la première est d'analyser l'agencement, l'organisation, et la fonction du cartilage de croissance, c'est ce qu'on appelle la **micro-croissance :**

– la seconde est de mesurer la longueur du pied, sa largeur, et de comparer les courbes de croissance à celles de la taille debout, la taille assise, du segment inférieur, c'est ce que l'on appelle la **macro-croissance.**

1. Hôpital Lapeyronie, 371, av. Doyen-Gaston-Giraud, 34295 Montpellier Cedex 5.

LA MICRO-CROISSANCE

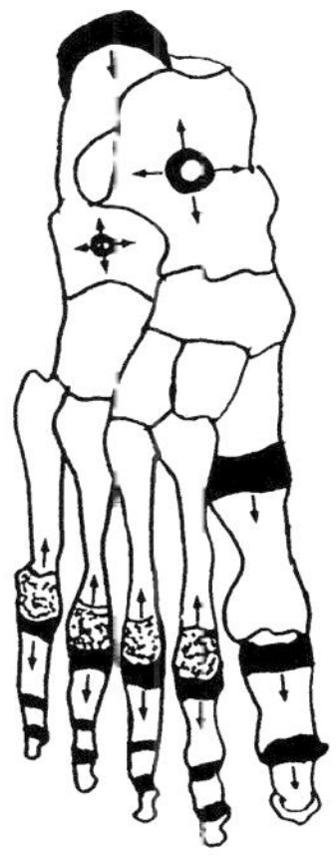

FIG. 1. – *Organisation des cartilages de croissance au niveau du pied.* Les cartilages au niveau de l'arrière-pied sont sphériques. Les cartilages au niveau des métatarsiens sont rectangulaires. Noter la disposition inversée du cartilage de croissance du 1er rayon, par rapport aux autres métatarsiens.

Le pied est une mosaïque de cartilages de croissance. On y trouve des cartilages de croissance sphériques comme l'astragale, le calcanéum ; des cartilages de croissance rectangulaires notamment au niveau des phalanges.

Le pied obéit à une ossification de type enchondrale : les 2 premiers mois de la vie apparaît une maquette mésenchymateuse qui se transforme progressivement en une maquette cartilagineuse. Puis au fur et à mesure, par substitution insensiblement, l'ossification apparaît. Elle commence dès le 3e mois de la vie intra-utérine pour se terminer à la fin de la croissance, c'est-à-dire vers l'âge de 15 à 16 ans.

Quelques grandes caractéristiques dominent les étapes de la croissance

L'apparition des noyaux osseux obéit à une chronologie, et à une hiérarchie précise :

– 3e mois de la vie intra-utérine : ossification des métatarsiens, ossification des phalanges.
– 4e mois de la vie intra-utérine : ossification du calcanéum.
– 7e mois de la vie intra-utérine : ossification de l'astragale.
– Naissance : apparition du cuboïde.
– 4-5 ans : ossification du scaphoïde.
– 9 ans : ossification de la tubérosité postérieure du calcanéum.
– La fusion des phalanges distales marque le début de la défervescence pubertaire.

LA MACRO-CROISSANCE

Pendant la vie intra-utérine la mesure du pied est possible vers l'horizon 21, c'est-à-dire vers la 7e et 8e semaine. La croissance est ralentie entre la 8e et la 14e semaine, puis elle s'accélère entre la 14e, et la 26e semaine pour ralentir jusqu'au terme.

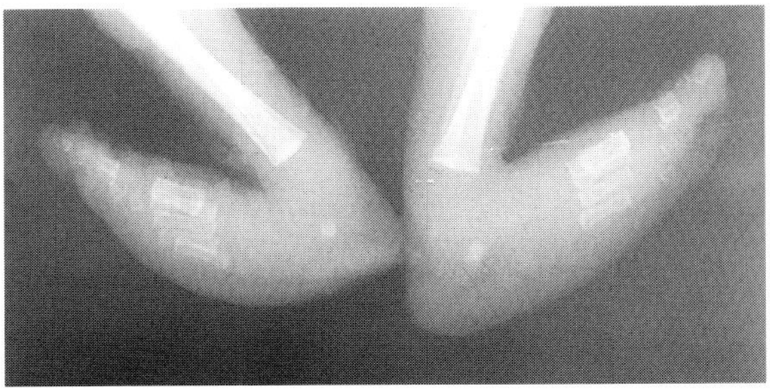

FIG. 2. – *Ossification du pied à l'âge de 3 mois de vie intra-utérine.*

Le pied grandit en moyenne de 3 mm par semaine.

À 2 mois et demi, il mesure 4,5 mm.

À 4 mois, il mesure 45 mm, soit 10 fois plus.

À la naissance, il mesure 75 mm.

Quand on compare la mesure du pied fœtal et celle du membre inférieur, le rapport est de 1,41 à 8 semaines, de 0,9 à la naissance, et de 0,6 à l'âge adulte.

Cela signifie que la longueur du pied est relativement importante pendant la vie intra-utérine pour s'atténuer au fur et à mesure de la croissance.

La croissance du pied régulière est stable durant la gestation d'un individu à l'autre. La taille du pied sert souvent à estimer l'âge osseux d'un fœtus surtout pendant les 2 premiers tiers de la gestation. En fin de gestation, des facteurs individuels font que la dispersion des tailles devient plus importante. La taille du pied n'est plus guère utilisée à cette période pour déterminer l'âge d'un fœtus.

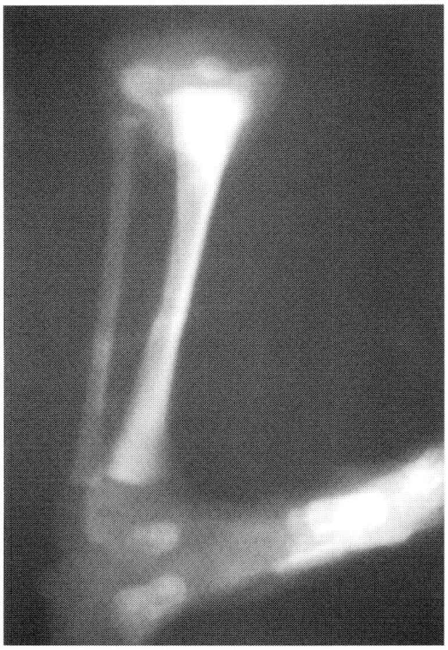

FIG. 3. – *Pied à la naissance.* Noter l'ossification de l'arrière-pied. La médio-tarsienne est encore cartilagineuse.

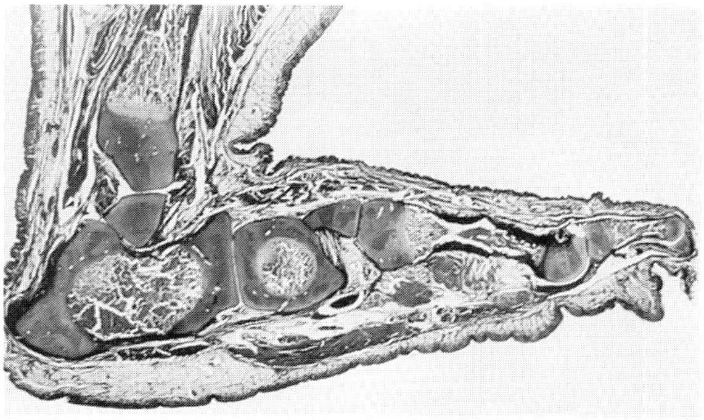

FIG. 4. – *Colonne externe du pied à la naissance.* Calcanéum partiellement ossifié. Cuboïde partiellement ossifié.

LE PIED DE LA NAISSANCE À 5 ANS

À la naissance, le pied qui mesure 5 cm représente 40 % de la taille finale. La longueur restante est de 17 cm chez la fille environ, et 19 cm chez le garçon. La 1re année de la vie est marquée par une croissance vive, le pied grandit de 4,5 cm. À 1 an, le pied mesure 12 cm. Puis la vitesse de croissance se ralentit, elle est de 1,6 cm entre 1 et 2 ans, et de 1,2 cm en moyenne après. **À l'âge de 5 ans, le pied mesure déjà 17,2 cm, c'est-à-dire qu'il a grandi de 10 cm en 5 ans.** Cette longueur est identique chez le garçon et la fille.

LE PIED DE 5 ANS À LA PUBERTÉ

À 5 ans, il reste encore à grandir 7,5 cm chez la fille, et 9 cm chez le garçon, c'est-à-dire moins que ce que le pied a pu grandir pendant les 5 premières années de la vie !

Le pied va grandir entre 0,9 cm, et 1,2 cm par an, jusqu'au début de la puberté, c'est-à-dire 11 ans d'âge osseux chez la fille, et 13 ans d'âge osseux chez le garçon. Jusqu'à la puberté il n'y a pas de différence significative entre le garçon et la fille. L'écart commence à se creuser vers l'âge de 12 ans.

À l'âge de 10 ans, date charnière, il est important de constater qu'il reste 3,5 cm à grandir pour la fille, et 5,5 cm à grandir chez le garçon. À 10 ans le pied atteint chez la fille 91 % de sa taille définitive, et chez le garçon 85 %.

LA PUBERTÉ

Le pied est le premier organe de l'appareil locomoteur à entrer véritablement en puberté. La poussée de croissance du pied précède de quelques mois le démarrage pubertaire, c'est-à-dire le gonflement du testicule, l'apparition du sésamoïde du pouce. Si le pied est le premier organe à entrer en puberté, c'est aussi le premier organe à s'arrêter de grandir. La croissance s'arrête à 12 ans d'âge osseux chez la fille, soit 3 ans avant la fin de la croissance, et 14 ans d'âge osseux chez le garçon.

Pendant la puberté les vitesses de croissance du pied ont donc tendance à s'effondrer. Quand la puberté démarre à 11 ans d'âge osseux chez la fille, il reste à peine 2 % à grandir sur le pied, il mesure déjà 22 cm, il lui reste à grandir 1,6 cm. Quand la puberté démarre chez le garçon à 13 ans d'âge osseux il reste à grandir 2,5 %. Le pied mesure 24,12 cm, il reste à grandir de 2 cm.

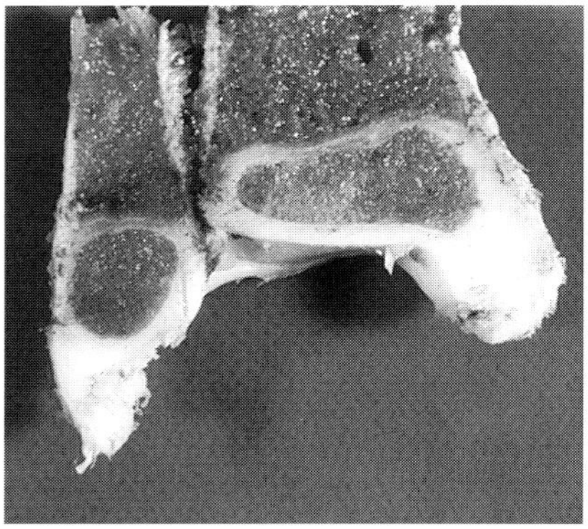

FIG. 5. – *Cheville d'un enfant âgé de 6 ans.* Noter le décalage entre le cartilage de croissance du péroné et le cartilage de croissance du tibia. L'extrémité inférieure du tibia participe à raison de 0,7 mm de longueur par an à la croissance du tibia.

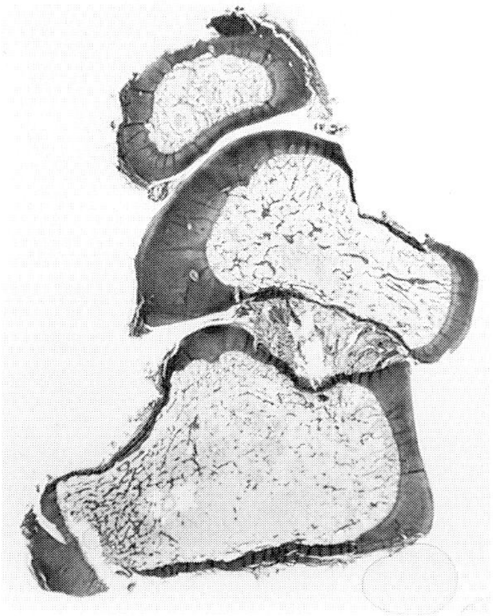

FIG. 6. – *Ossification de l'arrière-pied à l'âge de 6 ans.* Calcanéum. Astragale. Tibio-tarsienne.

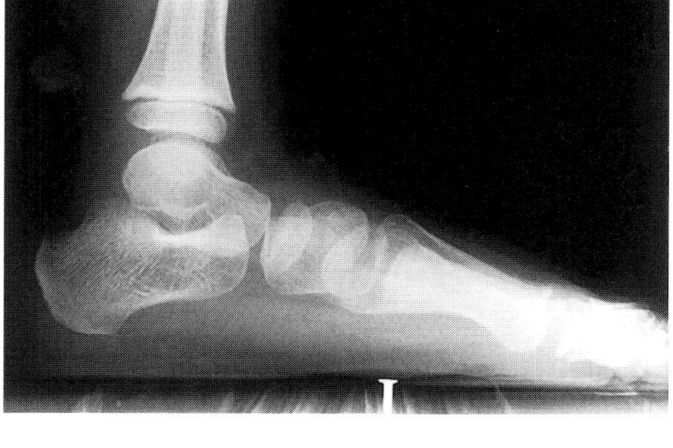

FIG. 7. – *Pied de profil.* Morphologie à l'âge de 6 ans. Noter la morphologie semi-circulaire du dôme astragalien, l'obliquité ascendante du calcanéum. Le scaphoïde et la médiotarsienne sont ossifiés.

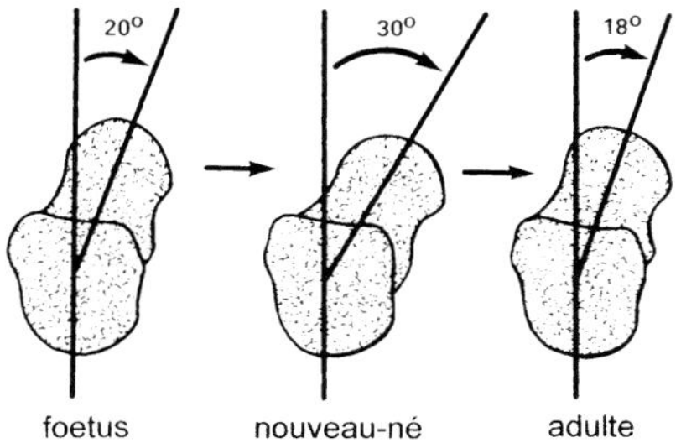

FIG. 8. – *Le col de l'astragale évolue.* Son axe forme avec l'axe du corps un angle : de 20° chez le fœtus, de 30° chez le nouveau-né et 18° chez l'adulte.

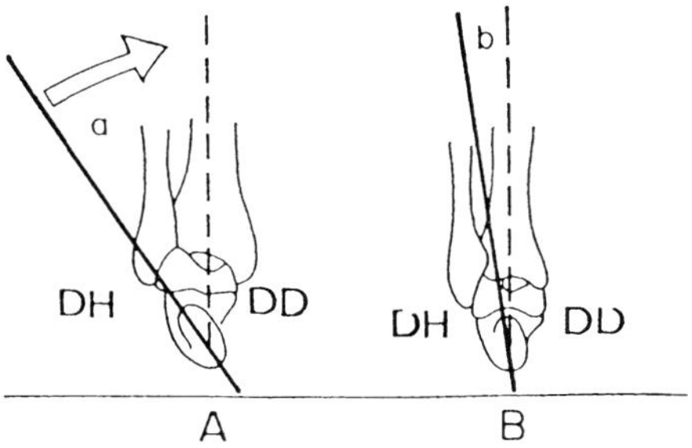

FIG. 9. – *L'angle formé par le long axe de la diaphyse tibiale et le calcanéum évolue. Cet angle dit de supination est de 36,8° à 3 mois de vie intra-utérine et de 3,5° à l'âge adulte.*

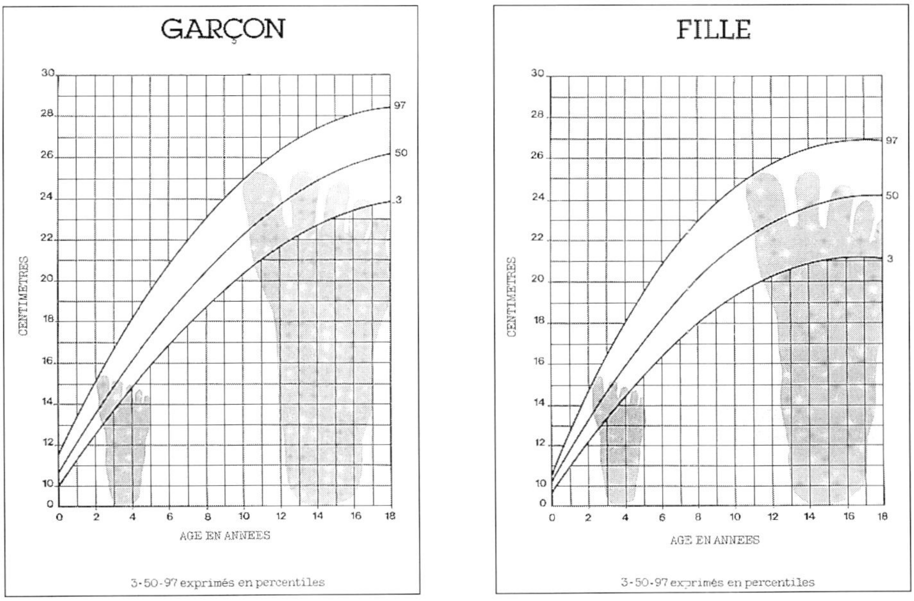

FIG. 10. – *Longueur normale du pied.*

LA CROISSANCE DU PIED PAR RAPPORT AUX AUTRES CROISSANCES

Le pied représente 16 % de la taille debout jusqu'à l'âge de 15 ans chez le garçon, et de 11-12 ans chez la fille. En fin de croissance le pied représente exactement 15 % de la taille debout chez la fille, et le garçon.

La longueur du pied par rapport au membre inférieur se modifie en cours de croissance, le pied représente chez le garçon :

– À 2 ans 40 % du segment inférieur.
– À 5 ans 35 % du segment inférieur.
– À 18 ans 32 % du segment inférieur.

Chez la fille il représente :

– À 2 ans 39 %.
– À 5 ans 35 %.
– À 18 ans 31 %.

La longueur du pied évolue aussi par rapport à la taille assise. – Chez le garçon elle est de :

– À 2 ans de 27 %.
– À 10 ans de 30 %.
– À 18 ans de 29 %.

Les mesures sont à peu près identiques chez la fille.

La largeur du pied représente chez la fille :

– À 2 ans 43 %.
– À 12 ans 40 %.
– À 18 ans 38 %.

Chez le garçon les chiffres sont sensiblement identiques.

– À 2 ans 43 %.
– À 12 ans 40 %.
– À 18 ans 39 %.

LA CROISSANCE DU PIED : QUEL INTÉRÊT ?

L'intérêt de la croissance du pied n'est pas purement théorique, de l'analyse microscopique des cartilages de croissance, de l'observation des courbes de croissance, des applications très pratiques peuvent être déduites.

– Pendant la période intra-utérine le pied est très peu ossifié, et facilement exposé aux contraintes posturales. Sa longueur excessive par rapport au tibia est un facteur favorisant.

– À la naissance l'ossification ne représente que 30 % de l'ossification totale, c'est dire que la radiographie conventionnelle n'est pas en mesure de cerner la réalité anatomique, et qu'elle n'est qu'un pâle reflet de la réalité.

– La médio-tarsienne n'est pas ossifiée et reste le point faible biomécanique. Cette zone de vulnérabilité explique le traitement orthopédique des pieds bots varus équin.

À la naissance la colonne interne est moins ossifiée que la colonne externe. Le pied en croissance est un rapport de force entre le dur et le mou, entre la partie ossifiée, et la partie non ossifiée.

– L'orthopédiste doit connaître l'apparition dans le temps des noyaux d'ossification.

Quand un œil est exercé, la simple lecture d'une radiographie du pied doit permettre de déterminer l'âge osseux du malade concerné. Il ne faut pas oublier que le pied est un excellent moyen d'évaluer la maturation osseuse comme la main. L'apparition des différents noyaux et des noyaux secondaires explique la survenue des ostéochondroses à des périodes très précises de la croissance, par exemple la maladie de Kohler survient vers l'âge de 5 à 6 ans la maladie de Sever survient après l'âge de 9 ans.

La poussée de croissance du pied inaugure le démarrage pubertaire, l'enfant commence à changer de souliers avant de changer de pantalons, et de changer ensuite de vestes. La poussée de croissance du pied peut être un excellent indicateur pour le chirurgien qui surveille une scoliose idiopathique.

Au début de la puberté, il ne reste que 3 % de la croissance. Une arthrodèse réalisée à cet âge n'aura aucune conséquence réelle sur la longueur du pied, et cette notion peut être intéressante lorsqu'on est confronté à un pied paralytique. Mieux vaut un pied plantigrade et court qu'un pied long et déformé.

Les courbes de croissance sont un avantage : elles permettent de suivre la croissance d'un pied bot unilatéral, la croissance d'un dysraphisme, ou encore la croissance d'un pied mal formé, ou encore la croissance d'une maladie de Legg Perthes Calvé.

Il est classique par exemple de dire que dans la maladie de Legg Perthes Calvé les pieds sont plus petits que la normale, cette vérité est en réalité tout à fait contestable, elle ne s'est pas confirmée dans nos dossiers quand on a pu mettre une longueur de pied sur des courbes de croissance en rapport avec l'âge osseux.

Dans toutes les étapes de la croissance, le pied est plus proche de sa taille adulte que la taille debout, que celle des membres inférieurs. Le pied atteint les 3/4 de sa taille définitive à 7 ans et demi, alors que les 3/4 de la taille debout, et des membres inférieurs ne sont atteints qu'à l'âge de 9 ans.

2

ANATOMIE ET PHYSIOPATHOLOGIE DU PIED

ANATOMIE CHIRURGICALE DU PIED DE L'ENFANT

A. DIMÉGLIO[1]

Le pied, peu ossifié pendant les premières années de la vie est différent de celui de l'adulte. La région médiotarsienne est la dernière partie du pied à s'ossifier ; c'est donc une zone fragile, exposée aux déformations, c'est un carrefour lésionnel. Le pied bot varus équin et le pied convexe illustrent parfaitement l'importance de cette articulation stratégique.

Le pied doit être imaginé comme un tout fonctionnel. L'articulation de la cheville, de la sous-astragalienne et de la médiotarsienne, fonctionnent en complète synchronisation. La chirurgie du pied nécessite une connaissance parfaite de toutes les structures anatomiques et le respect de quelques grands principes :

LA LOGE POSTÉRIEURE

En arrière, le tendon d'Achille, muscle le plus puissant du pied, recouvre pratiquement toute la face postérieure. Ses fibres s'épuisent sur la face interne et externe du calcanéum. La vascularisation du tendon est fragile. L'allongement du tendon d'Achille dans sa partie blanche revient pratiquement à créer les conditions d'une nécrose et d'une fibrose. Il faut donc être très délicat, très doux, dans la manipulation de ce tendon. Au tiers inférieur de la jambe, le triceps sural se superpose : la jonction entre la partie tendineuse et la masse musculaire se fait sur plusieurs centimètres. C'est dans cette zone charnière qu'il faut pratiquer l'intervention décrite par Vulpius, qui permet de récupérer un centimètre et demi de longueur en moyenne. Sur le bord interne du triceps sural, les rapports avec le pédicule vasculo-nerveux sont très étroits : au cours d'un allongement du tendon d'Achille, un geste intempestif peut blesser ce pédicule vasculo-nerveux. Sur le tendon

1. Service d'orthopédie pédiatrique, hôpital Lapeyronie, 371, avenue Gaston-Giraud, 34295 Montpellier cedex.

d'Achille, à la partie moyenne du mollet, le nerf saphène externe traverse en oblique le triceps sural. Il faut savoir le repérer et l'écarter avant de pratiquer une intervention de Vulpius. Le triceps sural est enveloppé dans une gaine qu'il faut inciser et qu'il faut savoir reconstituer après un allongement, pour atténuer la fibrose.

La chirurgie exige de manipuler les tendons avec les mêmes précautions, les mêmes prévenances que les tendons de la main. L'allongement tendineux au niveau du pied doit être si possible réalisé, chaque fois qu'on le peut, à la jonction de la portion rouge et de la portion blanche. Tout allongement dans la portion blanche conduit inexorablement à une fibrose.

Le long fléchisseur du gros orteil barre la face postérieure de l'articulation tibio-tarsienne et de l'articulation sous-astragalienne. Il est immédiatement au-dessous du triceps. Sa portion tendineuse commence au niveau de l'interligne tibio-tarsien ; en arrière, il court ensuite dans une gouttière près de l'interligne sous-astragalien. Il va ensuite passer dans le canal calcanéen en arrière du jambier postérieur, au-dessous de la surface du thalamus, dans une gouttière. Il sert souvent de point de repère aux interventions pour synostoses talo-calcanéennes. Il va ensuite se croiser avec le fléchisseur commun des orteils et se rattacher dans une même enveloppe fibreuse, au plafond de l'articulation scapho-astragalienne, par le ligament de Henry. Néanmoins, le tendon fléchisseur du gros orteil et le tendon fléchisseur commun sont logés dans des coulisses différentes. À la partie postérieure, sur le bord interne du long fléchisseur du gros orteil, on est en contact direct avec le pédicule vasculo-nerveux.

L'interligne sous-astragalien postérieur est réduit à sa plus simple expression. Il faut mobiliser l'arrière-pied, l'astragale et le calcanéum, pour pouvoir le discerner. Le plafond tibio-astragalien n'est pas toujours facile à identifier : il ne faut pas le confondre avec le cartilage de croissance de l'extrémité inférieure du tibia.

La gaine des tendons péroniers a des relations très étroites avec les structures ligamentaires de la cheville, en particulier avec les ligaments péronéo-astragalien et péronéo-calcanéen. Cette structure extrêmement dense qui amarre le calcanéum joue un rôle déterminant dans les déformations du pied bot varus équin.

Le jambier postérieur est le muscle le plus puissant des trois muscles fléchisseurs profonds. C'est un muscle varisant que l'on retrouve immédiatement en arrière de la malléole interne. Le muscle jambier postérieur se termine sur l'os scaphoïde mais a des ramifications importantes sur la face inférieure de la région médiotarsienne. Ces ramifications arrivent jusque sur la gaine du long péronier latéral.

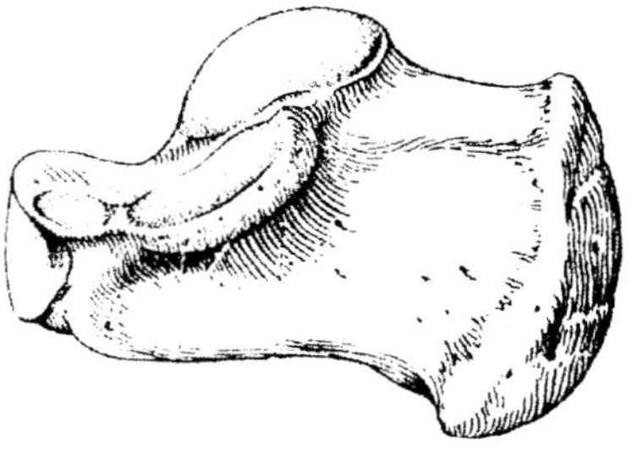

FIG. 1. – *Vue interne du calcanéum.* Noter le sustentaculum tali et la forte saillie interne sous la surface articulaire moyenne.

LA LOGE INTERNE ET PLANTAIRE DU PIED

Le muscle abducteur du gros orteil se ramifie sur le pédicule vasculo-nerveux du canal calcanéen. À la partie supérieure, il adhère au bord inférieur du premier rayon : à la partie postérieure, il se termine sur la face interne du calcanéum où il va rejoindre dans un lasso tendineux, les fibres varisantes du tendon d'Achille. La libération à cet endroit de ce nœud fibreux, est un élément essentiel dans la libération du pied bot varus équin.

Le pédicule vasculo-nerveux, dans le canal calcanéen, fait apparaître en premier le nerf, puis l'artère et la veine qui sont plus profondes.

L'abducteur du gros orteil se prolonge en réalité à la plante du pied par les autres muscles plantaires et par le grand ligament calcanéo-plantaire. Dans le canal calcanéen il est important, au cours de toute dissection, de respecter les gaines et les coulisses tendineuses. Le croisement entre le fléchisseur du gros orteil et le fléchisseur commun est la clé de la libération plantaire. Il donne immédiatement accès à la plante et au plafond de la région métatarsienne en ouvrant le ligament de Henry. Dans la plante, il faut repérer le long péronier latéral, muscle antagoniste du jambier antérieur, il vient se terminer sur la face inférieure de premier métatarse. Le repérage de la gaine du long péronier latéral permet d'identifier l'interligne calcanéo-cuboïdien, recouvert par le ligament calcanéo-cuboïdien.

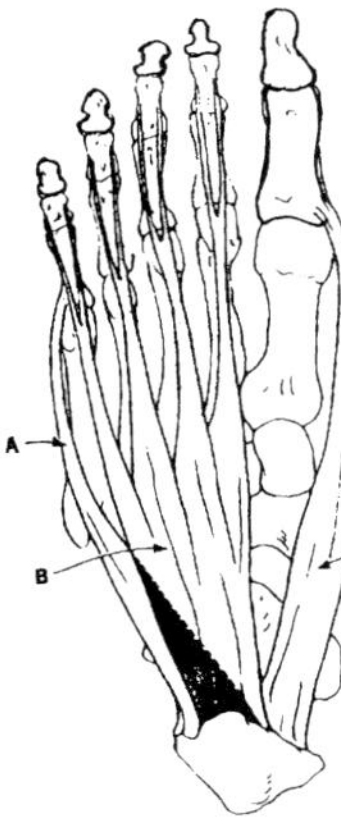

FIG. 2. – *L'abducteur du gros orteil* (C) *se poursuit en continuité par le court fléchisseur des orteils* (B) *et par l'abducteur du cinquième orteil* (A).

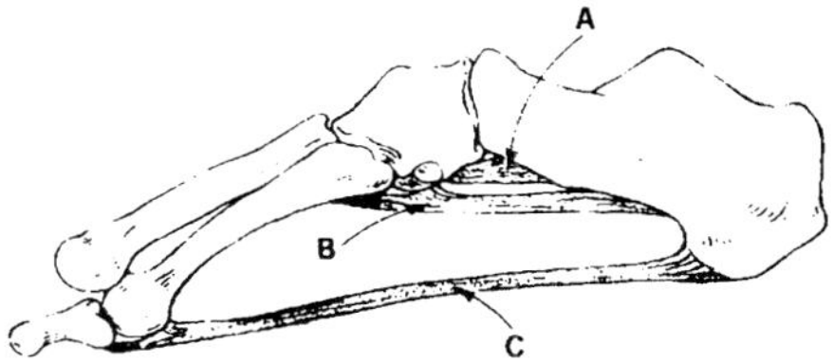

FIG. 3. – *Support ligamentaire de l'arche interne.* A : Court ligament plantaire, B : Long ligament plantaire, C : Fascia plantaire.

La région astragalo-scaphoïdienne est caractérisée par la terminaison du jambier postérieur, le ligament scapho-astragalien – ligament élastique, encore appelé spring ligament. Le complexe articulaire astragalo-scaphoïdien avec le spring ligament, a été assimilé par Epeldegui à une véritable énarthrose qui rappelle l'articulation coxo-fémorale. *C'est une zone de très grande mobilité.*

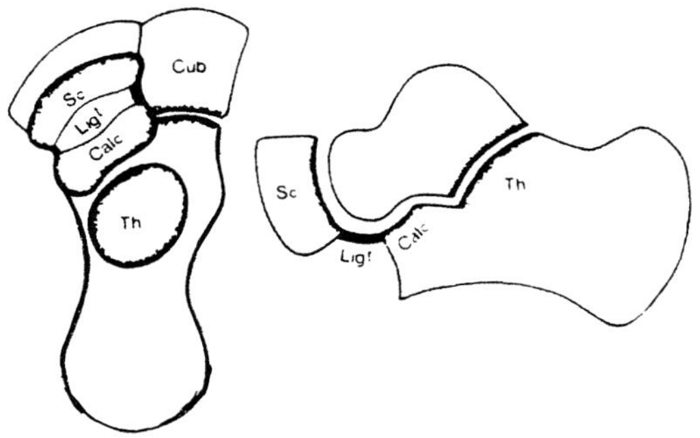

FIG. 4. – *Le complexe astragalo-calcanéo-naviculaire.* Avec le spring ligament, il s'apparente à une énarthrose. Le fond de cette articulation est semi-élastique grâce au spring ligament. Concept d'Epeldegui : dit coxa pedis.

LA LOGE EXTERNE DU PIED

Cette loge est caractérisée par les deux tendons péroniers. Le court péronier latéral se termine sur le cinquième métatarsien. L'articulation calcanéo-cuboïdienne peut se repérer à un travers de doigt du cinquième métatarsien. Cette articulation, à sa partie supérieure, reste recouverte par le muscle pédieux. La peau, dans cette zone, est particulièrement fragile, surtout en regard du sinus du tarse. Il est important aussi de ne pas blesser le nerf saphène externe. Le court péronier latéral qui se termine sur le cinquième métatarsien est en avant du long péronier latéral.

Sur la face externe du pied, on peut aborder la face cachée de l'astragale ; ce qui est précieux dans les formes complexes de pied bot et tout particulièrement dans les formes récidivantes.

LA LOGE DORSALE DU PIED

La face dorsale du pied est caractérisée par les extenseurs : le jambier antérieur qui se termine sur le premier cunéiforme, avec des ramifications sur la face interne du pied. Certains auteurs recommandent de sectionner ces ramifications au cours de la chirurgie de libération du pied bot. D'autres pensent qu'il faut transplanter le jambier antérieur sur la partie médiane du pied.

Les coulisses tendineuses jouent, au niveau du pied, un rôle important, en particulier sur le dos du pied avec le ligament frondiforme. Dans cette zone il faut repérer, au cours d'une double arthrodèse ou d'une transplantation du jambier postérieur sur la face dorsale du pied, l'artère pédieuse.

Le pied est stabilisé par des structures ligamentaires très fortes. En dedans notamment, le ligament deltoïde doit être absolument préservé au cours de la libération du pied bot varus équin. Le ligament en Haie qui relie l'astragale au calcanéum est un ligament qui joue le rôle de pivot et de lien. Il doit être lui aussi préservé, chaque fois que l'on réalise une libération pour pied bot varus équin.

Le calcanéum est en réalité solidarisé par l'intermédiaire du cuboïde et du scaphoïde au reste du pied. Il s'inscrit dans le bloc calcanéo-pédieux qui se mobilise au-dessous de l'astragale.

FIG. 5. – *Ligament rétinaculaire et tendons extenseurs.* A : Ligament supérieur, B : Ligament inférieur.

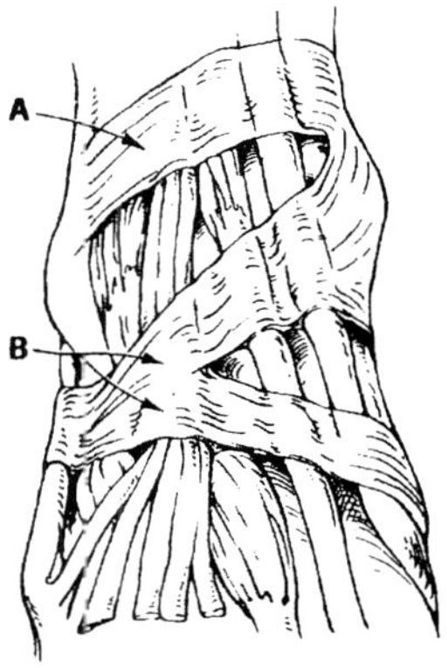

La vascularisation du pied est assurée par deux axes vasculaires : artère pédieuse et artère tibiale postérieure. *Le pied est une véritable éponge vasculaire.* Néanmoins toute chirurgie extensive du pied, toute chirurgie de reprise, nécessite une évaluation préalable méthodique de la vascularisation. Les garrots pneumatiques trop prolongés ou successifs après chirurgie itérative, peuvent créer les conditions d'un véritable syndrome des loges. La décompensation vasculaire peut être brutale. Une artériographie est recommandée quand la chirurgie s'annonce compliquée. Dans le pied bot varus équin, l'artère pédieuse est malformée dans 30 % des cas.

LES COMPLEXES ARTICULAIRES ET MÉCANIQUES DU PIED DE L'ENFANT

D. MOULIES[1]

L'architecture complexe du pied répond aux problèmes de la station debout et de la marche.

Pendant la croissance fœtale, la construction anatomique est influencée par la situation distale du pied, vulnérable aux agents externes et dépendant des éléments nerveux et musculaires sus-jacents.

De la naissance à la fin de la croissance, le pied, comme le reste du squelette, évolue par étapes morphologiques successives, mais garde sa dépendance à la neurophysiologie et au squelette sus-jacent.

1. Service de chirurgie pédiatrique, CHU Dupuytren, 2, avenue Martin-Luther-King, 87042 Limoges cédex.

L'ARCHITECTURE DU PIED DÉPEND DE L'ÂGE DE L'ENFANT

Au troisième mois, le pied est dans le prolongement de la jambe, l'astragale et le calcanéum s'alignant sur le tibia et le péroné. Le pied est alors en inversion, avec un astragale de forme allongé, en crosse, le col et le corps faisant un angle de 150° orienté en dedans. Peu à peu cette morphologie se modifie et le col de l'astragale va s'élargir, puis diminuer en longueur pour s'orienter vers l'axe médian du pied, corrigeant progressivement la supination. Ces changements d'orientation du pied sont dus à des différentiels de croissance, entre l'extrémité inférieure du tibia et celle du péroné, poussant ainsi l'arrière pied en supination ou en pronation. Tout défaut de symétrie dans ce gradient de croissance peut entraîner une déformation définitive. (figure 1)

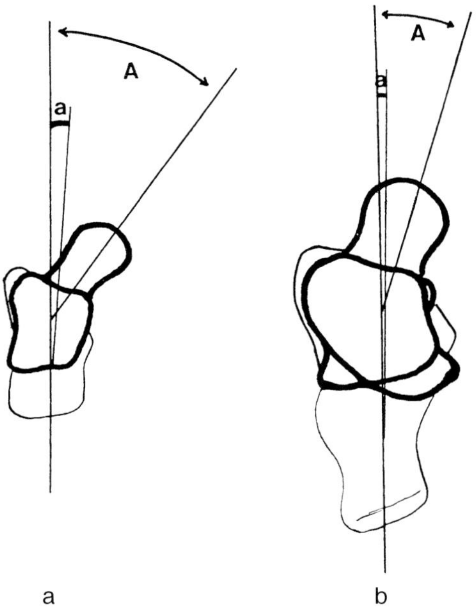

FIG. 1. – *Variation de l'angle formé par l'axe du col et du corps de l'astragale.* À trois mois (a), l'angle est de 40°, pour diminuer progressivement à 15° dans la forme achevée du pied adulte (b). Cette variation contribue à la diminution progressive de la divergence astragalo-calcanéenne.

À la naissance, l'absence de creusement de l'arche interne, n'est pas le témoignage d'un pied plat, mais du modelage des parties molles qui se fera lentement. L'empreinte plantaire n'apparaît définitive qu'à l'âge de sept ans. Jusqu'alors les parties molles s'amincissent lentement et le squelette subit encore des variations; l'axe de l'astragale devient peu à peu rectiligne, la divergence astragalo-calcanéenne diminue pour se stabiliser entre 15 et 20°. Mais, les variations anatomiques ne se limitent pas aux seules surfaces articulaires et l'on retrouve pendant les six premières années de vie, une tendance à la disparition de l'hyperlaxité ligamentaire entraînant une véritable coaptation des surfaces articulaires et une perte progressive de ses conséquences : diminution du valgus calcanéen, verrouillage du médiopied, creusement de l'arche interne.

LE SQUELETTE SUS-JACENT IMPOSE AU PIED UNE ADAPTATION MÉCANIQUE

Les variations du morphotype durant les étapes de croissance vont retentir sur la forme du pied par une contrainte axiale : tel le genu varum des premiers pas, puis le genu valgum à l'âge de cinq ans, et sa correction progressive, plus rapide chez le garçon que chez la fille.

Le genu valgum dispose la tibio-tarsienne en valgus avec un appui préférentiel sur le bord interne du pied. Il ne s'agit pas là d'un effondrement en pied plat, mais d'une disposition passagère véritable réponse à la contrainte sus-jacente. Cette interdépendance se retrouve pour les autres transformations du squelette : correction progressive de l'antéversion fémorale, acquisition de la dérotation jambière et de l'orientation de la pince malléolaire. Ainsi, varient tout au cours de la croissance, l'arche interne, le valgus, l'angle du pas. (figure 2)

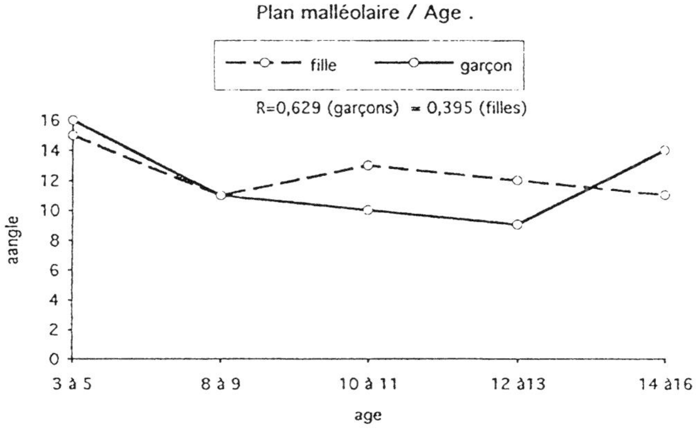

FIG. 2. – *Schéma illustrant les variations du squelette sus-jacent au pied de l'enfant.* Le plan malléolaire est de 16° chez l'enfant avant cinq ans, puis il diminue jusqu'à 10° chez la fille à 16 ans. Le garçon retrouve à l'adolescence un plan malléolaire de 15°.

LE PIED POSSÈDE UNE RÉSISTANCE INTRINSÈQUE

Dès le troisième mois l'arche interne du pied est dessinée. La morphologie des os et des articulations est à peu près celle du squelette définitif. C'est le système capsulo-ligamentaire qui maintient ce dessin, en réalisant une véritable «poutre composite». La résistance à l'effondrement du pied est indépendante de tout l'appareil musculaire intrinsèque et extrinsèque. Seule l'aponévrose plantaire, en continuité avec les tendons fléchisseurs peut créer, par raccourcissement, une augmentation de l'arche interne en surélevant la ferme du pied. Ce mouvement est exploité en clinique pour réaliser le test du redressement du gros orteil, qui entraîne une véritable coaptation des articulations, et rend compte de l'anatomie réelle du pied et de son empreinte. (figure 3)

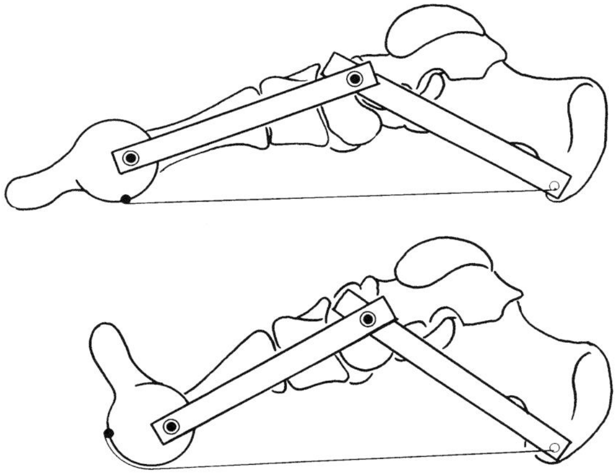

FIG. 3. – *Mécanisme du test de redressement du gros orteil.* Par tension et raccourcissement de l'aponévrose plantaire, l'arche interne se creuse, les surfaces articulaires se coaptent.

LE PIED EST UNE ARCHITECTURE DYNAMIQUE

L'empreinte de la plante du pied sur le sol ne représente qu'une étape très brève du cycle de la marche, pendant lequel le pied doit passer d'une structure souple s'adaptant au sol à une structure rigide et dynamique de propulsion. La forme des surfaces articulaires, la résistance du système capsulo-ligamentaire permet ces mouvements de verrouillage et de déverrouillage du médio-pied et de la sous-astragalienne. Toutes ces structures sont interdépendantes et un mouvement en rotation externe du squelette jambier, entraîne un varus de l'arrière pied et un creusement du bord interne, alors qu'inversement la rotation interne s'accompagne d'un valgus de l'arrière pied et d'un appui préférentiel sur le bord interne.

Cette interdépendance se retrouve dans la sous-astragalienne, puisque toute exagération de la divergence de ces deux os, libère les contraintes capsulaires par décoaptation médio-tarsienne et permet la laxité du médio-pied.

Inversement, tout mouvement de varus sous-astragalien induit un verrouillage du médio-pied par engrenage articulaire. *Ainsi, le pied, par son seul dessin articulaire, et par la tension ligamentaire, répond aux contraintes de la marche indépendamment de tout le système musculaire actif.* Ces mouvements peuvent être comparés à ceux d'un cardan liant le squelette jambier, y compris l'astragale, à celui du pied par l'intermédiaire de la sous-astragalienne et de la médio-tarsienne. (figure 4)

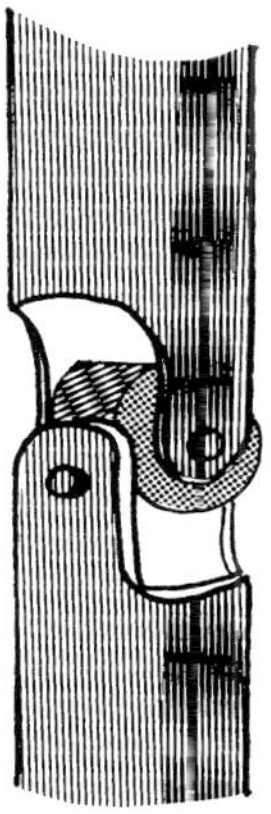

FIG. 4. – *La biomécanique du pied est un cardan.* La transmission des forces entre la jambe et le pied passe par un axe virtuel oblique, en avant, en haut et en dehors, par rapport au centre de l'astragale. Les articulations du pied (sous-astragalienne et médio-tarsienne) sont interdépendantes.

La spécificité du pied de l'enfant repose sur la malléabilité des maquettes cartilagineuses, mais aussi la laxité passagère des capsules et des ligaments, exagérant la mobilité intrinsèque du pied. La persistance d'une contrainte sus-jacente sur cette poutre composite inachevée peut modifier définitivement son modelage.

De plus, le pied représente dans le cortex, une aire sensitive supérieure à celle de la main, alors que le phénomène est inverse sur le plan moteur.

Le pied possède donc de très nombreuses afférences sensitives (plus que la main) mais sa réponse motrice est moindre que celle de la main, elle se limite à une éversion active qui rend la station debout possible.

Chez l'enfant, le changement des contraintes sus-jacentes, qui est réalisé dans les différentes étapes de croissance, oblige à des efforts d'adaptation à la gravité et participe à la modification de la structure du pied. Ainsi est réalisée une boucle, englobant l'anatomie, la physiologie, la neurologie, la biomécanique sans cesse en modification.

RÔLE DE LA SOUS-ASTRAGALIENNE ET DE LA MÉDIO-TARSIENNE

Prisonnier de la mortaise tibio-tarsienne, l'astragale offre seulement des mouvements de flexion et d'extension. Ses surfaces articulaires se marient, en avant avec le scaphoïde et sont liées au calcanéum sous-jacent. Mais, sa morphologie ne cesse de changer pendant toute la période fœtale et s'adapte aux contraintes mécaniques, avant, pendant et après l'acquisition de la marche.

Chez l'enfant, la notion de bloc calcanéo-pédieux a permis de comprendre cette interdépendance entre le calcanéum, le cuboïde et le médio-pied, dans la sous-astragalienne. La forme de la tête de l'astragale, son orientation, la longueur du col, ont un rôle très important dans la position du bloc calcanéo-pédieux. Mais, l'articulation sous-astragalienne et l'articulation médio-tarsienne ne peuvent se concevoir isolement. En effet, le vide laissé à la partie antéro-interne du calcanéum est rempli par un élément capsulo-ligamentaire de très forte résistance, qui lie le scaphoïde et le calcanéum en créant une véritable cavité fibro-ligamentaire, dont le fond est constitué par le ligament cacalnéo-scaphoïdien, le ligament de Chopart, la gaine du fléchisseur commun et le toit constitué par le scaphoïde.

L'astragale habite donc une cavité fibro-cartilagineuse et peut être ainsi comparée à une tête fémorale à l'intérieur d'un cotyle (Pisani, Epeldegui). Comme la hanche, cette cavité appelée coxa pedis, peut être victime de véritables luxations et dysplasies, par modification morphologique du contenant ou du contenu. Une rétraction fibreuse entraîne une luxation supérieure : la tête de l'astragale chassée vers le haut et l'intérieur ne pourra pas pérenniser la divergence, et le pied se déformera en varus. Inversement, hyperlaxe, le fond de la cavité va entraîner une coxa profonda et l'astragale plongera verticalement, exagérant la divergence et aggravant le planus. La comparaison peut aller même jusqu'aux contraintes sus-jacentes d'antéversion ou de rétroversion de l'axe de la jambe, par rapport à l'astragale comme le fait le fémur par rapport à son col. Dans ces deux articulations (coxo fémorale et coxa pedis) on retrouve la même chronologie de variations angulaires au cours des premières années de vie. (figure 5)

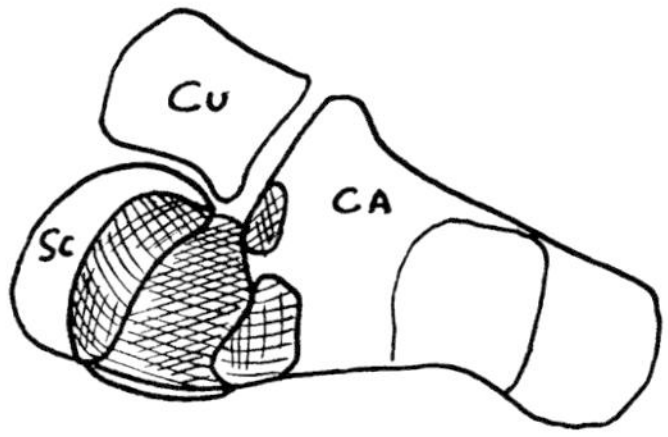

FIG. 5. – *La coxa pedis ou articulation scapho-calcanéo-astragalienne est comparable au cotyle et à l'épiphyse fémorale.* Toute dysplasie du contenant retentit sur la position du contenu et, la position de la tête astragalienne détermine celle de l'arrière pied.

*

* *

Le pied de l'enfant ne peut pas être considéré comme une structure définitive. Il ne cesse de se modifier, dans toutes ses composantes, qu'elle soit sensitive ou motrice, mécanique intrinsèque ou extrinsèque. Toute étude sémiologique et *a fortiori*, tout geste thérapeutique sur le pied, doit être éminemment prudent et tenir compte de l'importance de ces variations avant d'en modifier un ou plusieurs éléments.

BIBLIOGRAPHIE

[1] CARLIOZ H., POUS J.G. – *Le pied bot varus équin*. Cahier d'enseignement de la SOFCOT n° 3, Paris, Expansion scientifique française, 1977, 117 pages. [2] DIMÉGLIO A. – *Le pied de l'enfant*. Masson, Ed. 1987, 360 pages. [3] DRENAN James C. – *The child's foot and ankle*. Raven press, New York, 1992. [4] FILIPE G. – *Le pied creux*. In orthopedie Pediatrique, Vol. 1, Paris, 1991, pp. 109-126, Expansion Scientifique Française. [5] MOULIES D. – *Le pied plat*. In Orthopédie Pédiatrique, Vol. 1, Paris, 1991, pp. 73-86. [6] PISANI G. – *Functional anatomy of the foot : a cybernetic model*. Européean Journal of Foot and Ankle Surgery, 1994, 1 : 1-6. [7] PISANI G. – *The coxa pedis*. Européean Journal of Foot and Ankle Surgery, 1994, 1 : 67-74. [8] RIGAULT P., BADELON O., POULIQUEN J.C. – Le pied convexe congénital. In Orthopédie pédiatrique, Expansion Scientifique Française, Vol. 1, 1991, pp. 87-107. [9] SARRAFIAN S.K. – *Anatomy of the foot and ankle*. J.B. Lipincott company Philadelphia, 1983. [10] SERINGE R. – *Le pied bot varus équin. Étude radiologique*. Ann. Chir. Infant., 1977, 18, 97-114.

[11] TACHDJIAN M.O. – *The child's foot*. Saunders company Philadelphia, 1985, 137 pages.

PHYSIOLOGIE DE L'ARRIÈRE-PIED, APPLICATIONS À L'EXAMEN CLINIQUE

J.C. POULIQUEN[1]

Le but de cette étude est de ramener la physiologie des articulations de l'arrière-pied à des principes de géométrie et de mécanique simples. La connaissance de ces principes permet au clinicien une analyse correcte des déformations du pied, l'autorise souvent à reconstituer l'histoire des déformations progressives, lui fait analyser les déformations avec logique et proposer d'éventuels gestes chirurgicaux adaptés.

Le plan de cette étude sera le suivant : – la géométrie de l'articulation sous-astragalienne, – analyse de l'éversion et de l'inversion, – mécanismes moteurs de l'arrière-pied, – applications cliniques.

LA GÉOMÉTRIE DE L'ARTICULATION SOUS-ASTRAGALIENNE

L'articulation sous-astragalienne. – Elle est faite de 2 surfaces dont les courbures sont inversées l'une par rapport à l'autre : la grande surface postérieure du calcanéum (le thalamus) est convexe vers le haut, la petite surface antérieure (en réalité en 2 parties) est concave vers le haut. À ces deux surfaces correspondent des surfaces astragaliennes inversées, c'est-à-dire concave en bas pour la postérieure, convexe en bas pour l'antérieure.

Une étude plus approfondie a été faite par Thierry Judet dans sa thèse (5) à laquelle nous avons emprunté l'essentiel de cet article. Les rapports des deux surfaces articulaires ont pu être analysés sur des pièces anatomiques : l'astragale était réduit à une mince couche osseuse fenêtrée pour voir les facettes articulaires du calcanéum. Il est apparu qu'il n'y avait jamais d'espace entre les surfaces articulaires opposées : le mécanisme de l'articulation sous-astragalienne est donc un mécanisme congruent. Une deuxième étude morphologique a été faite sur des coupes astragalo-calcanéennes effectuées dans un plan oblique et regardant en haut, en avant et en dedans. Il en a été déduit 4 faits : – chaque coupe du thalamus s'inscrit dans un cercle parfait, – sur une même coupe, la surface sous-astragalienne s'inscrit à la périphérie du même cercle, – il en est de même de l'articulation sous-astragalienne antérieure, – le rayon du cercle de l'articulation sous-astragalienne postérieure est d'autant plus grand que la coupe est plus postérieure et externe. (Fig. 1)

L'étude radiologique a été effectuée sur les pièces précédentes et sur des arthrographies. Les clichés des pièces ont montré la parfaite congruence des surfaces articulaires dans tous les mouvements imprimés à la sous-astragalienne. Les arthrographies en valgus et varus forcés ont confirmé ce fait : un bâillement n'apparaît que pour un varus forcé dépassant les limites du physiologique.

1. Service d'orthopédie pédiatrique, hôpital Raymond-Poincaré, 92380 Garches.

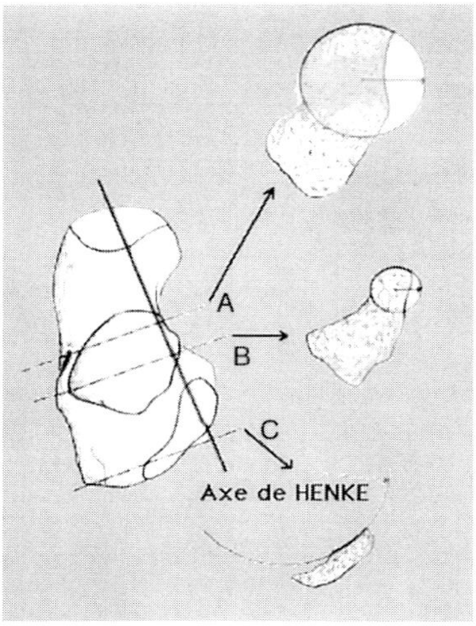

FIG. 1. – *Les coupes A, B, C perpendiculaires à l'axe de Henke montrent que les articulations s'inscrivent dans les cercles parfaits,* le rayon du thalamus decroît d'arrière en avant. (in T. Judet Thèse Paris Ouest 1975)

Les conclusions de l'étude de T. Judet étaient les suivantes : – l'articulation sous-astragalienne reste congruente dans toutes ses positions, – les deux articulations antérieure et postérieure sont des surfaces de révolution à axes de rotation parallèles, – étant donné le mécanisme congruent, ces deux axes sont en réalité confondus en un seul et unique axe dit *axe de Henke*.

L'ensemble de l'articulation peut être assimilé (fig. 2) à deux cônes de révolution inverses et coaxiaux, l'axe étant oblique en haut, en avant et en dedans. Ainsi

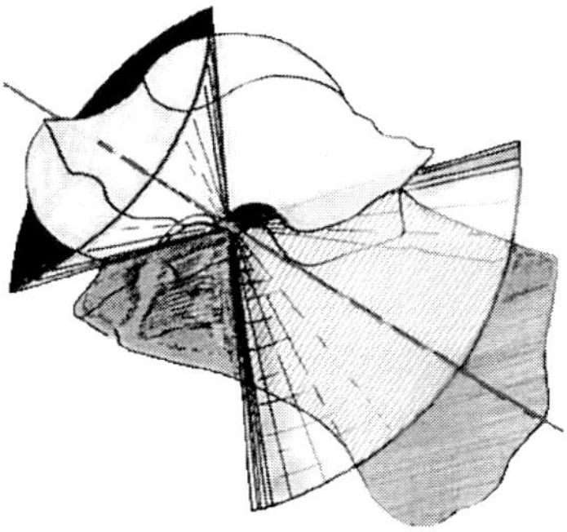

FIG. 2. – *L'ensemble de l'articulation peut être assimilé à deux cônes de révolution inverses et coaxiaux,* l'axe étant oblique en haut, en avant et en dedans.

voit-on déjà s'esquisser sous l'astragale les mouvements du calcanéum, guidé autour d'un axe de rotation par des surfaces de révolution et l'on comprendra que tout mouvement de l'un entraîne un mouvement de l'autre et qui lui est proportionnel (fig. 3).

Les mouvements du calcanéum. – Ce sont des mouvements de rotation autour d'un axe oblique dans les 3 plans de l'espace, dont on peut étudier l'amplitude dans les plans de référence frontal, sagittal et horizontal. Ce sont d'une part des déplacements angulaires, d'autre part des déplacements linéaires.

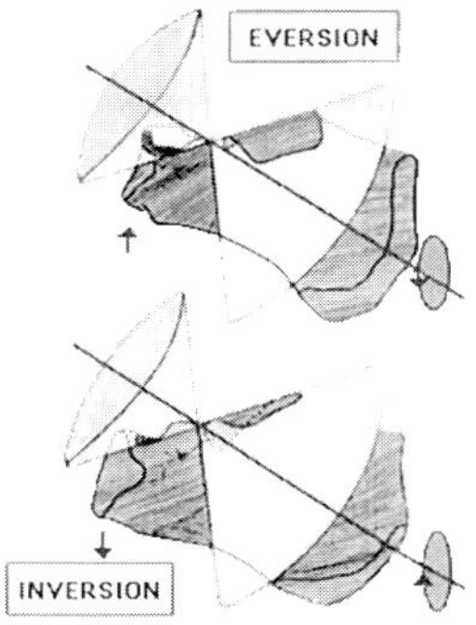

FIG. 3. – *Mouvements du calcanéum sous l'astragale.* Les articulations sont congruentes. (in T. Judet Thèse Paris Ouest 1975)

– Déplacements angulaires du calcanéum : la mesure a été effectuée sur des pièces anatomiques dont tibia et astragale avaient été solidarisés. Des broches parallèles aux positions neutres permettent de mesurer les déplacements dans les trois plans. Dans le plan frontal, le déplacement angulaire mesure le valgus-varus ; dans le plan horizontal, l'abduction-adduction ; dans le plan sagittal le talus-équin. La figure 4 résume les déplacements angulaires dans les divers plans. L'amplitude du mouvement en valgus-varus est de 23° (22-24,5), en abduction adduction de 10° (5-13) et en talus-équin de 3,5° (2-5,5). On se rend compte que le déplacement angulaire le plus important s'effectue dans le plan frontal en valgus et varus (Fig. 4).

Ce sont ces mouvements qui ont été appelés de façon très imagée « roulis tangage et virage » par Farabeuf (3) :

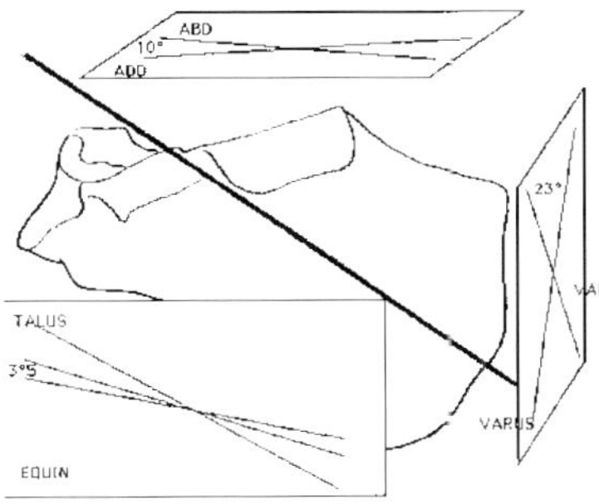

FIG. 4. – *Les mouvements angulaires du calcanéum s'effectuent autour d'un axe commun dit axe de Henke.* Dans chacun des plans de l'espace, il s'agit d'un mouvement simple de rotation dont l'amplitude est variable. (d'après T. Judet)

– Déplacements linéaires du calcanéum : de l'étude des déplacements angulaires mesurés également sur des pièces anatomiques pour des positions forcées, on retirera surtout le fait que la grande apophyse du calcanéum subit une translation antérieure de 3 à 4 mm et inférieure de 7 à 9 mm lorsque le calcanéum tourne dans le sens des aiguilles d'une montre pour le côté droit autour de son axe : ce fait traduit l'avancée descendante du calcanéum et détermine une augmentation de hauteur de l'arrière-pied lors de ce mouvement d'inversion.

En réalité, il faut bien comprendre que tous ces mouvements sont indissociablement liés (4,9,10,12) et ne peuvent s'effectuer isolément :

– à l'association valgus-abduction-talus se joint une translation en haut, en arrière et en dehors de la grande apophyse : c'est l'éversion, – à l'association inverse, varus-adduction-équin, se joint une translation en bas, en avant et en dedans de la grande apophyse : c'est l'inversion.

LES MOUVEMENTS DE LA SOUS-ASTRAGALIENNE

L'arrière-pied normal en position neutre. – Dans une position dite neutre et en charge, l'astragale repose sur le calcanéum et a une obliquité en bas, en avant et en dedans prolongé par le premier rayon jusqu'à la tête du premier métatarsien. Le calcanéum a une petite obliquité en haut et en avant et est prolongé par le cinquième rayon. Les rapports entre ces deux os sont à étudier dans 3 plans (fig. 4) :

– dans le plan sagittal (celui d'une radiographie de profil), les deux os ont un axe qui définit un angle ouvert en arrière, obligatoire pour que les 2 rayons viennent donner leurs appuis antérieurs : c'est l'angle radiologique de divergence de profil.

– dans le plan horizontal (celui d'une radiographie de face dite dorso-plantaire), on retrouve également un angle ouvert cette fois-ci en avant : c'est l'angle de divergence de face. Lui aussi est une nécessité pour que les deux rayons extrêmes viennent donner leur appui respectif au sol.

– dans le plan frontal, le calcanéum repose sous l'astragale, son grand axe étant soit vertical, soit très légèrement oblique en bas et en dehors.

Ces trois plans servent de référence pour expliquer les mouvements de l'arrière-pied. Ils n'ont pas simplement une valeur formelle car ils serviront toujours au cours de l'examen et à chacun d'eux correspond un moyen d'exploration du pied : – le plan sagittal est celui de l'exploration radiologique de profil, – le plan horizontal est celui de l'exploration radiologique de face, – le plan frontal est celui de l'exploration clinique ou photographique du talon, vu de dos.

L'arrière-pied en éversion. – Ce mouvement se produit par rotation du calcanéum dans le sens inverse des aiguilles d'une montre mais du fait de l'existence de cette double articulation, il va s'y associer un mouvement de talus et d'abduction du calcanéum qui, ainsi, tangue, roule et vire pour reprendre les termes de Farabeuf.

L'étude des 2 plans de référence radiologique nous montre que dans ce mouvement, la divergence augmente de face et de profil (fig. 5) et il existe cliniquement un valgus du talon.

Toutefois, le mouvement d'éversion a ses limites. Un butoir osseux prédomine, c'est la plongée de l'apophyse externe dans la fossette externe du sillon calcanéen. De plus, les formations ligamentaires vont assurer la coaptation stable des surfaces articulaires dans cette position; ce sont d'une part les plans de la haie de Farabeuf (ou ligament interosseux) couchée en bas et en arrière et sous forte tension et d'autre part les ligaments astragalo-calcanéens postérieurs et externes également en tension maximale.

Le passage de l'éversion à l'inversion. – Il se fait par rotation axiale du calcanéum en varus (roulis), en adduction (virage) et en équin (tangage) sous l'astragale (Fig. 6). Le mouvement d'inversion distend les ligaments astragalo-calcanéens

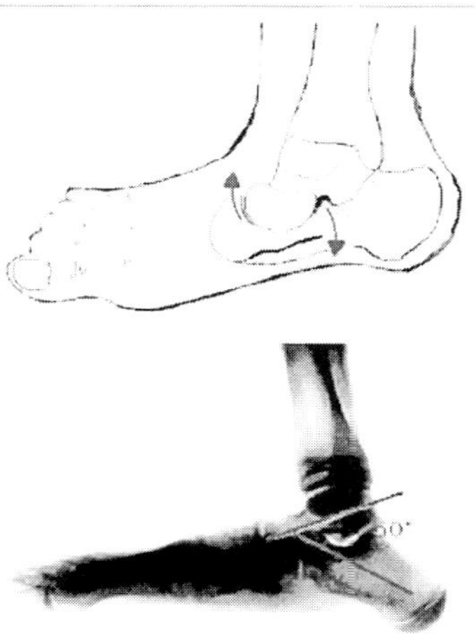

FIG. 5. – *Le mouvement d'éversion.* Le calcanéum se déplace sous l'astragale dans les 3 plans de l'espace, en valgus, en abduction et en talus. La radiographie témoigne d'une augmentation de l'angle de divergence entre l'astragale et le calcanéum.

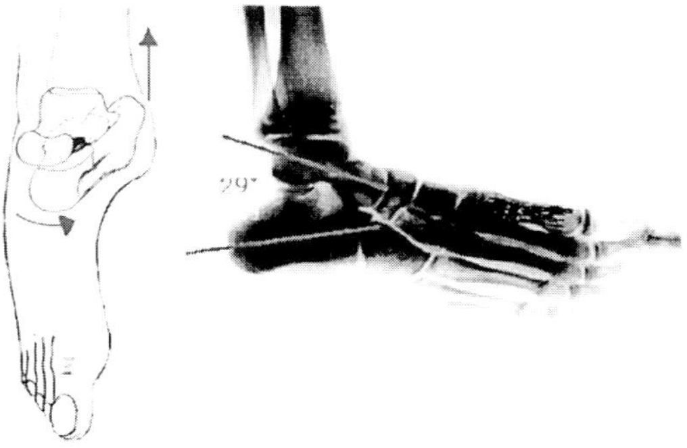

FIG. 6. – *Le mouvement d'inversion.* Le calcanéum se déplace sous l'astragale dans les 3 plans de l'espace, en varus, en adduction et en équin. La radiographie témoigne d'une diminution de l'angle de divergence entre l'astragale et le calcanéum.

postérieur et externe alors que la haie interosseuse est déjà en tension. Ensuite, l'obliquité du thalamus oblige le sinus du tarse à s'ouvrir et le ligament en haie se tend à son maximum et arrête le mouvement.

On remarque que tous ces mouvements se passent exclusivement dans l'articulation sous-astragalienne, l'astragale étant fixé dans la mortaise tibio-péronière n'a que des mouvements de flexion dorsale et de flexion plantaire. C'est ce qui a fait dire que l'astragale est un *os de la jambe* situé au-dessus d'une articulation du pied. C'est aussi ce qui a fait parler (6) d'un *bloc calcanéo-pédieux bougeant sous l'astragale dans les trois plans de l'espace par l'intermédiaire d'une double articulation sous-astragalienne inversée.* Ces mouvements intriqués permettent cette parfaite adaptation du pied à la marche et permet à l'humain bipède de se déplacer sur des surfaces très irrégulières et non planes.

LES MUSCLES MOTEURS DE L'ARRIÈRE-PIED

Il n'est pas question de rappeler ici l'action de chacun des muscles du pied qui est bien connue de tous mais simplement d'insister sur certains phénomènes intéressant ces muscles et qui doivent être présents à l'esprit lors de tout examen clinique.

Jambier postérieur (M. tibialis posterior). – C'est lui qui a l'action la plus pure, la plus constante quelle que soit la position du pied et c'est la plus simple à analyser. Passant dans sa coulisse au ras de la pointe de la malléole interne, il est au contact de l'axe de flexion-extension de la poulie astragalienne. Il n'a de ce fait sur la cheville qu'un mouvement d'action très faible et n'a que peu d'action sur la flexion dorsale ou plantaire. En revanche, étant au voisinage immédiat de l'axe des mouvements de l'astragale, avec un trajet parallèle au col de l'astragale, il actionne toujours le scaphoïde sous le même angle qui n'est pas modifié par la position de la tibio- tarsienne. Ce muscle meut le scaphoïde à la manière d'une rotule. Appliquant une traction d'avant en arrière sur le tubercule inféro-interne du scaphoïde, il entraîne un mouvement qui est imposé par la forme ovoïde de la tête de l'astragale, sur des ligaments toujours en tension, la tête de l'astragale se comportant comme une poulie de réflexion.

Deux ligaments ont un rôle essentiel, le ligament astragalo-scaphoïdien dorsal externe et le ligament glénoïdien. C'est leur direction qui explique que le scaphoïde tourne autour de son axe sous l'action du muscle jambier postérieur dans le sens des aiguilles d'une montre (supination) tandis qu'il se déplace en même temps en dedans (adduction).

Au cours de ce mouvement le bord externe du scaphoïde se porte vers l'avant et se trouve abaissé. Amarré à la grande apophyse du calcanéum par la branche interne du ligament en Y de Chopart, il attire avec lui le calcanéum qui amorce son «avancée descendante». Puisque les autres mouvements lui sont indissociablement liés, l'équin calcanéen entraînera aussi un mouvement d'adduction et de varus, soit au total une inversion du pied sous l'astragale.

Le jambier antérieur (M. tibialis anterior). – Le jambier antérieur a une action beaucoup plus complexe. Passant en avant et à distance de l'axe de rotation de l'articulation tibio-tarsienne, il a sur cette articulation une action prédominante de flexion dorsale du pied sous le tibia. Sa situation un peu en dedans de l'axe de Henke lui donne un faible mouvement d'action sur l'articulation sous-astragalienne. En fait, il ne trouve une action inversante que lorsqu'une adduction a déjà été amorcée, notamment par le jambier postérieur.

Le court péronier latéral (M. peroneus brevis). – Descendant directement selon un trajet qui va de la pointe de la malléole externe à la styloïde du 5e métatarsien, son action initiale est une abduction de l'arche externe dans l'interligne de Lisfranc. Sa deuxième action est de placer le cuboïde dans une position d'abduction-pronation, mouvement qui a pour effet de mettre la grande apophyse du calcanéum dans une position haute et de provoquer une éversion de tout l'arrière-pied puisque la branche interne du ligament en Y et les ligaments scapho-cunéens vont attirer le scaphoïde en dehors. Le court péronier latéral tirant perpendiculairement à l'axe de Henke a donc une action d'éversion pure et directe (5,12).

Le long péronier latéral (M. peroneus longus). – Son action est beaucoup plus complexe et controversée. Certes l'action première qui abaisse le premier métatarsien est avant tout une action qui tend à creuser la plante du pied et à placer l'avant-pied en pronation. Le tendon qui passe à la face externe du calcanéum bloque ce dernier et l'empêche de chasser en dehors ; de même qu'en se réfléchissant plus en avant dans la gouttière du cuboïde il amarre ce dernier et lui évite de partir en abduction. Ces deux actions qui tendraient à placer l'avant-pied en abduction et à fixer l'arrière-pied en position neutre peuvent apparaître antagonistes. En réalité, le long péronier latéral creuse avant tout la voûte plantaire et ce n'est que lorsque cette action est verrouillée que le muscle entraîne l'arrière-pied en éversion (5).

L'extenseur commun des orteils (M. extensor divitorum communis). – Par son trajet situé en dehors de l'axe de Henke, le muscle extenseur commun des orteils est *a priori* un éverseur. En réalité, l'action éversante n'est due qu'au fait du ligament frondiforme qui limite l'action de flexion dorsale mais qui transmet la force par son intermédiaire à la grande apophyse du calcanéum qui se relève et place le calcanéum en éversion. Lorsque le ligament frondiforme est coupé, la traction sur le jambier antérieur n'entraîne qu'un mouvement de flexion dorsale pure.

L'extenseur propre des orteils (M. extensor hallucis longue). – Plus en dedans que le précédent, il est faiblement releveur du pied et éverseur lorsqu'il est maintenu par la fronde. Lorsqu'il est libéré de sa poulie de réflexion, il est principalement releveur et légèrement inversant. Ce muscle est avant tout un extenseur du gros orteil et a très peu d'action sur la cheville et le pied.

Le triceps (M. triceps surae). – D'une façon générale, le triceps a une action de flexion plantaire sur le pied et une action sur le calcanéum qui peut être soit varisante, soit valgisante. Sur un pied régulier en position neutre, le triceps sural est purement fléchisseur plantaire et sa contraction n'entraîne ni éversion, ni inversion. De ce fait, on est dans un équilibre instable.

Sur un pied normal, le triceps devient un inverseur du pied à partir d'une vingtaine de degrés de flexion plantaire, cette inversion permet au calcanéum d'avancer et au cuboïde d'abaisser les 4ᵉ et 5ᵉ métatarsiens qui trouvent plus rapidement l'appui au sol.

Le triceps peut avoir une action paradoxale en cas de brièveté musculaire. Parce que le calcanéum ne peut pas prendre son appui au sol, sa partie postérieure devient le point de rotation : le bloc calcanéo-pédieux se place en valgus diminuant la hauteur de l'arrière-pied – et donc augmentant relativement la course du triceps –, il place l'insertion du tendon d'Achille en dehors de telle sorte que le triceps devient valgisant. C'est ce que Méary avait appelé « le pied plat par Achille court » (Fig. 7).

Ainsi le triceps est-il un muscle dont l'action sur la sous-astragalienne dépend de la position initiale du calcanéum : – en position neutre, le triceps est un muscle fléchisseur plantaire presque pur, ne devenant varisant qu'en fin de course, – sur un pied valgus souple, il est activement varisant, – sur un pied valgus par rétraction ou brièveté du triceps, il est passivement valgisant, – sur un pied varus, il est activement et passivement varisant, – sur un pied qui a des déséquilibres musculaires, il aggrave toujours la déformation, soit en éversion, soit en inversion selon les muscles atteints (Fig. 8).

APPLICATIONS CLINIQUES

Le pied normal. Examen clinique

La position du pied en dehors de l'appui – c'est à dire en décharge – est une position d'inversion, aucun muscle ne venant s'opposer à la force de la pesanteur qui tend

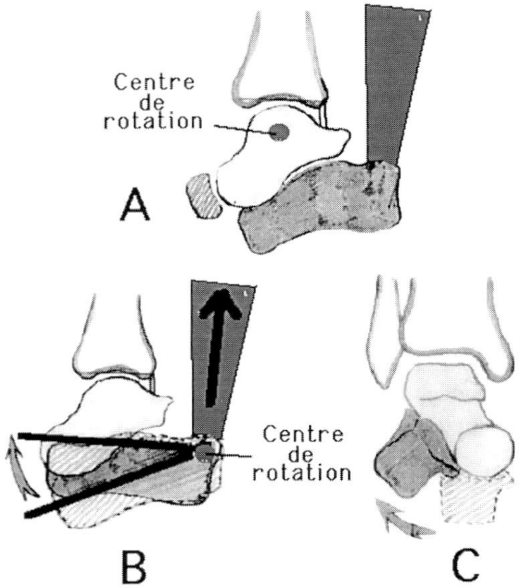

FIG. 7. – *Les coupes A, B, C perpendiculaires à l'axe de Henke montrent que les articulations s'inscrivent dans les cercles parfaits,* le rayon du thalamus decroît d'arrière en avant. (in T. Judet Thèse Paris Ouest 1975)

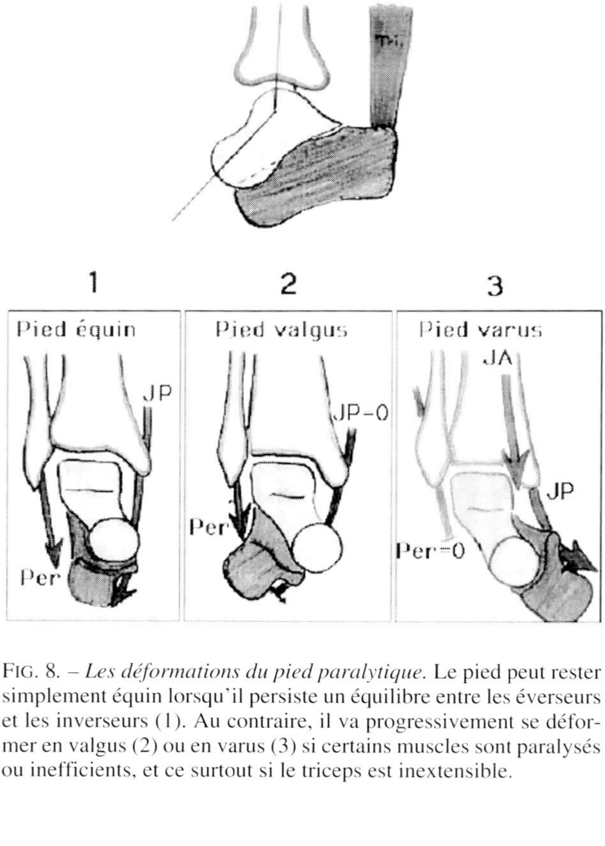

FIG. 8. – *Les déformations du pied paralytique.* Le pied peut rester simplement équin lorsqu'il persiste un équilibre entre les éverseurs et les inverseurs (1). Au contraire, il va progressivement se déformer en valgus (2) ou en varus (3) si certains muscles sont paralysés ou inefficients, et ce surtout si le triceps est inextensible.

à placer le pied en équin. Lors d'un appui sur plan horizontal, le pied se place en position neutre pour répartir harmonieusement les appuis sur l'apophyse postérieure du calcanéum en arrière et sur les têtes des métatarsiens extrêmes en avant.

Lors de la marche normale, le pied s'adapte aux temps successifs – avant le contact, à l'attaque du sol, au déroulement et à la fin de l'appui –, pendant lesquels il est d'abord éversé, puis neutre et enfin inversé pour donner toute sa force au triceps sural en le mettant en tension. En réalité, les mouvements de la sous-astragalienne dépendent beaucoup du terrain et de la rapidité de la marche.

Lors de la marche sur la pointe des pieds, le talon se place en inversion et l'avancée descendante du calcanéum fait se déplacer vers l'avant les têtes des 4e et 5e métatarsiens afin de bien répartir les forces transversalement sur l'avant-pied. La voûte plantaire est alors creusée par le long péronier latéral (*M. peroneus longus*) qui abaisse le premier métatarsien et bloque l'inversion du calcanéum pour le fixer en inversion. Là encore, l'augmentation de hauteur de l'arrière-pied donne toute sa puissance au triceps sural.

Lors de la position accroupie, ou bien le pied reste à plat n'actionnant que le seul soléaire et le pied se place en position d'éversion pour bloquer le pied dans une position extrême d'où il ne peut plus échapper, verrouillant ainsi sa position, ou bien le pied se place en équin afin de mieux répartir l'action des muscles – soléaire, péroniers, muscles plantaires – dont la force combinée va donner une assise plus stable sans qu'une position d'inversion extrême soit nécessaire.

Lors d'un examen clinique, il est essentiel d'examiner tous ces points : l'aspect du pied au repos, en charge normale, en équin actif, en saut unipodal, en position accroupie. Outre que cet examen permet de préciser la force de chacun des groupes musculaires, il apprécie aussi la capacité de l'articulation sous-astragalienne à s'adapter à toutes ces situations. L'analyse de la force, de l'efficacité, de la commande et de l'extensibilité de chacun des muscles est essentielle.

La mesure de la mobilité de la sous-astragalienne. Manœuvre de McConnaill. – Son but est de tester la mobilité de l'articulation sous-astragalienne selon la position de rotation du segment jambier. Le principe en est de placer le pied en simple appui au sol alors que le sujet est assis, genou fléchi à angle droit. Lorsque le segment jambier est passivement tourné en dehors, il emmène l'astragale dans sa rotation, ce qui produit une inversion du pied. À l'inverse, lorsque le segment jambier est tourné en dedans, il produit une éversion du pied. Il s'agit là d'une manœuvre très utile pour connaître l'amplitude de la mobilité de l'articulation sous-astragalienne et son habilité à s'adapter aux diverses positions de la jambe.

La mesure de la longueur utile du triceps. Manœuvre de Méary. – La manœuvre va s'appuyer sur le fait que l'inversion d'un pied met le triceps en tension. Le sujet étant allongé sur la table d'examen, on place le pied en inversion et on mesure la flexion dorsale de l'articulation tibio-tarsienne. Si ce mouvement est ample, cela signifie que le triceps a une longueur suffisante. Dans le cas contraire, c'est-à-dire dans le cas où cette flexion dorsale ne peut pas être obtenue, le triceps peut être considéré comme trop court. Si la flexion dorsale augmente lorsque le genou est progressivement fléchi, cela signifie que le soléaire a une longueur suffisante mais que ce sont les muscles jumeaux qui sont trop courts ou qui ont perdu leur extensibilité.

La mesure de l'extensibilité des muscles plantaires. Manœuvre de Kelikian. – Sur un sujet dont le pied est hors d'appui, le test de Kelikian *(push-up test)* pousse vers le haut les têtes des métatarsiens. Lorsque les muscles intrinsèques et les muscles plantaires sont normaux, les articulations métatarso-phalangiennes passent de l'extension à la position normale et la flexion des interphalangiennes se corrige complètement.

La mobilité de l'articulation sous-astragalienne en cas de creux varus. Test de Coleman. Test de Carroll. – Dans le pied creux varus, la verticalité du premier rayon liée au creux plantaire interne oblige l'avant-pied à se placer en supination pour équilibrer les appuis internes et externes de l'avant-pied (1); il en découle une supination de l'arrière-pied et donc une inversion qui place le calcanéum en varus. Lorsqu'on décharge le bord interne de l'avant-pied en surélevant le bord externe par une planchette, le varus du calcanéum se corrige si l'articulation sous-astragalienne a gardé sa mobilité et donc sa fonction; ceci prouve que l'inversion sous-astragalienne n'est pas la cause du désordre mais en est seulement la conséquence comme y a bien insisté R. Seringe (8). Le test de Carroll (1) a exactement la même signification mais il décharge complètement l'avant-pied de tout appui en ne faisant prendre appui que l'avant-pied sur une grosse cale de bois.

Le pied valgus

Il s'agit d'un pied qui repose au sol en position d'éversion. Certaines manœuvres permettent de reconnaître le type de ce pied plat.

La marche sur la pointe des pieds. – Permet de tester la réduction active de ce pied plat; si ce dernier se réduit avec creusement de la voûte plantaire et correction du valgus du talon, il s'agit d'un pied plat statique pur sans insuffisance musculaire et sans fixation de la déformation.

La manœuvre de Mac Connaill. – N'explore que la réductibilité du pied plat. Lorsque la rotation externe du squelette jambier permet de recreuser la voûte et de corriger l'éversion, on peut en déduire que ce pied plat n'est pas fixé et qu'il n'est probablement que la conséquence d'une insuffisance et/ou d'un déséquilibre musculaire.

Le test de Méary. – Il vise à évaluer la brièveté éventuelle du triceps et permet de ramener le pied plat valgus à sa cause. Effectuant ce test genou étendu et genou fléchi, on peut attribuer la brièveté musculaire à celle des jumeaux ou à celle de l'ensemble du triceps.

Dans le cas où aucune de ces manœuvres ne permet de réduire la déformation, on peut en déduire qu'il s'agit d'un pied plat structural (primitif ou secondaire) et que les déformations ostéo-articulaires sont déjà fixées.

Le pied varus

Il s'agit d'un pied qui repose au sol en position d'inversion. Ce qui a été dit pour le pied plat peut être répété à condition de le reprendre en position inverse. La marche sur les talons n'est pas possible et la marche sur la pointe des pieds aggrave la déformation en varus. La manœuvre de Mac Connaill doit se faire en rotation interne et le test de Méary doit s'effectuer en éversion maximum.

Les conclusions restent les mêmes : déformation réductible ou irréductible, musculature efficiente ou inefficiente, rétractions musculaires présentes ou absentes.

Le pied creux varus

Ainsi qu'il a été dit, le varus de l'arrière-pied que l'on constate dans le pied creux n'est que secondaire. Il n'est que la traduction du déséquilibre d'appui qu'il y a entre le premier rayon très abaissé et le cinquième rayon qui n'est pas intéressé par les rétractions plantaires. Le test de Coleman (2) qui supprime l'appui du premier rayon, ou celui de Carroll (1) qui supprime l'appui de l'avant-pied dans son ensemble, suppriment les effets parasites sur la sous-astragalienne qui peut alors être testée selon les mêmes principes que ceux utilisés précédemment.

Si l'on place une planchette sous le talon on peut explorer la mobilité de l'articulation sous-astragalienne par la manœuvre de Mac Connaill; une mobilité suffisante avec correction complète du varus incitera à rechercher une solution économique respectant cette articulation. Si l'on compare cette manœuvre dans les deux positions, genou fléchi et genou étendu, on pourra en déduire la participation de la rétraction des jumeaux à la fixation du varus; on pourrait être amené à décider d'une aponévrotomie des jumeaux si la sous-astragalienne apparaît plus mobile lorsque le genou est fléchi.

*
* *

Rien de nouveau n'a été exposé dans cet article. La radiographie n'y a eu que peu de place. Aucune imagerie moderne n'a été citée.

Parce que la physiologie de l'arrière-pied est très complexe, elle se prête peu à d'autres explorations que celles qui sont cliniques et qui font appel à des notions anatomiques et physiologiques de base. Celles-ci ne sont interprétables que dans les trois dimensions de l'espace et dans un contexte dynamique.

L'examen clinique a encore de belles années devant lui…

BIBLIOGRAPHIE

[1] CARROLL N.C. – Clubfoot. *in Morrissy RT (Ed) Lowell and Winter Pediatric Orthopaedics Philadelphia, JB Lippincott, 1990 :92-96.* [2] COLEMAN S.S. – Complex foot deformities in children. *Philadelphia, Lea & Febiger, 1983 :234-243.* [3] FARABEUF L.H. – Précis de manuel opératoire. *Masson Ed Paris 1889; 775-795.* [4] GRICE D.S. – An extra-articular arthrodesis of the subastragalar joint for correction of flat feet in children. J *Bone Joint Surg 1952, 34-A, 645-654.* [5] JUDET T. – Anatomie et physiologie ostéo-articulaire de l'arrière-pied. Leurs conséquences sur l'étude et le traitement des vices architecturaux du pied. *Thèse Paris-Ouest 1975.* [6] JUDET J., JUDET R., RIGAULT P. – Possibilités de correction chirurgicale des malpositions des os du pied. *Presse Med, 1966; 74 : 157-159.* [7] KELIKIAN H.A. – Hallux valgus, allied deformities of the forefoot and metatarsalgia. *Philadelphia, WB saunders Co, 1965 : 305-323.* [8] LARIVIERE J.Y., MILADI L., DUBOUSSET J., SERINGE R. – Échecs de l'opération de Dwyer dans le traitement du pied creux de l'enfant. Explications physiologiques et indications. *Rev Chir Orthop 1985; 71 : 563-573.* [9] MÉARY R. – Symposium sur le pied creux essentiel. Rev Chir Orthop 1967; 53 : 389-467. [10] POULIQUEN J.C., JUDET T., BENEUX J., SIGUIER M. – Physiologie et biomécanique du pied. Cahiers *d'Enseignement de la SOFCOT, n°6 :115-132.*

[11] ROSE G.K., WELTON E.A., MARSHALL T. – The diagnosis of flat foot in the child. *J Bone Joint* Surg *1985, 67-B : 71-75.* [12] ROUVIÈRE H. – Anatomie humaine. *Masson Ed Paris : 1962 : 277-289.* [13] STAHELI L.T., CHEW D.E., CORBETT M. – The longitudinal arch : A survey of 882 feet in normal children and adults. *J Bone Joint Surg 1987, 369-A, 426-431.*

L'ARTICULATION ASTRAGALO-SCAPHOÏDIENNE

T. EPELDEGUI[1]

Dans notre travail fondamental, largement résumé dans les articles que nous avons publiés dans le Journal pédiatrique orthopédique européen, nous avons montré que le complexe astragalo-naviculaire s'apparentait à une énarthrose. La médiotarsienne est un carrefour lésionnel qui encaisse toutes les déformations majeures du pied, du pied bot varus équin au pied convexe. La colonne interne du pied est une colonne de mobilité, la colonne externe est une colonne de stabilité (fig. 1).

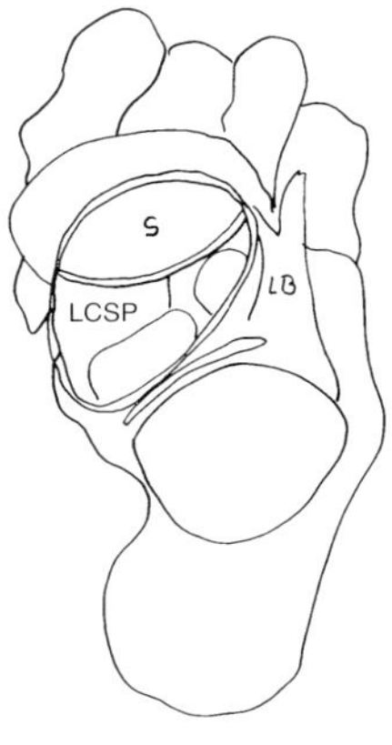

FIG. 1. – *Articulation talo-calcanéo-naviculaire.* S : Scaphoïde, LB : Ligament bifurqué, LCSP : Ligament calcanéo-scapho-plantaire (spring ligament).

Le pied humain se compose en effet de deux colonnes osseuses : une colonne interne et une colonne externe. Ces deux colonnes se croisent au niveau de l'articulation transversale du tarse (articulation de Chopart). L'anatomie de cette articulation change dans certaines malformations du pied (pied bot varus équin, talus-valgus, pied plat, astragale vertical congénital et synostoses des os du tarse). Dans tous ces désordres pathologiques la situation anatomique des deux colonnes est modifiée. L'articulation de Chopart joue donc un rôle important dans la forme du pied.

Le pied a d'abord pour fonction de supporter le poids du corps et de lui permettre de se déplacer grâce à la marche. Cette fonction du pied normal requiert certaines conditions anatomiques et fonctionnelles. Il faut rappeler que le squelette est sou-

1. Service de chirurgie orthopédique, hôpital Niño-Jesús, avenida Menendez-Pelayo 65, 28009 Madrid, España.

tenu par des éléments de support ligamentaire et musculo-tendineux. Toute modification de ces structures anatomiques ou fonctionnelles, peut changer la morphologie du pied et créer les conditions d'un désordre pathologique.

Ce travail commence par des rappels anatomiques et fonctionnels du pied et insiste sur les modifications morphologiques rencontrées dans le pied plat, le pied talus-valgus, le pied bot varus équin, l'astragale vertical congénital et les synostoses des os du tarse. Toutes ces malformations impliquent une modification de l'articulation astragalo-calcanéo-scaphoïdienne.

OS ET ARTICULATIONS

L'articulation tibio-péronière-astragalienne est une articulation trochléenne : le corps de l'astragale se loge dans la pince malléolaire (17,18,19). Cette disposition permet un mouvement de flexion et d'extension de la cheville, limité. Une fois que le parcours est complété, l'astragale reste fixé et le reste des mouvements s'effectue dans les autres articulations du pied. (15).

SQUELETTE DU PIED

Les os du pied s'organisent en deux colonnes. La colonne interne est constituée par l'astragale, le scaphoïde, les cunéiformes et les trois premiers métatarsiens. La colonne externe est formée par le calcanéum, le cuboïde, le quatrième et le cinquième métatarsien (2,5,10,17).

Les deux colonnes ne sont pas parallèles. La colonne interne est superposée à la colonne externe dans sa partie postérieure (tarse) avec son axe orienté vers l'avant, le bas et l'intérieur. Les deux colonnes se juxtaposent dans la partie antérieure du pied (métatarsiens).

Les deux colonnes se croisent au niveau de l'articulation astragalo-scaphoïdienne pour la colonne interne et au niveau de l'articulation calcanéo-cuboïdienne pour la colonne externe. Le croisement de ces deux colonnes crée une zone articulaire complexe : l'articulation transverse du tarse, dite articulation médio-tarsienne, et l'articulation sous-astragalienne.

L'articulation médio-tarsienne est l'articulation de Chopart. Cette articulation se compose de l'articulation astragalo-scaphodienne et l'articulation calcanéo-cuboïdienne. Elle se situe au même niveau du tarse, dans la partie moyenne de l'arche plantaire longitudinale (15,16).

Ce point de croisement des colonnes est d'une énorme importance pour le maintien de la morphologie et de la fonction du pied.

CONSIDÉRATIONS FONCTIONNELLES

Premièrement, en ce qui concerne l'articulation astragalo-calcanéo-scaphoïdienne, il faut dire que tout le pied bouge autour de la tête de l'astragale, contrairement à l'articulation de la hanche (8,20,21).

Deuxièmement, cette articulation complète la mobilité de l'articulation tibio-péronéo-astragalienne. Le mouvement de flexion dorsale est complété par l'éversion; le mouvement de flexion plantaire est complété par l'inversion.

Ces mouvements sont possibles parce que les axes des deux articulations qui forment l'articulation de Chopart sont différents. Pour l'articulation sous-astragalienne l'axe de mouvement est hélicoïdal (5,15).

Dans l'espèce humaine, le processus antéro-latéral du calcanéum génère un effet «butoir» qui limite l'éversion du pied. La combinaison des mouvements de l'articulation sous-astragalienne et de celle de Chopart permet la supination-inversion et la pronation-éversion. Les ligaments et les muscles limitent aussi les mouvements articulaires.

LIGAMENTS ET SUPPORTS TENDINEUX

Articulation astragalo-calcanéo-scaphoïdienne

C'est une énarthrose. Le ligament calcanéo-scaphoïdien plantaire, au dessous, et le ligament calcanéo-scaphoïdien supéro-medial, en dedans, avec la branche calcanéo-scaphoïdienne du ligament bifurqué, en dehors, forment une cavité articulaire (2,5,13,14,20).

Articulation calcanéo-cuboïdienne

Cette articulation n'a pas d'intérêt fonctionnel. Les ligaments calcanéo-cuboïdiens plantaires, la branche du ligament bifurqué et le ligament plantaire limitent la dorsiflexion du pied à ce niveau.

Les éléments de support de cette structure articulaire sont les tendons des muscles jambier postérieur, long fléchisseur des orteils et fléchisseur du premier orteil. Ces tendons sont placés en dedans et au dessous de l'articulation astragalo-scaphoïdienne.

L'aponévrose plantaire, la musculature courte plantaire et le tendon du long péronier latéral aident à maintenir l'arc plantaire longitudinal.

VARIATIONS DE LA MORPHOLOGIE DU PIED

N'importe quel changement dans l'organisation du squelette du pied, peut changer aussi sa morphologie. L'articulation de Chopart a une fonction de charnière dans l'arche longitudinale du pied. La valeur de cette arche est modifiée dans les mouvements de flexion plantaire et dorsale.

Dans le pied plat, l'arche plantaire diminue et, en conséquence, une *pronation* et une *éversion* se produisent (15,16,22).

Le mouvement de flexion plantaire et d'inversion surélève l'arche. Cet effet est produit par le ligament calcanéo-scaphoïdien supéro-medial (ligament *neglectum)* et par les tendons fléchisseurs et du jambier postérieur (22).

Lucien, en 1909, (14) a décrit le développement embryologique du ligament deltoïdien comme élément de support.

D'une manière schématique, nous pouvons expliquer comment les variations du rapport entre les deux colonnes du pied produisent des altérations de l'articulation transverse du tarse. Cela peut être occasionné par des modifications de la longueur des colonnes (7,16) ou par une insuffisance des éléments de support (17,22).

Certaines malformations du pied s'associent à des modifications de l'articulation de Chopart.

Dans le pied bot, la colonne interne se déplace en dedans. La tête de l'astragale se déplace latéralement et le scaphoïde se place en position interne par rapport à la tête de l'astragale. Le raccourcissement ou la rétraction du ligament calcanéo-scaphoïdien plantaire et du ligament calcanéo-scaphoïdien supéro-interne ont été observés et quantifiés par morphométrie. Cette rétraction se confond avec l'inversion et l'adduction typique de cette malformation. (2,6 21). Brokman (1) a défini le pied bot varus équin comme une atrésie de l'articulation médiotarsienne.

Dans le pied talus-valgus, (7,9) les déformations sont opposées à celles décrites pour le pied bot. La colonne interne forme un angle beaucoup plus ouvert avec la colonne externe. La tête de l'astragale se déplace en dedans.

Le ligament calcanéo-scaphoïdien plantaire (spring ligament) et le ligament calcanéo-scaphoïdien interne sont plus détendus et occupent une plus ample surface dans *l'acetabulum pedis,* ce qui place la tête de l'astragale dans une position interne et plantaire. Les index morphométriques nous indiquent une augmentation de la taille de *l'acetabulum pedis.*

L'astragale vertical congénital est une autre malformation qui atteint l'articulation de Chopart. Henken (3,11), en 1914, décrit cette malformation comme une luxation dorsale et latérale de l'articulation de Chopart. Au cours de la chirurgie, on peut observer que le ligament plantaire est plus relâché et les tendons fléchisseurs sont plus internes.

Les synostoses des os du tarse sont un autre exemple de la répercussion fonctionnelle de ce schéma articulaire complexe (12).

*

* *

Ainsi quand il y a des déformations importantes, l'organisme essaie de compenser avec des modifications morphologiques et des adaptations complémentaires. Par exemple, dans le cas des synostoses multiples, une néo-articulation a tendance à se former et l'astragale prend un aspect en dôme.

BIBLIOGRAPHIE

[1] BROCKMAN E.P. – *Congenital clubfoot (Talipes equinovarus).* Bristol John Wright & Sonds Ltd. William Wood 1 Co., 1930. [2] CARROLL N.C. – *Congenital clubfoot : Pathoanatomy and treatment.* American Academy of Orthopaedic surgeons. Instructional course lestures XXXVI 1987 117-121. [3] DRENNAN J.-C., SHARRARD W.J.W. – *The pathological anatomy of convex pes valgus.* J. Bone Joint Surg 1971 ; 53-B : 455-461. [4] ELTFMAN H., MANTER J. – *The evolution of the human foot, with especial reference to the joints.* J Anat 1935 ; 70 : 56-57. [5] EPELDEGUI T., DELGADO M. – *Acetabulum Pedis. Part I : Talocalcaneonavicular Joint Socket in normal foot.* J Pediatr Orthop 1995 ; 4 B : 1-10. [6] EPELDEGUI T., DELGADO M. – *Acetabulum Pedis. Part II : Talocalcaneonavicular Joint Socket in clubfoot.* J Pediatr Orthop 1995 ; 4 B : 11-16. [7] EVANS D. – *Calcaneo-valgus deformity.* J Bone Joint Surg 1975 ; 57 B : 270-78. [8] FICK R. – *Handbuch der anatomie und Mechanik der Gelenke, In Handbuch der anatomie des Manchen* 1911 Vol 2 sec. 1 part 3 June, Gustav Fischer. [9] GIANNESTRAS N.J. – *Flexible valgus flatfoot resulting from naviculocuneiform and talonavicular sag. Surgical correction in the adolescent.* Foot Science. Am. Orthop. Foot Society. W. B. Saunders. 1975 67-105. [10] GRANT J.C.B. – *Method of anatomy.* Baltimore Williams and Wilkins, 1952.

[11] HENKEN R. – *Contribution à l'étude des formes osseuses du pied plat valgus congénital.* Lyon, 1914. Paris 1 Lyon. [12] KAWASHIMA T., UTHOFF H.K. – *Prenatal development around the sustentaculum tali and its relation to talo calcaneal coalitions.* J Pediat Orthop 1990; 10 : 238-43. [13] LUCIEN M., BLEICHER M. – *Le grand ligament de la plante et ses constituants anatomiques.* Comptes Rendus Assoc. Anat, 1928; 23 : 285-90. [14] LUCIEN M. – *Développement et signification anatomique du ligament latéral interne du cou-de-pied.* Comptes Rendus Asoc. Anat, 1909; 11 : 182-88. [15] MANTER J.T. – *Movements of the subtalar and transverse tarsal joints.* Anat Rec, 1941; 80 : 397- 410. [16] MOSCA V.S. – *Calcaneal lenghtening for valgus deformity of the hindfoot.* J Bone Joint Surg 1995; 77 A : 500-512. [17] ORTS-LLORCA F. – *Anatomia Humana.* Editorial Cientifico-Médica. Barcelona. Ed. 1959, I : 414-28. [18] PERNKOPF E. – *Anatomia topografica humana.* Ed. Labor Barcelona 2 Edicion alemana, 1953 I : 135- 145. [19] ROUVIERE H. – *Compendio de Anatomia y Diseccion.* Trad. de 3 Ed. francesa. Ed. Salvat Barcelona, 1992 2 : 468-475. [20] SARRAFIAN S.K. – *Anatomy of the foot and ankle. Descriptive, Topographic, Functional.* J.B. Lippincott Co. 1983.

[21] TURCO V.J., SPINELLA A.J. – *Current management of clubfoot.* Instructional Course Lectures C.V. Mosby Company, 1982 31 : 218-234. [22] VOLKMAN V. – *Ein ligamentum Neglectum pedis. (Ligamentum calcaneonaviculare mediodorsale seu ustentaculonaviculare).* Verh Anat. Ges, 1970 64 : 483-489.

DE L'ANATOMIE À LA CHIRURGIE, LES GRANDS CONCEPTS

A. DIMÉGLIO[1]

La chirurgie du pied de l'enfant a pour préalable une parfaite connaissance de son anatomie. Avec le souci d'une technique chirurgicale précise, quelques grands concepts sont à respecter avant d'engager toute action chirurgicale.

1er CONCEPT : LE COMPLEXE ACHILLÉO-PLANTAIRE

Le triceps sural, et les muscles qui le renforcent, fléchisseurs et jambier postérieur, constituent une force d'énergie considérable. Ce complexe moteur joue un rôle essentiel dans la propulsion et dans l'atterrissage au cours de la marche. Dans les déplacements d'arrière en avant du pas portant, le triceps sural joue le rôle de frein moteur.

Le tendon d'Achille par l'intermédiaire du calcanéum se prolonge en avant par les muscles plantaires. Dans toute déformation complexe du pied l'examen de la plante est nécessaire. Par exemple, dans un pied bot varus équin récidivant, la rétraction plantaire persistante signe souvent le point d'origine du mauvais résultat, et de la déformation récurante. Bonnel et Viladot ont bien insisté sur la continuité triceps plante.

1. Service d'orthopédie pédiatrique, CHU Lapeyronie, 34295 Montpellier Cedex 5.

2e CONCEPT : LA NOTION DE BLOC CALCANÉO-PÉDIEUX

L'astragale est un os isolé, point de jonction entre le tibia et le pied ; il est dépourvu de toute attache tendineuse. Il est relié au reste du pied par le ligament en haie. Le bloc calcanéo-pédieux constitue le reste du pied. Le ligament en haie joue le rôle de pivot. Il est à la sous-astragalienne ce que les croisés sont au genou. Sacrifier les ligaments interosseux dans la chirurgie conventionnelle du pied bot est un geste à éviter qui conduit à l'hypercorrection, et à l'instabilité de l'arrière-pied. La dérotation du bloc calcanéo-pédieux est fondamentale dans les déformations complexes du pied : par exemple, dans la chirurgie du pied bot, il faut déroter le bloc calcanéo-pédieux en éversion, au contraire, dans les pieds convexes, il faut déroter le bloc calcanéo-pédieux en inversion. Toute triple arthrodèse pour un pied varus équin séquellaire nécessite un parfait réglage du bloc calcanéo-pédieux par rapport à l'astragale avant de réaliser une ostéosynthèse.

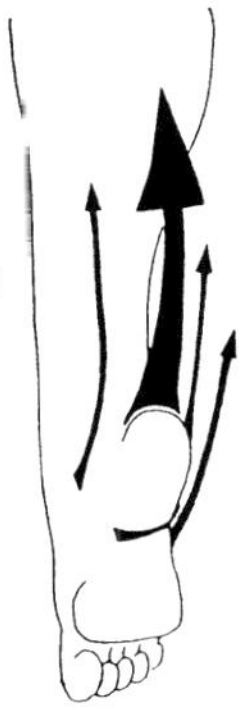

FIG. 1. – *Le tendon d'Achille ne choisit pas.* Si les péroniers tirent en dehors, il bascule et se rétracte en dehors (pied convexe) ; si le jambier postérieur tire en dedans (pied bot varus équin) il bascule et se rétracte en dedans.

3e CONCEPT : L'ÉQUILIBRE DES 2 COLONNES

La notion de colonne externe calcanéo-dépendante et de colonne interne astragalo-dépendante est fondamentale. Rétablir en cours de croissance cette balance est une obligation majeure.

2 exemples illustrent ce concept :

– dans la chirurgie du pied bot, un défaut de réduction de l'articulation calcanéo-cuboïdienne peut conduire à la récidive. Tometz et Carroll ont insisté sur cette articulation clé. Dwillyn Evans dans son article fondamental «Relapsed Clubfoot» montre que l'articulation calcanéo-cuboïdienne est au centre de la chirurgie de reprise. La chirurgie de raccourcissement de la colonne externe est une condition à respecter dans les reprises de pied bot varus équin pour contrôler l'adduction de l'avant-pied. Cette chirurgie de raccourcissement peut s'accompagner d'une chirurgie complémentaire d'allongement de la colonne externe par ostéotomie d'addition.

– certains pieds plats valgus graves de l'infirme moteur cérébral peuvent faire l'objet d'une ostéotomie d'addition dans la colonne externe. Ce concept défendu par Dwilyn Evans a été repris par Mosca.

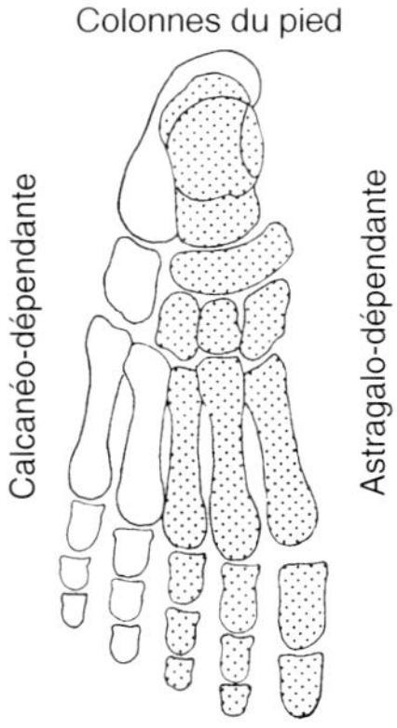

FIG. 2. – *Colonne calcanéo-dépendante externe avec les 2 rayons* ; colonne astragalo-dépendante avec les 3 rayons internes.

4ᵉ CONCEPT : LA MOBILITÉ DE LA SOUS-ASTRAGALIENNE

Tout sacrifice de la mobilité sous-astragalienne est une hypothèque invalidante. L'intervention de Grice qui débloque une articulation aussi subtile que la sous-astragalienne est une synostose déguisée iatrogène, c'est une arthrodèse déguisée. C'est dire que ces indications se sont considérablement restreintes ces dernières années. Toute synostose étendue sous-astragalienne entraîne forcément une surcharge mécanique des autres articulations. L'astragalienne en «dôme» (Ball and Socket Joint) bien analysée par Pappas est la preuve radiographique qu'un supplément de mobilité est demandé à la tibio-tarsienne.

5ᵉ CONCEPT : LA TIBIO-TARSIENNE FAIT PARTIE DE L'ARRIÈRE-PIED

Elle fait partie intégrante du pied. L'horizontalité de son interligne est indispensable à l'aplomb de l'arrière-pied. De nombreuses récidives de pied valgus paralytique sont dues à des obliquités méconnues de l'interligne tibio-tarsien. Par exemple, un péroné trop court est une cause favorisante du pied valgus chez l'enfant poliomyélitique, ou chez l'enfant porteur de spina bifida. La paralysie des muscles péroniers, l'absence de poutre composite expliquent cette anomalie. Au niveau de la cheville le mouvement de flexion plantaire s'accompagne d'une poussée antérieure de l'os péroné. La flexion dorsale au contraire s'accompagne d'une poussée vers l'arrière du péroné. La réintégration de l'astragale dans la mortaise au cours de la flexion dorsale doit être assimilée à «une automobile qui se gare en faisant un créneau»; ce principe a été illustré dans le livre que nous avons écrit *Le pied bot varus équin*.

6ᵉ CONCEPT : LA DIVERGENCE ASTRAGALE-CALCANÉUM

Elle doit être rétablie dans le plan sagittal et dans le plan horizontal. Toute double arthrodèse qui ne respecte pas ce concept est un échec. La chirurgie du pied bot de première intention qui méconnaît cette notion expose à un mauvais résultat. Le rétablissement de la divergence astragalo-calcanéenne dans les déformations complexes du pied est une condition anatomique impérieuse.

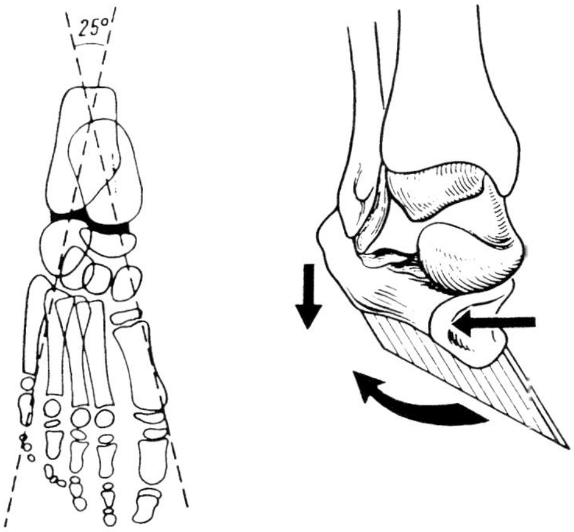

FIG. 3. – *Ajuster les 2 colonnes et rétablir la divergence astragale-calcanéum est un impératif de la chirurgie de l'arrière-pied.*

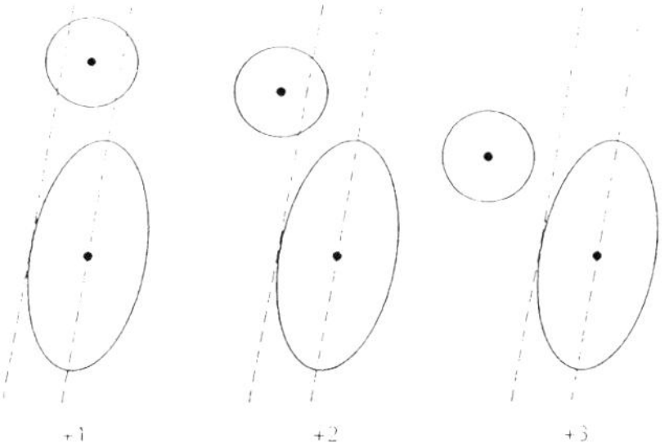

FIG. 4. – *Classification de Simons pour les luxations calcanéo-cuboïdiennes dans le pied bot varus équin.* Le grade 1 et le grade 2 montrent une subluxation interne progressive en prenant comme point de repère la tangente du calcanéum et les 2 points médians du cuboïde et du calcanéum.

7e CONCEPT : L'ÉQUILIBRE VASCULAIRE NE DOIT PAS ÊTRE MALMENÉ

Les chirurgies itératives, les dissections expansives, les garrots pneumatiques répétés peuvent créer les conditions d'une ischémie aiguë ou chronique toujours dramatique. Toute chirurgie majeure de reprise surtout lorsque la chirurgie préalable a été extensive justifie la vérification des troncs vasculaires antérieurs et postérieurs ; au moindre doute une artériographie est nécessaire.

8e CONCEPT : LE COMPLEXE ASTRAGALO-NAVICULAIRE

Dwilyn Evans opposait volontiers l'articulation astragalo-naviculaire mobile à l'articulation calcanéo-cuboidienne, articulation de stabilité. Turco décrit avec attention dans son livre le rôle du Spring ligament et le hamac élastique qui relie l'astragale au scaphoïde. Epeldeghi compare cette articulation complexe à un cotyle qu'il appelle coxa pedis.

9e CONCEPT DE HUSSON : UNE IDÉE FORTE

Il fait de la sous-astragalienne une articulation élargie aux 4 os de l'arrière-pied : astragale, calcanéum, cuboïde, scaphoïde. Le blocage d'un seul interligne verrouille l'ensemble des 4 os. Une simple arthrodèse calcanéo-cuboïdienne limite automatiquement la prono-supination. Ce concept impose dans toute situation complexe de l'arrière-pied d'analyser avec précision l'interligne sous-astragalien et médio-tarsien.

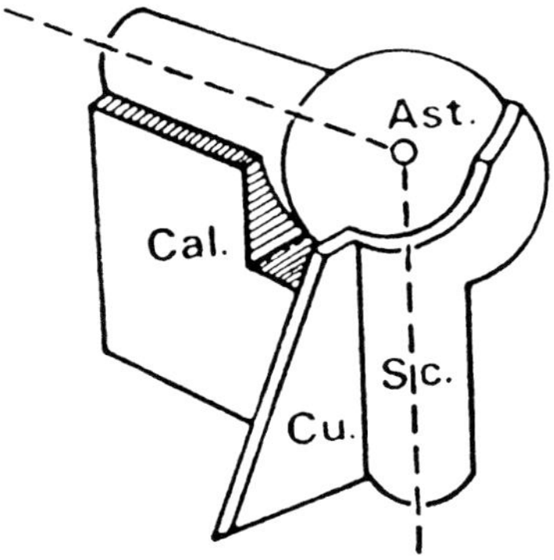

FIG. 5. – *La sous-astragalienne est un concept élargi* qui s'étend à l'interligne médiotarsien. Les 4 os de l'arrière-pied sont interdépendants.

3

ÉVALUATION CLINIQUE ET RADIOLOGIQUE

L'EXAMEN DU PIED EN ORTHOPÉDIE PÉDIATRIQUE

A. DIMÉGLIO[1]

L'examen du pied chez l'enfant est différent suivant les âges. Ce pied peut être l'expression d'un trouble positionnel, d'une affection neurologique, d'une malformation. Le répertoire étiologique est très vaste.

L'examen pendant la vie intra-utérine : une croissance cartilagineuse exponentielle

Dès le troisième mois de la vie intra-utérine, le pied commence à s'ossifier, surtout au niveau de l'arrière pied. Le noyau calcanéen et le noyau astragalien apparaissent à cet âge. Au cours de la vie intra-utérine le pied évolue. Il passe d'une attitude en supination à une attitude en pronation. L'analyse échographique intra-utérine permet de suivre la croissance du pied. Le bilan peut objectiver précocement les malformations des orteils ou la présence d'un pied bot. L'examen échographique peut repérer un défaut de déformation du rayon interne ou du rayon externe. Dans ce cas, il importe de vérifier la totalité du membre inférieur et de rechercher une hypoplasie tibiale ou péronière.

L'examen du pied à la naissance : différencier le déformé et le malformé

Le pied normal est caractérisé par une grande mobilité surtout en flexion dorsale. Le pied est long par rapport au tibia. Il est cartilagineux dans sa partie médiotarsienne. Devant toute déformation du pied à la naissance il faut répondre à trois questions fondamentales :

– La déformation est-elle réductible ou non ?

1. Service d'orthopédie pédiatrique, hôpital Lapeyronie, 371, avenue Gaston-Giraud, 34295 Montpellier cedex 5.

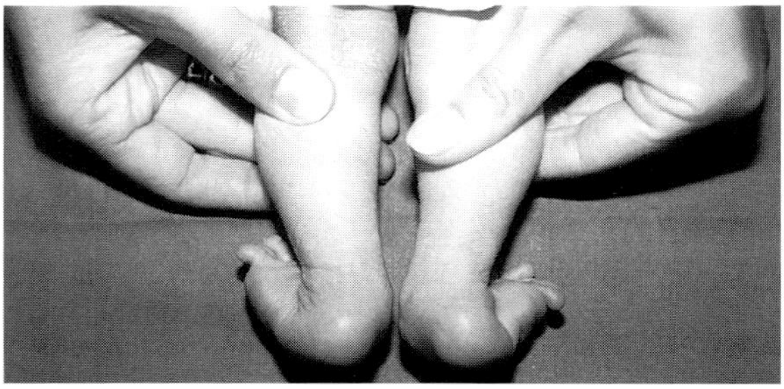

FIG. 1. – *Pied talus valgus.* La réduction a été obtenue en quelques semaines par manipulations et attelles.

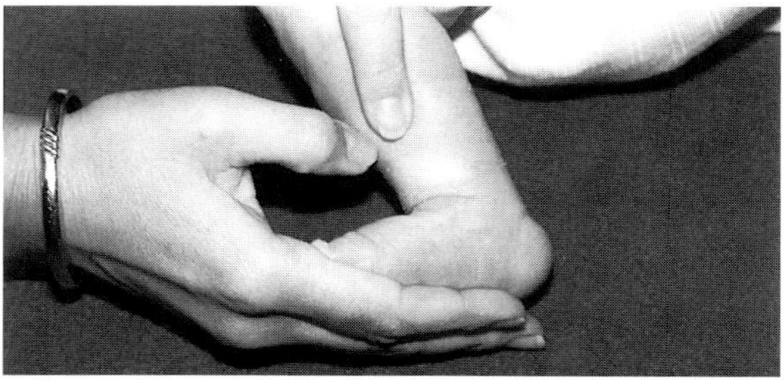

FIG. 2. – *La flexion dorsale diminue avec l'âge.* Elle est de plus de 30° à la naissance. À 3 ans, 24 % des enfants ont déjà un tendon d'Achille court. À 17 ans, 67 % ont un tendon d'Achille court.

– Y a t'il une participation de l'arrière pied?
– Y a t'il un déficit de flexion dorsale?

Tout déficit de flexion dorsale, tout équinisme est préoccupant et traduit une situation qui va justifier un traitement actif.

La plus petite malformation d'orteil peut révéler une malformation invisible plus grave : par exemple un raccourcissement du quatrième et du cinquième orteil impose un examen précis du péroné et de sa longueur. Une polydactylie doit faire rechercher un syndrome de Laurence Moon qui se complique d'une arriération mentale et d'une obésité. Une anomalie des orteils impose aussi un examen du membre supérieur.

Un pied talus doit inciter à examiner avec précaution la hanche. Un petit détail au niveau du pied peut conduire à un diagnostic majeur : par exemple la présence d'un écart entre le gros orteil et le deuxième orteil doit faire rechercher une anomalie chromosomique, tout particulièrement une Trisomie 21. Un œdème du pied bilatéral peut évoquer un syndrome de Turner. La malformation la plus classique est le pied bot varus équin. La réductibilité est une caractéristique essentielle à apprécier. L'évaluation de la sévérité du pied passe par une analyse précise de quatre paramètres :

– La dérotation du bloc calcanéopédieux.
– L'adduction de l'avant-pied par rapport à l'arrière-pied.

– L'importance du varus.
– La sévérité de l'équin.

Le pied bot varus équin peut être classé sur une échelle de sévérité de O à 20 : *les pieds bénins* sont des pieds dont *le* score est inférieur à cinq. Les *pieds modérés* (Soft Stiff foot) sont des pieds dont le score est entre cinq et dix. Les pieds entre dix et quinze sont dits *sévères* (Stiff Soft foot). *Les pieds très sévères* (Stiff Stiff foot) sont cotés entre quinze et vingt.

Tous les pieds bot varus équin ne sont pas idiopathiques : en particulier un pied bot varus équin unilatéral doit faire rechercher un dysraphisme spinal. Des pieds bots bilatéraux caricaturaux doivent faire rechercher un nanisme diatrophique ou un syndrome d'Ellis-Van Creveld.

L'examen radiologique du pied à la naissance peut être riche d'information : par exemple un aspect bifide du calcanéum peut être l'expression radiographique d'un syndrome de Larsen. Un retard d'ossification des os de l'arrière-pied peut faire évoquer une malformation de la jambe ou encore une hypothyroïdie néonatale. Une ossification éclatée du calcanéum, peut être l'expression d'une affection grave comme une maladie des épiphyses ponctuées.

L'examen pendant la première année de la vie : vers la verticalisation

Les réflexes archaïques disparaissent au sixième mois. Toute absence de flexion dorsale du pied doit faire suspecter une IMOC. L'installation précoce d'un pied creux, d'un pied varus qui se déforme comme un pied paralytique doit faire suspecter un dysraphisme spinal. L'examen du rachis est essentiel, un nævus épidermique peut être un indice, la résonance magnétique nucléaire permet aujourd'hui de faire un diagnostic.

À l'âge d'un an la verticalisation s'ébauche, le pied est naturellement plat, les inquiétudes maternelles vont peupler les consultations du mercredi.

Le pied d'un an à cinq ans : les ajustements de la marche

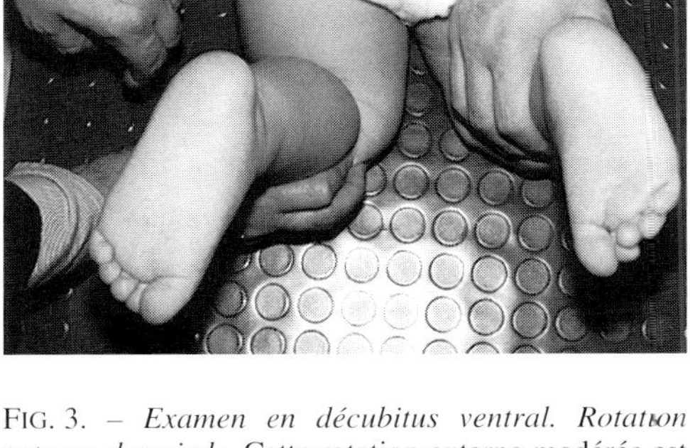

FIG. 3. – *Examen en décubitus ventral. Rotation externe des pieds.* Cette rotation externe modérée est physiologique.

Les habitudes posturales : la façon de s'asseoir, la façon de dormir jouent un rôle déterminant dans le morphotype des membres inférieurs. À cet âge, les enfants qui marchent nu-pieds, pendant l'été notamment, se blessent de façon anodine. Ces blessures peuvent constituer une porte d'entrée infectieuse. Une ostéomyélite peut se développer sur les cartilages de croissance du pied. La scintigraphie permet avant la radiographie de suspecter le diagnostic.

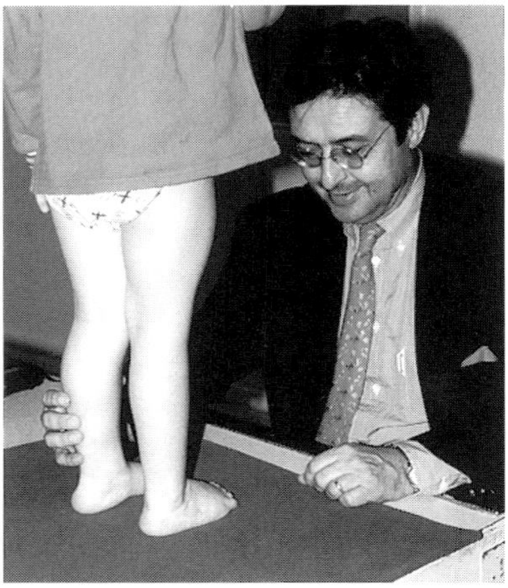

FIG. 4. – *La meilleure façon d'examiner un enfant est de le mettre à la bonne hauteur, en le plaçant sur la table.*

Dès cinq ans, le pied est ossifié, le scaphoïde apparaît. Pendant cette période d'adaptation où la verticalisation s'affine, il faut éviter de prescrire des semelles orthopédiques et se contenter de chausser l'enfant avec des chaussures du commerce. À l'âge de cinq ans, l'appui unipodal est possible.

De cinq ans à la puberté : les souffrances du cartilage de croissance

La croissance de la cheville a un rythme, au niveau du cartilage inférieur du tibia, de 0,8 cm par an. Toute souffrance de cartilage de croissance de la cheville à la suite d'un traumatisme entraîne une désaxation en valgus ou en varus.

Le scaphoïde qui s'ossifie vers l'âge de cinq ans est l'objet de sollicitations excessive par le jambier postérieur. Le conflit os/tendon se traduit par une douleur élective sans caractère de gravité qui cède si l'enfant réduit son activité.

La maladie de Sever se manifeste à l'apparition du cartilage de croissance postérieur du calcanéum vers l'âge de neuf ans. Le meilleur traitement est le repos. Les enfants sont souvent très actifs à cet âge et réalisent plus de 30 000 pas par jour ! Cette activité est généralement sous-estimée.

L'installation progressive et insidieuse de pied creux doit faire évoquer une neuropathie périphérique de type Charcot-Marie, surtout si ces pieds creux s'accompagnent d'une amyotrophie des éminences thénar et hypothénar de la main.

La puberté : penser à la synostose des os du tarse

Le démarrage pubertaire est marqué par une discrète augmentation de la vitesse de croissance au niveau du pied. Il est classique de dire que la puberté commence par une légère accélération de la croissance du pied, puis par une poussée au niveau des membres inférieurs avant d'atteindre le tronc et enfin le thorax. À cette période

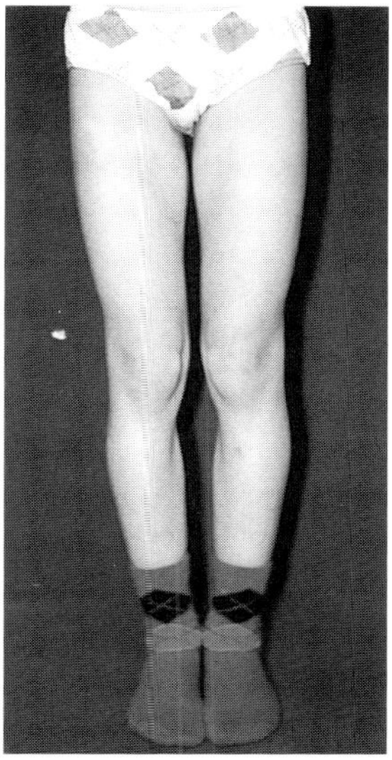

FIG. 5. – *Il faut éviter d'examiner les enfants avec des chaussettes!* pour ne pas méconnaître des anomalies au niveau des pieds.

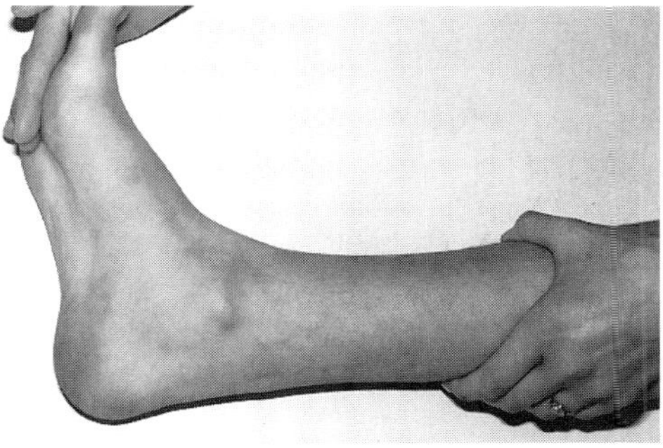

FIG. 6. – *Tout défaut de flexion dorsale est suspect.* La recherche de ce signe doit être systématique au cours de tout examen orthopédique.

de la vie, devant tout pied douloureux, devant toute entorse récidivante, il faut penser à la possibilité d'une synostose des os du tarse. Il existe en général une hypertonie des muscles péroniers. La mitigation de la pronosupination est le meilleur signe. La synostose jusque-là cartilagineuse s'ossifie à la puberté.

À l'âge de 13-14 ans chez la fille et chez le garçon à 12 ans d'âge osseux, la croissance du pied est terminée. On peut alors envisager une double arthrodèse du pied lorsqu'il existe une déformation très importante, pour un pied paralytique ou pour un pied bot, sans attendre la fin de la croissance.

L'adolescence est dominée par la fréquence des accidents sportifs

Entorses, fractures de fatigue, tendinites. Le meilleur traitement reste la réduction de l'activité sportive. À la fin de la croissance il faut évaluer le pied. Cette

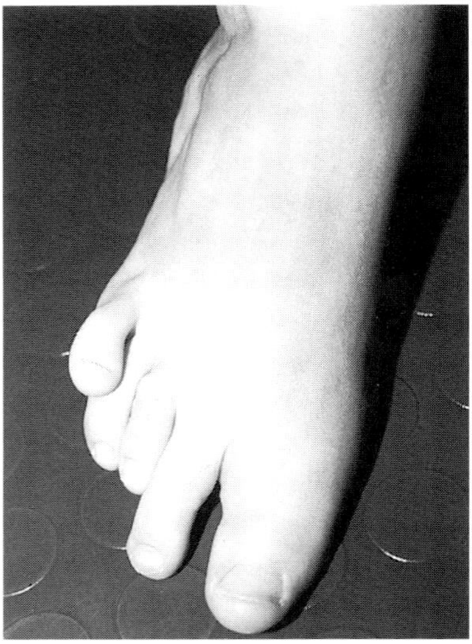

FIG. 7. – *Anomalie des Ve, IVe, IIIe orteils.* Le rayon calcanéo-dépendant est hypoplasique. Il existe une synostose postérieure astragalo-calcanéenne étendue et une hypoplasie du péroné. Une malformation visible peut cacher une malformation invisible.

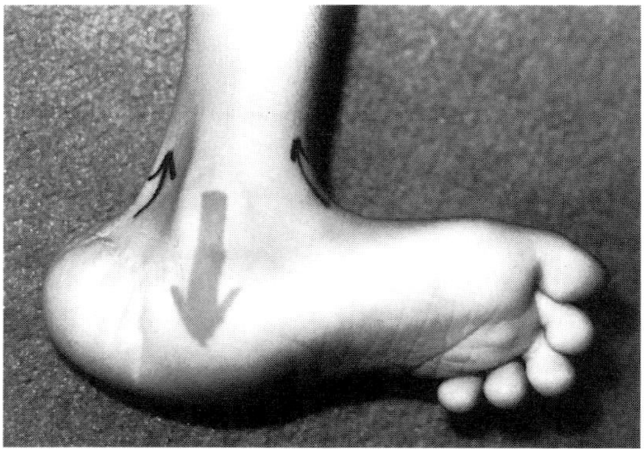

FIG. 8. – *Pied convexe caractérisé par :* une griffe d'orteil, une luxation irréductible astragalo-scaphoïdienne, une rétraction des muscles extenseurs, un équinisme de l'arrière-pied. 50 % des pieds convexes ont une cause neurologique : dysraphisme spinal, Myéloméningocèle.

évaluation peut s'organiser autour d'un score sur 100 qui comporte un bilan orthopédique, un bilan radiographique et un bilan fonctionnel.

Le bilan orthopédique compté sur 35 points. Il inclut l'évaluation de sept paramètres :
- l'évaluation de l'arrière-pied varus valgus;
- la pronosupination;
- la flexion dorsale;
- la flexion plantaire;
- la rotation interne ou externe du pied;
- l'adduction de l'avant pied;
- le cavus.

Chaque paramètre étant coté sur cinq points, cette évaluation totale est de l'ordre de 35 points.

Le bilan radiographique. – Il doit s'efforcer d'évaluer la divergence astragale calcanéum de face, dix points, la divergence de profil, dix points, et la déformation des os scaphoïde astragale, cinq points. Il représente au total 25 points.

Le bilan fonctionnel. – Coté sur 40 points, il s'attache surtout à apprécier sept paramètres :
- marche sur la pointe des pieds, 10 points;
- la marche sur les talons, 5 points;
- la marche sur terrain accidenté, 5 points;
- le chaussage, 5 points;
- le déroulement du pas, 5 points;
- la force des extenseurs, 5 points;
- la force des inverseurs et des éverseurs, 5 points.

IMAGERIE DU PIED DE L'ENFANT : ACTUALITÉS

J.L. FERRAN[1], A. COUTURE, C. BAUD, C. VEYRAC[2]

LES NOUVELLES TECHNIQUES ET LEURS INDICATIONS

Radiologie numérique *(plaques thermoluminescentes, fluoroscopie digitalisée, pied bot, traumatisme, lésions des parties molles, anomalies statiques)*

La radiologie digitalisée ou numérique s'impose peu à peu en imagerie médicale. Il paraît utile d'en évaluer les avantages et les inconvénients en pathologie du pied de l'enfant. La radiologie digitalisée est une nouvelle technologie qui remplace le support argentique photographique par des plaques thermoluminescentes qui sont déchargées par une exposition aux rayons X. Les plaques exposées sont ensuite lues par un scanner hélium-néon qui analyse point par point les données densitométriques. La reconstruction par algorythme spatial est traitée selon la région anatomique en renforçant ou en atténuant les densités pour obtenir une image homogène. La définition spatiale de l'imagerie numérique reste encore inférieure à la définition des systèmes analogiques. Cependant en radiopédiatrie, cette technique apparaît utile en réduisant sensiblement les doses d'irradiation (32). On estime qu'il est

1. Institut Marin-Saint-Pierre, 34250 Palavas et clinique St-Jean, Montpellier.
2. Hôpital Arnaud-de-Villeneuve, Montpellier.

théoriquement possible de baisser d'environ 50 % les doses pour un résultat équivalent par rapport à la radiologie analogique sans nuire à la qualité de l'examen. Les autres avantages sont nombreux : accentuation des contrastes, possibilité de modifier le noircissement après acquisition, élimination des clichés à refaire en raison d'une erreur d'exposition (ce qui est rarement pris en compte dans les études dosimétriques), possibilité de stockage, de constituer des réseaux d'images, etc. (25). La radiologie du pied doit bénéficier de la radiologie digitalisée en raison des différences importantes d'épaisseur entre l'arrière pied et l'avant pied, (difficulté qui est facilement contournée par la radiologie numérique). Par ailleurs certains programmes de traitement numérique autorisent la visualisation des parties molles sans pour autant ajouter une exposition supplémentaire (Fig. 1).

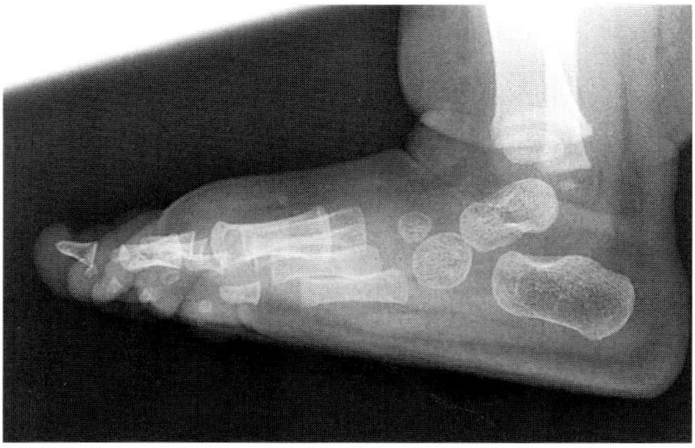

FIG. 1. – *Radiographie numérique (plaque thermoluminescentes) : pied de nourrisson normal.* Cette technique autorise la visualisation sur une même incidence des structures osseuses, ligamentaires et tendineuses.

Scanner

- *Fracture du calcanéum*
- *Synostose osseuse*
- *Séquelles de pied bot*
- *Tumeur osseuse*
- *2D remplace les tomos, reconstructions multiplanaires*
- *3D pas d'application en pratique : astragale dans les pieds bots ?*
- *Arthroscanner : ostéochondrite de l'astragale, lésions tendineuses*

En premier lieu, le scanner a surtout été utilisé pour explorer les coalitions du tarse, puis sont apparues les indications de pied bot pour évaluer les séquelles post opératoires : l'adduction, la subluxation talo-naviculaire etc. Les reconstructions tridimensionnelles sont peu utiles mais le scanner reste un élément indispensable pour l'étude des tumeurs et des traumatismes complexes de la cheville : coupes dites natives mais surtout les reconstructions bidimensionnelles autorisent de réelles coupes tomagraphiques dans de nombreux plans. Enfin, le scanner est actuellement beaucoup plus accessible que d'autres méthodes comme l'IRM par exemple.

IRM

– *(T1, T2, densité de proton)*
– *Fracture occulte*
– *Ostéite*
– *Maladie du cartilage (arthrite chronique juvénile), hémophilie*
– *Ostéochondrite de l'astragale*
– *Tumeurs osseuses ou des parties molles : kyste du calcanéum*
– *Ténosynovites*
– *Synostoses fibreuses, cartilagineuses*

L'IRM est la méthode la plus récente et peu à peu son utilisation en pédiatrie se précise malgré son accessibilité très réduite dans de nombreux centres mais elle s'impose dans toute exploration des tumeurs, des infections et des synchondroses cartilagineuses. Sa place en traumatologie est grandissante et il est vraisemblable que tout traumatisme de la cheville sera bientôt exploré par l'IRM, qui est la seule exploration qui permette une visualisation des cartilages de croissance.

Ultrasons

– *Pied bot*
– *Épanchement articulaire tibio-astragalien*
– *Ténosynovite, arthrite chronique*

Les ultrasons sont très peu utilisés à l'heure actuelle en raison de la difficulté technique et de la pauvreté des travaux en radiopédiatrie. Cependant, beaucoup d'espoirs sont portés pour les études des pieds bots chez le nouveau-né.

Tout en gardant à l'esprit le rôle essentiel de la radiologie conventionnelle, l'utilisation des nouvelles techniques d'imagerie en pédiatrie permet de plus en plus souvent une meilleure approche de la pathologie du pied de l'enfant. Le but de notre travail est de tenter d'évaluer l'apport respectif du scanner 2D, des reconstructions multiplanaires, du scanner 3D, de l'IRM, des ultrasons et de la radiologie numérique. Toutes ces techniques ont en commun la capacité de mieux appréhender l'invisible cartilagineux, synovial, ligamentaire ou tendineux. Le naviculaire du tarse, par exemple, est à présent analysé par ultrasons ou IRM. Il en est de même des ténosynovites et des rhumatismes chroniques qui sont visualisés à présent par ultrasons etc. Les reconstructions en deux ou trois dimensions autorisent à présent des visions dans l'espace de certaines déformations complexes.

MATURATION, ÂGE OSSEUX, OSSIFICATION, VARIANTES

L'ossification du tarse

Elle débute après la 20e semaine *in utero* avec l'apparition des points du talus et du calcanéum. À la naissance ces deux points sont visibles radiologiquement. La mesure des surfaces et des périmètres ainsi que l'étude morphologique par ordinateur de ces deux points osseux, ont permis d'établir des courbes de maturation pour définir l'âge osseux du pied à la naissance, ce qui est parfois utile dans les retards de croissance *in utero* et les anomalies thyroïdiennes (5). La maturation osseuse du nouveau-né est très difficile à déterminer et aucune méthode ne semble pour l'instant reproductible ; ce travail récent a le mérite de permettre une meilleure reproductibilité des cotations mais souffre toutefois d'une grande dispersion des résultats normaux (« scatter diagrams ») (Fig. 2).

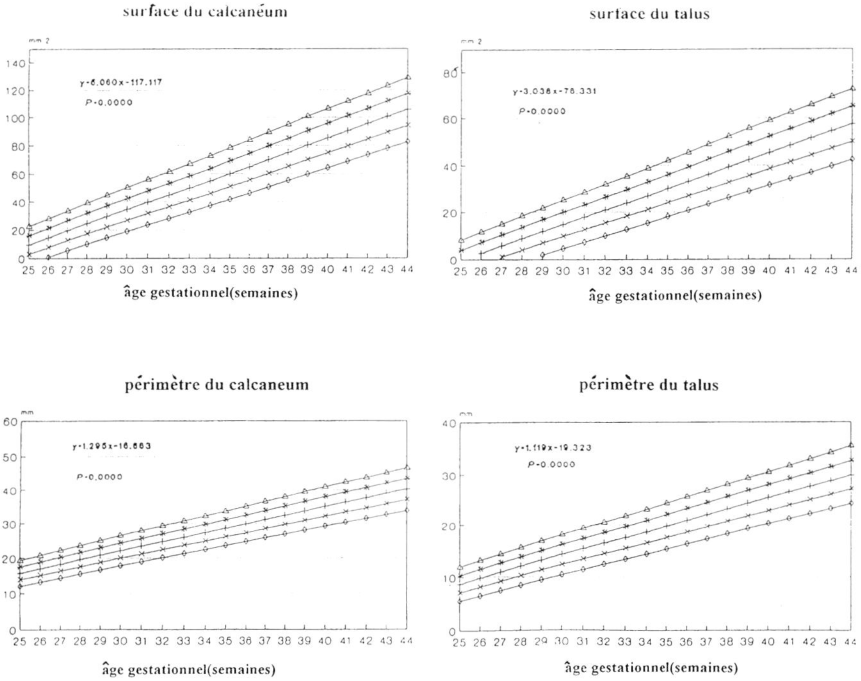

FIG. 2. – *Croissance du tarse chez le fœtus (3).* Les diagrammes de croissance *in utero* du calcaneus et du talus (surface et périmètre) montrent des valeurs qui croissent de façon linéaire mais qui sont dispersées pour chaque âge gestationnel. Valeurs exprimées en déviations standards pour les surfaces du talus et du calcanéum, et périmètres pour les mêmes os du tarse.
+ : 0 deviation standard (DS)
* : + 1 DS X : – 1 DS
Δ : + 2 DS : – 2 DS

Les rapports entre le cartilage et les noyaux osseux

Bien que de nombreux travaux se soient attachés à déterminer les dates d'apparitions des noyaux osseux du tarse du fœtus, peu d'auteurs ont cherché à déterminer les rapports exacts entre la maquette cartilagineuse et les points d'ossification. Il est pratique de convenir que le point osseux visible sur la radiographie conventionnelle se situe au centre géométrique de la maquette cartilagineuse, que la progression de l'ossification se fait de façon radiaire et qu'il est possible d'extrapoler les relations articulaires dans le tarse à partir des points osseux visibles sur la radiographie conventionnelle. L'étude de Hubbard *et coll.* a montré le contraire (22). Ces auteurs ont étudié les images IRM de l'arrière pied de 40 enfants. Les rapports du cartilage et des points osseux ont été analysés au niveau du talus, du calcanéum, du naviculaire et du cuboïde. Deux axes (cartilagineux et osseux) ont été tracés pour évaluer la différence entre la réalité anatomique cartilagineuse et l'anatomie radiologique basée sur les surfaces osseuses. On sait à présent que l'ossification du talus débute au niveau du col et que la région postérieure du corps et du trigone s'ossifie plus tardivement (Fig. 3). On connaît de même l'existence d'une grande différence entre

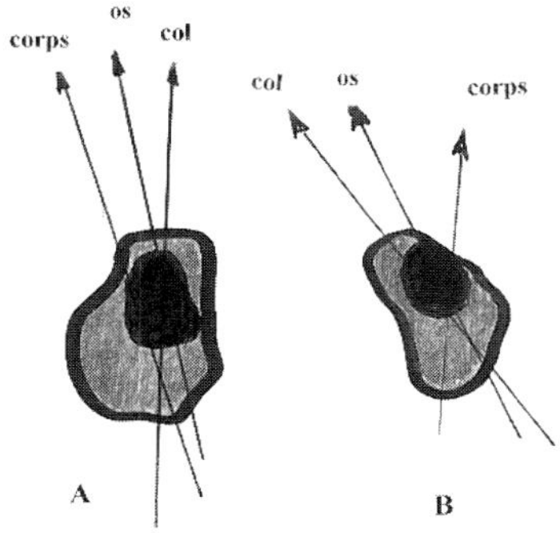

FIG. 3. – *Rapports des points osseux et du cartilage du talus.* Le point osseux (en noir) du talus n'est pas au centre géométrique de la maquette cartilagineuse (en grisé); de ce fait les axes radiographiques et anatomiques du col, du corps et du point osseux ne coïncident pas de face (A) comme de profil (B).

les deux axes. Le calcanéum débute son ossification dans les deux tiers antérieurs de la maquette cartilagineuse. Le naviculaire s'ossifie en priorité au niveau de sa portion latérale, sa partie médiane apparaît en dernier. Ces notions sont de grande importance et il faudra toujours en tenir compte lorsque l'on évalue des pieds bots (par exemple à la recherche de troubles d'alignement), pathologie qui expose plus que bien d'autres à des retards de maturation osseuse (Fig. 4). Ces constatations confortent la position de certains auteurs qui considèrent inutile la radiologie des pieds durant la période néonatale ; comme au niveau de la hanche ils attendent beaucoup des ultrasons. ***Les axes et les mesures chez le nouveau-né ne peuvent être que faux sur les radiographies conventionnelles.***

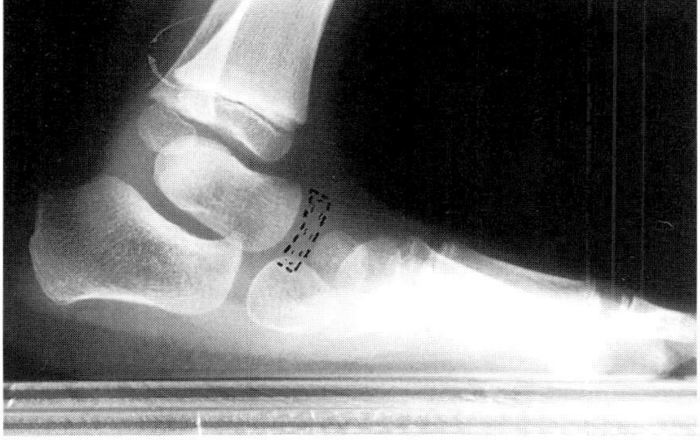

FIG. 4. – *Pied plat valgus (séquelle de pied bot). Enfant de 7 ans. Retard d'ossification du naviculaire.* Le naviculaire n'est pas encore ossifié; sa topographie est déduite de la position des cunéiformes; elle est ici schématisée par une ligne pointillée.

La radioanatomie du pied en croissance

Elle comporte de très nombreuses variantes; on citera pour mémoire l'os trigone, l'hyperdensité physiologique de la grosse tubérosité du calcanéum (Fig. 5), les becs astragaliens, le sésamoïde du tibial postérieur, le point secondaire de la base du 5e métatarsien, etc.

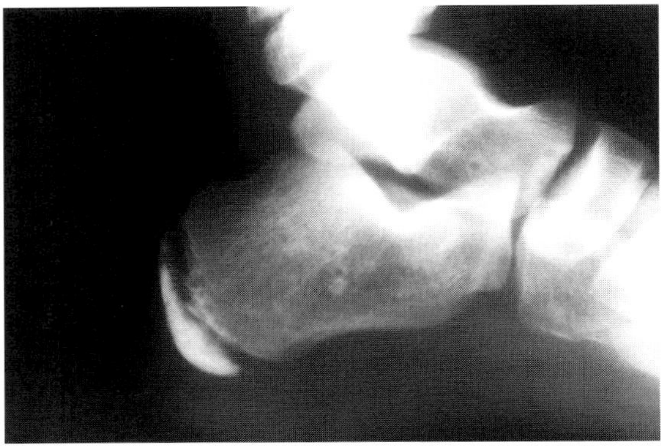

FIG. 5. – *Calcanéum normal. Enfant de 10 ans : Hyperdensité physiologique de la grosse tubérosité.* Il est normal de constater durant la pré-adolescence une hyperdensité de la grosse tubérosité; par contre l'immobilisation prolongée peut la faire disparaître.

La nouvelle imagerie permet à présent de préciser ces variantes parfois à l'origine d'une pathologie : par exemple une lésion microtraumatique du tendon du tibial postérieur au niveau de son insertion sur le naviculaire par l'intermédiaire d'un sésamoïde ou d'un naviculaire accessoire est affirmée par la scintigraphie. Le pseudo-kyste du calcanéum va bénéficier du scanner ou de l'IRM qui affirmeront soit la raréfaction des travées osseuses (simple variation), soit une image liquidienne de kyste vrai qui nécessite une thérapeutique par ponction (Fig. 6).

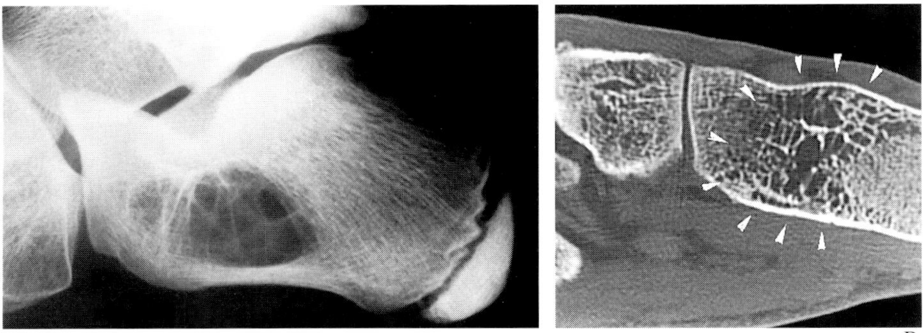

A B

FIG. 6. – *Calcanéum normal : le « pseudo-kyste ».* La radiographie de profil (A) montre une raréfaction de l'os trabéculaire sous-thalamique. Noter les travées résiduelles; le scanner (B) confirme l'absence de lésion ostéolytique et montre la pauvreté des travées osseuses sous-thalamiques (flèche).

Dans ce domaine, la maturation du calcanéum est particulièrement riche en variation (maturation bi ou multicentrique) mais on doit garder à l'esprit la possibilité d'une association avec une pathologie réelle : anomalie chromosomique, trisomie 21, syndrome de Larsen, maladie lysosomiale, maladie des épiphyses pointillés, mucolipidose (Fig. 7).

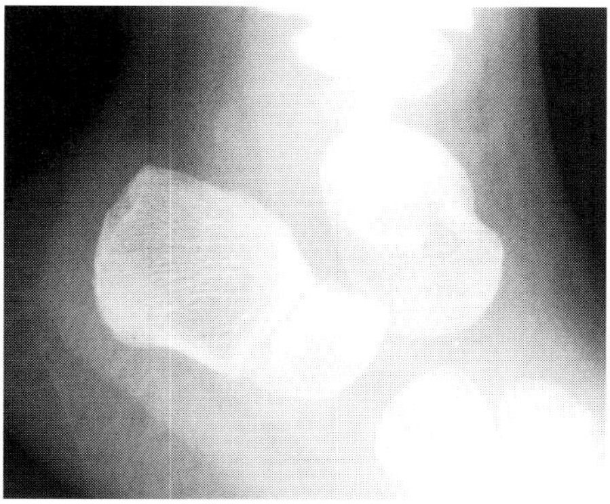

FIG. 7. – *Ossification bicentrique du calcanéum.* La maturation osseuse normale du calcanéum est parfois multicentrique. Ici les points primaires antérieurs et postérieurs sont séparés à la naissance et vont fusionner progressivement.

OSTÉOCHONDROSES

Les nécroses aseptiques sont peu fréquentes au niveau du pied et correspondent en fait à des manifestations secondaires à des microtraumatismes. La boiterie est le premier signe, associée à une douleur et parfois à une tuméfaction. Les clichés simples sont souvent suffisants et la scintigraphie rarement pratiquée.

La maladie de Kohler (ostéochondrose du naviculaire) survient plus souvent chez le *garçon* vers l'âge de 5-6 ans. Bilatérale dans 25 % des cas il ne faut pas la confondre avec un retard de l'ossification avec maturation multicentrique; c'est essentiellement la douleur précise à la palpation qui permet de confirmer ce diagnostic. Dans le doute la scintigraphie permet de montrer le déficit vasculaire. Cependant des critères diagnostiques ont été établis :

– intégrité radiologique du naviculaire avant la maladie (ce qui n'est pas toujours possible),

– chronologie radiologique comme dans toutes les lésions nécrotiques : condensation, résorption puis reconstruction.

En l'absence de ces critères, il n'est parfois pas possible d'affirmer le caractère pathologique d'une simple image de fragmentation qui peut être le résultat d'une maturation multicentrique retardée, non pathologique. La scintigraphie est alors recommandée en sachant qu'au stade tardif le trou scintigraphique peut être remplacé par une hyperfixation.

La maladie de Freiberg (ostéochondrose de la tête des métatarsiens) survient le plus souvent chez la *fille* durant la deuxième enfance ou pré-adolescence. Bilatérale dans 10 % des cas, elle est favorisée par le morphotype grec (deuxième orteil plus long que le premier).

Le premier signe radiologique est l'écart accru de l'interligne métatarso-phalangien, puis apparaît la condensation rétractée de la tête métatarsienne. La séquelle est purement morphologique : aplatissement de la surface articulaire.

La maladie de Sever n'est plus considérée comme une nécrose osseuse car l'hyperdensité de la grosse tubérosité du calcanéum est toujours physiologique; c'est au contraire la diminution de la densité de la grosse tubérosité qui doit être considérée comme pathologique (IMC, immobilisation prolongée, etc.). En réalité les douleurs du talon sont à présent considérées comme des lésions du système extenseur en continuité avec le triceps sural et le tendon d'Achille en arrière, et l'aponévrose plantaire en avant.

MALFORMATIONS, DÉFORMATIONS

Comme l'a montré une étude prospective récente portant sur 2 401 examens néonataux (42), 4 % des nouveau-nés ont une anomalie des pieds; dans 75 % des cas il s'agit de **pied adductus** de gravité variable mais dont le pronostic est très favorable, ces auteurs ont en effet montré la résolution spontanée des déformations (dans 95 % des cas à l'âge de 16 ans). Hormis le pied bot, on doit donc rassurer le plus souvent les parents dont l'enfant présente ce type de déformation. De la même façon, un pied plat valgus néonatal (*pes calcaneo valgus*) n'a aucune conséquence à long terme (41).

Le pied bot varus équin : imagerie, les ultrasons

Le pied bot varus équin est une malformation fréquente (1 sur 750 naissances) dont on peut faire le diagnostic en période prénatale dès le 4e mois de la vie intra-utérine. Le diagnostic est évident cliniquement mais le pronostic est difficile à établir dans les premiers mois de la vie, il est très souvent subjectif et entièrement dépendant du chirurgien examinateur. Le bilan radiographique conventionnel à la naissance est peu contributif en raison de la richesse des cartilages du pied en croissance. Certains ne réalisent aucune radiographie à la naissance pour cette dernière raison. Si un bilan radiographique est réalisé, celui ci comprend un cliché de face visualisant si possible l'arrière pied pour l'étude de la divergence talo-calcanéenne, et une incidence de profil en flexion dorsale. Le radiologue doit s'assurer que les radiographies soient réalisées dans la position de correction maximale; ce sont des radiographies difficiles à réaliser et qui demandent une grande rigueur dans le positionnement.

La radio de face, les trois angles (fig. 8)

Divergence talo-calcanéenne. – Les axes prolongés du talus et du calcanéum forment un angle ouvert en avant de 40° chez le nourrisson (3X). La théorie du bloc calcanéo-pédieux permet de déduire que toute modification de cet angle est provoquée par un déplacement du calcanéum sous le talus, sa diminution traduirait une adduction de l'ensemble du bloc.

Angle calcanéum-cinquième métatarsien. – Cet angle est normalement nul, le bord externe du pied est rectiligne, sa modification est provoquée par une adduction possible à deux niveaux : médiotarsienne ou interligne de Lisfranc et permet de mieux comprendre les anomalies de l'angle talus-premier métatarsien.

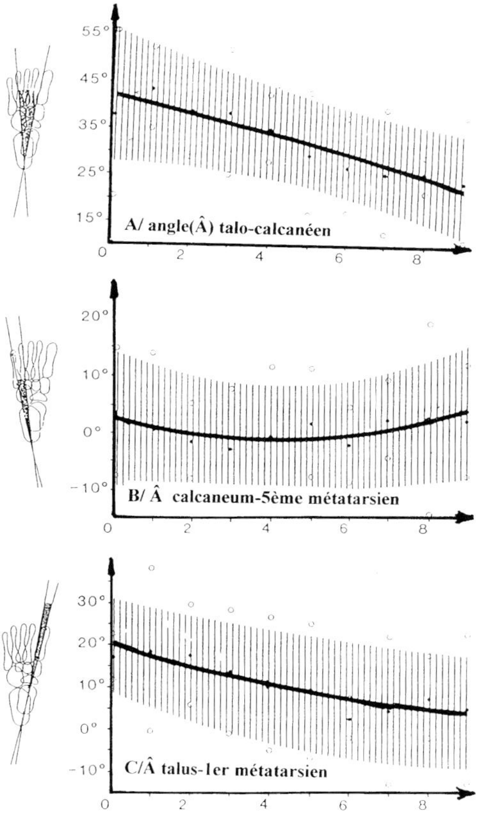

FIG. 8. – *La radiographie de face : les trois angles.* Mesures établies à partir d'une population de 74 enfants normaux, exprimées en déviations standards (+ 2 – 2). En ordonnées sont portées les valeurs angulaires, en abscisse l'âge des sujets en années.
A : angle talo-calcanéen : la divergence varie de façon considérable (10-56°) et décroît de façon linéaire au cours de la croissance.
B et C : les angles calcanéum-cinquième métatarsien et talus-premier métatarsien sont eux aussi trés dispersés ; la richesse cartilagineuse du nouveau-né n'explique pas entièrement ces variations puisque les valeurs comprises entre + 2 DS et – 2 DS restent constantes de 0 à 8 ans.
(d'après Staheli (38))

Angle talus-premier métatarsien. – Sur un pied normal cet axe passe en dedans du premier métatarsien (10 à 15°). L'augmentation de cet angle traduit une augmentation de l'adduction sans préjuger du site exact : talo-scaphoïdienne, scapho-cunéenne ou Lisfranc ? (Fig. 9) (1).

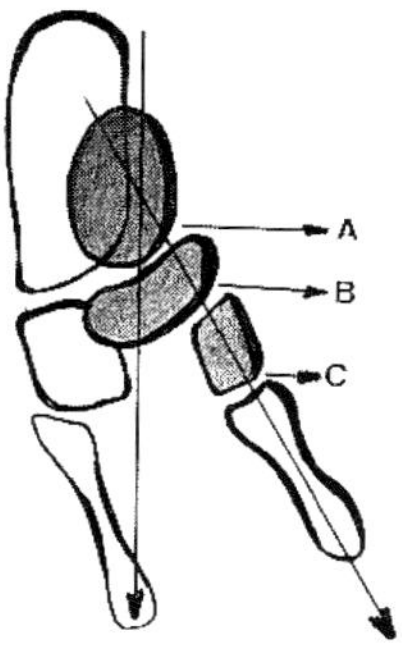

FIG. 9. – *Signification de l'angle « talus-premier métatarsien ».* L'augmentation de l'angle ne permet pas de situer le niveau de l'adduction qui peut se situer à trois niveaux possibles : talo-naviculaire (A), naviculo-cunéenne (B) ou Lisfranc (C).

La radio de profil : morphologie, divergence

Il faut distinguer le profil du pied du profil de la mortaise ; en effet l'anomalie rotationnelle provoque un défaut d'arrondi de la poulie du talus, un effacement du sinus du tarse ainsi qu'un recul du péroné sur l'incidence de profil du pied, le vrai profil de l'arrière pied nécessite un alignement des deux malléoles (Fig. 10, 11 et 12).

Chez l'enfant normal, les axes talo-calcanéens divergent en avant, le calcanéum est bien dans la coque du talon. En avant, les axes des métatarsiens ne se superposent pas. On peut définir plusieurs types d'équin : tibio-astragalien, sous-astragalien et l'équin mixte.

Au total les valeurs des différents angles sur les films de profil et de face sont liées entre elles : on peut dire schématiquement qu'*un valgus de l'arrière pied entraîne une augmentation des divergences alors qu'un varus diminue ces valeurs.*

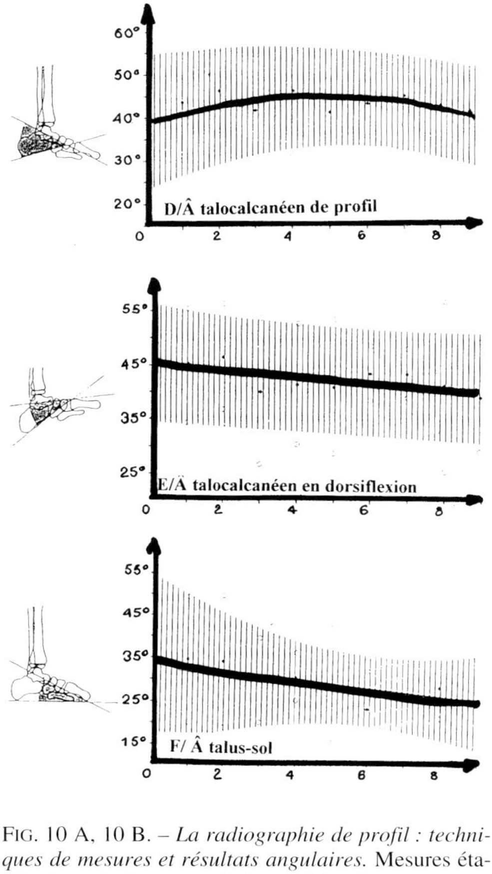

FIG. 10 A, 10 B. – *La radiographie de profil : techniques de mesures et résultats angulaires.* Mesures établies à partir d'une population de 74 enfants normaux, exprimées en déviations standards. En ordonnées, valeurs angulaires, en abscisse âge des sujets.
L'angle talo-calcanéen est voisin de 40°, quel que soit l'âge; en dorsiflexion, cet angle ne se modifie pas de manière importante.

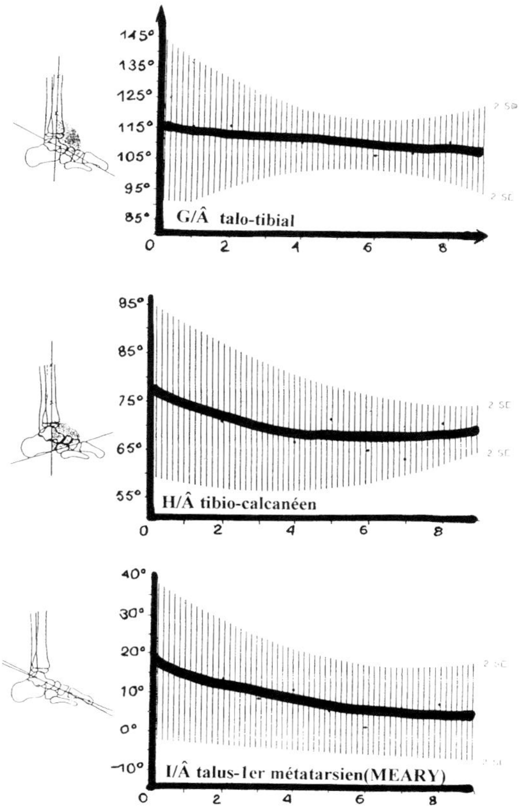

FIG. 10 B.

FIG. 11. – *Technique et résultats comparatifs du profil standard du pied (A) et du profil corrigé en superposant les malléoles (B) pour l'étude des séquelles des pieds bots.* En B l'avant pied est éloigné de la plaque radiographique, il est donc de 3/4, alors que l'arrière-pied est visualisé de profil strict; la surface astragalienne apparaît normalement arrondie (d'après Adamsbaum C. et coll. (8)) alors qu'en A le talus paraît déformé.

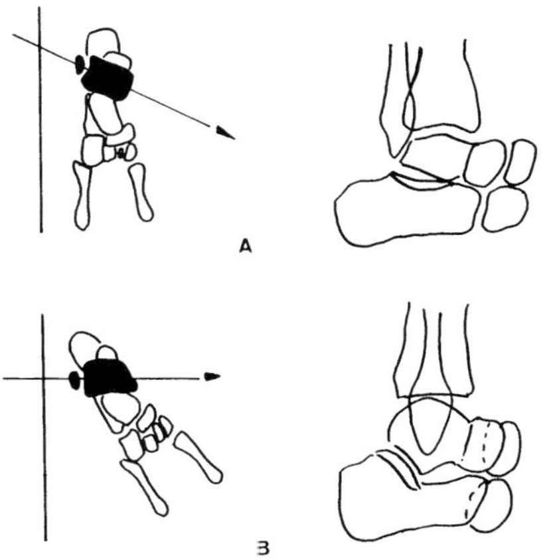

La place de l'échographie *(Fig.13)*

Plusieurs équipes françaises proposent de quantifier les trois déformations fondamentales du pied bot grâce à l'échographie qui permet, comme au niveau de la hanche, de visualiser les structures cartilagineuses du pied de l'enfant en croissance, et en particulier le naviculaire qui reste très longtemps inaccessible à la radiologie conventionnelle (Fig. 4) (8).

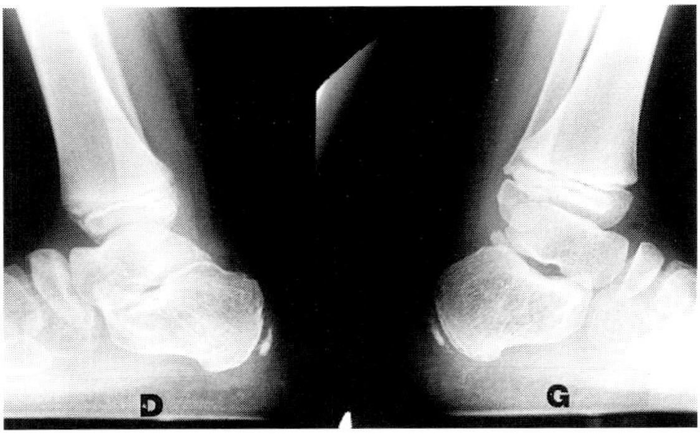

FIG. 12. – *Radiographie comparative : pied bot gauche.* Le varus entraîne un recul du péroné et une vision oblique du dôme du talus à gauche (G); à droite, l'axe bimalléolaire est bien aligné, le dôme du talus est bien arrondi (D).

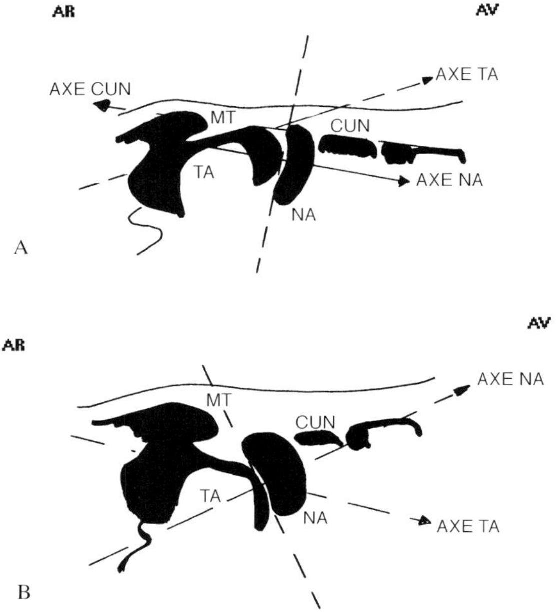

FIG. 13. – *Échographie, coupe axiale transverse par voie interne d'un pied normal de nouveau-né (A) et d'un nouveau-né porteur d'un pied bot (B).* A. Les structures cartilagineuses (en noir) sont anéchogènes, le centre osseux du talus forme une ombre acoustique (en blanc). On reconnaît d'arrière en avant la malléole tibiale (MT), le talus (TA), le naviculaire totalement cartilagineux (NA), le cunéïforme (CUN) et le premier métatarsien; les axes du talus (axe TA) et du naviculaire (axe NA) sont tracés.
B. Ici l'angle talo-naviculaire est inversé et regarde en dedans et en avant, témoignant d'une subluxation médiane du naviculaire. La malléole interne se rapproche du naviculaire par rétraction du tibial postérieur.

Les 3 coupes

– *Coupe axiale transverse par voie médiale :* permet d'imager dans un axe le talus, le naviculaire cartilagineux, le 1er cunéiforme et le 1er métatarsien (base et diaphyse)

– *Coupe axiale transverse par voie latérale :* permet la visualisation du calcaneus, du cuboïde et du 4e métatarsien

– *Coupe sagittale postérieure :* visualise la métaphyse tibiale, les talus et calcaneus et le tendon calcanéen.

Les 4 axes

– *Axe du talus*

– *Axe du naviculaire* (ligne perpendiculaire à la tangente de la face postérieure)

– *Axe du cuboïde, du 1er et du 4e métatarsien,* (tangent à leurs bords externes)

– *Axe du noyau calcanéen.*

Les 5 angles

– Angle talo-naviculaire	(TN) : 15,7° + ou – 10° (PBVE : 37°)
– Angle talo-cunéiforme	(TC) : 20° + ou – 8° (PBVE : 10°)
– Angle talo-métatarsal	(TM) : 20° + ou – 8° (PBVE : 25°)
– Angle calcanéo-métatarsal	(CM) : 20° + ou – 12° (PBVE : 40°)
– Angle tibio-calcanéen	(MCT) : 102°+ ou – 10° (PBVE : 63°)

L'angle TN est le reflet de la luxation interne du naviculaire. L'angle TC montre un début de correction de l'adduction.

L'angle TM témoigne de l'existence d'une adduction supplémentaire du premier métatarsien.

L'adduction n'est pas régulière dans l'avant-pied et suit une courbe en Z. L'adduction maximum est dans l'articulation talo-naviculaire puis moins marquée dans la talo-cunéiforme mais s'intensifie à nouveau dans la talo-métatarsienne.

L'angle MCT est le reflet de l'équin.

Les premiers résultats des différentes équipes font apparaître quelques points importants :

– L'échographie autorise l'établissement de score de gravité par exemple dans la luxation talo-naviculaire, dans l'adduction de la colonne latérale.

– L'échographie a fait apparaître une absence de corrélation entre les différentes composantes de la malformation du PBVE, par exemple il peut exister une subluxation talo-naviculaire sévère sans déformation majeure de la colonne latérale.

– L'échographie représente un moyen simple de surveillance du traitement physiothérapique.

– L'échographie permet de contribuer à la mesure des résultats post opératoires.

Au terme des premières études il semble qu'il s'agit d'une technique difficile qui nécessite une bonne coopération radio-chirurgicale, que l'examen doit être toujours réalisé en correction maximale des déformations et que les résultats paraissent reproductibles. En réalité on retrouve là, comme au niveau de la hanche l'avantage des ultrasons sur la radiologie conventionnelle à savoir les possibilités des US à imager les cartilages.

Les études tridimensionnelles (21, 6)

Grâce à un logiciel de reconstruction et d'analyse, l'équipe de Toulouse a mis en évidence les erreurs des mesures radio-anatomiques de pied bot. L'imagerie 3D par modélisation a montré par exemple que le volume osseux et cartilagineux est toujours inférieur à la normale dans le pied bot, par rapport au pied normal. Par contre le rapport de volume entre os et cartilage est identique. Les axes osseux coïncident avec les axes cartilagineux pour le calcanéum, mais il existe un écart de 10° entre l'axe cartilagineux du talus par rapport à son axe osseux. Ainsi l'angle talo-calcanéen osseux que l'on mesure sur la radiographie standard est inférieur de 10° à la réalité anatomique. Cependant cet écart étant constant et toujours dans le même sens une corrélation linéaire peut être établie. Il s'agit de recherches qui pour l'instant ne paraissent pas avoir de retombées pratiques mais on peut cependant imaginer que dans l'avenir, le chirurgien viendra manipuler devant la console, la veille de l'opération, l'image tridimensionnelle du pied bot pour lequel il a envisagé une intervention correctrice. Les déformations apparaîtront chiffrées et l'importance des corrections programmées.

C. Johnston *et coll.* (24) ont montré grâce à une analyse 3D de 24 pieds bots, la complexité des déformations. Ils arrivent à une conclusion similaire aux études par échographie, à savoir qu'il n'y a pas de correspondance linéaire entre les différentes déformations, mais surtout qu'il existe une torsion interne de l'astragale très difficilement accessible à la radiographie standard. Ces auteurs remettent ainsi en question la théorie du bloc calcanéo-pédieux défendue par Seringe *et coll.* (33). D'autre part, les séquelles de pieds bots dues à une intervention chirurgicale approximative sont incontestablement liées à l'insuffisance des moyens actuels pour le diagnostic et la compréhension des malformations dans le pied bot. Par exemple le varus résiduel n'a pas de cause univoque, sa topographie peut être antérieure ou postérieure et son association avec une hypo ou une hyper divergence, un équin ou un talus, est variable. Ces différents travaux confortent une nouvelle fois la notion de personnalisation des traitements et de la chirurgie à la carte, prônée par certains auteurs (12).

Pied talus congénital

« Dans cette déformation fréquente il existe une dorsiflexion du pied, telle, que le dos du pied est, ou peut être amené, facilement sur la face antérieure de la jambe mais la forme même du pied est conservée » (1).

Les radiographies ont peu d'utilité quand on sait par ailleurs que l'évolution naturelle est toujours favorable. Elles montrent une diminution notable de l'angle tibio-astragalien. Par esprit de système, il conviendra de rechercher une dysplasie de hanche associée. Le pied talus peut être accompagné d'une courbure congénitale à concavité antérieure des os de jambe dont l'évolution est favorable (bien que parfois on assiste à un discret défaut de croissance entraînant une inégalité de longueur).

Pied convexe congénital

Cette déformation est plus rare et résulte d'une dislocation de la medio-tarsienne au niveau de la talo-naviculaire. Il existe une inversion de la voûte plantaire, une dorsiflexion de l'avant pied et un équin. La plante est convexe avec une mobilité paradoxale entre l'avant et l'arrière pied. La radiographie montre la verticalisation du talus, quel que soit le degré de flexion. De profil, l'aspect en baïonnette entre l'axe du premier métatarsien et le col de l'astragale, représente la luxation médio-tarsienne. En dehors, l'axe calcanéen passe en dessous du cuboïde. De face la divergence talo-calcanéenne est conservée, à condition de réaliser une incidence de cheville en raison de la verticalisation du talus (Fig. 14 et 15) (1). La radiographie permet de différencier le pied convexe du pied talus valgus simple et réside dans la visualisation de la dislocation, qu'il est difficile de démontrer, puisque le naviculaire n'est pas ossifié. Le traitement nécessite une rééducation précoce et souvent un geste chirurgical.

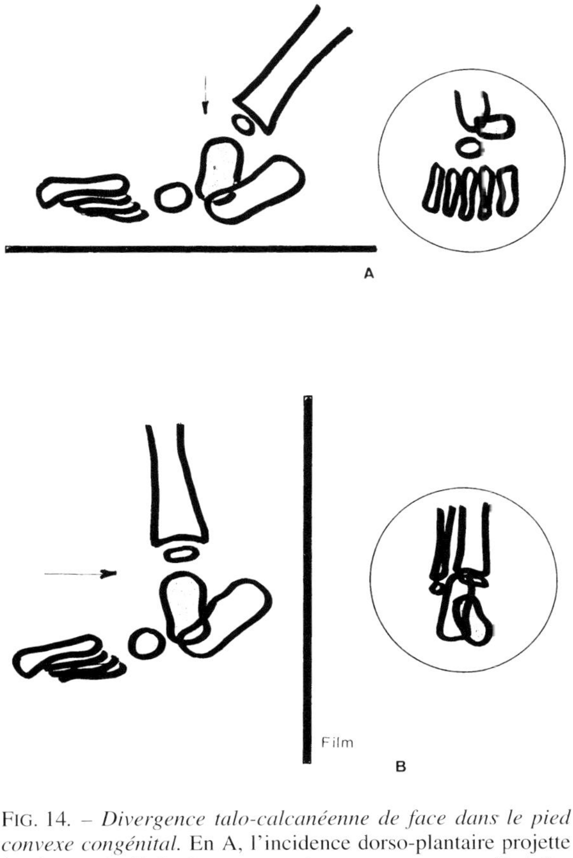

FIG. 14. – *Divergence talo-calcanéenne de face dans le pied convexe congénital.* En A, l'incidence dorso-plantaire projette le talus verticalisé selon son grand axe, augmentant artificiellement la divergence talo calcanéenne sur le film.
En B, l'incidence de face de la tibio-tarsienne traduit la réalité de la divergence d'après Adamsbaum C. et Coll. (8).

Pied creux

Le pied creux ou *pes cavus* est défini comme une augmentation de la profondeur de l'arche plantaire. Le calcanéum est anormalement dorsifléchi, les métatarsiens sont en flexion plantaire excessive. Le *pes cavus* est une séquelle fréquente du pied bot traité, souvent accompagné d'un varus du calcanéum : *pes cavo varus* (Fig. 16).

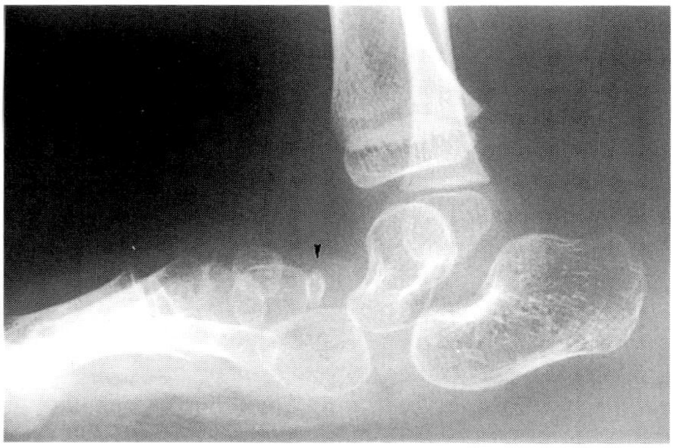

FIG. 15. - *Pied convexe congénital. Radiographie de profil.* La présence d'un naviculaire ossifié (tête de flèche) permet de visualiser la dislocation talo-naviculaire caractéristique du pied convexe congénital associé à l'équin de l'arrière pied.

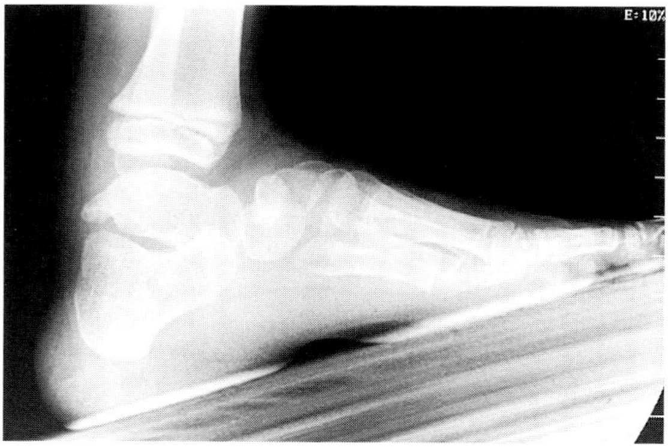

FIG. 16. – *Pes cavo varus (séquelle de pied bot).* La radiographie de profil visualise un pied creux complexe avec une subluxation du naviculaire et un varus antérieur (métatarsiens disposés en marche d'escalier).

Les 2/3 des patients porteurs de pied creux avec valgus calcanéen ***(pes cavo valgus)*** sont des malades neurologiques et souffrent de dénervation musculaire entraînant un déséquilibre entre les muscles extenseurs et fléchisseurs du pied : atrophie péronière, maladie de Friedreich, myéloméningocèle, poliomyélite et lésions paralytiques autres.

La forme familiale et congénitale peut présenter plusieurs formes dont la plus fréquente est le *pes cavo adductus*. La déformation est alors tridimensionnelle, le pied antérieur est en flexion adduction, l'arrière pied en calcanéovalgus.

Par contre, en cas de *pied creux directs idiopathiques* sans autres composantes positionnelles, il est possible de distinguer plusieurs formes anatomo-radiologiques que l'on essaie de classer (2) afin de mieux appréhender un traitement adapté (Fig. 17).

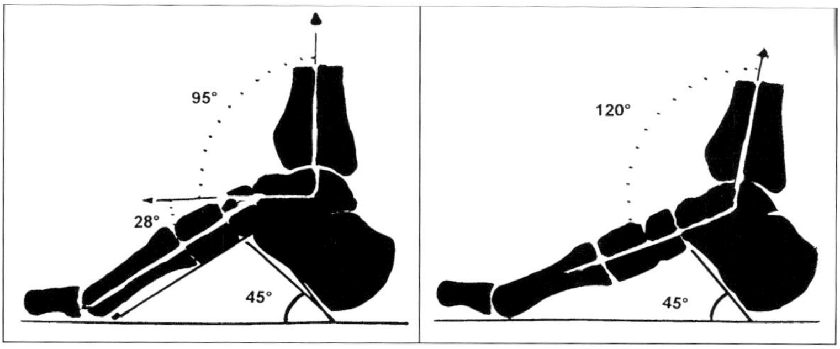

1 Pied creux direct antérieur
Diminution de l'angle tibio-astragalien
Angle de Méary augmente (28°)

2 Pied creux direct postérieur
Augmentation de l'angle tibio-astragalien
Angle de Méary diminue

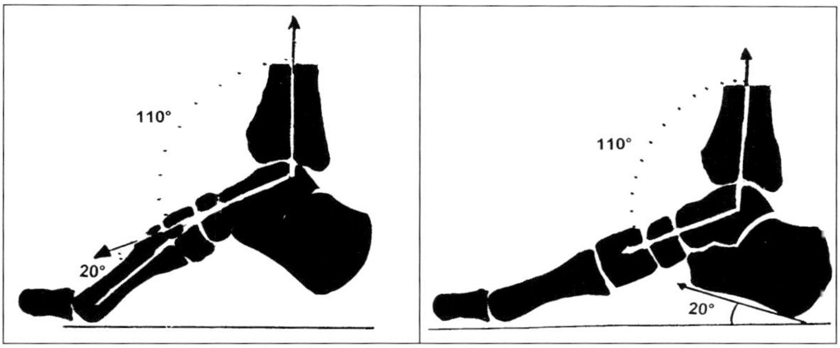

3 Pied creux direct mixte
Angle tibio-astragalien normal
Angle de Méary augmente (20°)

4 Pied cambré
Angles normaux
Pied creux clinique et non radiologique

FIG. 17. – *Les pieds creux directs : classification anatomoradiologique* (d'après Adamsbaum C. et Coll. (14)).

Hallux valgus

Bien que la symptomatologie douloureuse soit signalée uniquement chez l'adulte, l'hallux valgus apparaît bien avant 20 ans et certains patients présentent des signes, des difficultés de chaussage et des douleurs dès l'âge de 7 ans. Cette condition paraît familiale dans 66 % des cas et bilatérale dans 75 % des cas. Le premier métatarsien est court et en adduction. L'angle entre le premier métatarsien et la première phalange dépasse les valeurs normales (15 à 20°). En outre il existe un trouble de couverture de la surface articulaire du métatarsien en dedans, ce qui permet de différencier le valgus non évolutif par bascule simple de l'interligne.

En outre les sésamoïdes sont luxés en dehors. Une bursite peut se développer chez l'enfant et entraîner des douleurs. La cause de l'hallux valgus reste une énigme. L'origine dans l'anomalie de divergence des premier et second métatarsien (*metatarsus primus varus*) ne paraît plus d'actualité et à présent la théorie du *metatarsus secundus varus* semble plus appropriée à la déformation ! (Fig. 18).

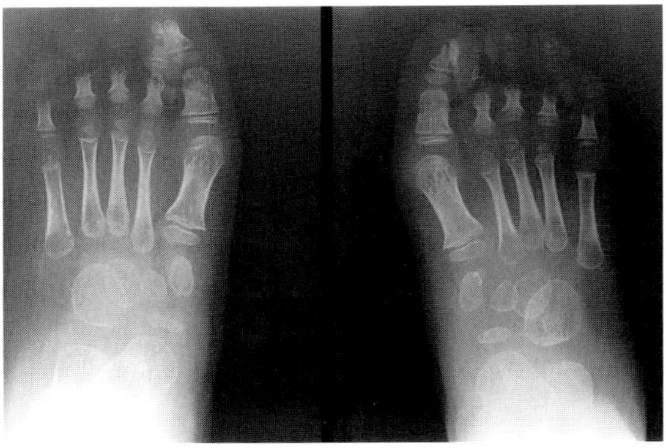

FIG. 18. – *Hallux valgus bilatéral : enfant de 7 ans.* L'anomalie semble due ici à un excès de varus du premier métatarsien (*metatarsus primus varus*). L'hallux valgus entraîne un chevauchement des premier et second rayons à l'origine d'une difficulté de chaussage.

Phalanges (et métatarsiens) delta

La malformation delta est caractéristique : déformation triangulaire d'une ou de plusieurs phalanges qui peut atteindre les mains mais aussi les pieds et en particulier le gros orteil. En réalité cette déformation nommée par Ogden en 1981 et Theander en 1982 « longitudinally bracketed diaphysis » (30, 37) est cantonnée aux segments osseux qui présentent une épiphyse proximale (toutes les phalanges ainsi que les premiers métacarpiens et métatarsiens). Des associations avec d'autres malformations sont possibles. Le cartilage de croissance se trouve orienté dans le sens longitudinal, probablement par le fait qu'il s'agit d'une duplication phalangienne avortée (Fig. 19), mais d'autres pensent en réalité à une fusion précoce des deux extrémités cartilagineuses épiphysaires.

Les synostoses du tarse

Les nouvelles méthodes d'imagerie ont transformé l'approche diagnostique et thérapeutique des coalitions du tarse. Il faut tout d'abord les reconnaître et les suspecter cliniquement, les confirmer par l'imagerie mais surtout et de plus en plus, il faut essayer d'en déterminer leur opérabilité.

Les suspecter cliniquement. – Il est bien connu que derrière un pied plat rigide il faut penser à une coalition du tarse. Ce mode de présentation n'est pas unique car un pied creux varus (*pes cavo varus*) peut aussi être révélateur d'une synostose (36). Par ailleurs il est utile de vérifier l'intégrité du tarse dans les grandes malformations du membre (hypoplasie fémorale proximale, hémimélie) avant tout programme opératoire, puisque la fréquence de l'association malformative a été estimée à 30 % (16). Enfin il faut redouter la coalition du tarse associée au pied bot (35). Pour certains il paraît nécessaire de réaliser de façon systématique une IRM du tarse avant toute chirurgie du pied bot ; la plupart des coalitions sont suspectées dans les pieds bots tératologiques, néanmoins dans une série récentes, 8 pieds bot sur 18 présentaient une

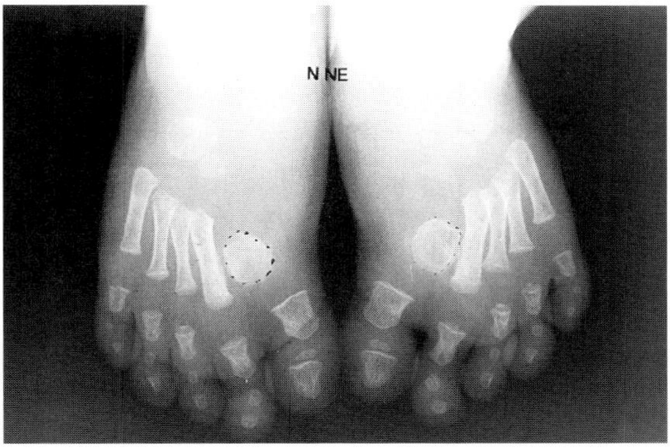

A

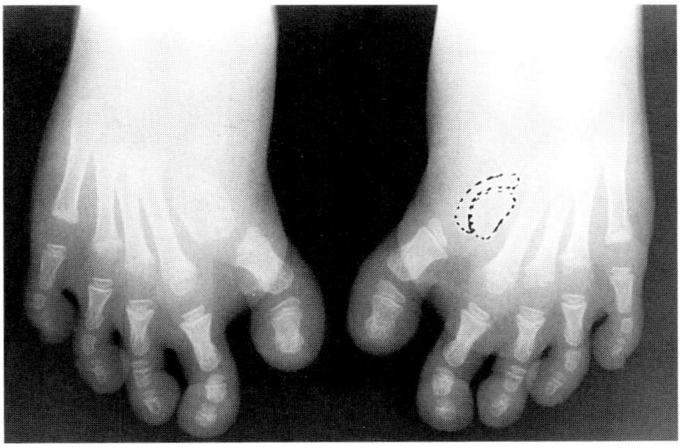

B

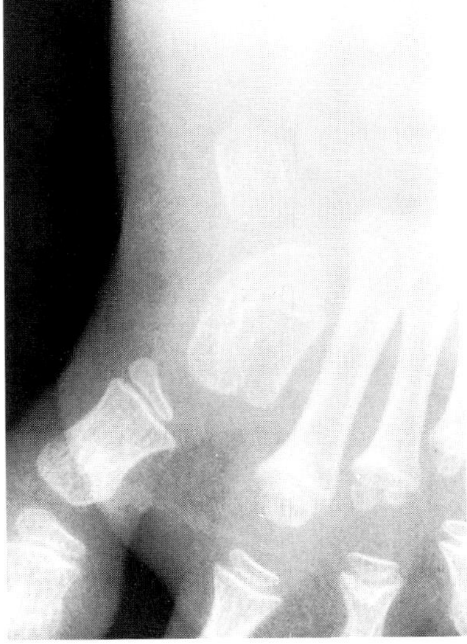

C

FIG. 19. – *Premier métatarsien delta (forme familiale dominante).* La radiographie du nouveau-né montre une adduction de l'hallux avec un premier métatarsien « bizarre » (A). À l'âge de 2 ans (B), l'orientation longitudinale du cartilage est flagrante car est apparu le point secondaire osseux. Détail sur la figure C.

coalition sans autre association malformative. Le résultat chirurgical doit prendre en compte cette anomalie. Spero *et Coll.* (35) ont noté une synostose des facettes articulaires internes dans le pied bot isolé, une atteinte des facettes postérieures dans les pieds bots tératologiques et enfin une atteinte totale dans les cas de dysplasie tibiale

Les reconnaître sur la radiographie conventionnelle. – Les signes radiologiques conventionnels sont nombreux sur l'incidence de profil mais leur valeur est très variable : bec astragalien, pincement de l'interligne talo-calcanéen postérieur, aspect arrondi de l'apophyse latérale du talus et défaut de visualisation de la facette interne (26). Les comparaisons avec les coupes en scanner ont permis de définir les valeurs prédictives des signes conventionnels et parmi ceux-ci le signe du « C » (initiale de Coalition) apparaît comme le plus fiable (27). Il s'agit d'une ligne continue postérieure entre le talus et le calcanéum provoquée par la fusion osseuse mais aussi par le caractère horizontal du sustentaculum tali et par le valgus accru du calcanéum (Fig. 20). Cependant des « pseudo coalitions » sont parfois notées en

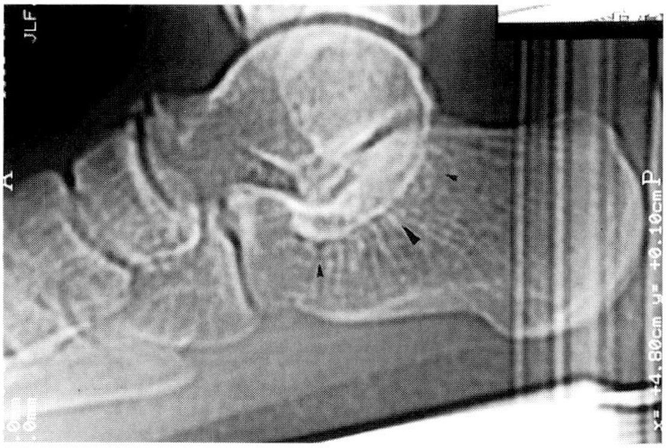

FIG. 20. – *Coalition du tarse : le signe du « C ».* Mode radiographique de profil : tomodensitométrie. Le pont osseux de la surface articulaire médiane donne naissance à une image osseuse continue entre le sustentaculum et le talus pour former un « C ».

cas d'incidence imparfaite (27). En pratique les vues de profil apparaissent insuffisantes dans bien des cas et doivent être complétées par des vues axiales obliques (incidence de Harris rétrotibiale de 45°, incidence prétibiale oblique de 45° avec rotation interne du pied et flexion dorsale). Il parait préférable de réaliser ces images sous contrôle télévisé et les imageries digitalisées actuelles en permettent aisément leur acquisitions. Ces études, si elles permettent de bien étudier les articulations médianes et postérieures, sont souvent en défaut pour visualiser précisément la surface antérieure. Dans tous les cas de figure, les surfaces articulaires normales doivent être parallèles; un aspect simplement irrégulier doit faire évoquer une synostose cartilagineuse ou fibreuse et conduire au scanner ou à l'IRM.

Les prouver par le scanner, l'IRM, la scintigraphie. – Si le scanner n'est pas utile dans les synostoses naviculo-calcanéennes qui sont mieux vues en radiologie conventionnelle (20), il est, en retour, l'examen de référence en matière de synostose talo-calcanéenne (Fig. 21). La tomodensitométrie montre parfaitement l'étendue de la fusion, permet de définir la tactique opératoire, contrôle le geste chirurgical et apprécie les signes d'arthrose précoce qui sont fréquents. Il permet souvent de définir la nature osseuse (totale ou partielle), ou cartilagineuse, et suspecte les fusions fibreuses. Les reconstructions 2D sont prometteuses puisqu'elles remplacent avantageusement les anciennes tomographies. L'IRM devrait apparaître comme une technique de choix puisqu'elle éviterait les faux négatifs du scanner; cependant il apparaît difficile parfois de différencier une synovite d'un pont fibreux. L'IRM permet ainsi de caractériser toutes les coalitions du tarse mais elle manque de spécificité (40). Dans les cas particulièrement difficiles les isotopes pourraient aider au diagnostic (11). En cas de synostose du tarse il est possible de visualiser une hyperfixation de l'articulation talo-calcanéenne en raison des contraintes anormales mais cet examen, comme l'IRM, souffre d'une spécificité insuffisante.

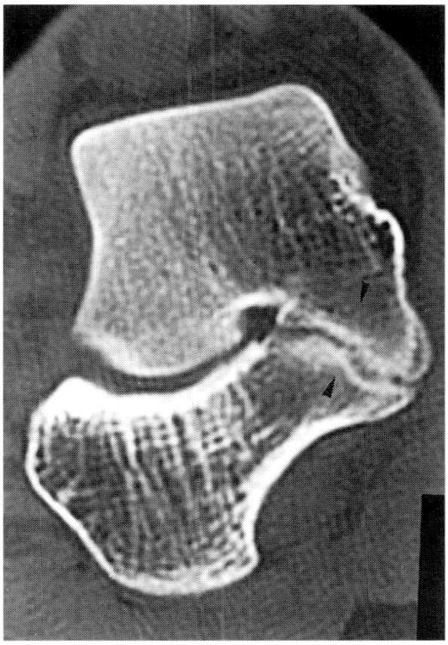

FIG. 21. – *Coalition du tarse : scanner en coupes coronales.* Le pont ostéocartilagineux est mis en évidence entre le sustentaculum et la surface médiane du talus.

Évaluer leur opérabilité. – Suspecter et confirmer une synostose du tarse ne suffit pas et il est aussi important d'estimer l'étendue de la synostose afin d'envisager une solution chirurgicale, dont le résultat est fonction de l'extension de la coalition; aussi il paraît primordial de mesurer le plus précisément possible les surfaces articulaires atteintes (Fig. 22) (43). Il a été prouvé qu'*un résultat chirurgical est satisfaisant si la surface fusionnée représente moins de 50 % de la surface articulaire talo-calcanéenne postérieure.* Le résultat opératoire dépend en outre du valgus calcanéen (qui ne doit pas être supérieur à 16°) et de l'arthrose préexistante éventuelle. Par contre, la présence d'un bec astragalien ne modifie pas le pronostic opératoire. Mais d'autres auteurs insistent sur le traitement conservateur et réservent la chirurgie aux échecs des traitements orthopédiques par plâtre et correction sous anesthésie générale (10).

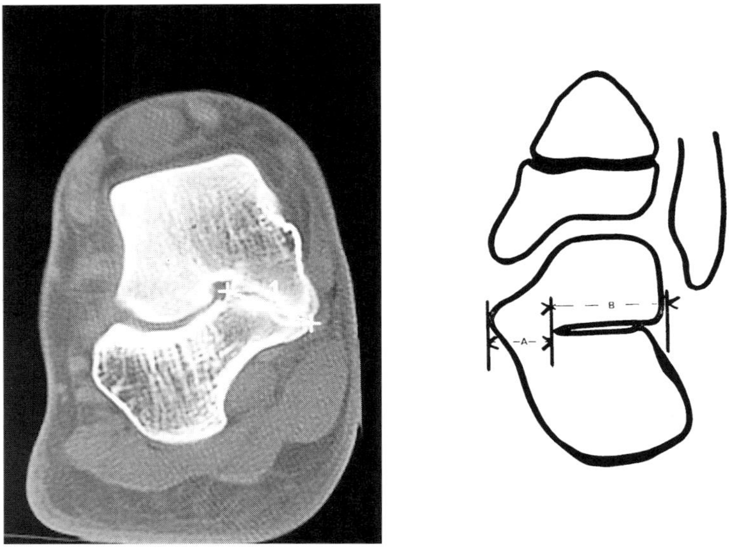

FIG. 22A. – *Mesure d'une synostose par scanner (24).* A : Scanner à gauche et schéma à droite d'une coupe coronale d'une synostose de la facette interne, mesure de la zone fusionnée (A) et de la surface postérieure (B).

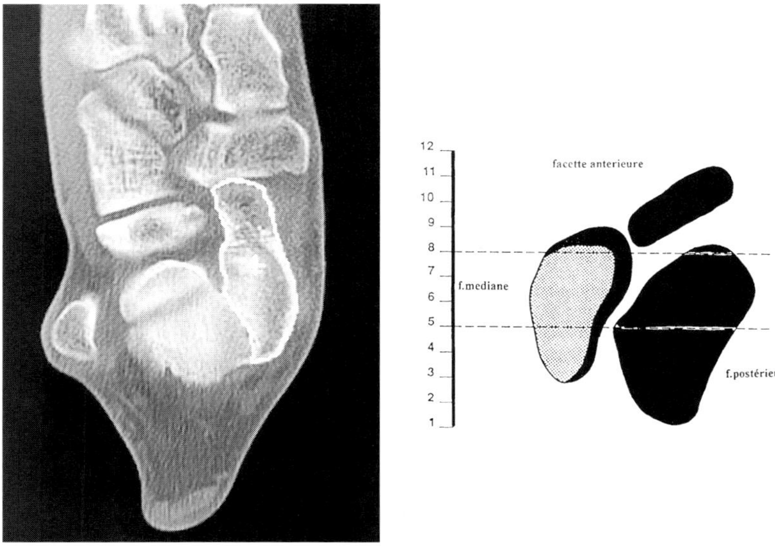

FIG. 22B. – *À partir des coupes coronales du scanner, un diagramme horizontal est reconstitué pour représenter les trois surfaces articulaires sous astragaliennes.* Si la surface fusionnée (espace en grisé) atteint ou dépasse 50 %, de la surface articulaire postérieure, le pronostic chirurgical est réservé et une abstention thérapeutique est souhaitable ; à l'inverse, le résultat chirurgical est favorable en cas de fusion inférieure à 50 %. À droite, mesure directe des surfaces fusionnées sur une coupe axiale par tomodensitométrie.

LES TRAUMATISMES

L'utilisation de plus en plus courante de **l'IRM** et de la scintigraphie avec collimation fine permet de dépister des *lésions osseuses occultes* (34, 7, 28) calcanéum, astragale, cuboïde etc. Ces observations permettent de comprendre pourquoi certains enfants présentent une boiterie prolongée sans anomalie radiologique évidente. Cependant il ne paraît pas justifié, au plan économique, de réaliser une IRM ou une scintigraphie à tous ces enfants; il parait préférable d'attendre, ce qui permet aux signes radiologiques conventionnels d'apparaître (la ligne de sclérose), d'autant qu'une fixation scintigraphique ne permet pas d'éliminer une autre pathologie, telle une lésion tumorale ou infectieuse. Son apport est donc considérable en cas de lésion ostéocartilagineuse, tendineuse ou osseuse occulte.

La place de l'IRM en urgence, au cours des traumatismes récents, est grandissante en particulier lorsque l'on suspecte une atteinte du cartilage (31). L'IRM permet un tri sélectif des traumatismes pour le traitement orthopédique ou chirurgical. Les séquences pondérées T1 permettent de définir une extension dans la physe de la lésion traumatique, sous forme d'un hypersignal dû à l'hémorragie dans la plaque cartilagineuse. Les lésions distales du tibia sont réputées dangereuses pour la croissance et exposent à des désaxations. L'imagerie par IRM, permettant de bien définir les traits de fractures, donne au chirurgien une idée pronostique : les fractures verticales à travers le cartilage de conjugaison sont plus dangereuses que les fractures horizontales. Parmi ces dernières, il est possible de situer plus précisément la zone pathologique grâce aux séquences en écho de gradient : un trait de fracture très proche de l'épiphyse, près de la zone germinative, semble plus dangereux que les traits de fractures distaux proches de la zone provisionnelle et de la métaphyse (Fig. 23) (23).

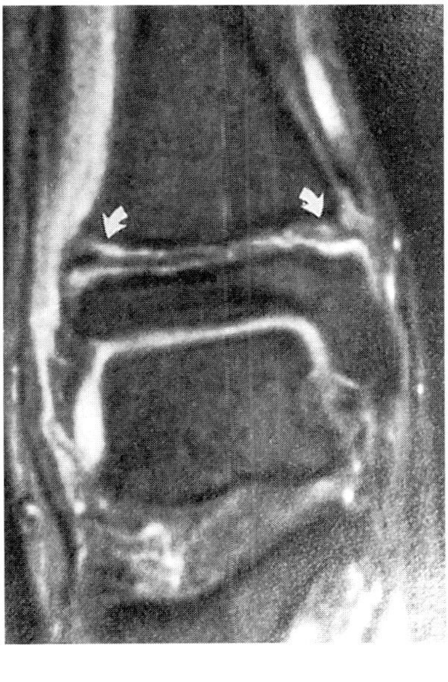

FIG. 23. – *IRM, écho de gradient T2 : fracture horizontale du tibia.* L'hypersignal (flèches courbes) dans le spongieux juxtaphysaire traduit une fracture respectant le cartilage.

Au stade de **séquelle,** l'IRM permet de découvrir une épiphysiodèse plus précocement que la radiologie conventionnelle, en montrant une anomalie de signal dans la physe. Si la surface atteinte est supérieure à 50 %, la chirurgie du cartilage ne paraît pas être indiquée. L'IRM met en évidence l'interruption du signal et le défaut focalisé de la métaphyse en regard du pont d'épiphysiodèse (Fig. 24).

L'ostéochondrite de l'astragale est à présent appréciée par l'IRM avec des séquences Tl et écho de gradient T2 (Fig. 25). Cependant toutes les séquences utilisées ne permettent pas de déterminer dans tous les cas le grade précis, et souvent, un arthroscanner reste encore le meilleur moyen d'imagerie avant d'envisager la

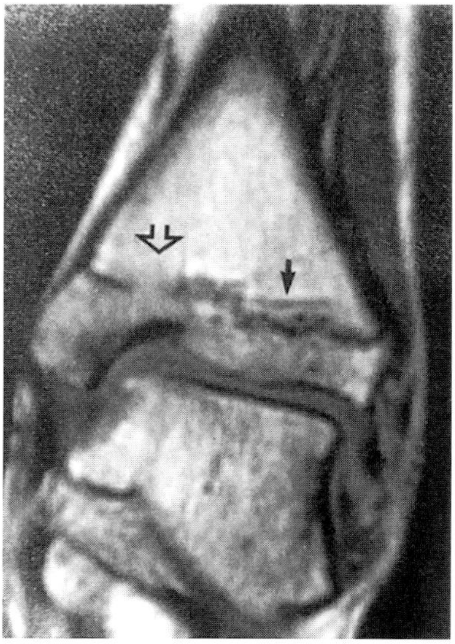

FIG. 24. – *IRM. Épiphysiodèse post-traumatique.* L'interruption de l'hyposignal en T1 (flèche ouverte) dans le cartilage, traduit un pont osseux dans la physe.

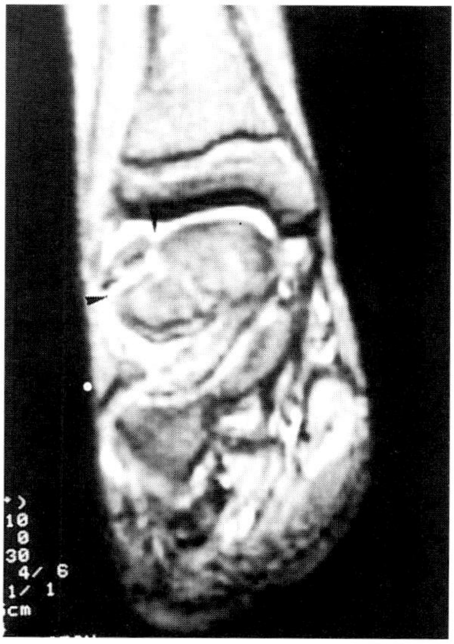

FIG. 25. – *Ostéochondrite du talus stade 3 : IRM.* Séquence en écho de gradient; le liquide articulaire apparaît en hypersignal et interrompt la surface articulaire du dôme du talus (tête de flèches).

thérapeutique (19). La présence d'un passage de produit de contraste dans le foyer de fracture affirme le stade 3, c'est-à-dire une forme ouverte avec risque de libération du fragment dans l'articulation (Fig. 26). Si la majorité des ostéochondrites se situe sur le dôme astragalien, on peut cependant découvrir des lésions de même type sur la surface articulaire talo-naviculaire (Fig. 27). Le traitement reste objet de débat mais peu à peu se dessine une attitude thérapeutique commune : l'abstention (15). L'arthrose tibio-astragalienne est très rare et les possibilités de réparation spontanée sont très grandes et ce, d'autant plus que l'enfant est jeune; ces deux constatations confortent l'attitude conservative de certains auteurs (39).

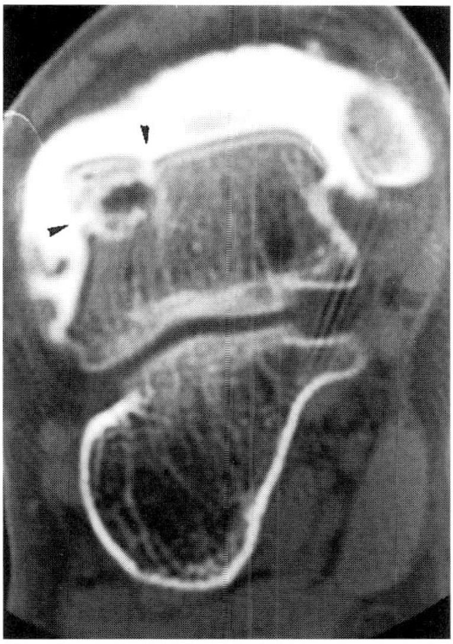

FIG. 26. – *Ostéochondrite du talus stade 3 : arthro-scanner.* Le produit de contraste s'infiltre dans la brèche ostéocartilagineuse et entoure le fragment nécrosé (tête de flèches). Début de déplacement du fragment.

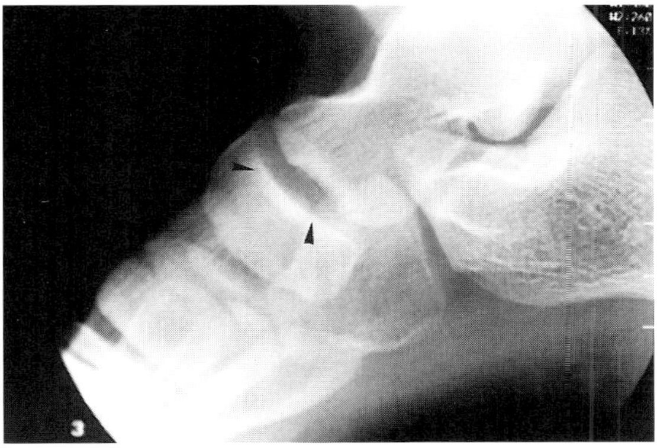

FIG. 27. – *Ostéochondrite antérieure du talus.* L'image en encoche de la surface articulaire avec le naviculaire (tête de flèche) traduit une atteinte traumatique en voie de résorption.

Les fractures du col de l'astragale sont rares chez l'enfant; mais elles exposent parfois à un risque de nécrose, car l'apport artériel est précaire, le talus étant surtout nourri par imbibition cartilagineuse. Certaines formes anatomiques exposent d'avantage à la nécrose (18). L'IRM avec injection de gadolinium et suppression de graisse permet de reconnaître rapidement les troubles trophiques et représente un apport très important en montrant l'absence de rehaussement dans la zone de nécrose. La **nécrose de l'astragale** peut survenir chez le jeune enfant (3). Classiquement la nécrose post traumatique de l'astragale est reconnue rapidement sur les radiographies standards par l'apparition d'une surdensité osseuse alors que le défaut de mouvement et l'immobilisation devraient entraîner une ostéoporose (signe d'Hawkins). Ce signe peut cependant faire défaut chez le jeune enfant. L'IRM est dans ce cas l'examen nécessaire et suffisant. La nécrose de l'astragale peut survenir sur des terrains particuliers avec insuffisance osseuse (ostéoporoses post thérapeutiques des maladies inflammatoires). Son diagnostic est souvent retardé, l'IRM est dans ce cas particulièrement adaptée pour réduire les délais diagnostiques.

Si les fractures du calcanéum sont toujours reconnues aisément sur la radiographie conventionnelle, les atteintes thalamiques avec ou sans enfoncement à plusieurs fragments sont mieux étudiées par scanner puisqu'il autorise des reconstructions bidimensionnelles. Le contrôle post-opératoire permet d'estimer la restauration des congruences articulaires talo-calcanéennes qui retardera la survenue d'une arthrose. Il est difficile d'utiliser les classifications des fractures du calcanéum construites à partir de la radiologie conventionnelle depuis l'avènement du scanner qui permet de mieux analyser les divers fragments. Le scanner est particulièrement indiqué au cours des fractures-enfoncements thalamiques si l'on envisage une chirurgie restauratrice.

LES TUMEURS

Les tumeurs du pied ne représentent que 1,7 % de l'ensemble des tumeurs osseuses. Leurs localisations sont essentiellement, les métatarsiens et le calcanéum. Ce dernier peut être considéré comme un os long avec une diaphyse : le corps; une métaphyse; la grosse tubérosité et une épiphyse secondaire : le point secondaire postérieur. Le calcanéum est surtout le siège d'une « tumeur bénigne » très courante : **le kyste essentiel** (Fig. 28). La concentration des forces en charge permet de comprendre pourquoi celui-ci est souvent symptomatique et des microfractures sont souvent le mode de révélation (29). Le diagnostic est suspecté sur la radiologie conventionnelle, il siège en avant du sustentaculum tali, sa lacune est parfois cernée par un liseré d'ostéosclérose et elle est parfois trabéculée. En réalité ce sont les crêtes de la surface interne du kyste qui sont responsables de cette pseudo trabéculation, le kyste par définition est un kyste non cloisonné. L'IRM est le mode de diagnostic idéal car il permet d'affirmer la nature liquidienne de la lésion et son aspect unicaméral permet de le distinguer d'un **kyste anévrysmal,** car en outre, il est fréquent de découvrir dans le kyste un niveau hydro-hydrique secondaire à une fracture qui provoque une hémorragie intrakystique ce qui peut donner le change avec un kyste anévrysmal. Il a été vu plus haut comment il est possible de faire la différence entre un vrai kyste et l'image physiologique de la raréfaction osseuse sous thalamique.

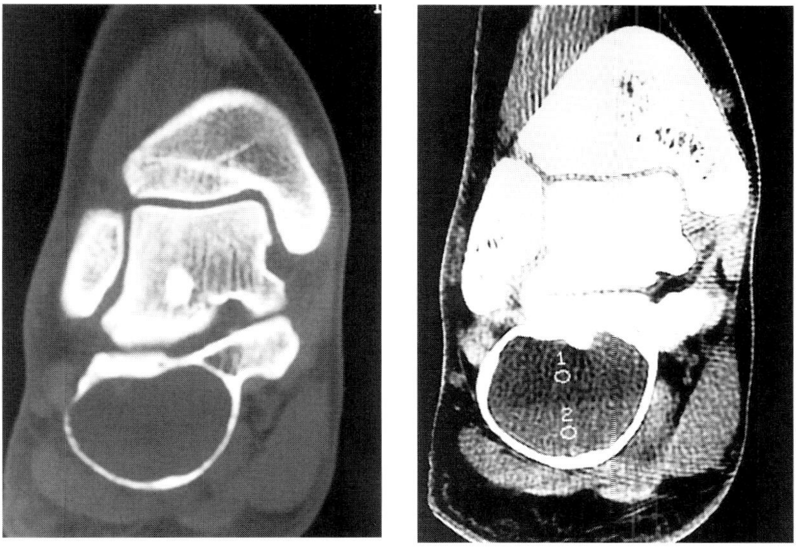

FIG. 28. – *Kyste essentiel du calcanéum.* Le scanner en coupe coronale en constantes « osseuses » démontre l'ostéolyse soufflante et l'absence de cloison (A). En constantes « parties molles », l'étude des densités fait apparaître un niveau hydro-hydrique dû à une hémorragie (B).

Le granulome éosinophile est exceptionnel au niveau du pied (9) et se révèle, le plus souvent, par une fracture pathologique ; il nécessite un traitement radical par résection et greffe. Les examens préopératoires sont peu contributifs car non spécifiques.

L'exostose sous-unguéale n'est pas une tumeur au sens propre du terme, mais plutôt une conséquence réactionnelle à des microtraumatismes répétés qui nécessite une cure chirurgicale radicale, en sachant le risque élevé de récidive. Par contre les lésions chondromateuses vraies sont plus fréquentes et aisément reconnues d'autant qu'elles sont rarement isolées.

Parmi les tumeurs osseuses malignes on retiendra la ***tumeur d'Ewing*** qui simule longtemps une infection : c'est l'absence de réaction au traitement qui attirera l'attention et indiquera une biopsie. La lésion est soit condensante soit lytique et parfois mixte. L'IRM est l'examen clef et affirmera le degré d'agressivité ainsi que l'extension de la lésion.

Les tumeurs des parties molles sont rares chez l'enfant, hormis les enfants porteurs d'une neurofibromatose (neurofibrome plexiforme) ou d'un syndrome Proteus (lipome, angiome, lymphangiome) qui entraînent des lésions osseuses, de dedans en dehors, par compression extrinsèque ; il est rare de découvrir une tumeur sans atteinte osseuse. Parmi celles-ci on retiendra essentiellement les lésions fibreuses dont l'agressivité est variable et les rares sarcomes. Toutes ces lésions seront explorées par ultrasons puis rapidement par IRM pour évaluer les possibilités chirurgicales.

Les macrodactylies se caractérisent par une hypertrophie de l'ensemble des tissus mésodermiques et en particulier du tissu graisseux sous dermique : *macrodystrophia lipomatosa*. On doit la différencier d'une autre entité qui entraîne, elle aussi, une macrodactylie : la *lipofibromatose congénitale* (16) dont le traitement doit être spécifique. La preuve diagnostique est faite par l'étude histologique qui démontre une surabondance plantaire des tissus fibrolipomateux.

L'INFECTION

Trois localisations sont prédominantes en matière d'infection : la métaphyse du tibia, le calcanéum et le talus.

L'ostéite du tibia ne se distingue pas des autres infections osseuses au plan clinique comme au plan radiologique. Une ostéolyse longitudinale (souvent en cheminée), en relation avec la physe, souvent entourée d'une zone condensée (le « fading ») permet souvent de porter le diagnostic sur la radiologie conventionnelle. La scintigraphie est utile au début, avant les signes radiologiques, par contre l'évolution est évaluée par l'IRM. L'échographie reste un examen utile en début d'évolution puisqu'elle permet de visualiser les abcès sous périostés et éventuellement de guider une ponction pour la recherche du germe pathogène. Parmi les formes cliniques, *l'ostéite disséminée, à tendance symétrique* dont le germe n'est jamais identifié, pose des problèmes thérapeutiques difficiles et sera aisément reconnue sur les radiographies comparatives des chevilles, des genoux et de la ceinture scapulaire.

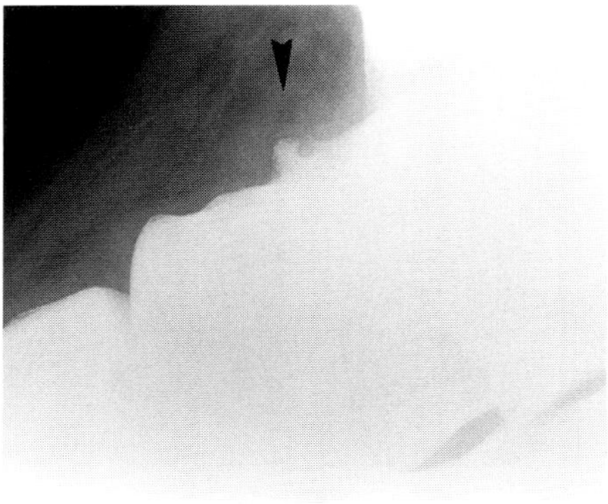

FIG. 29. – *Ostéome ostéoïde du col du talus.* Image d'ossification sous-périostée très caractéristique.

L'ostéite du calcanéum (Fig. 30) n'est pas rare bien que sa fréquence ait nettement diminué depuis la modification de réalisation du test de Guthrie (ponction du talon chez le nouveau-né). La grosse tubérosité du calcanéum se comporte comme une épiphyse d'un os long ; ce caractère anatomique lié à la particulière richesse de sa vascularisation fait que des foyers septiques peuvent aisément s'y développer.

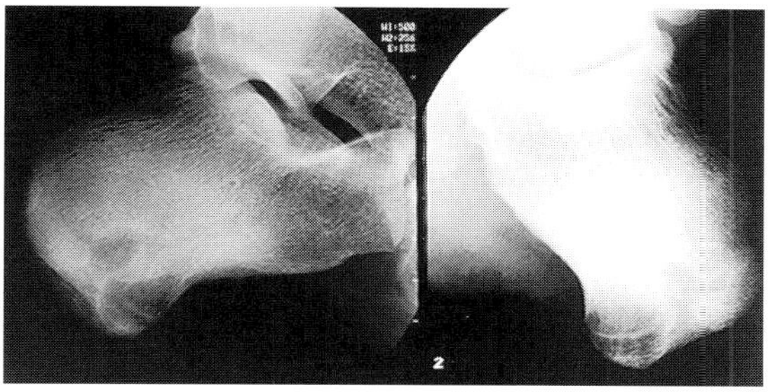

FIG. 30. – *Ostéite du calcanéum.* Noter la condensation de l'os trabéculaire en « fading » autour des géodes infectieuses de la grosse tubérosité.

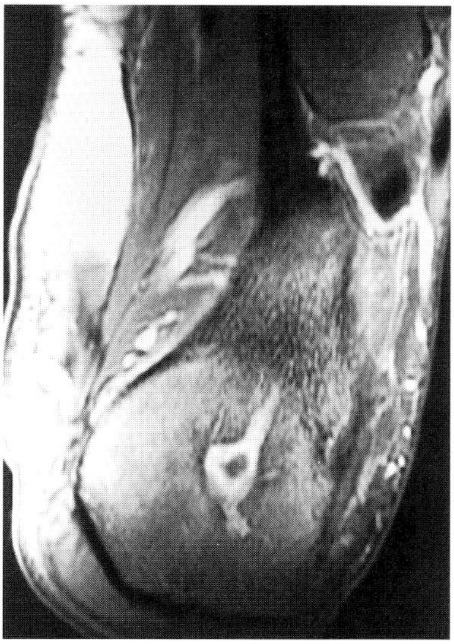

FIG. 31. – *Ostéite chronique du calcanéum : IRM.* La zone centrale est occupée par une lacune en hypersignal au centre de laquelle un séquestre s'isole.

Au stade aiguë la scintigraphie et l'échographie permettent le diagnostic, la ponction directe du calcanéum autorisera le prélèvement du germe responsable. La surveillance thérapeutique peut être assumée par l'IRM qui permettra de dépister des complications comme l'apparition d'un séquestre par exemple (Fig. 31).

L'ostéite du talus est beaucoup plus rare, son diagnostic plus délicat; la présentation clinique est essentiellement une boiterie prolongée (14). Il n'existe qu'une image d'ostéolyse non spécifique, sans séquestre ni apposition périostée. La scintigraphie est toujours positive. La ponction à l'aiguille ou la biopsie à ciel ouvert sont indispensables avant le traitement qui doit être instauré le plus rapidement possible.

PIED ET SYNDROMES

En dehors du pied bot qui est signalé dans un très grand nombre de syndromes malformatifs, des anomalies morphologiques autres sont décrites dans des syndromes variés. On citera, par exemple, les épiphyses en cônes dans les syndromes tricho-rhino-phalangien, l'hallux valgus de la myosite ossifiante progressive (Fig. 32), la brachymétatarsie de la pseudo hypoparathyroïdie, les anomalies de l'arrière-pied dans le « nail patella », des lésions phalangiennes dans les syndromes avec craniosténoses (Apert, Crouzon, Pfeiffer, etc.) (4). Le pied convexe congénitale fait partie intégrante du « Whistling face syndrome ».

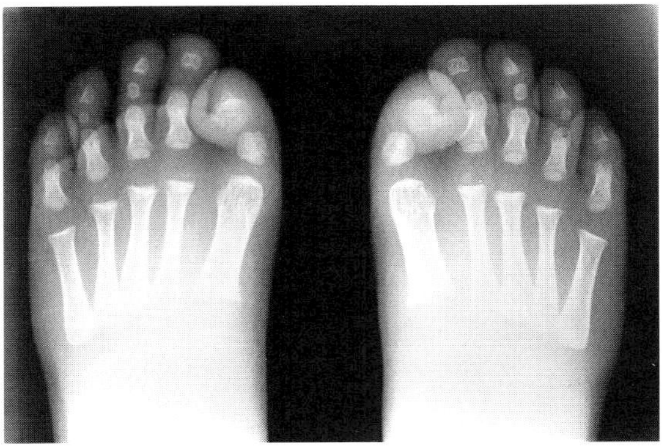

FIG. 32. – *Hallux valgus malformatif : syndrome de Münchmeyer, myosite ossifiante progressive.*

BIBLIOGRAPHIE

[1] ADAMSBAUM C., KALIFA G., SERINGE R. – Pieds bots congénitaux ou déformations congénitales des pieds. *E.M.C. (PARIS, France) Radiodiagnostic,* 1990. 31110, A10, 6. [2] ADAMSBAUM C., VIE M., COHEN P., KALIFA G., SERINGE R. – Classification anatomoradiologique des pieds creux directs de l'Enfant. *Rev. Imag. Med.,* 1994, 6: 349-353. [3] AGNEW P. Avascular necrosis of the Talus in a Toddler. *J. Foot Ankle Surg,* 1995, 34: 132-134. [4] ANDERSON P., HALL C., EVANS R., JONES B., HAYWARD R. – The feet in Crouzon Syndrome. *./. Craniofacial Genet. Dev. Biol.,* 1997, 17: 43-47. [5] S. ARGEMI J., BADIA J. A new computerized method for the assessment of skeletal maturity in the newborn infant. *Pediatr. Radiol.,* 1997, 27: 309-314. [6] BAUNIN C., HOBATHO M.C., CAHUZAC J.P., LUU S., RAILHAC N., PUGET C., SALLES DE GAUZY. – Relationship between ossification center and cartilaginous anlage in club foot/3D analysis using MR Imaging. *34th Annual Congress of ESPR Lugano.* 1997, Poster 62. [7] BLUMBERG K., PATTERSON R.J. – The Toddler's Cuboid Fracture. *Radiology,* 1991, 179: 91-94. [8] BRACQ H.,TREGUIER C., DARNAULT P., CIIAPUIS M., BOMPAIS B. – Le Pied bot, les ultrasons et le Chirurgien. *In: Joutes radiocliniques en 20 manches.* Journées Montpelliéraines de Radiopédiatrie. Montpellier, 27-28 Juin 1997. [9] CAMERON I., SCOO I., CROSS S., BAKER R. – Eosinophilic granuloma of the talus. *Foot,* 1995, 5: 4143. [10] Daumas L., Morin C., Leonard J.C. – Les synostoses congénitales du tarse. *Arch. Pediatr.,* 1996, 3: 900-905.

[11] DE LIMA R.T., MISHKIN F.S. – The bone scan in tarsal coalition: a case report. *Pediatr. Radiol.,* 1996, 26: 754-756. [12] DIMEGLIO A. – *Le Pied Bot.* Sauramps Med. Ed., Montpellier, 1985. [13] GAUZY J. – Relationship between ossification center and cartilaginous anlage in club foot/3D analysis using MR Imaging. *34th Annual Congress of ESPR. LUGANO,* 1997, Poster 62. [14] GRATTAN SMITH J., WAGNER M., BARNES D. – Osteomyelitis of the talus: an unusual cause of

limping in childhood. *Am. J. Roentgenol.*, 1991, 156: 785-789. [15] GREENSPOON J., ROSMAN M. – Medial osteochondritis of the talus in children: Review and New Surgical Management. *J. Pediatr. Orthop.*, 1987, 7: 705-708.[16] GROGAN D., BERNSTEIN R, HABAL M., OGDEN J. – Congenital Lipofibromatosis with macrodactyly of the foot. *Foot-Ankle*, 1991, 12: 40-46. [17] GROGAN D.,HOLT G., OGDEN J. – Talocalcaneal coalition in patients who have fibular hemimelia or proximal femoral focal deficiency. A comparison of the radiographic and pathological findings. *J. Bone Joint Surg.*, 1994, 76: 1363-1370. [18] HAWKINS L. – Fractures of the neck of the Talus. *J.Bone Joint Surg.*, 1970, 52: 991-1002. [19] HEARE M., GILLESPY.T., BITTAR E. – Direct coronal computed tomography arthrography of osteochondritis dissecans of the talus. *Skeletal Radiol.*, 1988, 17: 187-189. [20] HERZENBERG J., GOLDNER J.L., MARTINEZ S., SILVERMAN P.M. – Computerized tomography of talocalcaneal tarsal coalition: a clinical and anatomic study. *Foot & Ankle*, 1986, 6: 273-288.

[21] HOBATHO M.C., BAUNIN C., JOHNSTON C.E., COUTEAU B., DARMANA R, CAHUZAC J.P. – Analyse tridimensionnelle du pied. Application à l'étude du pied bot. *Innov. Techn. Biol. Med.*, 1995, 16: 231239. [22] HUBBARD A.M., MEYER J. S., DAVIDSON R.S., MAHBOUD S., HARTY M.P. – Relationship between the ossification center and cartilaginous anlage in the normal hindfoot in children; study with MR Imaging. *Am. J. Roentgenol*, 1993, 161: 849-853. [23] JARAMILLO D. MR imaging of pediatric musculoskeletal traum: indications and limilations. *In: «Pediatric Radiology: Evaluating Today and Innavating Tomorrow» IPR*, Boston: Fellow K. Ed, 1996. [24] JOHNSTON C.E., H OBATHO M.C., KELLY P.H., BAKER P.D., BAUNIN C. – Three-dimensional analysis of club foot deformity by computer tomography. *J Pediatr Orthop*, 1995, 4: 39-48. [25] KOTTAMASU S.R, KUHNS L.R, STRINGER D.A. – Pediatric musculoskeletal computed radiography. *Pediatr Radiol*, 1997, 27: 563-574. [26] KULIK S., CLANTON T. – Tarsal coalition. *Foot & Ankle*, 1996, 1 7: 286-296. [27] LATEUR L.M., VAN-HOE L.R, VAN-GHILLEWE K.V., GRYSPEERDT S.S., BAERT A.L. – Subtalar coalition: diagnosis with the C sign on lateral radiographs of the ankle. *Radiology*, 1994, 193: 847-851. [28] MADHOK R. – Limping child osteochondritis of the talus: a case report. *Orthop Rev*, 1987, 16: 65-67. [29] MOREAU G., LETTS R. – Unicameral bone cyst of the calcaneum in children. *J. Pediatr. Orthop.*, 1994, 14: 101-104. [30] OGDEN J., LIGHT T., CONLOGUE G. – Correlative roentgenography and morphology of the longitudinal epiphyseal bracketed. *Skeletal Radiol.*, 1981, 6: 109-112.

[31] OHASHI K., BRANDSER E.A., EL-KHOURY G.Y. – Role of MR imaging in acute injuries to the appendicular skeleton. *Radiol. Clin. North Amer.*, 1997, 35: 591-613. [32] PHILLIPS J.H., ALBREGTS A. E., KLING T.F., COHEN M.J. – Digital radiography in pediatric orthopaedics: a prospective, controled and randomized trial. *J. Pediatr. Orthop.*, 1994, 14: 377-380. [33] SERINGE R. – Anatomie pathologique et physiopathologie du pied bot varus équin congénital. In: *Cahiers d'Enseignement de la SOFCOT.* Paris. Expansion Scientifique Francaise. 1977. [34] SIMONIAN P.T., VAHEY J.W., ROSENBAUM D.M., MOSCA V.S., STAHELI L.T. – Fracture of the cuboid in children: a source of leg symptoms. *J. Bone Joint Surg.*, 1995, 77B: 104-106. [35] SPERO C.R, SIMON G. S., TORNETTA P. – Clubfeet and tarsal coalition. *J. Pediatr. Orthop.*, 1994, 14: 372-376. [36] STUECKER R, BENNET J. – Tarsal coalition presenting as a pes cavo-varus deformity: report of three cases and review of the literature. *Foot and Ankle*, 1993, 14: 540-544. [37] THEANDER G.,CARSTAM N. – Longitudinaly bracketed diaphysis. *Ann. Radiol.*, 1974, 17: 355-359. [38] VANDERWILDE R, STAHELI L., CHEW D., MALAGON V. – Measurements of radiographs of the foot in normal infants and children. *J. Bone Joint Surg.*, 1988. (A) 70: 407-415. [39] WEBSTER J., JENSEN I., RASMUSSEN F., LINDEQIST S., SCHANTZ K. – Osteochondral lesions of the talar dome in children. *Acta Orthop. Scand.*, 1994, 65: 110-112. [40] WECHSLER R.J., SCHWEITZER M.E., DEELY D.M., HORN B.D., PIZZUTILLO P.D. – Tarsal coalition: depiction and characterization with CT and MR imaging. *Radiology*, 1994, 193: 447-452.

[41] WHIDE T., AARO S., ELMSTEDT E. – Foot deformities in the newborn: Incidence and prognosis. *Acta Orthop. Scand.*, 1988, 59: 176-179. [42] WHIDE T. – Foot deformities at birth: a longitudinal prospective study over a 16 year period. *J. Pediatr. Orthop.*, 1997, 17:20-24. [43] WILDE P.H., TORODE I.P., DICKENS D.R, COLE W.G. – Resection for symptomatic talocalcaneal coalition. *J. Bone Joint Surg.* 1994, 76: 797-801.

PIED ET MARCHE DE L'ENFANT, APPORT DE L'ANALYSE QUANTIFIÉE

CH. GUIBAL[1], E.M. LAASSEL[1], A. DIMÉGLIO[1, 2]

L'analyse quantifiée de la marche qui permet de chiffrer les multiples paramètres temporo- spaciaux, cinématiques et cinétiques du cycle de marche est le seul mode d'évaluation objective de cette fonction particulièrement complexe qu'est la locomotion. Grâce aux techniques sophistiquées actuellement utilisées, ces données chiffrées peuvent être fournies pratiquement en temps réel et apporter au clinicien une aide à la décision thérapeutique, un contrôle d'évaluation de ses résultats.

L'ÉQUIPEMENT

L'unité d'analyse clinique de la marche dont s'est équipé l'Institut Saint Pierre (5) comporte un système d'analyse du mouvement en trois dimensions VICON, deux plate-formes de force à multiples degrés de liberté (A.M.T.I.), un dispositif d'enregistrement d'électromyographie cinésiologique et une chaîne d'enregistrement vidéo-optique (Fig. 1).

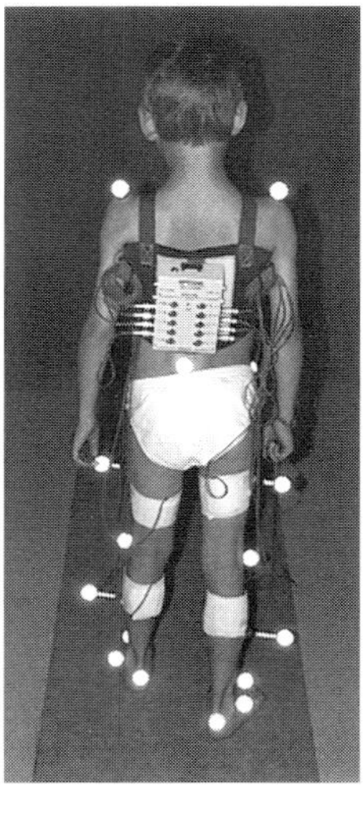

FIG. 1. – *Enfant équipé de marqueurs rétro-réfléchissants et du système d'enregistrement électromyographique.* Les plate-formes de forces sont intégrés dans le chemin de marche.

1. Unité clinique d'analyse de la marche, institut Saint-Pierre, 34250 Palavas-les-Flots.
2. Service chirurgie infantile, hôpital Lapeyronie, 34295 Montpellier.

Le système VICON enregistre par cinq caméras infrarouges les déplacements 3D de marqueurs rétro-réfléchissants placés sur des repères anatomiques. Il permet la mesure descriptive de la mobilité segmentaire des membres inférieurs et du bassin dans les trois plans, définissant la cinématique.

Les plates-formes dynamométriques enregistrent les Forces de Réaction du Sol à l'appui (F.R.S.), décomposées dans les trois plans. Ce sont les résultantes du poids du corps et de l'énergie cinétique liées aux déplacements et à l'activité musculaire.

En couplant ces mesures aux données cinématiques, **le logiciel Vicon** permet le calcul des moments et puissances. À chaque niveau articulaire, on peut ainsi déterminer les moments ou couples de force appliquées résultant des contractions musculaires et des forces passives capsulo-ligamentaires. Le calcul des puissances (produit du moment par la vitesse angulaire) apprécie l'énergie générée ou absorbée par les contractions musculaires concentriques ou excentriques.

L'enregistrement simultané de **l'activité électromyographique** permet de rapporter moments et puissances aux groupes musculaires concernés.

Ces données doivent être évaluées de façon synchrone et l'on doit pouvoir déterminer avec précision leur valeur respective en un point précis du cycle de marche.

LE CYCLE DE MARCHE

Il représente le déplacement d'un membre inférieur entre deux contacts successifs du même pied au sol. Tous les événements décrits sont évalués dans le temps en pourcentage de ce cycle (Fig. 2).

Pour chaque membre inférieur la terminologie actuelle (11), plus fonctionnelle et plus précise décrit sept phases dans ce cycle, quatre survenant en phase d'appui, trois en phase oscillante.

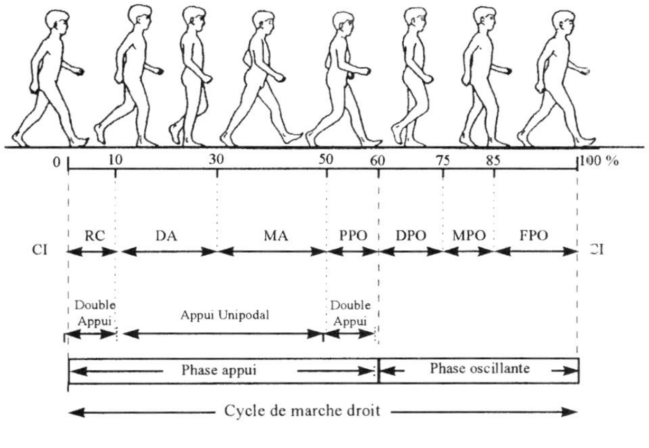

FIG. 2. – *Le cycle de marche et ses différentes phases*
CI : Contact Initial, RC : Réponse à la Charge, DA : Début d'Appui, MA : Milieu d'Appui, PPO : Pré Phase Oscillante, DPO : Début Phase Oscillante, MPO : Milieu Phase Oscillante, FPO : Fin Phase Oscillante.

La phase d'appui débute au contact initial (C.I., 0 %) et prend fin au décollement des orteils (60 %). Elle se subdivise en quatre phases : Réponse à la Charge (R.C.) de 0 à 10 %, pendant le rabat du pied au sol, Milieu d'Appui (M.A.) de 10 à 30 % du cycle, phase au cours de laquelle le poids du corps progresse vers l'avant sur le support du pied et entraîne une flexion dorsale de la cheville. Fin d'Appui (F.A.) de 30 à 50 %, initiée par le décollement du talon et le passage en flexion plantaire de cheville. Pré Phase Oscillante (P.P.O.), phase de flexion plantaire active, propulsive jusqu'au décollement des orteils. Au cours de cette phase d'appui, deux phases sont des phases de double appui permettant le transfert des charges d'un membre inférieur à l'autre : l'une initiale de 0 à 10 % (Réponse à la Charge), l'autre finale de 50 à 60 %, (Pré Phase Oscillante).

La phase oscillante occupe 40 % du cycle et comporte une première période appelée Début de Phase Oscillante (D.P.O.) de 60 à 75 % du cycle, de forte activité musculaire, réglant la cadence et le passage du pas. Une deuxième période, Milieu de Phase Oscillante (M.P.O.), de 75 % à 85 % du cycle pendant laquelle la progression est essentiellement due à l'énergie cinétique. La troisième période, Fin de Phase Oscillante (F.P.O.), de 85 à 100 % du cycle prépare le pied au prochain contact.

La marche normale, permettant une progression à moindre coût énergétique, implique obligatoirement pour Perry (11) une stabilité à l'appui, un passage du pas efficace en phase oscillante, un pré positionnement correct du pied avant le contact initial, une longueur du pas adéquate.

Il est évident que toute anomalie morphologique ou fonctionnelle de la cheville ou du pied perturbe la progression. L'analyse du déroulement des appuis à ce niveau est donc essentielle.

ANALYSE DE LA MARCHE NORMALE

La mobilité articulaire de la cheville et du pied ne peut être analysée que de façon globale et uniquement dans le plan sagittal, puisque seulement trois repères rétro-réfléchissants sont utilisés : condyle fémoral externe, malléole externe, inter métatarsien entre les têtes des 2e et 3e. Les deux premiers matérialisent l'axe jambier, les deux derniers l'axe du pied. Ils permettent de définir l'angle de flexion (dorsi-flexion) ou d'extension (flexion plantaire) du « complexe cheville ».

C'est dire l'importance, lors de l'interprétation des courbes, des données du bilan clinique appréciant et chiffrant les défauts d'axes éventuels du plan frontal et les troubles torsionnels.

Analyse cinématique

Au cours d'un cycle de marche la cheville décrit quatre périodes, deux de flexion plantaire, deux de dorsi-flexion, avec une amplitude globale de mobilité de l'ordre de 30° (Fig. 3). Au contact initial, la cheville est en position neutre, parfois en flexion plantaire de quelques degrés. Au cours de la mise en charge, légère flexion plantaire, puis dès le rabat du pied, ample mouvement de flexion dorsale jusqu'à 50 % du cycle où le maximum (10°) est alors atteint. Au cours de la pré-phase oscillante lorsque le transfert de charge se fait sur le membre inférieur contro-latéral (double appui final), la cheville passe rapidement en flexion plantaire. Elle se poursuit en début de phase oscillante, puis revient en légère flexion dorsale pour le passage du pas.

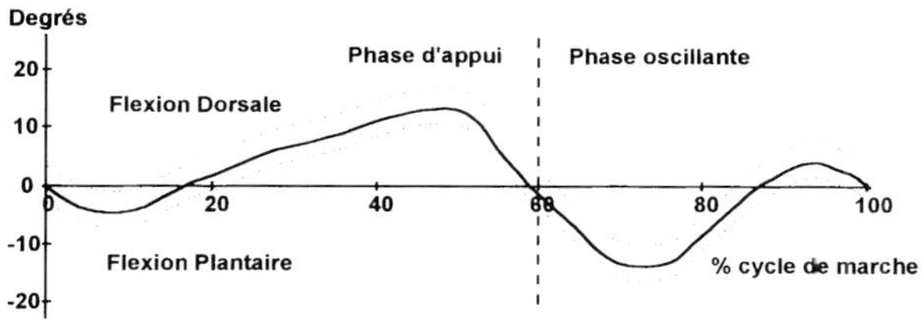

FIG. 3. – *Cinématique de la cheville.*

Analyse cinétique

L'analyse des courbes de **moments** (Fig. 4a) au niveau de la cheville va permettre de préciser l'orientation du vecteur force appliquée au centre articulaire, à chaque instant du cycle. Le moment enregistré est le moment interne représentant la résultante des forces musculaires et capsuloligamentaires. Il s'oppose au moment externe dû aux Forces de Réactions au Sol, qui est calculé par le logiciel Vicon à partir des données mesurées par les plates-formes dynanométriques et des données cinématiques (16).

La puissance (Fig. 4b) est conventionnellement exprimée en positif pour une génération d'énergie, en négatif pour une absorption d'énergie.

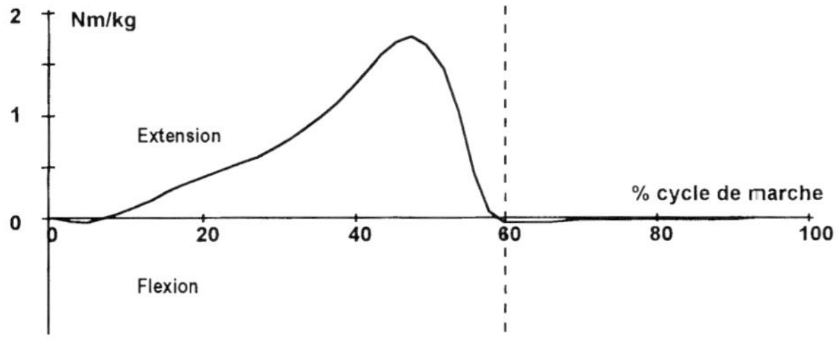

FIG. 4*a*. – *Moment de la cheville.*

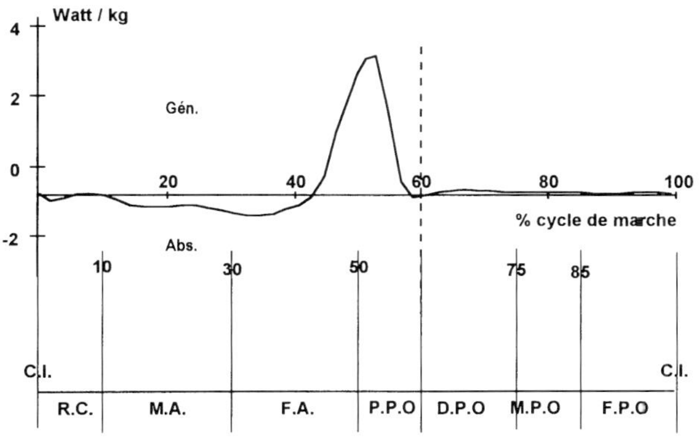

FIG. 4*b*. – *Puissance de la cheville.*

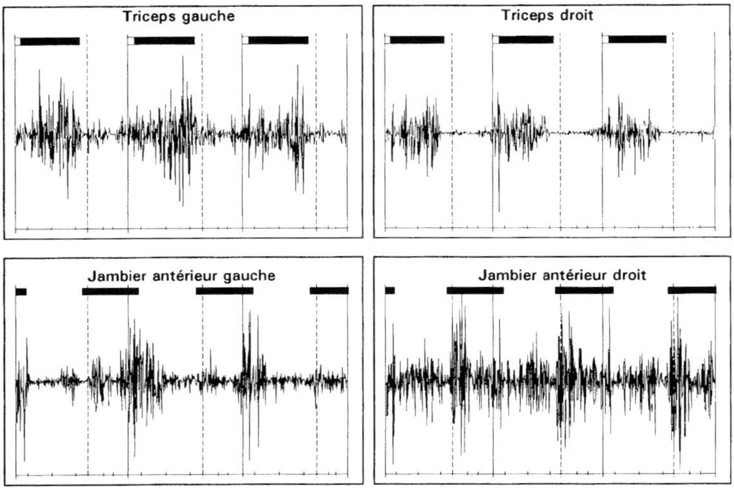

FIG. 5. – *Analyse de l'activité électromyographique des triceps et des jambiers antérieurs droit et gauche d'un enfant porteur d'une hémiplégie droite.*

Le recueil de **l'activité électromyographique** (Fig. 5) renseigne sur *le timing* de contraction des muscles enregistrés (2).

L'analyse globale simultanée des courbes cinématiques, cinétiques et électromyographiques permet donc de connaître l'action musculaire prédominante au cours du mouvement réalisé et le type de contraction musculaire concentrique et productrice d'énergie ou excentrique consommant de l'énergie.

Le déroulement des appuis au niveau du pied, assurant la progression, doit être réalisé à moindre coût énergétique, c'est-à-dire dans des conditions de stabilité optimale.

J. Perry (11) décrit un système de trois pivots successifs, contrôlés par l'activité musculaire (Fig. 6) :

– *le pivot talon (a)* permet d'amortir lors du contact initial la réception du transfert du poids du corps. Il existe une courte phase de flexion plantaire de la cheville. Celle-ci est freinée par l'action des muscles releveurs (jambier antérieur et extenseurs) se traduisant sur la courbe des moments par un moment de flexion de 0 à 10 % du cycle de marche. Cette contraction est excentrique, de freinage, et absorbe de l'énergie (Figures 4a et 4b).

– *le pivot cheville (b)*, se situe de 10 à 50 % du cycle. De 10 à 30 % du cycle, le pied est à plat, les Forces de Réactions du Sol progressent en avant, le mouvement est un mouvement de flexion dorsale progressive, passive, lors de l'avancée du tibia sur le pied portant. On enregistre un moment d'extension progressive freiné par la contraction excentrique du soléaire (absorption d'énergie sur la courbe des puissances). À 30 % du cycle le talon décolle et au cours de la Fin d'Appui la cheville reste en flexion dorsale. On enregistre une contraction concentrique du triceps, inversant la courbe de puissance et générant une forte énergie propulsive en fin d'appui.

– *le pivot avant-pied (c) :* de 50 à 60 % du cycle de marche, la progression se poursuit : la Force de Réaction au Sol est alors sur les articulations métatarso-phalangiennes et le triceps devient fléchissseur plantaire.

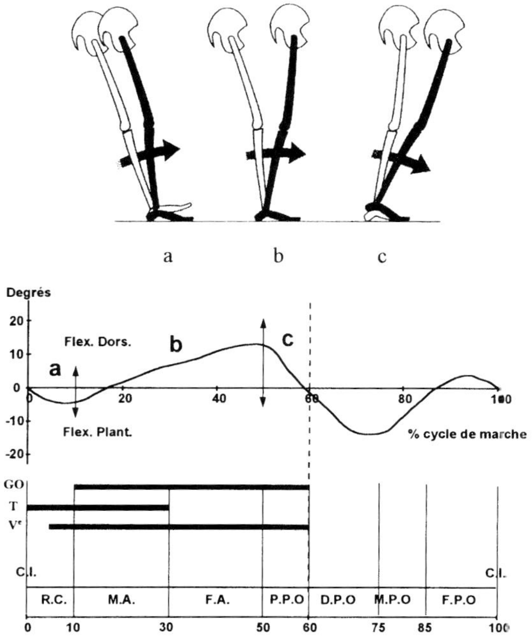

FIG. 6. – *Système des pivots décrit par J. Perry.*
a : pivot talon, b : pivot cheville, c : pivot avant pied
GO : Gros Orteil, T : Talon, V : 5e métatarsien. Schématisation du déroulement des appuis.

L'analyse de la marche normale est actuellement bien codifiée (3, 4, 9, 11, 12, 15) tant en ce qui concerne les paramètres temporo-spaciaux que les courbes de mobilité articulaire, des moments et des puissances. Par référence à ces données, on peut évaluer les anomalies de la marche.

ANALYSE DE LA MARCHE DANS L'ÉVALUATION DES ANOMALIES DU PIED

Le nombre limité de marqueurs disposés sur le pied ne suffit pas à définir de façon précise les mouvements articulaires complexes dans les trois plans. L'analyse est obligatoirement indirecte et doit être orientée par les données du bilan clinique et radiologique. Un défaut d'axe tel qu'une rotation externe excessive du pied modifiant les bras de levier (Fig. 7) et donc la valeur des moments, peut être la conséquence d'un valgus mais aussi d'une torsion tibiale externe. L'enregistrement vidéo prend ici toute sa valeur et permet de revoir, au besoin au ralenti, l'aspect clinique.

Enfin, pour mieux apprécier le déroulement du pas, nous avons mis au point une technique de représentation originale du déroulement des appuis (7) précisant le déplacement du point d'application de la résultante des Forces de Réaction au Sol (Fig. 8). Elle illustre les défauts d'appui éventuels et les perturbations dans le déroulement de ces appuis dans le temps et dans l'espace.

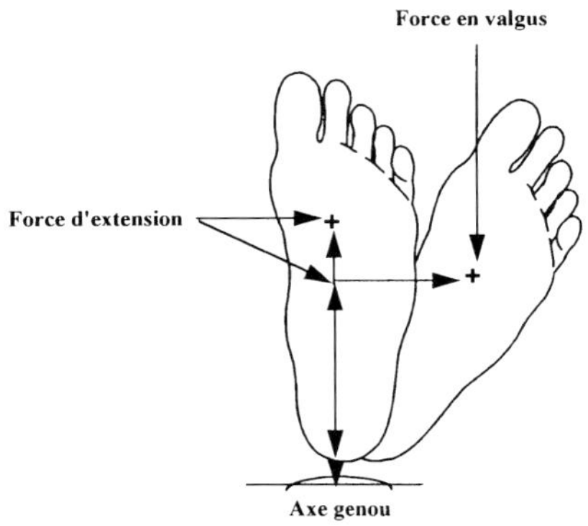

FIG. 7. – *Défaut d'axe et conséquences sur la valeur du bras de levier.*

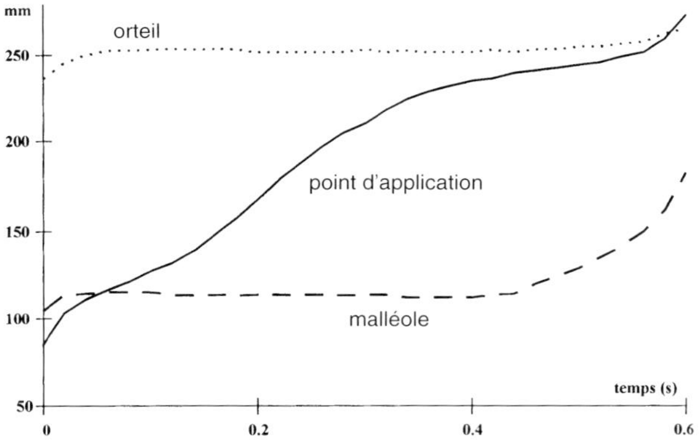

FIG. 8. – *Déroulement du point d'application de la résultante de la force d'appui dans le plan sagittal au cours de la marche normale*
La courbe du haut représente le déplacement du marqueur orteil, la courbe du bas celui du marqueur malléole externe.

L'analyse de la marche de l'enfant infirme moteur d'origine cérébrale a fait l'objet des travaux les plus importants (3, 10). Ils ont permis de mieux comprendre les causes des anomalies enregistrées. La lésion primitive, cérébrale, a pour conséquence des dysfonctions musculaires : spasticité, déséquilibre des contractions agonistes antagonistes, perte de sélectivité du contrôle moteur. Avec la croissance, ces anomalies motrices entraînent des anomalies osseuses : défauts d'axes et troubles torsionnels. Enfin certains troubles sont liés à des compensations permettant d'assurer la progression malgré la dysfonction primitive.

– *Le pied équin,* se traduit par une flexion plantaire excessive sur les courbes cinématiques, par un moment d'extension prématuré, élargi, parfois bi-phasique et par une perte énergétique : absorption souvent exagérée, défaut de propulsion. En phase d'appui la flexion plantaire excessive entraîne une anomalie du déroulement des appuis, une instabilité par perte du pivot talon ou des deux premiers pivots, talon et cheville, dans les marches digitigrades. L'analyse des courbes permet de préciser s'il s'agit d'une faiblesse des releveurs, d'une spasticité ou d'une rétraction des fléchisseurs plantaires.

En phase oscillante le passage du pas est perturbé et nécessite une hyperflexion du genou et de la hanche, parfois une inclinaison latérale du tronc.

– *Le pied talus :* la flexion dorsale excessive est le plus souvent la conséquence d'une chirurgie d'allongement inutile ou trop copieuse du tendon d'Achille (13). Elle traduit la faiblesse du soléaire et entraîne rapidement une détérioration de la marche avec triple flexion en phase d'appui (« crouch gait »).

– *Les anomalies dans le plan frontal* sont les conséquences d'un déséquilibre musculaire. Le varus équin est de règle chez l'enfant hémiplégique, le pied valgus plus fréquent chez le diplégique.

Le pied valgus est associé à une dislocation médio-tarsienne. Il en résulte un angle de progression en rotation externe donc un bras de levier inadéquat des fléchisseurs plantaires et une instabilité en phase d'appui.

Le pied varus traduit l'hyper activité des inverseurs, soléaire, jambiers postérieurs. On retrouve sur les enregistrements électromyographiques une activité musculaire anormale, prématurée ou prolongée, parfois des inversions de phase.

Chez l'enfant myopathe Duchenne de Boulogne, l'analyse de la marche permet de mieux comprendre la stratégie d'adaptation fonctionnelle au déficit musculaire. L'équin, qui s'installe rapidement avant toute rétraction musculaire, est lié au déficit des releveurs mais surtout à la contraction du triceps (équin actif) contribuant à maintenir les Forces de Réactions au Sol en arrière du genou et prévenant l'instabilité en flexion (6,14).

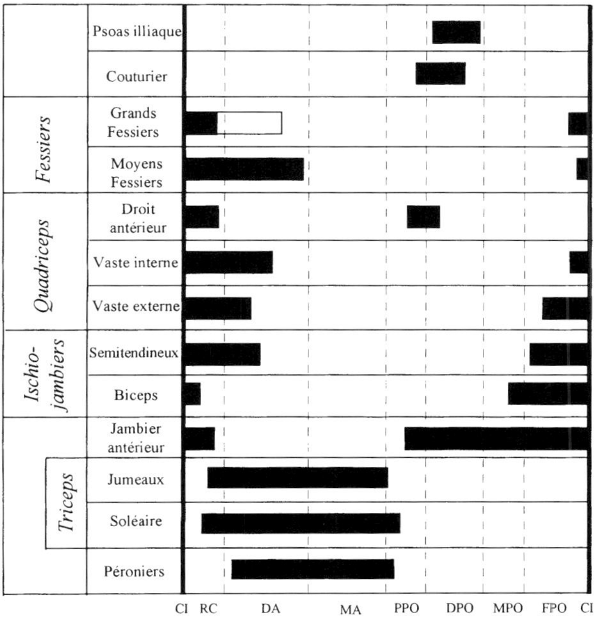

FIG.9. – *Timing des contractions musculaires au cours de la marche normale.*

L'analyse du pied bot varus équin est encore peu documentée. Il s'agit essentiellement d'une évaluation des résultats, d'une prise en charge orthopédique ou chirurgicale précoce et de leur évolution en cours de croissance (l, 8). Notre étude est en cours.

*

* *

Le laboratoire d'analyse de la marche paraît actuellement un complément indispensable à toute prise en charge orthopédique d'un trouble locomoteur (Fig. 9). Cette méthode d'évaluation objective et chiffrée, apporte une aide à la décision thérapeutique et permet d'en évaluer les résultats, qu'il s'agisse d'une option médicale, chirurgicale ou d'appareillage.

BIBLIOGRAPHIE

[1] ASPERHEIM M.S. and coll. – Evaluation of residual clubfoot déformities using gait analysis, *JPO*, 1995, 4: 49-54. [2] BASMAJIAN J.V. – Muscles alive. Their function revealed by electromyography. Williams and Wilkins Co., Baltimore, 1985. [3] GAGE J.R. – Gait Analysis in Cerebral Palsy. Keith Press. *Clinics in Developmental Medicine,* 1991, n° 121. [4] GAGE J.R., DELUCA P.A., RENSHAW T.S. – Gait Analysis. Instructional Course Lectures. Vol. 45, *American Academy of Orthopaedic Surgeons*, 1996, 491-507 [5] LAASSEL E.M., MILON E., GUIBAL C, POUS J.G. – Analyse quantitative de la marche. Intérêt en chirurgie et rééducation *in Échanges en rééducation et orthopédie infantile*. Sauramps Médical [6] LAASSEL E.M., PÉLISSIER J., GUIBAL C, ECHENNE B. Analyse de la marche et dystrophie musculaire de Duchenne *in Les maladies neuromusculaires, de la génétique à la réadaptation*. Ed. Masson, 1996. [7] LAASSEL E.M., GUIBAL CH., PELISSIER J., DIMEGLIO A. – Quantitative Analysis of Centre Of Pressure Displacement and Stance Phase Foot Kinematics Normal and Pathological gait. *Gait and Posture,* 1997, 5: 1. [8] OTIS J., BOHNE N. – Gait analysis in surgical treated clubfoot. *J. Pediatric Orthopaedic,* 1986, 6: 162-164. [9]OUNPUU, S., GAGE, J.R. *et al.* – Three-dimensional lower extremity joint kinetics in normal pediatric gait. *J. Pediatric Orthopaedics*, 1991, 11: 341-349. [10] PERRY J. *and coll.* – Gait analysis of the triceps surae in cerebral palsy. *J. Bone Jt Surg.*, 1974, 56A, 3: 551-520. [11] PERRY J. – *Gait Analysis - Normal and Pathological Function*. Medical Publishing Group, 1992. [12] ROSE J., GAMBLE J.G. – *Human Walking*, Williams & Winkins, 1992. [13] SUTHERLAND D.H., COOPER L. – The pathomechanics of progressive crouch gait in spastic diplegia, *Ortho Clinics of North America*, 1991, 9: 142-154. [14] SUTHERLAND D.H., OLSHEN R., COOPER L., WYATT M., LEACH J., MUBARAK S. – The pathomechanics of gait in muscular dystrophy. *Med. Child Neuro*, 1981, 23:3-22. [15] SUTHERLAND D.H., BIDEN E.N., WYATT H.P – *The Development of Mature Walking*, *Clinics in Developmental Medecine*, n° 104/105. London: Mac Keith Press with Blackwell Scientific; Philadelphia, 1988. [16] WINTER D.A. – *Biomechanics and motor control of human movement*, 2nd ed. John Wiley and Sons Inc., 1990.

4

PIED PLAT ET PIED CONVEXE

LE PIED PLAT : LES GRANDS CONCEPTS

A. DIMÉGLIO[1]

Le pied plat banal est une variante du normal

Sans aucun doute la plupart des pieds plats sont traités inutilement. Beaucoup de parents ont une part de responsabilité dans cette médicalisation excessive. Ils veulent absolument que leur enfant ait une arche plantaire convenable. Nous ne savons pas pourquoi le fait d'avoir un pied plat a mauvaise réputation. Le problème de fond est dominé par 3 questions fondamentales : s'agit-il d'une variante du normal ou du pathologique? S'agit-il d'un phénomène temporaire? ou au contraire est-ce que ce pied plat entraînera à l'âge adulte des complications sévères. Si ce pied plat est physiologique, il n'y a aucune raison de le traiter. Au contraire si le pied plat est responsable à l'âge adulte de troubles, il serait logique d'envisager un traitement préventif.

Il n'est pas rare que l'indication ait été portée par un podologue. Certaines familles consultent parce que les enfants usent leur chaussure. Il est classique de voir arriver à la consultation du mercredi un enfant porteur d'un surpoids, avec des douleurs diffuses, des pieds plats, et un genu valgum. Il y a différentes catégories de pieds plats, des **pieds plats flexibles** qui se creusent lorsque l'enfant se met sur la pointe des pieds, et des **pieds plats rigides** qui méritent d'être pris en considération, et qui justifient un examen approfondi.

Lorsque le pied plat est modéré, l'arche interne est à peine déprimée, mais il existe quand même un creux discret. Dans les formes de moyenne intensité, le pied plat est complet, mais la voûte réapparaît lorsque l'enfant se met sur la pointe des pieds. Il existe enfin des pieds plats prononcés avec un aspect convexe, une disparition quasi complète de l'arche interne, avec une saillie de l'astragale dans la voute.

Des anomalies subtiles peuvent se cacher derrière un pied plat banal, comme une rétraction du tendon d'Achille, premier symptôme d'une infirmité motrice d'origine

1. Service d'orthopédie et de traumatologie pédiatrique, hôpital Lapeyronie, 371 avenue Doyen-Gaston-Giraud, 34295 Montpellier Cedex 5.

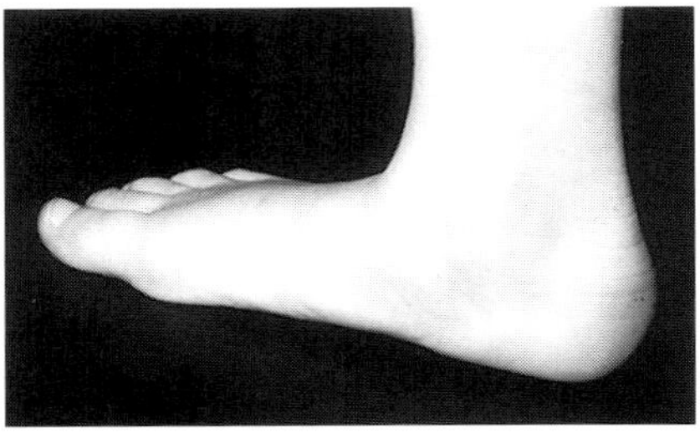

FIG. 1. – *Pied plat valgus modéré chez l'adolescent.*

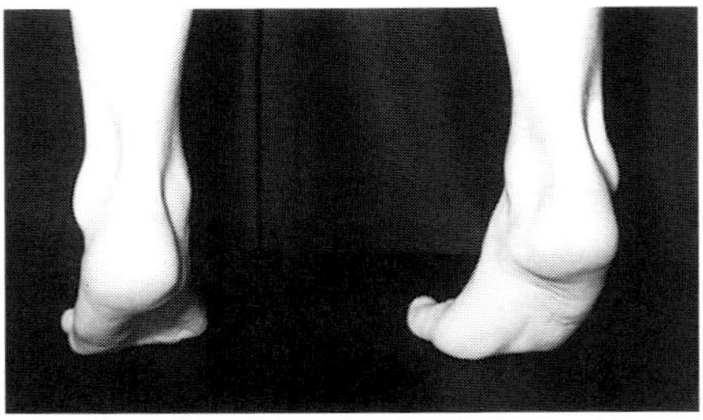

FIG. 2. – *La voûte plantaire se creuse lorsque l'adolescent se met sur la pointe des pieds.*

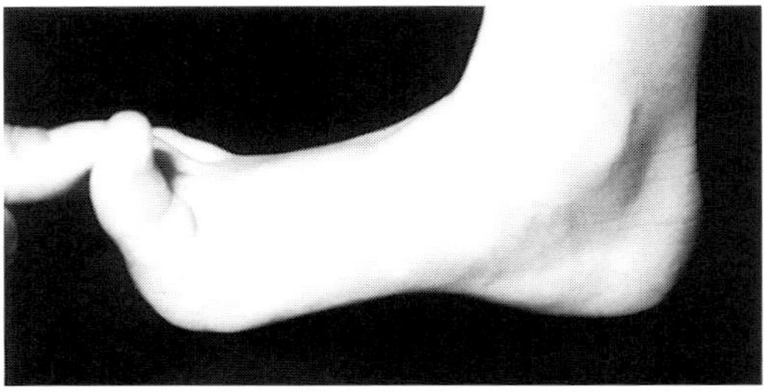

FIG. 3. – *Signe de Jack; la flexion dorsale du gros orteil entraîne le creusement de la voûte.*

cérébrale. Une radiographie normale n'est pas suffisante pour assurer. Il faut savoir dégager l'interligne sous-astragalien pour ne pas méconnaître une synostose.

Le diagnostic de pied plat idiopathique est d'une grande banalité, c'est un pied mobile, et sa réduction est toujours possible. Si le pied est rigide, rechercher avec insistance une cause. Devant un pied plat bénin, il n'est pas logique d'envisager un traitement. Pourtant de nombreux médecins ont tendance à envisager absolument une prescription pour dissiper les inquiétudes familiales : coque talonnière, appui scaphoïdien par exemple... ces prescriptions sont inutiles, elles méconnaissent totalement l'histoire naturelle du pied plat.

L'histoire naturelle confirme la bénignité du pied plat

L'évolution spontanée du pied plat se fait vers une amélioration progressive avec l'apparition d'une voûte plantaire qui se creuse au cours de la croissance.

Wenger en 1989 a étudié un groupe d'enfants dont la divergence astragale-calcanéum était supérieure à 35°. Il s'agit d'une étude substantielle randomisée; et il a démontré qu'il n'y avait aucune amélioration de la forme du pied sur une période de 3 ans après traitement par attelles, ou par semelles orthopédiques, et que les enfants qui n'avaient pas été traités, avaient une évolution identique à ceux qui avait été traités. La conclusion de ce travail fondamental est qu'il n'y a aucune logique rationnelle à vouloir traiter par des semelles orthopédiques des pieds plats même prononcés. Staheli a conforté son opinion, en répétant qu'il s'agissait d'une affection bénigne, qui n'était pas influencée par le traitement.

L'histoire des civilisations nous démontre qu'il n'est pas absolument certain que les hommes soient obligés de porter des souliers confortables. Beaucoup de populations ne portent pas de souliers. Théoriquement les souliers sont chargés de protéger le pied des surfaces rugueuses, et de garder le pied à l'abri des excès de température. Sim-fook et Hodgson en 1958 ont comparé 2 groupes de populations, des populations qui portaient des chaussures, et des populations qui étaient dépourvues de tout soulier. La population qui ne portait pas de souliers avait une hypertrophie de la plante, et des ongles. L'arche plantaire était très bien développée, il y avait une tendance à l'élargissement de l'avant-pied, et à un écart entre le gros orteil et le 2e orteil; le gros orteil avait gardé ses capacité de préhension, et une force très importante.

La conclusion de cette étude est assez surprenante; les auteurs pensent que la mobilité et la flexibilité du pied sont inversement proportionnelles au port de chaussures, et que porter des chaussures augmente le risque de voir les déformations se développer !

Staheli démontre en 1980 que 21 % des parents qui ont acheté des chaussures les ont achetées sur conseils médicaux. Dans le jeune âge quelquefois les chaussures doivent être changés tous les 3 mois.

Wenger en 1983 a analysé la croissance du pied, jusqu'à l'âge de 6 ans : il faut approximativement augmenter d'une demi-taille chaque mois la longueur des chaussures, tout particulièrement entre 12 et 18 mois; après 18 mois le pied augmente d'une demi-taille tous les 3 mois jusqu'à l'âge de 30 mois. Entre 21 mois et 4 ans le pied augmente d'une demi-taille tous les 4 mois. Entre 4 et 6 ans le pied augmente d'une demi-taille tous les 6 mois. Après l'âge de 6 ans la croissance du pied diminue de façon significative.

Théoriquement s'il fallait épouser la croissance du pied de façon précise, il faudrait très souvent changer de chaussures; cela veut dire que comme le changement de chaussures n'est pas effectué aussi fréquemment la plupart des jeunes enfants ont tendance à être très à l'étroit dans leurs chaussures. Certains souliers ne sont pas adaptés au pied de l'enfant, et peuvent entraîner des pressions excessives voire des douleurs. Il n'y a pas de preuve que des chaussures du commerce très chères soient supérieures aux chaussures du commerce bon marché; cependant beaucoup de parents ont tendance à acheter des chaussures à un coût élevé pour satisfaire leurs propres inquiétudes; ils pensent que plus le prix de la chaussure est élevé, plus elle sera adaptée à la forme du pied de l'enfant ! Cela n'est pas toujours vrai !

À la recherche d'une étiologie

Les pieds plats ne doivent pas dispenser d'un examen clinique approfondi; la recherche d'une hyperlaxité ligamentaire familiale fait partie d'un examen bien conduit, il faut éliminer un syndrome d'Ehlers-Danlos, une maladie de Marfan, ou une trisomie 21. Un pied plat peut être du à une rétraction du tendon d'Achille, à une faiblesse musculaire, à une hypotonie latente, à une myopathie qui s'installe de façon progressive. Certains pieds plats peuvent être la première manifestation d'une infirmité motrice cérébrale. Des anomalies osseuses peuvent être responsables de ce pied plat comme une hypoplasie du sustentaculum tali, un calcanéum trop court, ou une synostose.

Devant un pied plat rigide durant les premières années de la vie, l'examen est avant tout neurologique. Il faut s'assurer des modalités de l'accouchement, rechercher une hypoxie néonatale, une prématurité; à cette période de la vie il faut aussi penser à un pied convexe. Il n'est pas toujours facile de différencier un pied plat physiologique d'un pied convexe dans le jeune âge.

À la puberté la synostose du tarse représente l'étiologie la plus fréquente; c'est à la puberté qu'elle s'ossifie. Les familles sont souvent surprises d'apprendre le diagnostic, alors que pendant plusieurs années l'enfant n'a présenté aucun symptôme. Ils ont du mal à comprendre qu'il s'agit d'une affection congénitale.

CLASSIFICATION DU PIED PLAT

➩ **Flexible**

– Physiologique, variante du normal.

– Hyperlaxité ligamentaire : familiale ou dans le cadre d'un syndrome comme Marfan, Trisomie 21, Ehlers-Danlos, ostéogénèse imparfaite.

– Anomalie osseuse :
- hypoplasie du sustentaculum tali,
- hypoplasie du calcanéum.

– Rétraction :
- rétraction du triceps sural

– Déséquilibre musculaire :
- muscle jambier postérieur,
- myopathie,
- lésions des nerfs périphériques,
- moelle : myelomeningocèle…
poliomyélite
Werdnig-Hoffman
- cerveau : IMOC hypotonique.

➩ **Rigide**

– Congénitale :
- synostose,
- pied convexe.

– Acquise :
- inflammatoire,
- arthrite chronique.

Recommandations

Quelle que soit la situation rencontrée, il faut toujours évaluer avec précision le pied plat en respectant les recommandations suivantes :

1 – demander à l'enfant de se mettre sur la pointe des pieds ou d'attraper une feuille de papier avec le gros orteil

2 – étudier le pied en position debout suivant la technique de Jack, en mobilisant le gros orteil pour savoir si la voûte se creuse (Fig. 3)

3 – étudier le pied en position couché, quelquefois le pied plat disparaît

4 – mobiliser la sous-astragalienne pour savoir si le volant de prono supination est normal avec l'arrière-pensée d'une synostose

5 – rechercher une limitation de la flexion dorsale ou une simple tension du tendon d'Achille

6 – rechercher un déséquilibre musculaire entre muscles péroniers et les muscles jambiers, entre les muscles extenseurs et triceps sural

7 – apprécier l'arrière-pied, l'intensité du valgus, noter si le valgus se corrige lorsque l'enfant se met sur la pointe des pieds

8 – regarder marcher l'enfant, étudier le balancement de ses membres supérieurs en pensant à une hémiplégie possible, étudier le déroulement du pas

9 – demander à l'enfant de se mettre en appui unipodal et de sauter pour apprécier la coordination

10 – demander à l'enfant de marcher sur la pointe des pieds pour apprécier la force du triceps

11 – éliminer une myopathie en recherchant un signe de Gowers, en s'inquiétant d'une hypertrophie des mollets, ou d'un enfant qui chute trop fréquemment

11 – réaliser un bilan radiographique précis en recherchant : une obliquité de la tibio-tarsienne, un péroné court; en chiffrant la divergence astragalo-calcanéenne sur la face et le profil, en mesurant exactement la verticalisation de l'astragale, et en recherchant une synostose

12 – si le cliché de face et de profil est normal, et qu'on suspecte fortement une synostose, ne pas hésiter à demander un scanner.

HISTOIRE NATURELLE DU PIED PLAT VALGUS IDIOPATHIQUE

F. CIGALA[1], L. CAPUANO

Ces dernières années de nombreux pieds plats valgus idiopathiques (P.P.V.I.) ont été traités chirurgicalement avec la technique du «calcanéo stop» : de plus en plus souvent, à la consultation d'orthopédie pédiatrique, nous voyons des enfants porteurs d'une petite pronation de l'arrière-pied à qui, d'autres chirurgiens, ont proposé une correction chirurgicale.

La raison pour laquelle cette indication est portée avec facilité, est due à la simplicité technique du «calcanéo stop» : cette intervention est bien supportée par les petits patients; les parents sont satisfaits du résultat morphologique. Elle est sans inconvénient dans le futur. En attendant d'avoir des renseignements plus détaillés des chirurgiens qui ont acquis une bonne expérience, en particulier sur les indications et sur les résultats à long terme, nous avons pensé qu'il serait utile d'analyser la bibliographie internationale sur l'histoire naturelle du pied plat valgus idiopathique.

Nous espérons que ce travail d'évaluation critique de la littérature sera utile à tous ceux qui veulent élargir leurs connaissances dans un domaine qui reste ambigu.

1. Université des études de Naples «Federico II» faculté de médecine et chirurgie service d'orthopédie et traumatologie pédiatrique, II Division, Via Pansini, 5; 80131 Naples (Italie).

ANALYSE DE LA LITTÉRATURE

On ne peut aborder l'histoire naturelle du pied plat idiopathique sans rappeler brièvement comment se développe et comment évolue la forme du pied depuis l'âge néonatal jusqu'à la puberté.

À la naissance, le pied présente plusieurs variantes «paraphysiologiques» morphologiques; souvent on observe une évidente adduction du gros orteil, qui a tendance à s'éloigner des autres orteils.

L'avant-pied peut être en adduction par rapport à l'arrière-pied. Le calcanéum est souvent en talus et en supination. Cette position de talus-adduction du pied et d'adduction de l'avant-pied, en particulier du premier rayon, disparaît habituellement pendant les premiers 4-6 mois de vie. Le pied, pendant la première année de vie, apparaît plat même quand il ne l'est pas, à cause du gras qui remplit l'arche longitudinale (1, 10).

Après la première années de vie, le gras commence à diminuer et le pied, au début de l'appui, se retrouve en valgus.

Le valgus du calcanéum augmente habituellement après la deuxième année de vie, quand le varus des genoux est remplacé par le valgus physiologique. Pour améliorer la distribution du poids du corps, s'il n'y a pas de rotation pathologique du membre inférieur, l'enfant marche en rotation interne, le poids du corps centré sur les genoux et sur la partie externe du pied. La stabilité du membre est ainsi assurée même en présence d'un sensible valgus des genoux et d'un pied plat en pronation. (11)

Ces connaissances, comme l'écrivait Imhauser (4) en 1977, devraient déjà être connues par chaque médecin depuis 50 ans.

Morley (1957), (6), en évaluant le rapport entre la largeur de l'empreinte du pied au niveau du calcanéum et celle au niveau de la voûte «heel to arch with ratio», grâce à des podomètres, avait trouvé que 97 % des enfants d'environ 2 ans d'âge avait un pied plat. Ce même pied plat était trouvé chez seulement 4 % des enfants à 10 ans. Dans la même période, seulement 1 % des enfants, avait reçu un traitement chirurgical.

Ces pourcentages sont confirmés par Staheli (1995) (10); il pense que 5 % des enfants porteurs de pied plat valgus idiopathique (P.P.V.I.), vont garder cette déformation à l'âge adulte; par Pisani (8), pour qui ce pourcentage ne dépasse pas 1-2 %, Volpon (12) (1994), pense que la persistance d'une empreinte avec un élargissement de l'isthme ne dépasse pas 2 % des sujets après l'âge de 7 ans. De toutes ces études il apparaît clairement que le pied plat valgus idiopathique est un pied physiologique et qu'en fin de croissance 4 % à 2 % de la population a cette morphologie.

Les renseignements dans la littérature sur l'évolution naturelle du pied plat valgus idiopathique, sont très divers : certains articles s'intéressent à l'étiologie, d'autres au rôle des chaussures ou à l'influence des orthèses sur la formation de la voûte plantaire.

Wenger (13) *et coll.*, en 1989, a publié une étude prospective très intéressante intitulée : *«Corrective shoes and inserts as a treatment for flexible flatfoot in infants and children»,* cette étude avait pour but d'évaluer l'efficacité du traitement orthopédique par orthèse. Il a examiné 129 enfants entre 1 et 6 ans d'âge, partagés en un groupe de contrôle et trois autres groupes qui avaient utilisé différents types d'orthèses. Ces enfants ont été suivis pendant une période d'au moins trois ans et ont été revus avec des mensurations radiographiques. L'auteur en conclut que le pied plat valgus flexible s'améliore dans la plupart des cas avec la croissance. ***Le traitement conservateur par orthèse ne modifie pas l'histoire naturelle du pied.***

Jani (5), en 1986, étudie 40 patients qui avaient commencé un traitement par orthèse entre 3 et 5 ans. Ces patients avaient été partagés en deux groupes respectivement de 21 et de 19 patients. Le premier groupe a utilisé les orthèses pendant plus de 6 ans, le second pendant seulement 4 mois. Les patients avaient été revus tous à 19 ans. Dans le premier groupe il a observé une normalisation de la voûte plantaire dans 63 % des patients et seulement le 9,5 % avait un pied plat résistant. Dans le deuxième groupe, la voûte plantaire s'était normalisée dans 79 % des cas ; un léger valgus du calcanéum persistait dans 16 % des cas et un pied plat franc, dans seulement 5 % des cas. Aucun patient ne se plaignait de douleurs ou de limitation fonctionnelle. Cette étude est limitée à un nombre réduit de patients. Elle confirme que l'évolution se fait vers une normalisation spontanée, en particulier sans traitement dans 95 % des cas.

Une étude ultérieure confirme cette progression vers la normalisation dans le travail de Zollinger (14) : « *Natural history of foot deformities in children* » de 1994. Dans cette étude, l'auteur étudie 27 enfants avec un total de 50 pieds plats ; Ces enfants en raison de la gravité du tableau clinique, radiographique et podoscopique, auraient du bénéficier d'un traitement chirurgical suivant la technique de Faggiana, à l'âge de 4 ans. Mais l'intervention programmée fut annulée car les parents l'avaient refusé. Après 20 ans, tous les patients marchaient normalement ! Un patient était limité dans les activités sportives ! et 4 patients avaient des douleurs après une marche prolongée. L'analyse au podoscope et l'analyse radiographique montraient une nette amélioration. Les auteurs en ont conclu que même un pied plat sévère infantile a des bonnes chances de se normaliser à l'âge adulte aussi bien dans la forme, que dans la fonction et qu'en général ces pieds restaient indolores.

Pace et coll. (7), en 1993, rapportent 200 pieds plats Valgus (examen clinique, podoscopique et radiographique). 103 (51 %) pieds étaient de stade III et 32 (16 %) de IV stade. Après 9 ans de recul, 106 pieds (53 %) étaient devenus normaux, 50 pieds (25 %) étaient améliorés, 27 pieds (13,5 %) étaient stationnaires et 17 (8,5 %) avaient gardé d'autres aspects cliniques. Aucun patient n'avait des douleurs ou de problèmes fonctionnels : tous marchaient normalement ! Tous étaient capables d'avoir une activité sportive. Ces études nous confirment que le pied plat en pronation de l'enfant, a tendance à récupérer une forme normale ou à s'améliorer dans plus de 90 % des cas.

L'amélioration a souvent lieu après l'âge de 7 ans, la fonction n'est jamais compromise même dans certains pieds qui restent plat à la fin de la croissance.

Harris et Beath (3) ; en 1947 ont examiné 3600 soldats de la Royale Canadian Army. Les pieds plats ont été partagés en trois groupes : I Pieds plats flexibles ; II. Pieds plats flexibles avec un raccourcissement anormal du tendon d'Achille ; III. Pieds plats péroniers ou rigides. Ces auteurs ont conclu que les pieds plats flexibles donnaient rarement une limitation fonctionnelle ; que ces pieds plats flexibles devaient être considérés comme une variante d'un pied normal et stable. **L'aplatissement de la voûte plantaire longitudinale en charge ne modifie pas la fonction tant qu'il existe une bonne mobilité articulaire et une force musculaire normale.**

Les mêmes conclusions ont été déduites de l'étude prospective réalisée en 1985 sur 295 soldats de l'armée de terre israélienne qui avaient remarqué paradoxalement une diminution du pourcentage de fracture de stress chez les sujets avec une voûte plantaire plate ! (14).

Cette discussion sur «*l'histoire naturelle du pied plat valgus idiopathique*», ne nous permet pas d'émettre des jugements définitifs sur l'opportunité ou non de porter une indication chirurgicale; pour nous il n'y a pas d'indications chirurgicales dans un pied plat flexible d'un enfant entre 7-8 ans d'âge. Le but de notre travail est de rappeler qu'une fois diagnostiqué un pied plat chez un enfant, il faut différencier les formes dites «pathologiques» des formes «physiologiques». Les formes pathologiques, sont congénitales ou secondaires, elles sont caractérisées par un pied plat rigide, elles nécessitent une évaluation avec un protocole clinique et radiographique très précis elles demandent en général un traitement chirurgical. Ces pieds plats sont caractérisés par des douleurs, une rigidité articulaire et des modifications évidentes à la marche; l'affaissement de la voûte plantaire, n'est qu'un épiphénomène.

D'autres pieds plats sont flexibles, mobiles ce sont de pieds plats physiologiques, ils ne donnent jamais de douleur, ils ne s'accompagnent d'aucune diminution de l'activité motrice, ils ne nécessitent aucun traitement.

Une connaissance parfaite de «*l'histoire naturelle*» nous permet d'enrichir notre bagage culturel, d'aiguiser l'esprit critique du chirurgien orthopédiste. Cette démarche est essentielle à une époque où le nombre d'enfants abusivement traités par de la chirurgie a tendance malheureusement a augmenter sensiblement. Cette chirurgie est évidemment inutile puisque la majeure partie des enfants porteurs d'un pied plat, n'auront aucune douleurs et aucune limitation de la mobilité à l'âge adulte.

Certaines études, transversales, réalisés à grande échelle, se sont efforcées d'apprécier la fréquence réelle de symptômes invalidants dans le pied plat valgus de l'adulte ; ces études restent insuffisantes imprécises, hétérogènes. Seule une étude prospective nous permettra de savoir si à l'âge adulte un enfant, porteur d'un pied plat valgus est susceptible de voir son avenir compromis. Personnellement, nous ne le pensons pas, mais ces études prospectives méritent d'être encouragées.

Nous remercions le Dr Enzo de Rosa d'avoir eu l'amabilité de traduire en français le texte du professeur Cigala.

BIBLIOGRAPHIE

[1] GARDNER, GRACY, O' RAHILLY – (cité par G. Imhauser) in «*Der Fuss*» Vordruckverlag Gmbh, Bruchsal 1979. p. 79. [2] GILADI (citato da L. Staheli, The Longitudinal arch, 116-119, in «*Flatfoot and forefoot deformities*», *A.* Madrid Vicente Ediciones), 1995. [3] HARRIS R.I., BEATH T. – *Hypermobile flatfoot with short tendo-Achillis.* J Bone Joint Surg Am 1948, 30 : 116. [4] IMHAUSER G. – *Die Entwicklung des Fusses vom Kindes-bis zum Erwachsenealter*, in «*Der Fuss*», Vordruckverlag Gmbh, Bruchsal 1979. p. 79-86. [5] JANI L. – *Flexible flatfeet in children.* Orthopade, 1986; 15 : 199-204. [6] MORLEY A.J.M. – (*Natural History of flat foot in children in «Flatfoot and forefoot deforrmities», citato da J. Fixen : A. Madrid Vicente Ediciones,* 1995. p. 139. [7] PACE *et al.* – *Piede piatto valgo : evoluzione naturale 75-80.* In *Progressi in medicina e chirurgia del piede : «Il piede piatto»,* Aulo Gaggi Editore, Bologna (Italy). 1993. [8] PISANI G. – *Trattato di chirurgia del piede.* Ed. Minerva Medica. 1990. p. 207. [9] STAHELI L.T., CHEW D.E., CORBETT M. – T*he Longitudinal Arch : A Survey of Eight Hundred and Eighty-Two Feet in Normal Children and Adults.* J Bone Joint Surg Am 1987, 60 : 426-428. [10] STAHELI L.T. – *Children's positional foot deformity*, in *«Flatfoot and forefoot deformities», A.* Madrid Vicente Ediciones 1995.

[11] TACHDJIAN M.O. – *Flexible pes planevalgus*, in «*Pediatric Orthopaedics*», Saunders, II ed. 1990; p. 27-28. [12] VOLPON J.-B. – *Footprint Analysis during the growth period.* J Pediatr Orthop, 1994; 83-85. [13] WENGER D.R. *et al.* – *Corrective shoes and inserts as a treatment for flexible flatfoot in infants and children.* J Bone Joint Surg., 1989; 71 (A) : 800-810. [14] ZOLLINGER, FELLMANN J. – *Natural History of foot deformities in children.* Orthopade, 1994; 23 : 206-210.

FACTEURS ÉTIOLOGIQUES DU PIED PLAT

H. BENSAHEL[1], Y. DESGRIPPES, C. THEMAR NOEL

Le pied plat est une situation courante chez l'entant, tout au moins avant l'âge de 7 ans. C'est un motif de consultation d'une grande banalité. Il s'agit la plupart du temps, d'un état physiologique de l'enfance, qui va spontanément évoluer de façon favorable pendant la croissance.

Néanmoins, devant tout pied plat à la consultation, un bilan rapide et global doit être réalisé :

– c'est important pour rassurer les parents,

– quelquefois ce bilan nous permet de trouver une cause qui explique pourquoi le pied plat a tendance à se maintenir et à se structuraliser.

Le bilan neuro-musculaire est indispensable. Autrefois, quand la polyomyélite était fréquente, un pied plat survenait. De même dans le cadre des neuropathies périphériques, le pied plat peut être un signe d'appel, surtout lorsque ce pied plat est unilatéral.

Avec le temps, le pied devient de plus en plus plat, tandis que les autres muscles affichent des dysfonctionnements dans le membre inférieur. C'est dans ce type de pied plat que Grice a proposé un réalignement du pied pour réduire le pied plat. De même, les amyotrophies spinales peuvent donner un aspect de pied plat qui est dû à la faiblesse globale des muscles du membre inférieur.

Dans le domaine neurologique et tout particulièrement dans l'infirmité motrice d'origine cérébrale, le pied spastique est de loin le plus fréquent. Comme nous le savons, la tonicité accrue du triceps sural entraîne un équin de l'arrière-pied. Cela compromet la marche de l'enfant et tout particulièrement sa phase d'appui. Mais quelquefois, le pied équin peut s'aplatir sur le sol et devenir progressivement plat. Cela est dû à la rétraction du triceps qui a tendance à entraîner vers en-dehors le bloc calcanéo-pédieux parce que le jambier antérieur est beaucoup moins actif que le triceps. Quelquefois, le pied plat entraîne un type de marche tout à fait particulier dans l'infirmité motrice d'origine cérébrale : quand l'enfant mobilise son membre inférieur, il a tendance à le faire en circumduction, tout particulièrement quand il s'agit d'un hémiplégique. Le pied traîne sur le sol sur son bord interne et progressivement devient plat.

Dans les maladies musculaires, la physiopathologie du pied plat est à peu près identique. La faiblesse globale des muscles conduit à la déformation et cela est très net dans les myopathies.

D'autres affections peuvent conduire à un pied plat, comme par exemple les anomalies du tissus mou, les maladies ligamentaires. Les anomalies biochimiques des ligaments ou des muscles ne permettent pas au pied de garder son architecture normale, c'est le cas dans le **syndrome de Marfan** ou dans **la maladie d'Ehlers Danlos**. Dans ces deux maladies, le pied plat fait partie de la sémiologie.

1. Service d'orthopédie pédiatrique, hôpital Robert-Debré, 48 boulevard Sérurier, 75019 Paris, France.

À côté de ces étiologies qui touchent les affections du tissu conjonctif, une malformation peut conduire à un pied plat, c'est le cas de la synostose des os du tarse. La synostose peut être ossifiée ou cartilagineuse. Cette anomalie peut induire un pied plat. Le pied plat est alors raide et non réductible. Un bilan très précis permettra d'identifier la cause et de la traiter surtout si le pied est douloureux. Quelquefois, dans le cadre même de ce pied plat contracturé, on peut rencontrer une variété particulière de synostose qui est la synostose fibreuse. De toute façon, il faut toujours essayer de voir s'il n'y a pas un troisième muscle péronier qui pourrait maintenir une abduction et créer les conditions d'un pied plat.

D'autres causes peuvent être responsables du pied plat, la rétraction du triceps est classique. On a dit que sa pathogénie était neurologique, mais malgré de nombreuses évaluations, les causes neurologiques n'ont jamais été retrouvées. Nous ne pensons pas qu'il y ait des triceps courts idiopathiques sans rétraction du triceps.

Dans certains cas, le pied peut avoir tendance à se décaler vers en-dehors et à avoir des contraintes plus importantes latéralement.

Quelquefois, grâce à une physiothérapie prolongée, on peut améliorer ce triceps rétracté et réduire le pied mais il est quelquefois aussi nécessaire de réaliser un allongement du tendon d'Achille pour réaxer l'arrière-pied. Cet allongement est justifié à condition qu'il soit discret.

Le pied plat peut être aussi en rapport avec un genu valgum, certains auteurs ont proposé de corriger le genu valgum par une orthèse. Personnellement, je pense que ces deux déformations sont dues à une hyperlaxité qui va s'améliorer spontanément au fur et à mesure que les muscles de l'enfant vont acquérir plus de tonus.

Dans quelques cas, l'antéversion exagérée de hanche peut être la cause d'un pied plat. Bien entendu, il faut analyser tout le membre inférieur et rechercher une rotation interne mais le pied peut avoir tendance à se verrouiller en dérotation dans le bloc calcanéo-pédieux et ainsi on peut avoir un aspect de pied plat.

Certains pieds convexes, très modérés, peuvent donner le change avec un pied plat mais dans le pied convexe, il n'y a pas de réductibilité, surtout lorsque l'on ramène l'astragale dans la mortaise tibio-tarsienne. De même, un pied plat peut dissimuler une hypoplasie du péroné et ce pied plat peut la révéler.

Toutes ces causes, aussi variées soient-elles, même si elles sont rares, justifient la nécessité d'un bilan complet clinique d'abord, radiographique pour rassurer la famille.

BIBLIOGRAPHIE

[1] MOULIES D. – *Les pieds plats de l'enfant.* D. Ann. Pediatr. (Paris). Apr. 1993 ; 40(4) p. 223-9. [2] REIMERS J., PEDERSEN B., BRODERSEN A. – *The foot deformity and the length of the triceps surae in danish children between 3 and 17 years old.* J. Pediatr. Orthop. B, 1995 ; 4(1) p. 71-3. [3] SALO J.M., VILADOT A., GARCIA-ELIAS M., SANCHEZ-FREIJO J.M., VILADOT R. – *Congenital flat foot : different clinical forms.* Acta. Orthop. Belg., 1992 ; 50(4), p. 406-10.

DE LA CLASSIFICATION AU TRAITEMENT

N. DE SANCTIS, G. MARRONE, P. MALLANO, E. RAZZANO[1]

La classification du pied plat est difficile et aléatoire. La difficulté tient à la définition même du pied plat physiologique; les paramètres du pied physiologique ne sont pas clairement établis. Par exemple, certains pieds morphologiquement «imparfaits» ne sont pas forcement des pieds «pathologiques», à l'opposé des pieds «normaux» peuvent être symptomatiques! On peut trouver des pieds qui s'éloignent de l'anatomie parfaite, et qui n'ont aucun symptômes pendant toute la vie.

En 1950, Testut (7) et après lui Spaltehotz (5) en 1962 ont proposé une vision unitaire des os du pied en fonction de la disposition anatomique et de l'organisation osseuse. Pour ces auteurs, le pied est formé d'un système bi-structural d'arches longitudinales; La première arche est formée par le calcanéum-cuboïde-IV et V rayons, la deuxième arche est formée par l'astragale-scaphoïde-les cunéiformes-I-II-III rayons.

Ces deux structures forment une charnière au niveau de l'axe sous-astragalien, cuboïde-scaphoïde et cuboïde-cunéiformes (Pisani (4)). Le pied plat serait la conséquence d'une altération de rapport entre ces deux structures; la première arche est responsable de l'appui, c'est le pied calcanéen; la deuxième arche est responsable de la dynamique propulsive, c'est le pied astragalien.

La vision longitudinale du système articulaire du pied a été, pendant longtemps, remplacée par une vision transversale par Lelievre (3) et Kapandji (2). D'après ces auteurs, du point de vue anatomique, le pied est formé de trois parties : avant-pied, médio-pied et arrière-pied. Les auteurs attribuent une importance fondamentale aux articulations de *Chopart et Lisfranc;* elles sont indispensables et nécessaires au déroulement de la phase rotatoire du pas. Cette vision longitudinale comme la vision transversale a des limites : si on simplifie le système du pied, on a tendance à perdre la vision d'ensemble de cet organe qui est un organe qui fonctionne en tridimensionnelle avec une grande complexité.

Toutes les classifications anatomiques et fonctionnelles ont des limites. Pour avoir une vision correcte du pied, dans sa dynamique tridimensionnelle, l'image qui nous paraît la plus appropriée, est celle de Giannini (1) en 1993, qui parle d'hélice à pales variables. Pour Giannini l'arrière-pied et l'avant-pied, sont les deux pales d'une hélice; pendant la phase d'appui, il y a aplatissement de la voûte plantaire, par contre pendant la phase de propulsion, il y a une augmentation du cavus et une augmentation de la voûte plantaire. Cette vision du pied doit s'accompagner d'une vision globale, tridimensionnelle, de tout le membre inférieur.

Le pied, organe principal du mouvement a pour but l'appui du corps au sol, il a aussi pour fonction la propulsion, la transmission du mouvement aux articulations

1. Service d'orthopédie et traumatologie pédiatrique, hôpital Santobono, II Division ; Via Mario Fiore, 80131 Naples (Italie).

et aux segments sus-jacents. Un pied anatomiquement parfait peut être compromis dans sa fonction s'il existe une augmentation de l'antéversion du col fémoral ou une rotation interne globale du membre inférieur ou encore une pathologie articulaire du genou ou de la hanche.

Il est difficile d'établir un lien de cause à effet; les variations primitives au-dessus du pied peuvent entraîner des anomalies structurales d'adaptation du pied; inversement la pathologie primitive du pied peut entraîner des altérations sus-jacentes d'adaptation.

Ces considérations nous poussent donc à avoir une évaluation globale du membre inférieur, de l'organe du mouvement avant de formuler une classification qui ait un véritable intérêt clinique.

Les classifications qui se limitent à analyser uniquement la morphologie du pied, sont à notre avis, insuffisantes.

Staheli (6), différencie deux types de pieds : les pieds plats dits «pathologiques» congénitaux (astragale vertical, synostoses etc.) ou encore des pieds plats secondaires (post-traumatiques neuro-musculaires, post-arthrite infectieuse etc.) et dits «physiologiques» (pied plat postural de l'adolescent, pied plat familial).

Les formes «physiologiques», peuvent donner exceptionnellement des symptômes, par exemple une instabilité, une douleur. Quand elles rentrent dans ce cadre, elles doivent être analysées avec beaucoup d'esprit critique ; elles sont à la limite de la pathologie et il faut considérer alors qu'il s'agit de formes idiopathiques évolutives.

À la lumière d'une analyse critique de la littérature et en fonction de notre propre expérience clinique, il nous paraît difficile voire hasardeux de classer le pied plat. Dans certains cas on peut parler de pied plat une fois que le pied est en charge, qu'il a une tendance à la pronation avec une élongation des structures capsulo-ligamentaires comme le décrit Giannini.

Ce pied a un aplatissement de la voûte plantaire transversale, un effondrement de l'arche longitudinale moyenne, une déviation en valgus du calcanéum et un glissement antéro-interne de l'astragale. À la radiographie, on peut voir des signes d'aplatissement de la voûte plantaire, une tendance au glissement et à la verticalisation de l'astragale. Il faut se livrer à une analyse radiographique très critique avant de parler de pied plat préoccupant.

L'angle de Costa-Bertani se mesure sur la radiographie de profil, il est formé par deux lignes : la première passe par le point le plus plantaire de la tubérosité calcanéenne et l'autre par le point le plus plantaire du sésamoïde interne; ces deux lignes convergent sur le point le plus plantaire de la tête de l'astragale; la valeur normale de cet angle est comprise entre 120° et 125°.

Dans le plan antéro-postérieur, nous calculons l'angle de Kite qui est formé par le croisement des deux axes de l'astragale et du calcanéum, la valeur normale de cet angle est d'environ 25° et elle peut augmenter de façon significative dans le pied plat.

D'après nous, il n'y a aucune classification satisfaisante; le pied est une structure complexe formée d'un grand nombre d'os, articulations, ligaments, tendons, muscles, il est impossible de se livrer à une classification morphologique, morphogénique ou ontogénique. Toute classification est forcément réductrice.

La dynamique de croissance commence dans la vie intra-utérine très tôt, l'astragale diminue son angle d'inclinaison, la divergence astragale-calcanéum au début très augmentée, a tendance à diminuer; **le *sustentaculum tali* forme la *coxa pedis*.**

Si la *coxa-pedis* est dysplasique, si elle est dans une position anormale, elle ne peut pas contenir correctement l'astragale. Dans la mesure ou il y a une insuffisance des muscles fléchisseurs plantaires, on peut assister à une déviation en valgus du calcanéum et à la naissance d'un pied plat.

À la faveur de ces analyses on peut distinguer, en réalité, plusieurs types de pieds :

1. *Pied plat avec valgus calcanéen* : le valgus du calcanéum est du au déficit du développement du système fléchisseur plantaire.
2. *Pied plat valgus* : caractérisé par un astragale qui présente un col court et une adduction insuffisante.
3. *Pied cavus-valgum* : caractérisé par un col qui est trop court, trop en adduction et en pronation.

Ces classifications ne peuvent pas intégrer le pied dans le système complexe de la locomotion. Le pied est soumis à des informations sus-jacentes multiples capables de modifier et d'influencer sa situation et sa morphologie. L'interaction entre le genou, la hanche et le pied de haut en bas et de bas en haut, est une donnée fondamentale de la biomécanique.

La *classification* de Staheli (6) nous paraît la plus commode, en différentiant les formes congénitales et les formes physiologiques. Elle seule, nous permet une conduite thérapeutique rationnelle et faite de bon sens.

BIBLIOGRAPHIE

[1] GIANNINI S., CECCARELLI F., COPPOLA G. – *Il piede piatto.* Aulo Gaggi ed. Bologna 1993. [2] KAPANDJI I.A. – *Fisiologla articolare.* Soc. Editrice DEMI, Roma 1974. [3] LELIÈVRE J. – *Pathologie du pied.* Masson éditeurs – Paris 1961. [4] PISANI G. – *Piede calcaneare e piede astragalico.* Min. Ort. 1976; 27, 110-113. [5] SPALTEHOLTZ, SPANNER – *Manuale atlante di anatomia umana.* soc. Ed. Libraria, Milano 1962. [6] STAHELI L.T. – *Evaluation of Planovalgus foot deformities with special references to the natural history.* J.A.P.M.A., 1987; 77, 1, 1-6. [7] TESTUT, JACOB – *Trattato di anatomia topografica.* Unione tipografica editrice torinese (ed. Italiana). 1950.

DU PIED PLAT AU PIED CONVEXE

H. BENSAHEL, G. F. PENNEÇOT, PH. SOUCHET[1]

L'embryologie du pied souligne la souplesse de cette extrémité distale du membre inférieur. Le pied s'adapte à la croissance asynchrone des éléments squelettiques de la cheville ainsi qu'aux conditions de son environnement utérin. En dehors

1.Service d'orthopédie pédiatrique, hôpital Robert-Debré, 48, bd Serurier, 75019 Paris.

même de toute étiologie spécifique ou réellement malformative, on peut ainsi observer certains faits de passage du pied normal aux déformations les plus complexes.

À quel que stade que ce soit, que l'on considère le pied du fœtus, celui d'un nourrisson ou même d'un enfant qui marche, la biomécanique du pied fait apparaître la prépondérance de deux articulations. Ce sont les articulations péronéo-tibio-talienne et celle de Chopart. Cette prédominance tient a la physiologie de ces jointures qui sont des énarthroses. Par rapport aux autres articulations du pied, elles ont ainsi un jeu articulaire particulièrement ample. C'est le bloc calcanéo-pédieux qui se déplace par rapport au talus qui peut être assimilé à un troisième os de la jambe. Il est, en effet, enserré dans l'étau bi-malléolaire et, du fait de l'absence de toute insertion musculaire à son niveau, il suit l'orientation et les mouvements de la pince bimalléolaire et du squelette jambier. Compte tenu de la plasticité des éléments squelettiques du pied, elles rendent compte des modalités des différentes déformations de celui-ci. Si le pied est globalement souple, l'ensemble de son squelette, du calcanéum jusqu'aux orteils, se dévie en bloc par rapport à l'astragale.

La physiologie fait également intervenir l'effet stimulant de la marche pour accroître le tonus de la musculature intrinsèque du pied et l'équilibrer avec le jeu de la musculature longue. De ce bon équilibre, ainsi que du bon développement musculaire global, dépendra la qualité du développement de la voûte plantaire. Ceci implique, bien entendu, que la divergence des os du tarse postérieur demeure dans ses limites naturelles.

L'hypotonie musculaire et l'hyperlaxité articulaire du jeune âge rendent compte du pied plat physiologique du nourrisson et de l'enfant qui apprend à marcher. Cet affaissement plantaire morphologique peut être direct ou bien le calcanéum entraîne le bloc calcanéo-pédieux en valgus du fait d'une composante de tonicité tricipitale. Il en résulte un pied plat valgus. La réductibilité de celui-ci tient sous sa dépendance la correction spontanée de la déviation. Lorsque ce pied valgus est irréductible, sa raideur peut atteindre des degrés divers jusqu'au pied plat congénital, en passant par le pied contracturé péronier.

Au-delà de ces aspects qui environnement la physiologie, il est des causes plus spécifiques de pied plat ; elles sont très variées. Il en est ainsi des maladies neurologiques ou neuro-musculaires qui sont de mieux en mieux appréhendées chez l'enfant et l'infirmité motrice d'origine cérébrale en représente l'aspect le plus caractéristique.

Les pathologies du tissu conjonctif rendent également compte aisément du pied plat qui fait partie de cette sémiologie. Le cas le plus typique est celui de la maladie d'Ehlers Danlos.

Outre ces pathologies qui s'expriment dans les parties molles, les malformations osseuses peuvent se manifester par un pied plat valgus. C'est le cas des synostoses ou synchondroses du tarse postérieur dans lequel la déformation du pied est strictement irréductible. Il deviendra tôt ou tard douloureux.

Enfin, par étapes dégressives se trouvent les pieds plats valgus par brièveté constitutionnelle du triceps. Bien que nul contexte neurologique n'y soit découvert, cette variété régressive n'est pas toujours accessible à un traitement conservateur.

Au-delà de toutes ces entités bien connues, physiologiques ou pathologiques, la question peut se poser du passage du pied plat habituel au pied convexe ainsi que de l'éventuelle réversibilité de ce processus. Peut-on imaginer des phases de transition entre le pied plat valgus et le pied convexe valgus congénital ? Ou bien s'agit-il de deux entités complètement différentes ? Si l'on compare la morphologie de chacune de ces déformations du pied, on est tenté de considérer qu'il s'agit là de deux anomalies séparées. En effet, l'analyse d'un pied plat valgus révèle que l'ensemble du bloc calcanéo-pédieux se translate en dehors dans le même plan latéral par rapport au talus et, si l'articulation de Chopart se désaxe, c'est par une subluxation externe du scaphoïde et, à un moindre degré, du cuboïde. Cette variété de pied plat valgus ne peut, à aucun moment, se convertir en un pied convexe valgus congénital.

Si toutefois le calcanéum ascensionne en équin sous l'effet d'une brièveté ou d'une rétraction tricipitale, il en va tout autrement de la déviation du médio-pied. Dans ce cas, en effet, la fixité du calcanéum et l'équin relatif de l'astragale permettent au scaphoïde, d'abord externe, de basculer sur le dos de la tête du talus ou même sur son col. C'est ainsi qu'un pied convexe valgus peut se constituer.

Mais, une fois que ce pied convexe a acquis son aspect définitif et que les déviations se sont bien installées, elles ne sont pas réversibles. Et le chemin inverse ne peut être emprunté pour revenir de l'autre à l'une de ces anomalies du pied. En effet, dès lors qu'elles se sont constituées, elles n'ont que tendance à s'auto-entretenir par un cercle vicieux achevé.

Des modalités similaires peuvent être empruntées pour passer du pied plat au pied en Z dès lors que le calcanéum est figé par une translation interne en valgus. Le médio-pied tend à se disloquer en valgus tandis que l'avant pied se décale a son tour vers l'axe du corps en raison de sa souplesse et pour que le pied retrouve des points d'appui suffisants.

Telles sont les situations qui permettront au pied de franchir des étapes dans sa déformation par l'effet d'une plasticité prolongée.

LE PIED CONVEXE CONGÉNITAL

R. SERINGE[1]

Le pied congénital convexe est un pied caractérisé par un talon en équin, une abduction et une dorsi-flexion de l'avant-pied, une voûte plantaire convexe, et une saillie dans la partie interne du pied de la tête de l'astragale. L'élément pathologique essentiel de cette affection est caractérisé par *une luxation fixée dorsale* du scaphoïde par rapport à la tête de l'astragale.

Si sur cette définition la plupart des auteurs sont d'accord, il y a néanmoins de nombreux points de désaccord, en particulier en ce qui concerne l'anatomie pathologique, les critères de diagnostic à la naissance, et les principes du traitement. Un traitement rationnel doit être basé sur une parfaite connaissance des données pathologiques.

1. Hôpital Saint-Vincent-de-Paul, 82, av. Denfert-Rochereau, 75674 Paris Cedex 14.

ÉTIOLOGIE

Le pied convexe congénital est idiopathique et isolé dans la moitié des cas. Dans les autres cas il est associé à des affections comme l'arthrogrypose, le myéloméningocèle, la luxation de hanche ou du genou. Sa cause est obscure, mais il semble que la déformation s'installe pendant les premiers mois de la vie intra-utérine. Le déséquilibre musculaire a été rapporté dans certains cas et tout particulièrement dans le myéloméningocèle. Drennan a insisté sur la paralysie du muscle tibial postérieur. Specht a insisté sur l'absence de musculature intrinsèque plantaire du pied.

ANATOMIE PATHOLOGIQUE

Elle a été bien décrite à partir de découverte opératoire et de dissection anatomique. Nous mêmes (Seringe *et al* 1988), nous en avons fait une étude complète sur un cas.

Les os et les articulations

Le scaphoïde est luxé sur le dos du pied, sur le dos de la tête de l'astragale. Dans cette position il a tendance à se déformer. La tête de l'astragale s'aplatit dorsalement. Le cuboïde peut avoir un rapport normal avec le calcanéum, mais dans la plupart des cas, il est aussi luxé en position dorsale ou déplacé dorsalement, et latéralement par rapport à la partie antérieure du calcanéum.

Dans quelques cas, il y a une luxation nette de toute la médio-tarsienne. Les anomalies dans les autres articulations sont moins importantes. Il y a un équin variable de la tibio-tarsienne, un astragale vertical dans les cas sévères et négligés, et souvent dans ce cas la partie postérieure de l'astragale et de son dôme s'articule avec la mortaise de la cheville. La déformation de la sous astragalienne a été souvent surestimée. La sous-astragalienne peut être déplacée légèrement en valgus avec le calcanéum, mais il n'y a jamais une vraie subluxation ou une vraie luxation. Le sustentaculum-tali peut être hypoplasique. L'arche interne du pied montre souvent un déséquilibre entre la colonne interne qui est allongée, et la colonne externe qui est raccourcie. Cette situation de déséquilibre explique la position en abduction de l'avant-pied.

Ligaments et capsules

Les ligaments à la partie inférieure de l'articulation entre l'astragale et le scaphoïde sont souvent très fins avec un étirement considérable du *spring ligament.* La capsule dans la partie dorsale de l'articulation talo-naviculaire est rétractée. La contracture et la rétraction de la partie postérieure de la cheville n'est pas primitive. Elle se développe secondairement et plus lentement. Les ligaments autour de l'articulation ne présentent pas d'anomalie particulière.

Muscles et aponévroses

Le triceps, le muscle tibial antérieur, les extenseurs, le péronier antérieur sont en général rétractés à un degré variable. Quand l'avant-pied est éversé, le court péronier latéral est rétracté. Quand l'avant-pied est en supination, le long extenseur du gros orteil et le muscle tibial antérieur sont en général rétractés. Les tendons péroniers et leur gaine, le muscle tibial postérieur sont quelquefois luxés en avant de la malléole.

Le rétinaculum des extenseurs peut être rétracté. Quelques muscles de la plante et tout particulièrement l'abducteur du gros orteil peut être absent.

La luxation de la médio-tarsienne est l'élément majeur **du pied convexe congénital.** La luxation du scaphoïde sur le dos de l'astragale est constante, irréductible, et fixée par des rétractions des ligaments dorsaux et des muscles et des tendons extenseurs.

La subluxation de l'articulation calcanéo-cuboïdienne n'a pas été reconnue pendant longtemps. Elle est en partie masquée par l'orientation dorsale de la partie antérieure du calcanéum. Cette subluxation ou même cette reluxation est considérée comme un élément diagnostic essentiel par Storen, Coleman et Stelling. Nous considérons qu'il s'agit d'un élément de mauvais pronostic.

L'astragale vertical n'est pas toujours retrouvé dans les dissections du pied convexe chez le nouveau-né. L'astragale est relié au calcanéum. **Tout l'arrière-pied est en équin,** pas seulement l'astragale. Cet équin est maintenu dans sa position par des rétractions postérieures. Chez les jeunes enfants heureusement, elles ne sont pas encore très sévères. L'importance de la subluxation de l'articulation sous-astragalienne semble à notre avis largement surestimée.

TERMINOLOGIE

Le terme **de pied convexe congénital** proposé par Rigault et Pouliquen en 1970 et par Seringe en 1990, semble bien justifié. La vieille terminologie qui parlait de pied plat avait tendance à centrer les déformations sur l'articulation sous-astragalienne. De même le terme anglais de Vertical talus n'est pas correct, il met en relief un signe inconstant et non caractéristique du pied convexe congénital. La meilleure définition du pied convexe congénital est basée sur les connaissances anatomo-pathologiques, et sur les déformations principales. La **déformation principale est bien une luxation médio-tarsienne irréductible ou encore une subluxation qui affecte principalement l'articulation astragalo-scaphoïdienne.**

La morphologie du pied convexe est simple : il y a une inversion de l'arche plantaire qui est due à une dorsi-flexion de l'avant-pied et une rétraction de l'arrière-pied en équin, l'élément déterminant de cette déformation combinée est la perte et la faillite de structures de support plantaire.

CARACTÉRISTIQUES CLINIQUES

Dans les cas sévères le diagnostic est évident à la naissance. Surtout si on perçoit bien l'équin du calcanéum et l'élévation de l'avant-pied. L'astragale forme une saillie sur la partie interne du pied de la plante. La palpation peut sentir la partie postérieure du calcanéum qui est proéminente sur le bord latéral externe du pied. L'avant-pied est habituellement éversé et en abduction. Certains auteurs ont insisté sur la difficulté de faire le diagnostic à la naissance. Le pied convexe est rigide. Il peut être facilement différencié du pied souple réductible calcanéo-valgus. Il y a néanmoins des situations intermédiaires bien mises en évidence par Badelon et Rigault qui peuvent être des cas difficiles. Harrold en 1967 a fait remarquer que chez les nouveau-nés le pied convexe congénital est rarement rigide qu'il peut donner une fausse impression de réductibilité, et de fausse réduction de la concavité de l'arche plantaire. Nous mêmes nous avons été confrontés à cette pseudo-réductibilité. Nous avons trouvé que faute de réduire la luxation médio-tarsienne, une mobilité anormale de la charnière entre le médio-pied et l'arrière-pied se produit, donnant l'illusion d'une reconstitution artificielle de l'arche plantaire. Ce signe anormal et cette mobilité paradoxale est un bon critère du pied convexe congénital.

SIGNES RADIOLOGIQUES

Pour établir un diagnostic précis et définitif du pied convexe congénital, il est nécessaire de reconnaître la luxation du scaphoïde sur le dos de l'astragale quand le pied est en flexion plantaire. Le centre de l'ossification du scaphoïde n'apparaît malheureusement pas avant l'âge de 3 ans, mais on peut indirectement déterminer sa position, car le scaphoïde est normalement situé sur l'axe longitudinal du premier métatarsien entre le cunéiforme ossifié et la tête de l'astragale. Les meilleurs clichés sont des clichés de profil en flexion dorsale et en flexion plantaire. Ces clichés démontrent bien le caractère irréductible de la luxation médio-tarsienne.

En position de dorsi-flexion la luxation médio-tarsienne a tendance à s'exagérer et la cassure entre l'avant-pied et l'arrière-pied est évidente, avec un angle entre l'astragale et le premier métatarsien qui peut être de l'ordre de 90°.

En flexion plantaire la radiographie confirmera **le caractère irréductible de la luxation médio-tarsienne.** L'axe du premier métatarsien reste au-dessus de l'axe de l'astragale. Il se forme une ligne en zigzag. Sur l'arche externe, le noyau du cuboïde semble rester au-dessus du bord inférieur du calcanéum. Une analyse soigneuse des clichés de profil peut apporter d'autres informations. On peut par exemple apprécier l'angle tibio-astragalien. Dans la plupart des cas l'astragale est verticale pratiquement parallèle à l'axe longitudinal du tibia. Il peut être aussi en position oblique. L'angle tibio-calcanéen est aussi modifié; le calcanéum est en position d'équin. Dans certains cas de dorsi-flexion, l'angle tibio-calcanéen peut être seulement de 90°. La divergence entre l'astragale et le calcanéum n'est pas toujours évidente à établir. Cet angle peut être normal, il peut être quelquefois limité, ou quelquefois augmenté.

Les clichés de face sont beaucoup plus difficiles à interpréter. On considère qu'en général l'angle astragalo-calcanéen est augmenté. Mais, il faut se méfier des erreurs d'évaluation. Adamsbaum a montré que quand l'astragale était vertical en position latérale, il peut avoir des valeurs artificielles et fausses de la divergence entre l'astragale et le calcanéum.

TRAITEMENTS

Le but du traitement est de réduire la luxation entre l'astragale et le scaphoïde, ainsi que la luxation entre le cuboïde et le calcanéum. Il faut redonner des rapports normaux à l'articulation sous-astragalienne après avoir corrigé l'équin de l'arrière-pied, et la luxation de la médio-tarsienne. L'objectif est aussi de maintenir cette réduction. Les méthodes de traitement sont très variables. Elles dépendent de l'âge de l'enfant et d'aussi de la sévérité de la déformation. À la naissance, il faut commencer par un traitement conservateur par manipulations. Ce traitement chirurgical peut être pratiqué entre 10 et 12 mois d'âge.

Traitement conservateur

Le but de ce traitement est de réduire progressivement la luxation de la médio-tarsienne, d'étirer les parties molles rétractées et de maintenir le pied dans la meilleure position possible de correction.

La manipulation vise tout d'abord à mettre l'avant-pied en position extrême d'équin, et à réduire l'arrière-pied. Il faut réaliser aussi une force de distraction entre le pouce et l'index. Il faut manipuler l'avant-pied en supination et en adduction et porter l'arrière-pied en inversion. Il faut réduire la tête de l'astragale. Parallèlement et simultanément la colonne externe est étirée. La rétraction du tendon d'Achille doit être combattue par des étirements progressifs. Il faut abaisser le calcanéum en arrière et pousser vers en haut la partie antérieure du calcanéum.

On peut compléter ces manipulations par des plâtres prenant le genou, l'avant-pied est dans le plâtre maintenu en équin et en inversion, et le calcanéum est bien corrigé en dorsi-flexion. Ces plâtres sont difficiles à parfaitement modeler. Il faut les changer tous les 7 jours; chaque fois le pied est manipulé avec douceur et les rétractions progressivement étirées. En dehors des plâtres, l'autre possibilité est de mettre en place des attelles avec des bandages. Il faut réaliser une petite semelle incurvée pour restaurer l'arche du pied et confectionner une attelle qui prenne le genou. On peut enlever cette attelle tous les jours et en profiter pour réaliser des manipulations. Le traitement doit être commencé tôt, et continué jusqu'à ce que la correction soit assurée en 8 semaines environ.

Dans certains cas modérés, on peut obtenir une réduction complète avec un résultat clinique et radiographique parfait. Dans d'autres cas, le but du traitement orthopédique (manipulations + plâtres) a été plus modeste. Il a permis de diminuer la rigidité de la déformation, et de faciliter la correction chirurgicale.

Traitement chirurgical

De nombreuses techniques ont été décrites. On a pu, par exemple, proposer l'ablation de l'astragale au début du siècle. D'autres ont proposé l'ablation du scaphoïde (Colton 1973). Cette excision du scaphoïde n'est pas totalement illogique parce qu'elle vise à raccourcir la colonne interne quand il y a une abduction sévère de l'avant-pied.

Dans le passé, il y avait une technique chirurgicale très recommandée. Elle visait tout d'abord à corriger la déformation de l'avant-pied par rapport à l'arrière-pied fixé en position plantaire, et dans une seconde opération de corriger l'équin de l'arrière-pied. Cette technique a été proposée par Coleman en 1970 et soutenue par Jacobsen et Walker.

L'objectif de cette chirurgie en deux temps est de diminuer le risque de nécrose de l'astragale. Aujourd'hui la plupart des auteurs préfèrent la chirurgie en un temps. Deux types de chirurgies ont été proposés. Une chirurgie extensive proposée notamment par Rigault et Pouliquen 1970, Colton 1973, Dapaz 1978, Drennan 1995, Napiontek 1995 et Raab 1995. D'autres auteurs préfèrent une libération de la médio-tarsienne associée à un temps de libération postérieure comme Hark 1950, Seimon 1987, Rombouts 1988, Seringe et al 1990 et Daumas 1995.

L'intervention chirurgicale qui vise à libérer toute l'articulation sous-astragalienne et à se centrer sur l'astragale et non sur l'articulation médio-tarsienne est tout à fait logique. Cette méthode propose une libération extensive de la sous-astragalienne en arrière, en dedans, et quelquefois en dehors avec section du ligament inter osseux. En général la libération postérieure est toujours réalisée en même temps que la libération de l'articulation astragalo-scaphoïdienne. Cette libération extensive a été très critiquée. Elle a été sanctionnée par de nombreuses complications. **La libération de la sous-astragalienne n'est pas nécessaire.** Les risques d'hyper-correction en varus ou de dévascularisation de l'astragale sont trop élevées; de même une capsulotomie extensive de la cheville est souvent inutile et a tendance à aggraver la dévascularisation de l'astragale.

La libération de la médio-tarsienne nous paraît plus judicieuse; elle est basée sur une connaissance précise de l'anatomie pathologique. À travers une incision postéro-interne, le jambier postérieur et les vaisseaux sont identifiés. Le jambier postérieur est détaché du scaphoïde; le tendon d'Achille est allongé par une plastie en Z. Éventuellement le tendon du jambier antérieur et des extenseurs doivent être allongés.

La tête de l'astragale est en général verticalisée. Le scaphoïde repose sur le dos de l'astragale. Les ligaments et les capsules entre le scaphoïde et l'astragale sont ouverts. Le spring ligament est ouvert et disséqué. On aperçoit la tête de l'astragale, et une broche est placée à sa partie centrale. On utilise l'effet de levier de la broche, la tête de l'astragale est alors rehorizontalisée. L'avant-pied est manipulé en flexion plantaire. La réduction est obtenue en mettant la tête de l'astragale en face du scaphoïde.

Quand cette correction n'est pas possible, il faut alors continuer la dissection dans l'articulation calcanéo-cuboïdienne et libérer notamment la partie dorsale de cette articulation. Quelquefois, malgré cette libération extensive de la médio-tarsienne, il n'est pas possible d'obtenir la réduction. Il faut alors savoir allonger certains tendons comme les tendons extenseurs, comme le court péronier ou le long péronier latéral, ou le muscle péronier antérieur. Dans quelques cas, il y a une supination persistante de l'avant-pied, les tendons du jambier antérieur et de l'extenseur du gros orteil sont rétractés, il faut les allonger. Dans quelques cas, malgré l'allongement du tendon d'Achille, il n'est pas possible de réduire l'équin. Il faut alors se résigner à une libération de la capsule en arrière.

Les deux arches du pied doivent êtres réduites fixées par des broches :

– La broche interne au niveau du pied fixe le scaphoïde, le cunéiforme, et le métatarsien.

– La broche externe fixe le cuboïde et le calcanéum.

Les radiographies per-opératoires sont réalisées pour s'assurer de la précision de la réduction. Une capsuloplastie plantaire et interne est réalisée. Il est important de maintenir la réduction. Le jambier postérieur est attaché à la partie inférieure du scaphoïde. Le pied et la cheville sont immobilisés dans un plâtre prenant le genou pendant 6 semaines, et dans un plâtre sans prendre le genou pendant les 6 autres semaines. À la 12e semaine les broches sont enlevées.

D'autres procédés chirurgicaux ont été proposés

Une ostéotomie dorsale d'ouverture antérieure de l'apophyse du calcanéum a été proposée par Dapaz en 1978. Cette ostéotomie était réalisée au lieu de pratiquer une libération calcanéo-cuboïdienne pour corriger l'arche externe. L'intervention de Grice a été utilisée pour stabiliser l'articulation sous-astragalienne. Elle est proposé par certains auteurs comme Coleman 1971 ; Oppenheim 1985, et Napiontek 1995.

Les transferts musculaires sont possibles. Le transfert du jambier antérieur à travers le col de l'astragale a été proposé par Colton en 1973 et repris par Napiontek en 1995. Le transfert du jambier antérieur a pour but de former un hamac de suspension à la partie inférieure et interne de l'articulation entre l'astragale et le scaphoïde. Néanmoins, cet artifice technique n'est pas toujours réalisable car le tendon est très court. Oppenheim a tendance a proposer le transfert du jambier antérieur en arrière pour renforcer le jambier postérieur.

Résultats

L'évaluation des résultats est souvent subjective. Les évaluations sont variables suivant les auteurs, elles sont quelquefois très différentes. Il est réellement impossible de comparer les résultats cliniques des séries. L'évaluation radiographique est plus précise, elle ne permet pas néanmoins de vraies comparaisons. La plupart des auteurs rapportent des résultats modestes, à l'exception de Raab en 1995, qui présente d'excellents résultats sur 14 malades.

Drennan en 1995 dans une conférence d'enseignement au Congrès Américain d'Orthopédie n'a pas rapporté de résultat. Les séries les plus larges : celles de Rigault, de Pouliquen, de Napiontek ont été des libérations péri-articulaires très étendues. Ils ont 50 % de bons résultats. Les échecs complets sont rares, mais il persiste souvent une subluxation résiduelle de l'articulation astragalo-scaphoïdienne, et dans beaucoup de cas il y a une nécrose de l'astragale.

Les résultats des traitements chirurgicaux qui visent à libérer la médio-tarsienne et à se contenter d'une libération postérieure simple paraissent meilleurs que ceux qui sont basés sur une grande libération sous-astragalienne. Rembouts en 1988 ne rapporte qu'un seul cas de nécrose sur 32 malades. Seimon a 10 bons résultats sur 10 pieds opérés; Daumas rapporte sur 25 cas 3 nécroses de l'astragale. Toutes ont été en rapport avec une libération sous-astragalienne étendue. À notre avis la libération médio-tarsienne avec allongement du tendon d'Achille est suffisante, et évite la nécrose de l'astragale; néanmoins, les résultats globaux sont loin d'être satisfaisants. Il y a souvent une part de raideur qui est due à la malformation elle même. Dans quelques cas il persiste un pied plat valgus avec une récidive radiographique de la subluxation astragalo-scaphoïdienne et un valgus progressif du talon.

Les complications du traitement chirurgical n'ont pas été rapportées de façon très détaillée dans la littérature. Chaque chirurgien a une petite expérience. La chirurgie elle-même est extrêmement compliquée. Certaines complications doivent être néanmoins très connues pour être prévenues.

Les désunions cutanées sont possibles; en général si la peau ne peut pas être fermée, il faut éviter de fermer sous tension et se contenter de laisser le pied partiellement ouvert. Dans certains pieds d'arthrogrypose le déséquilibre des colonnes est important. Le pied convexe peut justifier un raccourcissement de la colonne interne par excision du scaphoïde. La nécrose de l'astragale est le grand danger. Elle survient surtout lorsque les libérations sous-astragaliennes sont généreuses. En ce qui nous concerne, nous pensons qu'il faut éviter ces libérations sous-astragaliennes massives, car elles sont véritablement responsables de ces complications.

Le déséquilibre musculaire est difficile a apprécier. Il faut se méfier d'une faiblesse relative du triceps. Il n'est pas impossible de voir un pied talus se développer après une chirurgie trop agressive de pied convexe. Nous recommandons d'allonger le tendon d'Achille que si c'est nécessaire, et que si cette rétraction du tendon d'Achille empêche la correction du pied. Le pied peut être hypo-corrigé, cela est du probablement à une mauvaise connaissance de l'anatomie pathologique. De même après une libération complète, il est important de vérifier radiographiquement la correction. Dans notre expérience, nous nous sommes rendus compte qu'il fallait une correction excessive de l'articulation médio-tarsienne entre l'astragale et le scaphoïde et entre le calcanéum et le cuboïde pour obtenir une vraie correction chirurgicale. L'hyper-correction caractérisée par un pied creux varus est probablement difficile à contrôler ; elle est sous la dépendance d'un déséquilibre musculaire.

La subluxation médio-tarsienne est toujours possible. La vraie cause de cette récidive est due à la faillite des structures anatomiques de la plante, et en particulier à l'étirement de l'aponévrose plantaire ou quelquefois même à l'absence de muscle plantaire. Il est important de réaliser une véritable plastie du spring ligament après réduction. Dans certains cas, le transfert du jambier antérieur pour améliorer le jambier postérieur en arrière, semble être un procédé judicieux. À notre avis la période d'immobilisation par broche et par plâtre doit être aussi longue possible : au moins de 3 mois, sinon plus. Chez certains malades vus tardivement une intervention de Grice peut être indiquée et associée à la correction de base tel que le propose Oppenheim *et al* 1985.

RECOMMANDATIONS

Le pied convexe congénital est une déformation récalcitrante rare. Il y a une grande fréquence d'anomalies associées qui justifient une exploration très approfondie.

Le traitement conservateur par manipulation et plâtre peut être efficace dans certains cas modérés, à condition qu'il soit commencé très tôt.

Les formes sévères justifient d'une intervention chirurgicale. Cette correction chirurgicale doit être basée sur une parfaite connaissance de l'anatomie pathologique : il faut éviter une libération sous-astragalienne extensive qui est un procédé illogique.

BIBLIOGRAPHIE

[1] DAUMAS L., FILIPE G., CARLIOZ H. – *Congenital convex talus methods and results of a single-stage surgical correction.* Rev Chir Orthop Reparatrice Appar Mot 1995, 81 : 527537.

[2] SERINGE R., MARTIN G., KATTI E., VAQUIER J. – *Congenital convex foot : an anatomical study and practical conclusions.* Rev Chir Orthop Reparatrice Appar Mot 1990; 76 : 234-244. (22 références bibliographiques).

5

PIEDS CREUX

LE PIED CREUX

A. DIMÉGLIO[1]

LES GRANDS CONCEPTS

Le pied creux est une déformation complexe de l'avant-pied et de l'arrière-pied, son installation est toujours ou presque toujours la manifestation initiale d'une affection neurologique périphérique, centrale ou médullaire (Tableau I). Chaque pied creux doit faire l'objet d'une évaluation neuro-pédiatrique précise :

– Il faut classer le type de pied creux, sa localisation.

– Apprécier la sévérité des déformations, leur réductibilité; ***les déformations sont-elles flexibles ou fixées?***

TABLEAU I. – CAUSES DES PIEDS CREUX

1° – Neuromusculaire, atteinte périphérique et atteinte des nerfs. Maladie de Charcot-Marie, maladie de Déjerine-Sottas, polynévrite, lésion traumatique.
2° – Lésions médullaires Maladie des cordons médullaires, ataxie de Friedreich, syndrome de Roussy-Levy, atrophie musculaire spinale, myéloméningocèle, poliomyélite, siringomyélie, tumeur médullaire, diastématomyélie, dysraphisme spinal, arthrogryposes multiples.
3° – Lésions musculaires Dystrophie musculaire distale, allongement excessif du tendon d'Achille, lésion cérébrale et cérébelleuse, infirmité motrice d'origine cérébrale, malformation du cervelet.
4° – Pied bot varus équin négligé ou récidivé Syndrome des loges, brûlures sévères, écrasement des membres.
5° – Causes traumatiques
6° – Idiopathique ?

1. Service d'orthopédie pédiatrique, hôpital Lapeyronie, 371, avenue Gaston-Giraud, 34295 Montpellier Cedex 5.

– Ne pas oublier l'état vasculaire.

– Localiser les durillons plantaires, tester l'intégrité des têtes métatarsiennes et apprécier leur capitonnage.

– Évaluer la force musculaire et éventuellement le déficit sensitif.

– Évaluer les souffrances articulaires en recherchant des signes d'arthrose à la radiographie.

Le traitement chirurgical dépend essentiellement de l'âge, de l'étiologie, de la cause et de la flexibilité des défauts constatés. Si l'arrière-pied est en varus mais réductible, la correction du pied creux et de la pronation de l'avant-pied peut s'obtenir après libération plantaire et ostéotomie des métatarsiens.

Il ne faut pas négliger non plus le déséquilibre musculaire qui peut être contrôlé par des transferts musculaires. Chez l'enfant plus âgé, en fin de croissance, des ostéotomies dans la région médiotarsienne peuvent être envisagées.

L'arthrodèse permet d'obtenir une bonne correction du pied mais est un procédé de sauvetage. Le traitement ne doit pas sous-estimer les déformations des orteils souvent invalidantes, qui peuvent être traitées par transfert tendineux, ostéotomies ou arthrodèses.

Tant que les déformations sont réductibles, il faut protéger l'articulation sous-astragalienne et ne pas la sacrifier. La double arthrodèse ne peut être envisagée que si le pied creux est sévère et évolutif. Les transferts tendineux ne peuvent être réalisés que si les déformations osseuses ont été corrigées et celles-ci doivent être combiné à des libérations tendineuses.

Coleman a contribué de façon significative à la compréhension du pied creux en développant un test clinique de réductibilité pour dissocier les pieds creux **flexibles** des pieds creux **rigides.** Il a considéré séparément l'avant-pied et l'arrière-pied. À partir de ce test, on peut formuler de façon assez claire des indications chirurgicales et préciser la place des libérations tendineuses et des ostéotomies.

ÉTIOLOGIE

Les causes sont très diverses. Les mécanismes qui contribuent à créer le pied creux sont multiples. L'évolutivité du pied creux varie avec la cause. Les affections neuro-musculaires sont les causes les plus fréquentes, les maladies de Charcot-Marie ou de Friedreich sont fréquemment retrouvées. D'autres causes sont possibles, comme la poliomyélite, l'infirmité motrice cérébrale, le dysraphisme spinal ou une diastématomyélie. Certains pieds creux peuvent se développer à l'occasion d'un traumatisme comme par exemple un syndrome des loges.

PATHOGÉNIE

La figure imposée qui sert de base à la pathogénie du pied creux est représentée par la maladie de Charcot-Marie-Tooth (Fig. 1). Il y a une combinaison de faiblesse musculaire intrinsèque et extrinsèque. Le déficit musculaire commence par les muscles intrinsèques et par le jambier antérieur, tandis que le jambier postérieur et le long péronier latéral gardent une force normale. Le triceps, souvent faible, peut être rétracté. L'avant-pied est amené en équin par rapport à l'arrière-pied, avec une flexion plantaire du premier métatarsien. Les extenseurs dorsaux s'efforcent à compenser la faiblesse du muscle jambier antérieur. L'hyperextension des orteils a tendance alors à aggraver la flexion plantaire des métatarsiens. La rétraction plantaire s'associe à cette déformation. L'équin de l'avant-pied, prédominant sur les rayons internes, premier et deuxième rayon, a tendance à se compliquer d'une pronation. Au début, le pied est souple, il est capable, en position d'appui, de garder un aspect plantigrade. Au fur et à mesure, la déformation de l'avant-pied devient plus fixée en pronation. L'arrière-pied réagit par une supination associée à un varus. Initialement le varus de l'arrière-pied est réductible, avec le temps, il se fixe. Les déformations d'orteil progressent avec une rétraction de plus en plus marquée (Fig. 2).

BILAN CLINIQUE ET RADIOGRAPHIQUE

Le bilan clinique doit être méthodique.

Demander tout d'abord à l'enfant et à sa famille de préciser le degré de fatigue et d'inconfort, apprécier la sévérité des symptômes, rechercher des entorses à répétition, des douleurs de l'avant-pied. En général, l'examen du pied confirme que la pression est concentrée sur le premier rayon et sur le cinquième rayon qui portent des callosités douloureuses.

Rechercher un varus de l'arrière-pied, évaluer la réductibilité des déformations de l'arrière-pied par le test de Coleman. Durant la phase d'appui, par exemple, l'arrière-pied peut retrouver une position normale si le pied creux est flexible, tandis que si pendant la phase d'appui, l'arrière-pied reste en varus, on peut considérer que la déformation commence à se rigidifier.

Chaque muscle doit être évalué de façon précise et en particulier, il faut tester la balance musculaire. Le tendon d'Achille peut être rétracté. Certains muscles, comme le jambier postérieur, peuvent être épargnés.

Compléter par un bilan neurologique en demandant l'avis d'un neurologue pédiatre. L'évaluation des troubles neurologiques peut s'apprécier par l'électromyogramme, par la mesure de la vitesse de conduction nerveuse. La biopsie peut

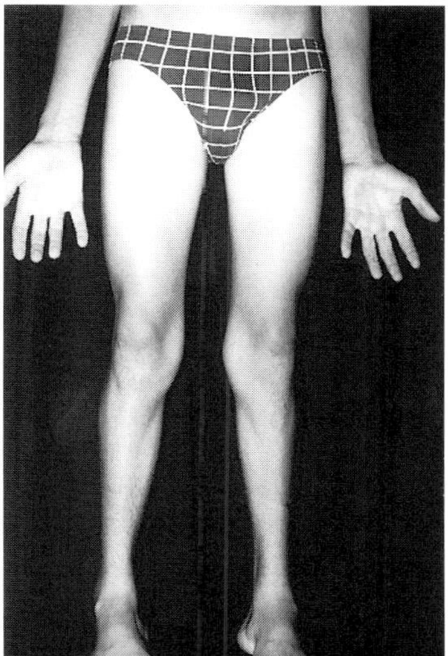

FIG. 1. – *Maladie de Charcot-Marie.* Pieds creux bilatéraux. Atrophie des mollets. Atrophie des éminences thénar et hypothénar. L'examen du pied doit être complété par l'examen de la main.

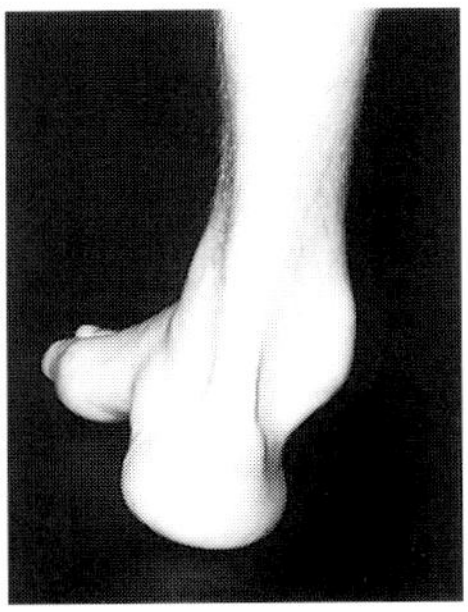

FIG. 2. – *Pied creux varus :* varus de l'arrière-pied, déformation de l'avant-pied, chute du premier rayon.

éventuellement s'envisager, il ne faut pas hésiter à compléter le bilan par une résonance magnétique médullaire, si l'on suspecte, par exemple, un dysraphisme spinal.

Sur le plan radiographique, les mesures d'angle doivent être très précis pour dissocier un pied creux postérieur d'un pied creux antérieur. La mesure de l'angle de Meary est très précieuse.

LES PRINCIPES DE TRAITEMENT

Les méthodes par semelles orthopédiques, ne sont pas efficaces sur un pied creux ; seuls les procédés chirurgicaux peuvent espérer corriger un pied creux invalidant. Des libérations des parties molles tendineuses ou plantaires constituent le premier groupe d'interventions chirurgicales. Les ostéotomies des métatarsiens, du calcanéum ou de la médio-tarsienne, forment le deuxième groupe. L'arthrodèse est un des procédés utilisés après avoir épuisé toutes les ressources des procédés précédents.

Trois facteurs rentrent en jeu dans la décision chirurgicale :

– la cause de la déformation ;
– l'âge de l'enfant ;
– les caractéristiques de la déformation.

Chez un enfant jeune, avant l'âge de 8 ans, se contenter de libérations tendineuses et plantaires et de transferts tendineux appropriés.

Si l'enfant est plus âgé, il faut éventuellement procéder à des ostéotomies du premier rayon, des métatarsiens ou du calcanéum, toujours complétées par des libérations tendineuses. La double arthrodèse reste un procédé de sauvetage à envisager uniquement à la fin de la croissance.

Tous ces procédés restent néanmoins suspendus au bon vouloir de la maladie neurologique et à son évolutivité.

La chirurgie des parties molles

C'est une chirurgie complexe : elle est dominée par la libération plantaire telle que l'a décrite Steindler. Le risque est de réaliser une incision interne trop timide. Par une incision interne, il faut libérer toutes les structures plantaires rétractées, l'abducteur du gros orteil, l'aponévrose plantaire, le court fléchisseur plantaire et éventuellement, le nœud de Henri.

Bardley recommande dans des formes sévères de pieds creux, une libération plantaire et interne associant une libération de l'articulation astragalo-scaphoïdienne et même quelquefois, une libération de la sous-astragalienne.

L'allongement du tendon d'Achille doit être mûrement réfléchi. Attention ! Le tendon d'Achille rétracté peut masquer une grande faiblesse.

Les transferts tendineux peuvent éventuellement être utilisés, la transplantation à travers la membrane interosseuse du jambier postérieur est une éventualité envisageable dans la maladie de Charcot-Marie. Dans quelques cas où la faiblesse du jambier antérieur est trop prononcée, certains auteurs ont proposé de déplacer le long péronier latéral sur le deuxième métatarse. Néanmoins, lorsque la maladie neuromusculaire est progressive, **les transferts tendineux ont des effets transitoires.** Des transferts tendineux ont été proposés au niveau des griffes d'orteils, par exemple, transfert des tendons du long extenseur dans la tête des métatarsiens en les suturant à eux-mêmes et en creusant un orifice dans la tête de chaque métatarsien. Ce procédé nous a déçus. Nous préférons envisager des résections et des fusions des interphalangiennes des orteils, quelquefois, le long extenseur du gros orteil peut être transféré sur le deuxième cunéiforme afin d'améliorer la dorsi-flexion.

Les ostéotomies

La flexion plantaire du premier rayon peut être corrigée par une ostéotomie cunéiforme de fermeture dorsale. On peut éventuellement étendre cette ostéotomie au deuxième métatarsien. D'autres ostéotomies ont été proposées entre le tarse et le métatarse au niveau de la région médiotarsienne; Jahss, Japas, Cole, Meary, ont apporté leur contribution. Dans tous les cas, elles doivent être combinées à une libération plantaire.

Chez l'enfant, porteur de déformations fixées de l'arrière-pied, il faut tout faire pour éviter la double arthrodèse. Dans certains cas, la libération plantaire peut être associée à une ostéotomie de Dwyer pour corriger le varus de l'arrière-pied.

La double arthrodèse

C'est une intervention nécessaire en fin de croissance quand tous ces procédés indirects ont échoué. Il faut réaliser une résection appropriée pour corriger simultanément le varus de l'arrière-pied et la déformation en creux de l'avant-pied. La double arthrodèse peut être assortie de libérations tendineuses, et éventuellement de transplantation tendineuses si certains muscles sont transplantables

RECOMMANDATIONS

• Hiérarchiser les actions chirurgicales, essayer de gagner du temps. La libération plantaire associée à l'ostéotomie du premier rayon est l'intervention de première intention.

• L'allongement du tendon d'Achille doit être mûrement réfléchie. Le jambier postérieur épargné peut être transféré.

• Dissocier les déformations rigides des déformations flexibles.

• La pronation de l'avant-pied entraîne une déformation progressive de l'arrière-pied. Le test de Coleman a permis de dissocier les pieds creux fixés des pieds creux réductibles.

• Plus l'enfant est jeune, plus il faut se contenter de libérations plantaires et d'ostéotomies limitées. La chirurgie complexe doit être réservée aux pieds creux évolutifs, tenaces et rigides.

• Ne pas oublier que la maladie neurologique et son évolutivité détiennent le sort du pied creux.

PIEDS CREUX, DE LA CLASSIFICATION AU TRAITEMENT

A. CATTERAL[1]

Le pied creux ou arche creusée du pied a reçu peu d'attention ces dernières années, quand on le compare au pied plat valgus dont la littérature est abondante. Bien que le pied creux soit sur le plan esthétique mieux toléré que le pied plat, son traitement est plus exigeant, et à long terme les résultats de son traitement sont moins gratifiants. Le pied creux nécessite une évaluation soigneuse et un traitement rigoureux.

DÉFINITION

Une arche interne bien formée est une variante dite normale. **On définit le pied creux comme étant une déformation fixée avec une hauteur exagérée de l'arche interne.** Deux types de déformations sont généralement reconnues : le pied creux calcanéen, le pied creux varus.

Le pied creux calcanéen : dans ce type, le bord externe et le bord interne sont creux ; l'arrière-pied est en talus, en raison de la faiblesse du triceps ou d'une rupture du tendon d'Achille. Le fascia plantaire est toujours très rétracté.

Le pied cavus : dans sa forme classique, en général l'avant-pied est fixé en pronation. Cette pronation intéresse le premier et le deuxième rayon, et quelquefois le troisième rayon. L'articulation sous-astragalienne est en général mobile. Le fascia plantaire est toujours rétracté; il y a souvent un degré croissant d'équin du pied.

ÉTIOLOGIE

1886, Charcot et Marie ont décrit l'atrophie péronière musculaire. La même année Tooth décrivait une affection identique. Plus tard Dejerine a décrit la névrite hypertrophique avec pieds creux en 1989. Levi et Roussy ont décrit le pied creux

1. Pediatric orthopedics surgery, 149 Harley Street, London W1N2DE. UK.

avec des anomalies cérébelleuses en 1912. En 1968 Lambert et Dyke décrivent les neuropathies héréditaires, et les neuropathies sensitivo-motrices (HMSN). Ce cadre nosologique a été clarifié sur le plan clinique et sur le plan génétique par un article publié par Harding et Thomas en 1980. Plus récemment, les bases génétiques de ces maladies ont été identifiées sur le chromosome 17, avec une duplication.

L'étude de Harding et de Thomas propose 2 groupes, le groupe 1 (HMSN) héréditaire et caractérisé sur le plan pathologique par une démyélinisation des nerfs périphériques, qui se traduit par des troubles de la conduction nerveuse en général retardée. Dans ces formes l'hypertrophie neuronale est une réponse à la démyélinisation. Dans 55 % des cas, il y a des troubles sensoriels très importants.

Dans le type 2, la pathologie primitive est une dégénérescence axonale. Cette maladie semble plus bénigne dans son pronostic; elle se présente après l'âge de 10 ans alors que la maladie de type 1 se présente avant l'âge de 10 ans.

DIAGNOSTIC DIFFÉRENTIEL

On admet maintenant que tous les pieds creux ont une cause neurologique. L'objectif est d'en déterminer la cause. Le diagnostic différentiel est résumé dans le tableau I.

TABLEAU I. – LE DIAGNOSTIC DIFFÉRENTIEL

Étiologie
Causes centrales
IMOC
Maladie de Friedreich
Cause médullaires
Poliomyélite
Dysraphisme spinal
Pied bot
Méningo-myélocèle
Dystrophie musculaire
Dystrophie péronière musculaire

PATHOLOGIE – ANATOMIE

Analyse des déformations fixées

Pied calcanéo-valgus. – L'arche interne et l'arche externe sont présentes et creusées. La flexion plantaire est souvent limitée et la rétraction plantaire est toujours très prononcée.

Pied creux. – L'avant-pied est en pronation : le premier, le deuxième voire le troisième rayon sont concernés. Pour mettre les pieds au sol, en général le talon doit se mettre en inversion. Cela entraîne une rotation externe de la jambe sur le pied. Dans beaucoup de cas, le pied équin est présent. Cette déformation exagère le trouble de la marche ; la rétraction plantaire est toujours présente.

Les griffes des orteils s'installent précocement. Elles touchent d'abord le gros orteil, et ensuite les petits orteils. La griffe d'orteil est due au raccourcissement relatif de l'extension du gros orteil, et des extenseurs des orteils. Ce raccourcissement est dû à la rétraction plantaire et à la position en flexion plantaire de l'avant-pied à cause de la faiblesse des muscles intrinsèques.

La faiblesse motrice

La dorsi-flexion est diminuée particulièrement dans sa force, et spécialement au niveau du muscle tibial antérieur. Le court péronier est faible.

Le long péronier reste relativement fort, plus fort que le muscle tibial antérieur. C'est ce déséquilibre qui entraînent la chute du premier rayon.

Tableau II. – Neuropathie Sensitive Héréditaire et Motrice
Caractéristiques Cliniques

	Type 1	*Type 2*
Installation	Av. 10 ans	Ap. 10 ans
Pied creux	75 %	51 %
Scoliose	12 %	3 %
Épaississement nerveux	28 %	0 %

Caractéristiques établies par Harding et Thomas. Brain 1980, 103: 259-280.

TROUBLES SENSORIELS

Cinquante pour cent des neuropathies sensitivo-neuro-motrices présentent des troubles proprioceptifs et des troubles de la douleur, et une perte des sensations douloureuses. Une maladie de Charcot au niveau de l'articulation tibio-tarsienne peut se développer lorsque la sous-astragalienne est bloquée par une arthrodèse. L'instabilité de la cheville est habituellement un symptôme qui traduit un trouble neurologique de la sensibilité profonde, de même que la subluxation récidivante de la rotule.

ÉVALUATION CLINIQUE

L'histoire de la maladie est importante. L'âge auquel le pied creux est reconnu doit être déterminé. Cela donne une idée de l'intensité de la maladie et de l'importance du déséquilibre musculaire. Les premiers symptômes sont des douleurs sur les têtes des métatarsiens, des difficultés à la marche, une instabilité de la cheville. La subluxation récidivante de la rotule est quelquefois présente. Elle traduit le manque de sensation proprioceptive, et l'instabilité de la cheville. Il faut rechercher une histoire familiale, et si elle est présente, il ne faut pas hésiter à établir un arbre généalogique.

EXAMEN

Un examen neurologique précis, complet est nécessaire pour établir un diagnostic. Il faut rechercher notamment un épaississement du nerf cubital, du nerf poplité externe, du nerf auriculaire au niveau du cou. L'examen des pieds comporte 3 étapes : 1°) Une évaluation des déformations fixées, 2°) une appréciation de la force musculaire, et 3°) le test de Coleman.

La déformation fixée en équin, la pronation de l'avant-pied, le pied creux : interne ou externe en même temps que la mobilité de la sous-astragalienne. La déformation de l'avant-pied doit être évaluée avec le talon en inversion. La mise en position normale du talon démasque l'étendue du trouble de rotation de l'avant-pied et de sa pronation. Le test de Coleman a l'avantage de montrer comment se réalise la compensation de l'avant-pied, et d'apprécier indirectement la mobilité de la sous-astragalienne. Il apprécie aussi la capacité qu'a le pied d'adopter une positon plantigrade quand l'avant-pied est corrigé. Si les talons ne restent pas en position neutre pendant le test, on peut alors considérer qu'une ostéotomie du calcanéum ou une triple arthrodèse doit être envisagée.

INVESTIGATIONS RADIOGRAPHIQUES

L'évaluation radiographique est importante. Des examens de routine au niveau du pied et des chevilles sont réalisées avec le malade en position debout. Des examens en position de stress sont nécessaires pour démontrer l'intensité de la déformation de l'avant-pied, ou encore la congruence de l'articulation calcanéo-cuboïdienne. L'électromyogramme est l'examen de base, cette investigation permet d'apprécier la conduction nerveuse. Il est indispensable dans la majorité des cas. Ces investigations permettent d'établir un diagnostic précis et d'identifier clairement la neuropathie sensitivo-motrice.

TRAITEMENT

Principes du traitement

– Aucune intervention chirurgicale ne peut arrêter le processus pathologique.

– La déformation est directement proportionnelle à la vitesse de croissance du pied, et à l'étendue du déséquilibre musculaire.

– La mobilité de la sous-astragalienne est essentielle, elle ne doit être sacrifiée que si les déformations sont sévères.

– Le déséquilibre musculaire doit être corrigé autant que faire ce peut, par un transfert tendineux.

Il y a de nombreuses situations cliniques qui sont rencontrées, on peut les démembrer de la façon suivante.

– La déformation est progressive chez un jeune enfant. Dans ce cas la déformation est rarement fixée, mais il y a toujours une rétraction plantaire très prononcée. On peut envisager par exemple une libération plantaire avec un transfert du muscle jambier postérieur sur les extenseurs dorsaux pour tenir le pied, et pour éviter que la déformation ne progresse.

– La déformation est progressive et s'aggrave pendant la puberté. C'est une situation classique. En général le test de Coleman révèle une mobilité de la sous-astragalienne. L'avant-pied doit être corrigé par une ostéotomie des métatarsiens avec une libération plantaire. Le muscle jambier postérieur peut être transféré sur l'extenseur dorsal commun, et l'équin doit être corrigé si cela est nécessaire.

– Douleurs et difficultés à la marche s'installent chez l'adulte. Dans ce cas, le test de Coleman est important pour apprécier la mobilité résiduelle de l'arrière-pied et corriger éventuellement l'avant-pied. L'avant-pied peut être corrigé par des ostéotomies métatarsiennes, avec une libération plantaire. Le tendon d'Achille nécessite presque toujours un allongement. Si l'instabilité de la cheville persiste, s'il n'est pas possible de corriger complètement l'arrière-pied, on peut envisager une ostéotomie du calcanéum, intervention de Dwyer.

Traitement du gros orteil et des griffes d'orteils

Le gros orteil peut être corrigé par une fixation de l'extenseur du gros orteil sur la première phalange, et une arthrodèse inter-phalangienne proximale. L'intervention de Jones n'est pas toujours satisfaisante. Elle permet de redresser le gros orteil, mais le gros orteil reste droit mais flottant, il est difficile de mettre ensuite le pied dans la chaussure.

Les orteils externes : quand la déformation qui persiste est fixée, il faut la corriger par arthrodèse mais il ne faut jamais réaliser cette intervention en même temps que la chirurgie de l'avant-pied et que les ostéotomies. Lorsque les déformations sont réductibles, elles peuvent être traitées par simple ténotomie des fléchisseurs des orteils plutôt que par une intervention complexe de type Girdlestone.

LE PIED CREUX DE L'ENFANT

R. SERINGE[1]

Le pied creux est caractérisé par l'accentuation de la concavité plantaire avec rapprochement des appuis plantaires antérieur et postérieur. Il existe deux catégories différentes selon que le creux se constitue exclusivement dans le plan sagittal (pied creux direct) ou au prix d'une déformation tridimensionnelle en hélice (pied creux interne ou pied creux varus). Curieusement, c'est la forme la plus fréquente – le pied creux interne – qui était jusqu'à présent la mieux étudiée alors que l'analyse du pied creux direct était quelque peu délaissée. Pourtant, une connaissance approfondie du pied creux direct est essentielle car plusieurs types peuvent être décrits et nous savons, en outre, que le pied creux interne peut se développer sur un pied creux initialement direct (11).

1. Service d'orthopédie pédiatrique, hôpital St-Vincent-de-Paul, 74 avenue Denfert-Rochereau, 75674 Paris Cedex 14.

PIED CREUX DIRECT

Déformation exclusive dans le plan sagittal, le pied creux peut être assimilé à un compas dont l'une ou les deux branches se ferment (11). Il existe ainsi 3 formes de pied creux direct (avec valgus talonnier physiologique) :

– ***le pied creux antérieur*** par chute directe de l'avant-pied et horizontalisation secondaire de l'astragale pour rééquilibrer les appuis plantaires (Fig. 1);

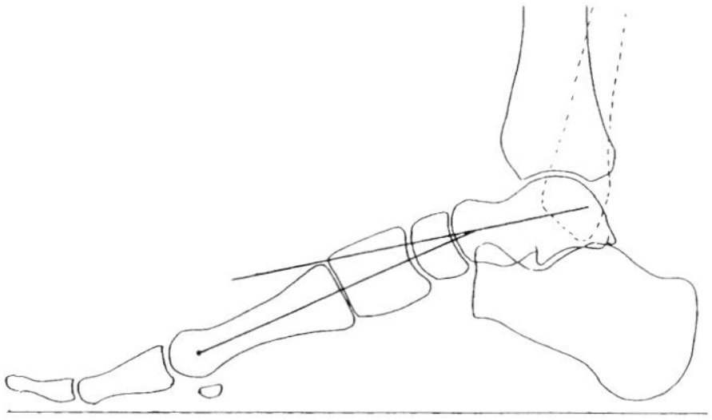

FIG. 1. – *Pied creux direct antérieur :* le creux siège dans l'avant-pied ce dont témoigne l'augmentation de l'angle de Meary.

– ***le pied creux postérieur*** par redressement et verticalisation du calcanéum sans horizontalisation de l'astragale (Fig. 2);

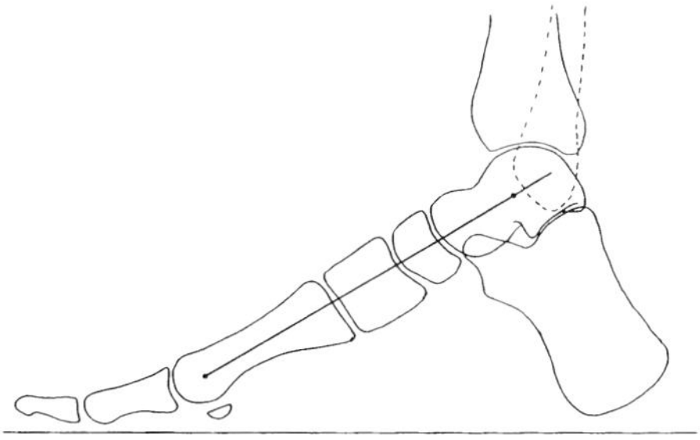

FIG. 2. – *Pied creux direct postérieur (ou pied creux calcanéus).* L'avant-pied est normal ce dont témoigne l'alignement parfait de l'arche interne.

– ***le pied creux mixte*** à la fois antérieur et postérieur (Fig. 3);

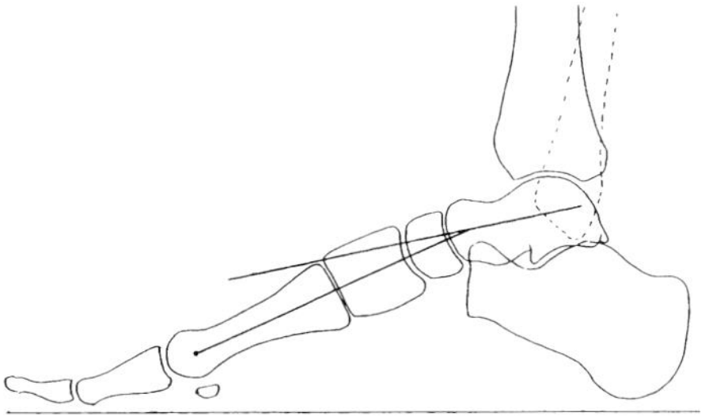

FIG. 3. – *Pied creux direct mixte*, avec une double participation de l'avant- pied et de l'arrière-pied.

Dans le pied creux antérieur, comme dans le pied creux postérieur, du fait de la fermeture d'une des deux branches du « compas », il se crée une dénivellation entre l'appui plantaire antérieur et l'appui talonnier. L'articulation tibio-tarsienne intervient alors pour compenser cette dénivellation et rétablir l'appui plantaire :

– horizontalisation de l'astragale dans le pied creux antérieur, encore appelé défaut de fuite dorsale du pied selon Braun (1),

– accentuation de l'inclinaison de l'astragale dans le pied creux postérieur,

– peu ou pas de modification en cas de pied creux mixte avec déformation équivalente dans l'avant-pied et dans l'arrière-pied.

Certains pieds creux directs s'accompagnent d'un valgus excessif et volontiers d'un abductus de l'avant-pied. Ils peuvent en imposer, à première vue, pour un pied plat car le bord interne du pied peut entrer en contact avec le sol du fait de la pronation globale.

Signes cliniques

Le pied creux direct se traduit par un creusement des arches interne et externe, cette dernière n'appuyant plus au sol comme dans le pied normal. L'empreinte plantaire est du 3e degré, les 2 bords interne et externe du pied forment un pont en appui au sol : il est possible de passer un crayon transversalement sous la plante et il n'y a habituellement pas de griffe des orteils. Ce pied cambré est caractérisé par son équilibre musculaire normal et par sa très bonne tolérance dans l'enfance et sa stabilité en cours de croissance. À l'âge adulte, il peut devenir gênant pour le chaussage à cause de la saillie dorsale du pied ou encore être responsable de métatarsalgies.

Anatomie radiologique

Sur une radiographie de profil du pied en charge, on peut distinguer les 3 formes de pied creux direct grâce à certaines mesures dont il faut connaître la signification et les valeurs normales moyennes (Fig. 4) :

– *l'angle de Djian-Annonier* (3) est le reflet du degré d'ouverture ou de fermeture du compas (n = 120 à 125°); une diminution de cet angle donne une appréciation normale du creux sans préjuger du siège antérieur ou postérieur de la déformation ;

– *l'angle d'attaque du 1er métatarsien au sol de Schnepp* (10) est normalement de 20°; son augmentation, constante dans le pied creux, ne préjuge pas du siège antérieur ou postérieur de la déformation à cause d'une compensation possible dans l'articulation tibio-tarsienne pour rétablir l'équilibre et les appuis plantaires ;

Tableau I. – Modification des principaux angles radiologiques dans les trois types de pieds creux directs

	Pied creux antérieur	*Pied creux postérieur*	*Pied creux mixte*
Angle de Meary	↗↗	0°	↗
Angle tibio-astragalien	↘	↗	inchangé
Angle du calcanéum	↗	↗↗	↗↗

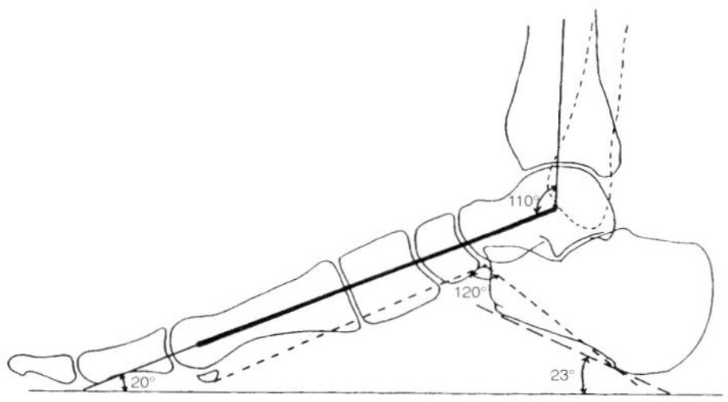

FIG. 4. – *Radiographie de profil en charge d'un pied normal.* 120°: angle de Djian et Annonier 1, 110°: angle tibio-astragalien, 20°: angle d'attaque du Ier métatarsien au sol, 23° : angle d'inclinaison au sol du calcanéum. En trait plein: la ligne de Meary- Tomeno.

– *l'angle d'inclinaison au sol du calcanéum* est normalement de 15 à 20°; là encore, l'augmentation de cet angle dans le pied creux ne préjuge pas du siège antérieur ou postérieur de la déformation pour la même raison que pour l'angle d'attaque du 1er métatarsien ;

– *l'angle de Méary-Tomeno* (8) est normalement de 0° et donc réduit à une ligne; lorsque l'axe longitudinal de l'astragale croise par au-dessus l'axe du Ier métatarsien cet angle caractérise le creux antérieur et permet d'en évaluer directement l'importance;

– *l'angle tibio-astragalien* est normalement de 110° et permet d'apprécier l'orientation de l'astragale en charge : toute diminution de cet angle traduit le défaut de fuite dorsale du pied creux antérieur. Cet angle est complémentaire de l'angle d'inclinaison de l'astragale en charge d'environ 20° ;

– les modifications de ces angles en fonction du type de pied creux sont précisées dans le tableau I.

Étiologies

Schématiquement, on peut distinguer ***4 étiologies*** possibles chez l'enfant :

– *rarement* une paralysie isolée du triceps (séquelles de poliomyélite, *spina bifida*, paralysies diverses ou séquelles de pied bot varus équin congénital opéré). Elle est responsable d'un pied creux postérieur par déformation de croissance du calcanéum dont la tubérosité postérieure n'est plus soumise aux sollicitations du triceps (c'est le classique pied creux talus qu'il vaut mieux appeler pied creux calcanéus);

– *rarement* une paralysie des extenseurs des orteils, responsable d'une chute de l'avant-pied : pied creux antérieur;

– *rarement* une étiologie congénitale non paralytique;

– *plus souvent* il s'agit d'un pied creux essentiel ou d'un morphotype mais avant d'accepter cette hypothèse, on doit éliminer une affection neurologique (*cf.* examen neurologique pour le pied creux interne).

Traitement

Il dépend de l'étiologie et de la classification anatomo-radiologique.

Pied creux postérieur par paralysie tricipitale. – L'aggravation des déformations en cours de croissance justifie une intervention chirurgicale dont l'objectif est double :

– restaurer l'équilibre musculaire par transfert d'un ou plusieurs muscles antérieurs (jambier antérieur, extenseur commun, péronier antérieur, court péronier latéral) en arrière sur la grosse tubérosité calcanéenne ;

– corriger la déformation calcanéenne par une ostéotomie postérieure soit de soustraction à base dorsale, soit cylindrique qui ouvre la branche postérieure du « compas » et aplatit la voûte plantaire par recul et ascension de la grosse tubérosité. En fin de croissance, la correction des déformations justifie une double arthrodèse sous-astragalienne et médio-tarsienne avec des résections osseuses particulières pour corriger la déformation de l'arrière-pied.

Pied creux antérieur par paralysie des releveurs. – Souvent associé à un équinisme, ce type de pied creux nécessite une libération plantaire pendant la croissance ou une tarsectomie après la fin de la croissance. Pour la correction de l'équin, il faut préférer les plâtres correcteurs à un allongement du tendon d'Achille.

Pied creux mixte paralytique. – La correction chirurgicale doit intéresser l'arrière-pied par ostéotomie calcanéenne et l'avant-pied par tarsectomie en association à une aponévrotomie plantaire moyenne superficielle.

Pied creux essentiel direct. – Les semelles à appui rétro-capital peuvent soulager d'éventuelles métatarsalgies. La chirurgie est exceptionnelle dans cette indication.

PIED CREUX INTERNE

C'est une déformation hélicoïdale avec hyper-pronation irréductible de l'avant-pied et supination de l'arrière-pied (varus du talon). Elle est acquise le plus souvent entre 3 et 6 ans puis à une tendance à s'aggraver régulièrement avec une période critique au moment de la puberté. Le pied creux interne est dans l'immense majorité des cas d'origine neurologique. Ce n'est que dans moins de 10 % des cas que l'on parle de pied creux interne « essentiel ».

Rappel de notions de base sur le pied normal

Lorsque le pied est en décharge, au cours des mouvements passifs ou actifs d'inversion ou d'éversion, l'avant-pied et l'arrière-pied demeurent solidaires et se déplacent dans le même sens.

En revanche, lorsque le pied est en charge et soumis à des mouvements de rotation externe ou interne de la jambe, on observe que l'avant-pied se déplace en sens inverse de celui de l'arrière-pied. Lorsque le squelette jambier et l'astragale tournent en rotation interne, le calcanéum s'oriente en valgus tandis que l'avant-pied part en supination avec comme conséquence un aplatissement de la voûte plantaire. C'est l'accentuation de ce phénomène qui caractérise le pied plat valgus statique.

À l'opposé, lorsque la jambe tourne en rotation externe, le calcanéum subit un déplacement en varus et l'avant-pied en pronation : la voûte plantaire se creuse. C'est ce que l'on observe dans le pied creux interne (Fig. 5).

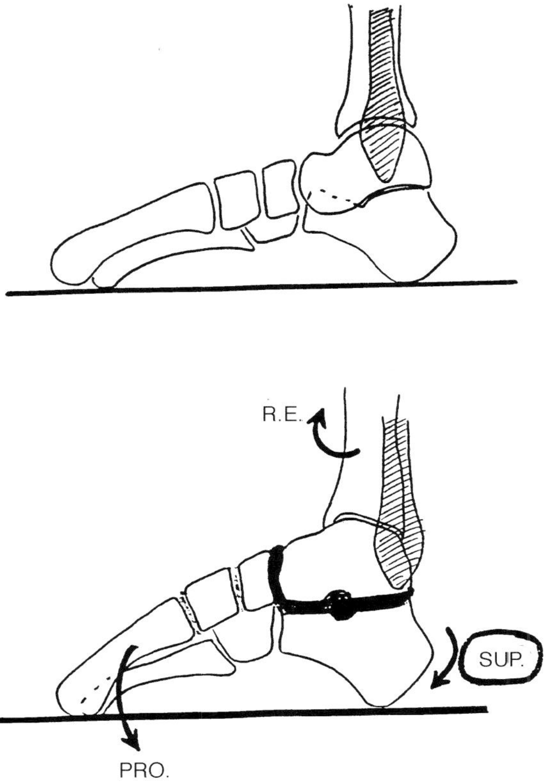

FIG. 5. – *Torsion hélicoïdale du pied normal en charge:* la rotation externe de la jambe entraîne l'astragale en abduction au dessus du bloc calcanéo-pédieux qui se vrille avec une pronation de l'avant-pied et une supination (sup. de l'arrière-pied). C'est le mécanisme du pied creux.

Anatomie pathologique

Le creux concerne seulement l'arche interne alors que l'arche externe repose sur le sol. Cette disposition est expliquée par la déformation hélicoïdale avec hyper-pronation fixée de l'avant-pied et varus longtemps réductible du calcanéum et du bloc calcanéo-pédieux en adduction sous le bloc astragalo-jambier, lui même en rotation externe (4, 5, 8, 10, 11).

Il existe habituellement un déséquilibre du relais métatarso-phalangien avec verticalisation dynamique des métatarsiens prédominant sur le premier rayon et redressement des premières phalanges lors des efforts de dorsi-flexion active du pied. La griffe des orteils qui associe à l'hyper-extension de la première phalange une flexion de la deuxième phalange est inconstante et prédomine souvent mais non toujours sur le premier rayon.

L'analyse du pied creux interne se complique car il existe souvent des déformations associées qui sont trompeuses et qui doivent être distinguées des déformations propres au pied creux interne :

– certaines peuvent précéder de plusieurs années l'apparition du creux interne et peuvent même être congénitales : pied bot varus équin congénital, pied varus ou varus équin d'origine neurologique, pied creux direct (morphotype ou neurologique) ;
– d'autres déformations peuvent apparaître dans le cours évolutif du pied creux interne : équinisme avec rétraction du tendon d'Achille, adduction de l'avant-pied.

Physiopathologie

Certaines conceptions pathogéniques doivent être abandonnées car elles ont conduit à des déboires thérapeutiques :
– la pathologie rétractile évolutive de la plante du pied qui conduisait à des libérations plantaires aveugles et extensives;
– le varus initiateur du calcanéum qui conduisait à l'ostéotomie de Dwyer avec les résultats décevants que l'on connaît (Larivière et coll. (7));
– la verticalisation primitive et isolée du 1er métatarsien qui conduisait à l'ostéotomie de cet os ce qui décalait les problèmes sur le 2e métatarsien;
– la faiblesse première du jambier antérieur qui orientait vers un transfert des longs extenseurs sur le col des métatarsiens avec un résultat décevant;
– la pathogénie proposée est tirée de l'observation des pieds creux débutants, de l'histoire naturelle du pied creux interne et des explications de Duchenne : le trouble initial consisterait en un déséquilibre du relais métatarso-phalangien d'origine neurologique, par paralysie des muscles intrinsèques ou par trouble des synergies. Ce défaut serait responsable de deux anomalies :
. en aval la griffe des orteils,
. en amont le creux interne bien expliqué par les travaux de Hicks (6) sur l'effet « poulie » de l'aponévrose plantaire sous les têtes métatarsiennes (Fig. 6). La mise en pronation de l'avant-pied est compensée dans le plan frontal par le varus global du bloc calcanéo-pédieux (Fig. 7) et dans le plan horizontal par la mise en rotation externe du bloc astragalo-jambier (Fig. 8).

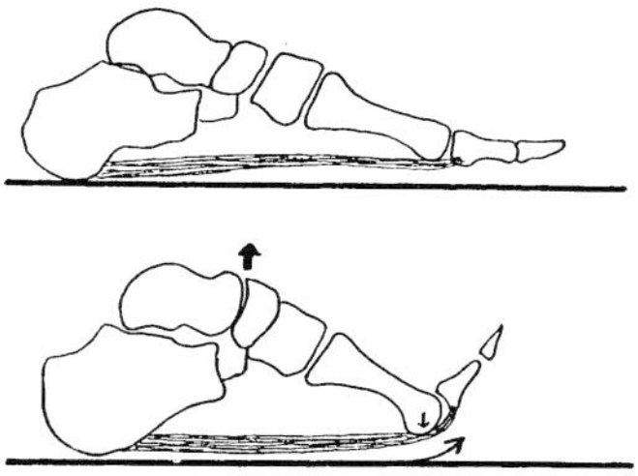

FIG. 6. – *Rôle de l'aponévrose plantaire d'après Hicks.* La dorsi-flexion des orteils diminue la distance entre la grosse tubérosité du calcanéum et les têtes métatarsiennes. Il s'ensuit un creusement du pied avec verticalisation de l'avant-pied prédominant sur l'arche interne et redressement du calcanéum associé à une horizontalisation de l'astragale.

Examen clinique et bilan étiologique

Troubles fonctionnels. – Les motifs de consultation sont rarement des douleurs métatarsiennes, plus souvent des difficultés de chaussage, une déformation du pied, des entorses à répétition, une démarche anormale. L'interrogatoire permettra de préciser à quand remonte les troubles et s'il y a des antécédents familiaux en particulier de neuropathie héréditaire sensitivo-motrice car la maladie de Charcot-Marie représente l'étiologie la plus fréquemment retrouvée.

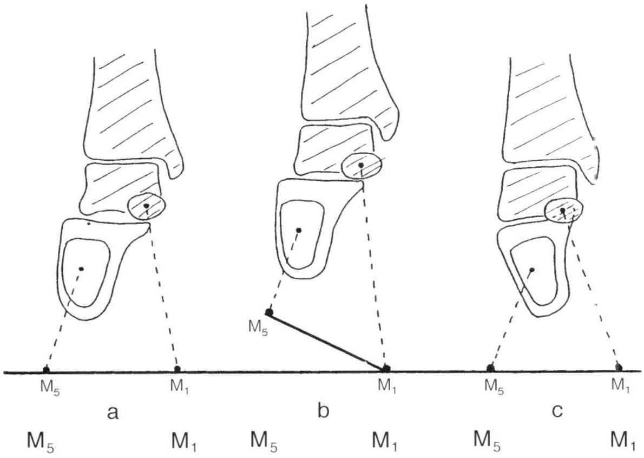

FIG. 7. – *Physiopathologie du pied creux interne dans le plan frontal (d'après Méary).* a : pied normal en charge. b : pied creux à la phase oscillante. c : pied creux en charge: supination du bloc calcanéo-pédieux pour rétablir l'appui tripode.

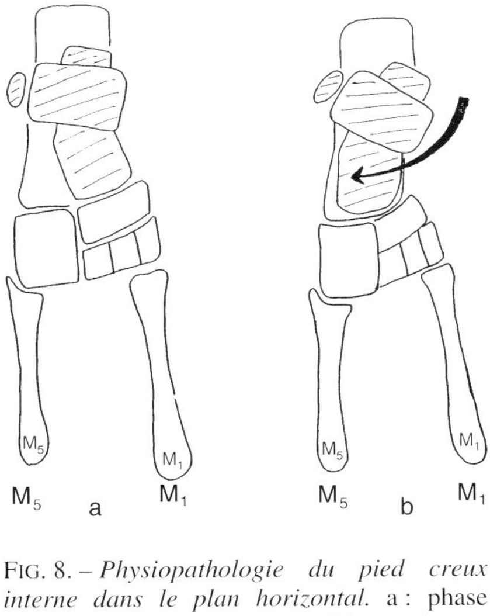

FIG. 8. – *Physiopathologie du pied creux interne dans le plan horizontal.* a : phase oscillante du pas, aspect normal. b : en charge, rotation externe du bloc astragalo-jambier par rapport au bloc calcanéo-pédieux au sol.

Examen des pieds. – Lors de la marche, on observe le creux interne avec en particulier à la phase oscillante du pied, une accentuation du creux et une hyperextension des premières phalanges des orteils avec la saillie des tendons extenseurs sous la peau. Parfois même, il existe un certain degré de steppage à cause de l'inefficacité du jambier antérieur et de tout le système extenseur long du pied qui s'épuise à relever la première phalange des orteils. La marche sur la pointe des pieds est habituellement normale mais en revanche la marche sur les talons est impossible ou seulement ébauchée avec une tendance à l'hyperextension des genoux pour compenser le déficit de dorsi-flexion active des pieds.

– Sur le pied en charge, les déformations sont évidentes et doivent être documentées par des photographies.

– L'examen des pieds au repos et en décharge révèle l'insuffisance de dorsi-flexion du pied, le défaut de fuite dorsale. La réductibilité du varus du talon est appréciée par l'étude de la mobilité sous-astragalienne de même que l'irréductibilité de l'avant-pied.

– Le test de la planchette permet de juger de la réductibilité du varus du talon. En modifiant ce test (Coleman (2)) et en utilisant une planchette oblique, on observe la restauration complète ou non du valgus du talon et la suppression de la rotation externe de la jambe mais on objective au mieux le creux réel de l'arche interne. Les radiographies de face et de profil en charge sur planchette sont très utiles pour faire la part des anomalies réductibles et des déformations structurales (Seringe, in 9).

Examen général. – L'examen complet est indispensable en particulier le rachis car une déformation en cyphose ou en scoliose n'est pas rare.

Examen neurologique. – Il est essentiel devant un pied creux interne car une étiologie neurologique ou neuro-musculaire est retrouvée dans 90 % des cas.

– L'étude de la marche permet parfois d'orienter le diagnostic vers une infirmité motrice cérébrale, une myopathie, une ataxie.

– L'inspection recherchera des signes cutanés d'un dysraphisme lombosacré : fossette, touffe de poil, angiome, asymétrie du pli inter-fessier.

Par l'inspection, on recherche également une amyotrophie du mollet mais aussi des éminences thénar ainsi que des troubles vaso-moteurs.

– L'étude des réflexes est essentielle, l'abolition des réflexes achilléens est relativement précoce dans les neuropathies périphériques.

– Le *testing* musculaire fait parti intégrante de l'examen neuro-orthopédique.

– La sensibilité profonde doit être appréciée par l'étude du sens de la position du gros orteil en sensibilisant le test par le croisement préalable des membres inférieurs genoux fléchis.

Examens complémentaires. – Habituellement, on demande une radiographie du sacrum et du rachis lombaire pour rechercher un dysraphisme spinal, une étude électrophysiologique, E.M.G. et vitesse de conduction nerveuse motrice et sensitive pour rechercher une neuropathie démyélinisante.

D'autres examens sont demandés en fonction de la clinique et des résultats précédents : enzymes musculaires, I.R.M. médullaire, ponction lombaire, en dernier recours biopsie de nerf et de muscle.

Affections neurologiques responsables. – Par ordre de fréquence décroissante, il s'agit des neuropathies périphériques, des séquelles d'infirmité motrice cérébrale, des myopathies et des dysraphismes spinaux.

Examen radiographique des pieds

Les radiographies classiques en charge sont réalisées selon 3 incidences : cliché de face dorso-plantaire, profil et incidence de face de la cheville avec cerclage du talon selon Méary. Les radiographies complémentaires sur planchette sont utiles pour étudier les déformations structurales et les différencier des compensations réductibles (9, 11).

Incidence dorso-plantaire en charge (*Fig. 9*). – Elle montre une diminution de la divergence astragalo-calcanéenne de face ce qui témoigne de l'adduction du bloc calcanéo-pédieux sous l'astragale ou plus précisément de la rotation externe de la jambe et de l'astragale au dessus du bloc calcanéo-pédieux. Elle montre parfois aussi une adduction médiotarsienne. L'incidence sur planchette montre l'importance du rétablissement de la divergence astragalo-calcanéenne témoin de la réductibilité du varus de l'arrière-pied.

A 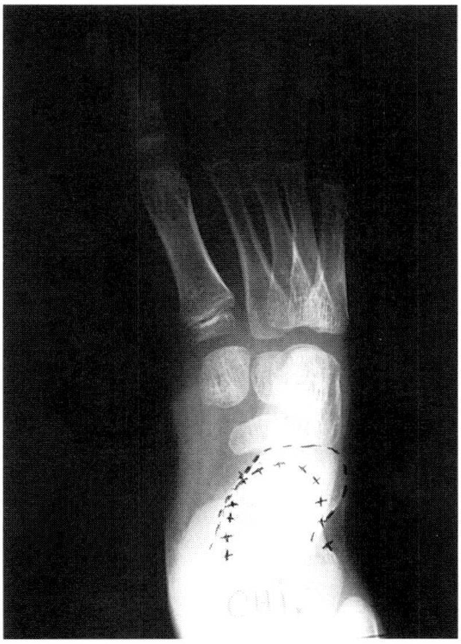

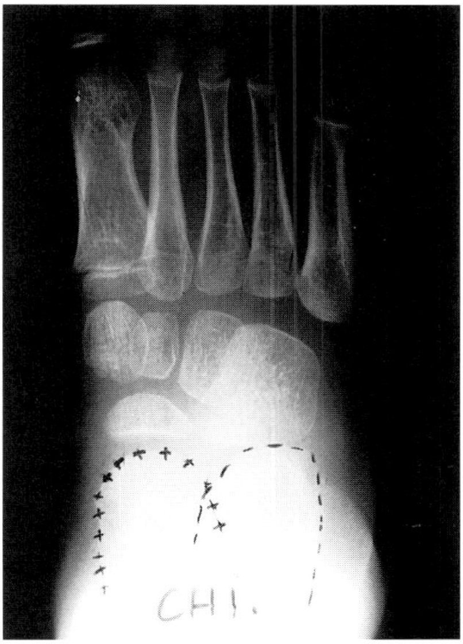 B

FIG. 9. – *Radiographie en incidence dorso-plantaire en charge dans le pied creux interne.* A: cliché standard: superposition astragalo-calcanéenne et fermeture de la divergence , B: cliché en charge sur planchette avec correction des troubles horizontaux.

Incidence de profil du pied en charge (*Fig. 10*). – L'angle de Méary est d'interprétation délicate dans le pied creux interne du fait de la déformation hélicoïdale telle que l'axe longitudinale de l'astragale et l'axe du 1er métatarsien ne sont pas dans le même plan. Il faut donc faire cette mesure sur le cliché sur planchette de façon à corriger les défauts horizontaux. On peut alors avoir une idée précise de l'angle Méary qui serait sous-estimé sur le cliché en charge sans planchette.

Incidence de face de la cheville avec cerclage du talon. – Cette incidence permet d'évaluer le varus mais là encore le cliché sur planchette permet d'apprécier la part réductible ou non du varus calcanéen.

Évolutivité

Le pied creux s'aggrave comme une scoliose c'est-à-dire qu'il existe un pic d'aggravation pubertaire indépendant de l'étiologie. Comme pour les scolioses il

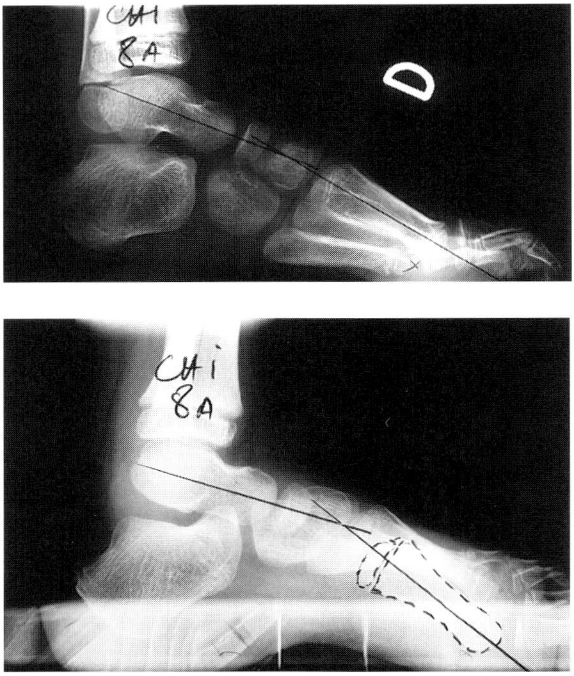

A

B

FIG. 10. – *Radiographie de profil en charge du pied creux interne.* A: cliché standard: angle de Méary difficile à évaluer puisque l'astragale et le Ier métatarsien ne sont pas dans un plan sagittal. B: cliché avec planchette sous le Ve métatarsien; ainsi l'astragale et le Ier métatarsien sont vus de profil ce qui redonne toute sa valeur à l'angle de Méary.

existe des pieds creux internes peu ou pas évolutifs et d'autres qui ont une évolutivité très sévère dès le jeune âge. Seule l'étude documentée par photographies permet d'avoir une appréciation objective.

Traitement

Traitement orthopédique. – La rééducation peut améliorer la dynamique musculaire et diminuer la fréquence des entorses. Les semelles orthopédiques n'ont pas fait la preuve d'une correction quelconque du pied creux interne. Toutefois, il faut signaler l'intérêt majeur de l'appareillage nocturne. En effet, il suffit d'observer la forme du pied sur le sujet en décubitus pour se rendre compte de l'importance de la déformation hélicoïdale au repos qui ne fait que s'aggraver pendant la nuit. Si au contraire, une attelle maintenant le pied à angle droit est mise en place la nuit, la position du pied dans l'attelle est toujours très supérieure à la position spontanée.

On peut essayer dans l'attelle nocturne d'introduire un certain dévrillage du creux pour améliorer encore son efficacité.

Traitement chirurgical. – Les techniques sont différentes selon qu'elles concernent l'enfant ou au contraire l'adolescent à la fin de la croissance.

– *Interventions proposées chez l'enfant.*

Les libérations plantaires avec désinsertion plus ou plus extensive des parties molles plantaires y compris l'ouverture des interlignes articulaires sont des opérations difficiles à doser et source d'hyper-correction mais aussi d'hypo-correction et de récidive. C'est pourquoi une libération plantaire sélective associée à une ostéotomie d'ouverture du tarse moyen semble plus logique car la correction peut être maintenue dans le squelette et non pas dans les interlignes articulaires. L'ostéotomie de valgisation du calcanéum de Dwyer doit être considérée comme un geste d'appoint de même que l'ostéotomie de la base du Ier métatarsien

– *Interventions chirurgicales possibles en fin de croissance.* On a le choix entre la tarsectomie et la double arthrodèse. La tarsectomie a pour avantage de corriger le creux à son sommet. Elle peut être associée si nécessaire à une ostéotomie du calcanéum et à une ostéotomie de la base du Ier métatarsien. Elle a également l'avantage de préserver les interlignes sous-astragalien et médio-tarsien mais s'il existe un déséquilibre musculaire notable elle laisse persister parfois une sensation d'instabilité.

La double arthrodèse en revanche, donne une meilleure stabilité au pied mais au prix d'une fusion des articulations sous-astragalienne et médiotarsienne. En outre la correction du creux se fait un peu en amont du sommet anatomique et ne donne pas toujours entière satisfaction.

Quant *à l'allongement du tendon d'Achille*, il peut être proposé en fin de croissance à l'occasion d'une intervention chirurgicale par tarsectomie ou double arthrodèse mais dans l'enfance il vaut mieux l'éviter car cela risquerait d'affaiblir le triceps et surtout cela rendrait plus difficile la correction du pied creux. En effet, la préservation d'une certaine brièveté du triceps maintient la grosse tubérosité du calcanéum en situation postérieure ce qui immobilise la branche postérieure du compas et permet donc d'avoir une action efficace sur la branche antérieure et la correction du creux.

Indications : chez l'enfant avant l'âge de 10 ou 11 ans, dès que la preuve de l'aggravation du pied creux est faite et/ou s'il y a une gêne fonctionnelle, la correction chirurgicale est proposée et comporte une libération plantaire associée à des ostéotomies pour dévriller le pied en préservant les interlignes articulaires.

Ce n'est qu'à partir de 16 ans qu'il faut envisager les interventions du type double arthrodèse ou tarsectomie. Si ces opérations sont pratiquées plus précocement il y a un risque d'aggravation post-opératoire tant que la croissance du pied n'est pas totalement achevée. S'il existe un déséquilibre musculaire important à la phase oscillante du pas, il faut préférer la double arthrodèse à la tarsectomie car elle stabilise mieux l'arrière-pied.

BIBLIOGRAPHIE

[1] BRAUN S. – Le défaut de fuite dorsale du pied. In: *Actualités en rééducation fonctionnelle et réadaptation*, 7e série. L. Simon, (éd.) - Masson, éd., Paris, 1982, pp. 180-186. [2] COLEMAN S.S., CHESNUT W.J. – A simple test for hindfoot flexibility in the cavovarus foot. *Clin. Orthop.*, 1977, 123: 60-62. [3] DJIAN A., ANNONIER C. – Mesures des déviations angulaires du pied. In: *Repères et mesures en imagerie médicale*. A Coussement, C. Faure (eds) - Expansion Scientifique Française, éd., Paris, 1991, pp. 216-221. [4] DWYER F.C. – The present status of the problem of pes cavus. *Clin. Orthop.*, 1975, 106: 254-275. [5] FILIPE G. – Le pied creux de l'enfant. *Cahiers d'Enseignement de la SOFCOT*

n° 23, Expansion Scientifique Française, éd., Paris, 1985, pp. 135-148. [6] HICKS J.H. – The mechanics of the foot. The plantar aponevrosis and the arch. *J. anat.* (Lond), 1954, 88: 25-30. [7] LARIVIERE J.Y., MILADI L., DUBOUSSET J. SERINGE R. – Les échecs de l'opération de Dwyer dans le pied creux interne de l'enfant. Considérations physiopathologiques et déductions thérapeutiques. *Rev. Chir. Orthop.*, 1985, 71: 563-573. [8] MEARY R. *et Coll.* – Symposium sur le pied creux essentiel. *Rev. Chir. Orthop.*, 1963, 59: 389-468. [9] RIGAULT P., FILIPE G., JANKLEWICZ P., KLISZOWSKI H., MALLET J., SERINGE R. – Pied creux interne de l'enfant et de l'adolescent. *Ann. Orthop. Ouest*, 1988, 20: 99-130. [10] SCHNEPP J. – Le pied creux essentiel, rappel anatomoclinique, méthodes et indications thérapeutiques. *Cahiers d'Enseignement de la SOFCOT n° 10* - Expansion Scientifique Française, éd., Paris, 1979, pp. 73-92.

[11] SERINGE R., TOMENO B. – Pied creux. Ed. techniques. *Encycl. Méd. Chir.* (Paris) - *Appareil locomoteur* 14112, A 10, 1992, 8 p.

6

SYNOSTOSES DU PIED

SYNOSTOSES DES OS DU TARSE, QUELLE STRATÉGIE ?

A. DIMÉGLIO[1]

La fréquence des synostoses des os du tarse est probablement plus élevée qu'il est classique de le dire. Beaucoup de synostoses passent inaperçues et sont bien tolérées pendant toute la vie. Il est établi aujourd'hui que seules les synostoses symptomatiques doivent être opérées. De nombreux progrès ont été réalisés grâce à l'imagerie médicale (Fig. 1).

– Le scanner est une source précieuse d'informations. Il n'est cependant pas infaillible : il faut quelquefois, devant la console de radiologie, un observateur averti et obstiné pour repérer la synostose. On peut grâce au scanner disposer aujourd'hui d'une carte géographique précise de l'étendue de la lésion, ce qui facilite indiscutablement l'acte chirurgical (Fig. 2).

– La résonance magnétique est aussi précieuse notamment dans le cadre des synostoses fibreuses ou cartilagineuses.

Malgré les progrès de l'imagerie médicale et de la technologie sophistiquée, il ne faut pas reléguer l'examen clinique au second plan, savoir s'obstiner surtout lorsqu'il existe une limitation nette de la mobilité de la sous-astragalienne.

LA SYNOSTOSE ASTRAGALO-SCAPHOÏDIENNE

C'est évidemment la plus simple et la plus accessible de la chirurgie. Cette chirurgie doit être précise et atraumatique. Il faut que la résection soit totale, mais jamais excessive. La résection est complète quand la mobilisation de la sous-astragalienne est possible. Si malgré la résection, la mobilisation de la sous-astragalienne n'est pas obtenue il faut rechercher une synostose plus étendue passée

1. Service d'orthopédie et de traumatologie pédiatrique, hôpital Lapeyronie, 371 avenue Doyen-Gaston-Giraud, 34295 Montpellier Cedex 5.

inaperçue et ne pas hésiter à explorer le versant interne de l'articulation sous-astragalienne. La mobilisation postopératoire doit être immédiate, il est inutile de plâtrer les malades. Il faut mobiliser immédiatement l'articulation libérée grâce à « la passive motion machine ».

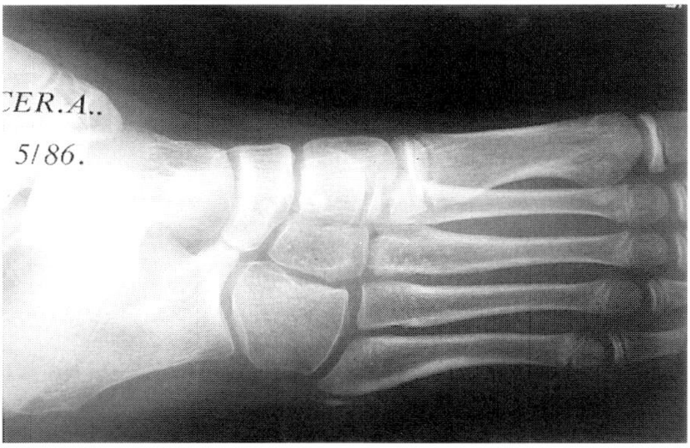

FIG. 1. – *Synostose astragalo-scaphoïdienne visible sur un cliché de 3/4.*

LES SYNOSTOSES TALO-CALCANÉENNES LOCALISÉES

Quand elles sont très limitées et qu'elles n'excèdent pas 50 % de la sous-astragalienne antérieure, la chirurgie de résection est possible. Les techniques de Scranton, de Hasher ou de Colle sont valables, avec un taux élevé de bons résultats. Nous insistons personnellement sur la nécessité d'éviter absolument l'immobilisation plâtrée postopératoire.

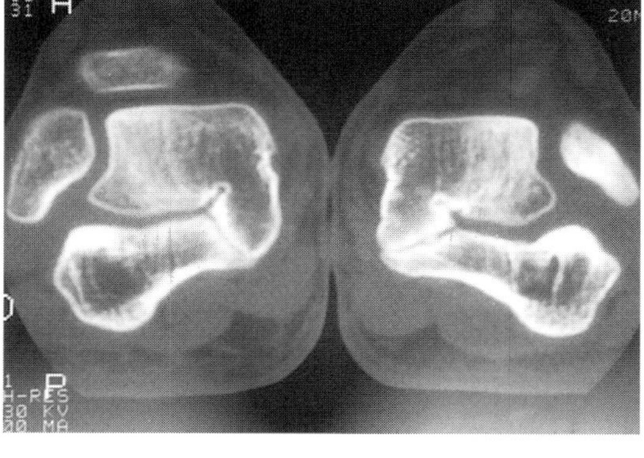

FIG. 2. – *Synostose astragalo-calcanéenne antérieure bilatérale.*

LES SYNOSTOSES TALO-CALCANÉENNES ÉTENDUES ET SYMPTOMATIQUES

Lorsque la symptomatologie est douloureuse et insistante, lorsque toutes les possibilités du traitement par plâtre ont été épuisées, il faut alors se résigner à proposer au malade une arthrodèse sous-astragalienne. Cependant une explication claire doit être donnée à la famille, les résultats d'une double arthrodèse ne sont jamais satisfaisants puisque l'articulation sous-astragalienne est définitivement sacrifiée (Fig. 3).

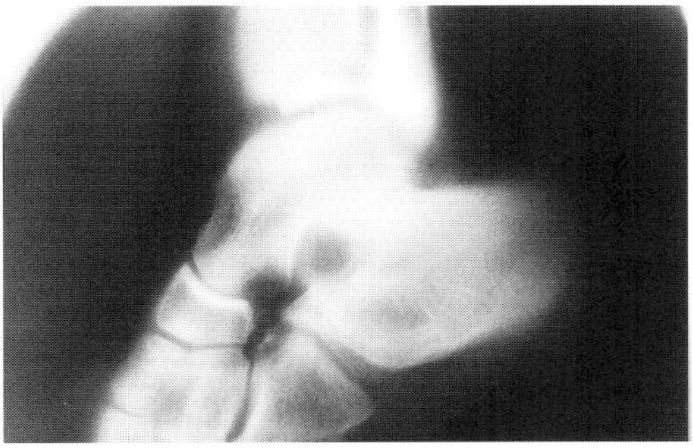

FIG. 3. – *Synostose astragalo-calcanéenne postérieure découverte à l'occasion d'entorse à répétition.* Le seul traitement possible pour une synostose aussi étendue est malheureusement la double arthrodèse.

LES SYNOSTOSES COMPLEXES ET MALFORMATIVES

La malformation d'un membre inférieur doit automatiquement imposer une analyse minutieuse du pied, Grogan a consacré une excellente revue générale sur cette question. Les synostoses sont souvent méconnues dans le jeune âge et leur présence peut rendre difficile le maintien en position correcte du pied surtout si l'on réalise un allongement du tibia (Fig. 4).

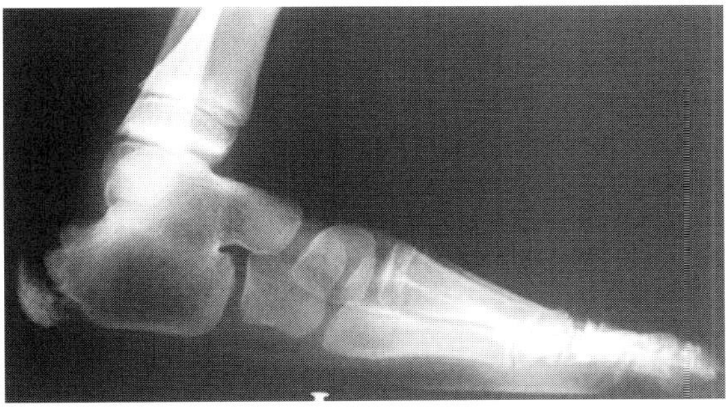

FIG. 4. – *Synostose étendue chez un enfant âgé de 10 ans entre l'astragale et la calcanéum.* Péroné court longitudinal, inégalité prévisible de 4 cm en fin de croissance. Inégalité qui sera compensé par une épiphysiodèse, l'allongement du tibia étant à éviter pour ne pas déstabiliser la cheville.

LES SYNOSTOSES DU PIED BOT VARUS ÉQUIN

Elles ont un aspect très trompeur. Elles sont beaucoup plus fréquentes qu'on ne le dit mais elles passent le plus souvent inaperçues. Il faut y penser lorsque l'arrière-pied est très rigide et bloqué, ou si au cours de la chirurgie il est impossible de retrouver une mobilité de la sous-astragalienne. Les chirurgiens qui ouvrent systématiquement la sous-astragalienne se rendent compte des synostoses souvent limités dans la région talo-calcanéenne, elles sont cartilagineuses. La résection est alors possible, mais le chirurgien est partagé entre la nécessité de plâtrer le pied bot varus équin pour maintenir la correction, et le souci de mobiliser aussi le plus rapidement possible l'articulation sous-astragalienne.

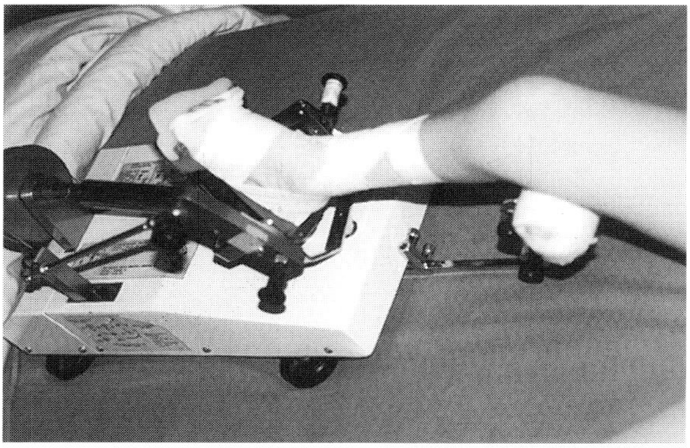

FIG. 5. – *Après excision d'une exostose, il est recommandé de ne pas plâtrer l'enfant mais de mobiliser le pied dans une machine de mobilisation passive.*

Certains pieds bots varus équins dont le résultat se détériore en cours de croissance, présentent une fusion de la sous-astragalienne. On voit alors apparaître progressivement un pincement de l'articulation et une fusion osseuse. Le résultat du traitement chirurgical de ce type de pied bot varus équin est souvent modeste.

PROCESSUS ANTÉRO-INTERNE DU CALCANÉUM TROP LONG ET CONFLITS TARSIENS CHEZ L'ENFANT OU L'ADOLESCENT

J.C. POULIQUEN[1], CH. GLORION, J. LANGLAIS

À côté des synostoses du tarse qui sont bien connues depuis leur première description par Buffon [2] en 1769 et Cruveilhier [3] en 1829, puis mieux définies par les travaux de Harris [5], Roger et Méary [9] et Leonard [8], il existe une autre cause de conflits du tarse chez l'adolescent qui entraîne des troubles assez semblables à ceux des synostoses; c'est en particulier le processus antéro-interne du calcanéum trop long que nous avions appelé «le bec trop long» dans notre premier article publié en 1983 [4]. Au fil des années, nous avons pu nous rendre compte que nombre d'enfants ou d'adolescents qui présentaient des problèmes, soit de cheville, soit de pied, étaient en réalité porteurs d'une telle anomalie et que celle-ci devait être reconnue par un meilleur dépistage. Nous avons pu en étudier 59 chez 37 enfants.

ANATOMIE PATHOLOGIQUE

Cette anomalie anatomique qui avait déjà été citée par Blockey [1] et par Harris [5] a été assimilée par Léonard [8] au *calcaneus secundarius* qui est bien décrit dans l'atlas de Keats [7]. Nous avions tenté de montrer en 1983 [4] que cette anomalie pouvait revêtir les mêmes aspects cliniques qu'une véritable synostose calcanéo-scaphoïdienne. Tachdjian [13], dans la dernière édition de son livre, sépare bien cette anomalie des autres formes de synostoses du tarse et le nomme *the too-long anterior process (T.L.A.P.)*. Nous avons gardé ce terme car il nous semble préférable à celui de «bec calcanéen trop long» qui ne localise pas bien l'anomalie et qui s'était retrouvé traduit dans divers résumés en anglais par «calcaneal spur» prêtant alors à confusion avec «l'épine calcanéenne».

Normalement le processus antéro-interne du calcanéum est court et arrondi restant à une distance de 5 à 10 mm du scaphoïde [13]. Chez certains individus, ce processus est trop long, s'insinuant entre la tête de l'astragale et le cuboïde allant presque jusqu'à toucher le scaphoïde. Dans de telles conditions anatomiques, un mouvement de supination entraîne un phénomène de casse-noix, le processus se trouvant enserré entre le cuboïde et la tête de l'astragale dont le cartilage peut se trouver lésé (fig. 1).

La fréquence des formes bilatérales, l'association possible avec une synostose de l'autre pied, l'existence de cas familiaux nous incitent à penser que le TLAP est une anomalie congénitale et héréditaire du tarse comme il est suggéré pour les

---

1. Service d'orthopédie pédiatrique, hôpital Poincaré, 92380 Garches.

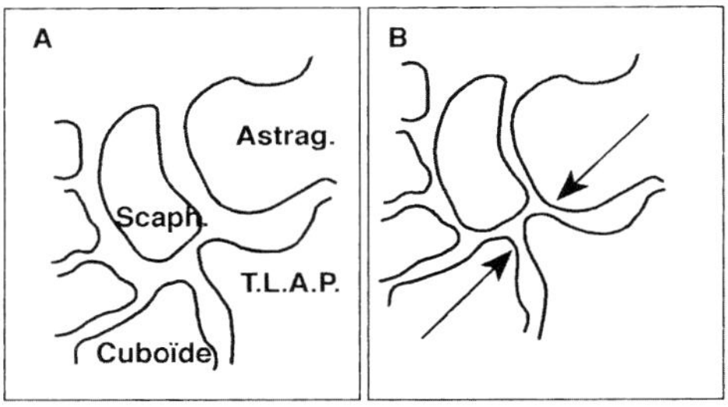

FIG. 1. – *Processus antéro-interne du calcanéum trop long (T.L.A.P.).* A. En position neutre, le T.L.A.P. affleure le scaphoïde (scaph.) en restant distant de la tête de l'astragale (astra.). B. En supination, le processus se trouve enserré entre la tête de l'astragale et le cuboïde. Lors d'un mouvement violent, le cartilage de la tête astragalienne peut être lésé par le T.L.A.P.

synostoses [8, 10, 11, 14]. On peut supposer que la synostose calcanéo-scaphoïdienne et le TLAP représentent deux types d'erreurs dans la régression mésenchymateuse qui sépare normalement les os du tarse dans la vie fœtale, ce défaut de régression affectant le scaphoïde dans la synostose calcanéo-scaphoïdienne ou le calcanéum dans le TLAP.

CIRCONSTANCES DE DÉCOUVERTE

Cinquante-neuf T.L.A.P. ont été retrouvés chez 37 patients. Il y a 30 filles et 7 garçons. L'âge aux premiers symptômes est en moyenne de 11 ans et 6 mois. L'anomalie siège 28 fois à gauche et 31 fois à droite. L'âge moyen est de 13 ans et 6 mois au moment où le diagnostic a été posé. Le délai entre les premiers symptômes est de 2 ans en moyenne.

Les premiers symptômes ont été des entorses ou sensations récidivantes d'instabilité de la cheville 19 fois, des tels incidents associés à des douleurs du tarse 17 fois, des douleurs isolées et une raideur 11 fois et un pied contracturé 1 fois. Onze fois, le T.L.A.P. a été découvert par un examen radiographique systématique de l'autre pied. Dans 2 cas, c'est une synostose calcanéo-scaphoïdienne de l'autre pied qui a motivé la première consultation. La sœur d'un patient avait été opérée d'une synostose calcanéo-scaphoïdienne bilatérale. Au total, chez ces 37 patients (74 pieds), 59 pieds avaient un T.L.A.P., 2 une synostose calcanéo-scaphoïdienne, 23 fois le pied opposé était normal ou l'anomalie n'a pas pu y être formellement mise en évidence.

Deux patients avaient été victimes d'errements diagnostiques et avaient subi l'un une, l'autre plusieurs ligamentoplasties de la cheville qui n'avaient apporté aucune amélioration.

Au total, dans la plupart des cas les symptômes initiaux sont des sensations d'instabilité de la cheville, ou/et des douleurs tarsiennes qui sont permanentes ou entrecoupées de périodes silencieuses. Ces patients ont le plus souvent été traités une ou plusieurs fois par des bandage ou des plâtres avec un diagnostic initial « d'entorse de cheville ». Ils ont eu des radiographies de face et de profil, parfois des clichés en varus forcé dont aucun n'a montré d'instabilité vraie de la cheville.

DIAGNOSTIC

Le diagnostic est avant tout évoqué par l'histoire et l'examen clinique

L'histoire, **c'est d'abord une succession d'incidents**, notion qui doit attirer l'attention. À l'examen clinique, on se rend compte de plusieurs faits importants. Ce n'est pas la cheville qui est en cause et rares sont les incidents qui ont entraîné des signes patents d'entorse grave. Le plus souvent, tous les signes siègent non pas au niveau de la cheville, mais bien au niveau du pied. On provoque une douleur vive à la pression du sinus du tarse et les mouvements d'inversion et d'éversion sont limités et douloureux. C'est particulièrement le mouvement d'inversion-talus forcé qui entraîne une douleur parce que dans cette position, le processus se trouve comprimé entre le cuboïde et la tête de l'astragale (Fig. 1). Enfin, il peut même exister un pied contracturé comme celui qu'on rencontre dans une synostose vraie.

Tout en reste là dans la plupart des cas parce que de tels patients sont vus dans un service d'urgence où le diagnostic initial posé (avant même l'examen) a été «entorse» et où personne ne pense à engager l'étape diagnostique suivante.

La radiographie

Le diagnostic est porté sur la **radiographie dite en «incidence oblique dorsoplantaire déroulée du pied»** (O.D.P.D.P.) [5,6] qui montre le T.L.A.P. s'insinuant vers le scaphoïde, entre la tête de l'astragale et haut et en dedans et le cuboïde en bas et en dehors. Toutefois, ce T.L.A.P. n'est bien visible que s'il est ossifié et que si l'incidence est parfaite. Le pied opposé doit être systématiquement radiographié.

Dans six cas, il y avait au moins un signe indirect de conflits tarsiens (cupule du col astragalien, bec de la tête, os péronier, ostéophyte de la tête astragalienne ou du scaphoïde) [9]. Un patient présentait un aspect de fracture du T.L.A.P. après une entorse de la cheville; cette fracture a consolidé par une immobilisation de 2 mois.

Si une forte probabilité existe, il faut avoir recours à **une étude par scanner ou par IRM**, cette dernière particulièrement utile chez le petit enfant dont les os du tarse ne sont pas complètement ossifiés. Parmi les 13 scanners effectués chez 9 patients, 11 ont permis une analyse exacte des rapports du T.L.A.P. avec l'astragale, le scaphoïde et le cuboïde. Parmi les 9 I.R.M., seulement une a permis de montrer un T.L.A.P. qui n'était pas évident sur le O.D.P.D.P. Une scintigraphie a été faite 3 fois avec une discrète hyperfixation une fois et deux examens normaux.

TRAITEMENT ET RÉSULTATS

Quarante-sept des 48 T.L.A.P. symptomatiques ont été traités par des moyens conservateurs par nous-mêmes ou dans d'autres centres, 36 par un ou plusieurs plâtres pendant une durée moyenne de 6,8 semaines, 11 par un strapping pendant une durée moyenne de 4,2 semaines.

Tous les patients ont été revus en consultation et ont eu une O.D.P.D.P. des deux pieds. Le résultat final a été évalué : – un bon résultat est un pied normal (pas de douleur, activité normale, mouvements normaux et indolores de l'articulation sous-astragalienne, – un résultat moyen est caractérisé par la persistance de quelques douleurs ou d'une instabilité, une limitation de la mobilité sous-astragalienne qui empêchent la pratique régulière d'un sport alors que la vie quotidienne n'est pas affectée, – un mauvais résultat est un pied qui représente un problème pour la vie de tous les jours avec notamment des entorses fréquentes et une raideur articulaire.

Trente-six traitements par plâtre ont abouti à 12 bons résultats, 2 moyens, 22 mauvais parmi lesquels 16 indications chirurgicales ont été posées ultérieurement. Les résultats de ce traitement par plâtre n'ont pas pu être corrélés à sa durée ($p > 0.05$). Tous les traitements par strapping ont été des échecs.

Nous avons effectué 25 résections du T.L.A.P., une seule fois de première intention en raison du délai de 6 ans depuis les premiers symptômes; dans les autres cas, cette résection a été faite après échec d'un bandage 11 fois ou d'une immobilisation plâtrée 13 fois. Cette résection a été faite par voie antéro-externe; dans tous les cas il a été retrouvé un T.L.A.P. se prolongeant jusqu'à toucher le scaphoïde, particulièrement dans le mouvement de supination. Dans 8 cas, il y avait une lésion cartilagineuse au pôle inféro-externe de la tête astragalienne. La résection a intéressé tout le processus de telle sorte qu'elle laisse un espace d'au moins un centimètre entre le calcanéum et le scaphoïde (fig. 2). Aucune interposition n'a été faite; un drainage a été mis en place pendant 2 jours et la rééducation commencée dès le lendemain, la marche avec cannes anglaises étant autorisée. Cette mobilisation immédiate après l'intervention a été à la source de quelques complications cutanées qui n'ont toutefois pas eu de conséquences. Le recul moyen de ces résections est de 5 ans 6 mois. Il y a 23 bons résultats, 1 moyen, 1 mauvais qui a conduit à une indication de double arthrodèse.

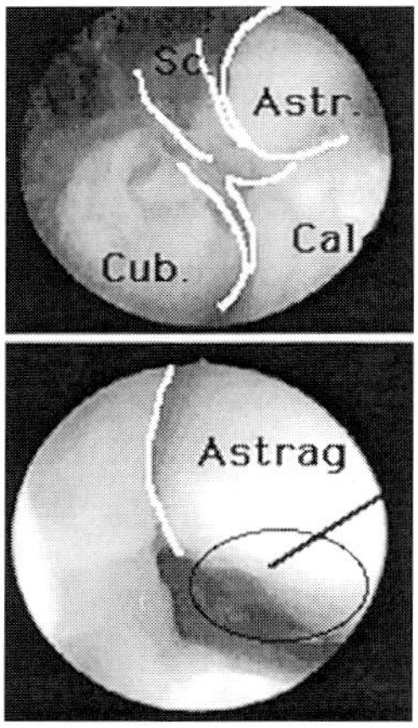

FIG. 2. – *En haut, vue opératoire montrant les rapports entre la tête de l'astragale (Astr.), le bec (Cal) et le cuboïde (Cub).* En bas, on voit, entourée d'un ovale, la zone ulcérée de la tête de l'astragale. Dans ce cas récent, le tableau était celui d'un pied contracturé.

Une patiente avait été opérée à 4 reprises pour des entorses récidivantes par des ligamentoplasties variées dans d'autres centres malgré un T.L.A.P. évident sur les radiographies; 8 années plus tard à l'âge de 22 ans elle avait un pied fixé en varus; la double arthrodèse lui a donné satisfaction avec un recul de 2 ans. Nous avons utilisé une arthrodèse dans 3 autres cas, 1 fois après échec d'une résection, 1 fois sur le pied opposé de ce même patient, et 1 fois devant l'aspect d'un pied contracturé. Dans tous ces cas, nous avons observé de graves lésions du cartilage de la tête astragalienne et de la sous-astragalienne.

*

* *

Le processus antéro-interne trop long du calcanéum ou T.L.A.P. est une anomalie à connaître comme étant la cause possible de conflits tarsiens et de soi-disant entorses à répétition chez l'enfant et l'adolescent. Il est probablement à rapprocher des autres synostoses ou synchondroses auxquelles il peut être associé, soit chez le même individu, soit dans sa famille proche. Son explication la plus probable est un défaut de régression qui porterait sur le calcanéum et non pas sur le scaphoïde comme dans une synostose calcanéo-scaphoïdienne. La prédominance féminine dans cette série ne peut pas être expliquée par une hérédité liée au sexe. Cette prédominance nous semble plutôt liée à la laxité observée chez la jeune fille, laxité qui la prédispose à des mouvements incontrôlés d'inversion (soi-disant entorses) qui sont à même de léser la tête de l'astragale. Cette lésion cartilagineuse explique la douleur et la raideur des articulations sous-astragalienne et médio-tarsienne. La récidive des accidents d'instabilité pourrait être expliquée par la douleur très vive qu'entraîne un mouvement d'inversion et qui supprime tout contrôle proprioceptif.

Le diagnostic n'est fait que *si le médecin aux urgences connaît cette anomalie.* Devant la répétition des incidents, il demandera une radiographie oblique et éventuellement un scanner. Il saura aussi saisir sur les radiographies simples des signes très évocateurs comme un os péronier, une cupule du col de l'astragale et surtout un bec astragalien qui signe la souffrance de la médio-tarsienne.

a c
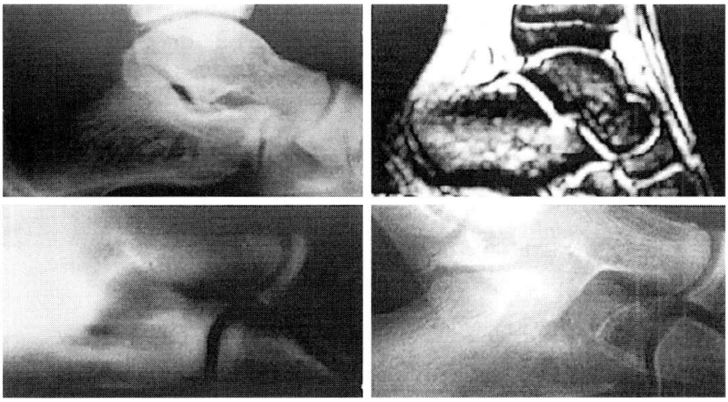
b d

FIG. 3. – *Le diagnostic de T.L.A.P. peut ne pas être évident.* (a) Le cliché de profil du pied évoque un processus long ; (b) l'oblique déroulé du pied confirme son aspect effilé ; (c) l'IRM montre bien la longueur anormale du T.L.A.P. qui va jusqu'à toucher le naviculaire ; (d) La résection large donnera un bon résultat à 6 ans de recul.

Le traitement dépend des symptômes, de l'ancienneté des troubles et de l'âge. Un enfant ou un adolescent qui a présenté 2 ou 3 «entorses» au cours d'une brève période doit être traité par un plâtre pendant un mois puis un bandage pendant 2 mois pour éviter tout nouveau conflit tarsien. Dans cette série, 35 traitements par plâtre ont conduit à 12 bons résultats; toutefois, cette faible proportion de résultats favorables après immobilisation plâtrée ne reflète certainement pas la vérité qui devrait prendre en compte tous les cas qui ont été traités avec succès (avec ou sans diagnostic) dans d'autres centres et que nous n'avons pas eu à examiner.

Si les symptômes sont anciens et si les traitements orthopédiques successifs ont échoué, l'indication chirurgicale est à proposer : les 25 résections qui ont été faites ont donné 23 bons résultats. Si le pied est contracturé en raison de lésions chondrales la simple résection risque d'aboutir à un échec et l'arthrodèse est probablement préférable à la résection ; le scanner, l'I.R.M. et l'inspection peropératoire des articulations médio-tarsienne et sous-astragalienne peuvent aider au choix ultime entre résection et arthrodèse.

BIBLIOGRAPHIE

[1] BLOCKEY N. J. – *Peroneal spastic flatfoot.* J. Bone Joint Surg (Br), 1955; 37 : 191-202. [2] BUFFON G. L. L. – *Histoire naturelle, générale et particulière.* Ed Panehouke, Paris 1769 ; 3; 47-52. [3] CRUVEILIER J. – *Anatomie pathologique du corps humain.* J.B. Baillière, Éditeur Paris, 1829. [4] HARDY J., POULIQUEN J. C. – *Un bec calcanéen trop long. Une forme rudimentaire de synostose calcanéo-scaphoïdienne.* Rev Chir Orthop, 1983; 69 : 567-572. [5] HARRIS R. I., BEATH T. – *Etiology of peroneal spastic flatfoot.* J. Bone Joint Surg (Br), 1948; 30 : 624-634. [6] INSHERWOOD I. – *A radiological approach to the subtalar joint.* J. Bone Joint Surg. (Br), 43; 1961 :566-571. [7] KEATS F.K. – *Atlas of normal roentgen variants that may simulate disease.*1992, Mosby Year Book. [8] LEONARD M. A. – *The inheritance of tarsal coalition and its relationship to spastic flatfoot.* J. Bone Joint Surg (Br), 1974; 56 : 520-525. [9] ROGER A., MÉARY R. – *Les synostoses congénitales des os du tarse. À propos de 41 cas.* Rev Chir Orthop, 1969; 55 : 721 -741. [10] POULIQUEN J. C., DURANTHON L. D., GLORION CH., LANGLAIS J. – *The too-long anterior process calcaneus. A report of 39 cases in 25 children and adolescents.* J. Pediatr Orthop (à paraître)

[11] ROUVREAU PH., POULIQUEN J.C., LANGLAIS J., GLORION CH., DE CERQUEIRA DALTRO G. – *Synostoses et coalitions tarsiennes chez l'enfant. Étude de 68 cas chez 47 patients.* Rev Chir orthop, 1994; 80 : 252-260. [12] SULLIVAN J. A. – *Ankle and foot injuries in pediatric athietes.* In STANITSKI C., DELEE J.C., DREZ D. Jr. – *Pediatric and adolescent sports medicine.* WB Saunders Cy, 1994 : 441-442. [13] TACHDJIAN M.O. – *Tarsal coalitions. In Pediatrics orthopedics.* WB Saunders Co 1990 : 2578-2608. [14] WRAY J.B., HERNDON C.N. – *Hereditary transmission of congenital coalition of the calcaneus to the navicular.* J. Bone Joint Surg (Am), 1963; 45 : 365-372.

SYNOSTOSES ASTRAGALO-CALCANÉENNES IDIOPATHIQUES

M. DUTOIT[1]

Les synostoses ou coalitions du tarse, caractérisées par la fusion fibreuse, cartilagineuse ou osseuse de deux ou de plusieurs os du tarse, sont des anomalies congénitales pouvant se manifester tardivement. Elles sont alors responsables de phénomènes douloureux, d'entorses récidivantes et de limitations fonctionnelles se manifestant souvent d'abord lors d'effort physique ou de marche en terrain acci-

1. Centre hospitalier universitaire Vaudois, CH. 1011 Lausanne.

denté. Ces coalitions sont connues et ont été décrites il y a longtemps par Buffon en 1769 et Zuckerkandll en 1872 (1,18). Le pied plat contracturé est une des manifestations cliniques de cette anomalie congénitale : elle n'est observée que dans une minorité des cas. Son association avec le pied plat contracturé n'a été établie que tardivement par Harris en 1948 (6, 11). Cette manifestation clinique classique est rare : de plus, bons nombres de cas passent inaperçus.

Nous ne traiterons pas des coalitions observées dans les hypoplasies des membres inférieurs. Les formes anatomiques sont diverses tant par leur localisation, astragalo-calcanéenne et calcanéo-scaphoïdienne qui sont les plus fréquentes, que par le type de coalition : fibreuse, cartilagineuse et osseuse. Il est vraisemblable que les manifestations tardives de cette anomalie congénitale soient en partie en rapport avec l'ossification progressive durant la croissance de la coalition, en partie également avec la prise de poids et l'intensité accrue de la pratique sportive lors de la préadolescence et de l'adolescence (3,15).

Embryologiquement, il s'agit le plus souvent de coalitions extra-articulaires par non formation de la fente articulaire primitive (absence de résorption) dans l'ébauche mésenchymateuse des os du tarse. Sur l'embryon en effet, les coalitions sont très fréquentes jusqu'à la 9 et 10e semaine. Après, leur fréquence diminue. Y a-t-il non cavitation de l'ébauche cartilagineuse ou, après la naissance, comme cela a été suggéré, rupture et disparition des ponts cartilagineux subsistants en rapport avec la mobilisation active et la marche? Il faut souligner que chez l'embryon les coalitions sont le plus souvent postérieures, contrairement à ce qui est observé en clinique puisque les coalitions moyennes sont nettement les plus fréquentes (4,8).

Il a été admis pendant longtemps que *le traitement* des coalitions astragalo-calcanéennes symptomatiques était la triple arthrodèse impliquant un risque de surcharge des articulations sus et sous-jacentes et dont la tolérance à très long terme demeure inconnue. Leur résection n'a été proposée qu'assez récemment. Elle est indiquée chez l'individu jeune, symptomatique, à pieds non déformés dont la coalition n'est pas trop étendue, et dont la sous-astragalienne postérieure ne présente pas d'altération dégénérative. Ce traitement, bien codifié pour les formes calcanéo-scaphoïdiennes où il donne constamment de bons résultats, est actuellement de mise également dans les formes astragalo-calcanéennes (10, 12, 16).

MATÉRIEL ET MÉTHODE

Nous avons donc opéré et revu 8 patients ayant subi 9 résections de coalitions astragalo-calcanéennes. Il s'agit d'adolescents ou de très jeunes adultes dont l'âge moyen est de 13,1 ans (10 à 25 ans). Le recul est compris entre 3 et 11 ans. Tous ont été opérés après échec du traitement conservateur par anti-inflammatoires non stéroïdiens, par supports, massages, ondes courtes, etc. La grande majorité sont des coalitions incomplètes (6 fois sur 9) avec persistance d'une petite zone cartilagineuse localisée facilitant le repérage chirurgical. Ces coalitions sont situées 8 fois à la partie moyenne et une seule fois dans la partie postérieure de l'articulation calcanéo-astragalienne. Il n'y a pas, dans notre série de coalition totale. Le bilan préopératoire a comporté un examen clinique relevant la morphologie des membres inférieurs, la mobilité de la sous-astragalienne comparée au côté sain et la mobilité tibio-tarsienne. Chaque patient présente une limitation de la mobilité de l'arrière-pied. Le signe clinique le plus important est la persistance pathologique du valgus de l'arrière-pied lors de la marche sur la pointe des pieds. L'aspect du pied et l'image podoscopique complètent ce bilan clinique (fig. 1).

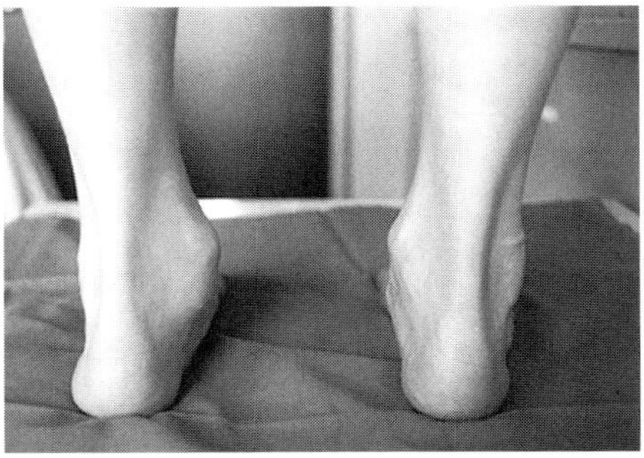

FIG. 1. – *Valgus exagéré de l'arrière-pied gauche avec saillie visible sous-malléolaire interne de la coalition.*

Les examens radiologiques standards sont : Radiographie de face et de profil + obliques + incidences skieur (fig. 2). Le CT-Scan est essentiel; la scintigraphie réalisée chez deux malades démontre une zone localisée d'hyperfixation en regard de la coalition.

a)

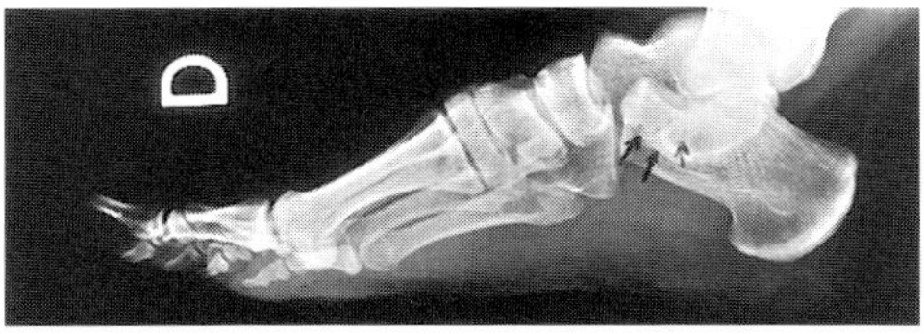

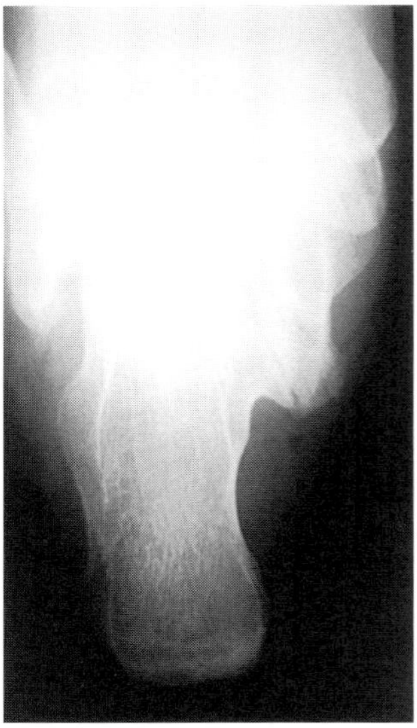

b)

FIG. 2. – *a) Coalition astragalo-calcanéenne droite occupant et masquant le sinus du tarse. b) Coalition astragalo-calcanéenne en incidence du skieur.*

La technique chirurgicale est la suivante : incision interne centrée sur l'interligne astragalo-calcanéen, réclinaison vers le haut du jambier postérieur et du fléchisseur commun, en étant particulièrement prudent à l'arrière du fait de la présence du paquet vasculo-nerveux qui peut être chargé sur un lacs. On repère ensuite et prépare les limites antérieure et postérieure de la coalition (fig. 3a). La résection est alors entreprise au ciseau frappé; elle doit être large, se faire davantage aux dépens de l'astragale que du calcanéum sous peine d'instabilité inférieure et de chute plantaire de l'astragale. Elle est complète quand le cartilage articulaire est partout apparent et surtout quand la mobilité de la sous-astragalienne est retrouvée (fig. 3b). Le cartilage articulaire est par ailleurs souvent aminci. L'hémostase des tranches de résection osseuse est assurée par de la cire à os compactée et une interposition par du tissu adipeux prélevé sur place termine l'intervention.

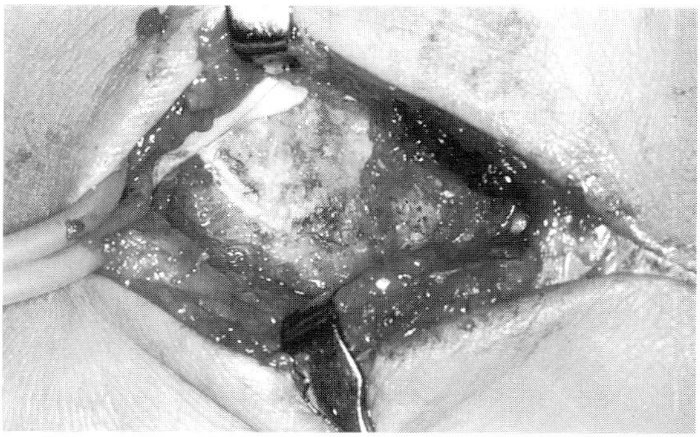

FIG. 3a. – *Vue peropératoire de la face externe de la coalition, une fine ligne blanche de cartilage facilite le repérage.*

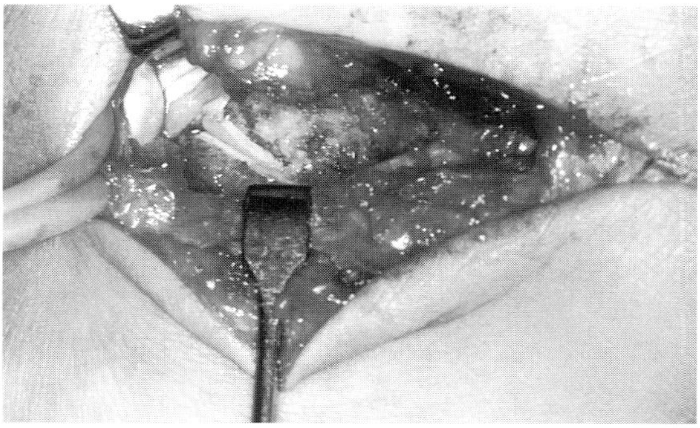

FIG. 3b. – *La résection est complète, les surfaces articulaires de l'astragale et du calcanéum parfaitement visibles.*

Nous préconisons une mobilisation active et passive aussi précoce que possible sous protection d'anti-inflammatoires et de glace. La charge est autorisée dès diminution des douleurs et de la tuméfaction locale.

Nous ne déplorons aucune complication, excepté une fuite transitoire de liquide synovial pendant quatre semaines.

RÉSULTATS

Avec le recul, les patients n'ont plus de douleurs, font du sport sans restriction. Il n'y a pas de problème de chaussage. La mobilité de la sous-astragalienne n'est jamais symétrique chez tous les patients présentant un résultat favorable. Elle est aux trois-quarts de celle du côté sain alors qu'elle était nulle en préopératoire. La symptomatologie préopératoire a complètement disparu. Il n'est pas apparu de déformation secondaire du pied qui, en préopératoire ne présentait aucune déformation importante hormis un cas qui présentaient un valgus un peu exagéré de l'arrière-pied non modifié bien entendu par l'intervention. Lors de la marche sur la pointe des pieds, on retrouve une certaine varisation de l'arrière-pied.

Un seul patient porteur d'une coalition bilatérale continue d'avoir une restriction persistante de la mobilité, pratiquement superposable à celle qui existait en début de prise en charge. Il présente également des douleurs lors d'efforts physiques intenses; il s'agissait d'une coalition moyenne intéressant plus de la moitié de la surface astragalo-calcanéenne, et «à retro», quelques signes d'arthrose débutante de la sous-astragalienne postérieure. Le patient n'a pas de récidive radiologique de la coalition. Pour les patients avec résultat clinique favorable, nous n'avons bien entendu pas fait d'examens radiologiques systématiques de contrôle.

DISCUSSION

Le traitement chirurgical des coalitions astragalo-calcanéennes *n'est réellement indiqué qu'après échec du traitement conservateur.* Pour tous les cas présentant une déformation sévère du pied (pied plat valgus abductus), une coalition particulièrement étendue, des troubles dégénératifs ou un fort amincissement de l'interligne sous-astragalien postérieur, l'indication d'arthrodèse reste certainement posée.

L'hypertrophie scaphoïdienne et astragalienne supérieure prises pendant longtemps pour des lésions dégénératives ne sont en fait qu'une sorte d'apophysite de traction. Elles ne contre-indiquent pas la résection (12,19).

Le diagnostic de coalition peut être difficile. Bon nombre d'entre elles ne sont pas diagnostiquées ou passent inaperçues. Les radiographies standard sont souvent d'interprétation difficile, le recours aux incidences particulières type skieur est certainement très utile. La scintigraphie osseuse est un examen de screening très utile (fig. 4) pour infirmer ou confirmer une suspicion de coalition dont le diagnostic différentiel avec un traumatisme, une infection, une tumeur, voire des troubles dégénératifs, reste posé (5).

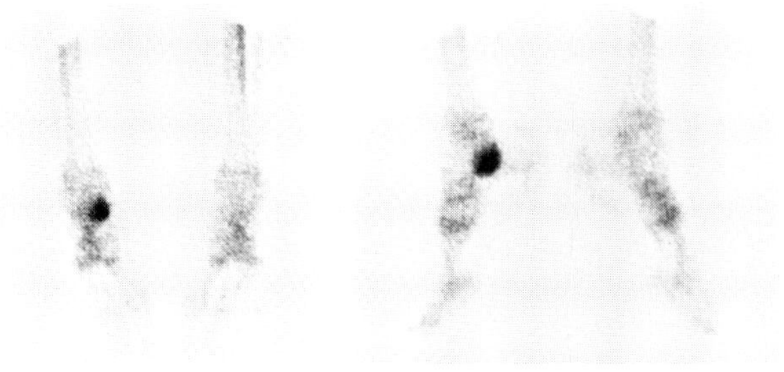

FIG. 4. – *Scintigraphie osseuse avec hypercaptation localisée en regard de la coalition.*

Mais, c'est finalement le scanner qui, à notre avis, est l'examen essentiel car lui seul permet, sur des coupes coronales, de mettre en évidence la coalition, de préciser son type et surtout son étendue (fig. 5). Il permet également d'étudier les articulations voisines, en particulier la sous-astragalienne postérieure (5,14).

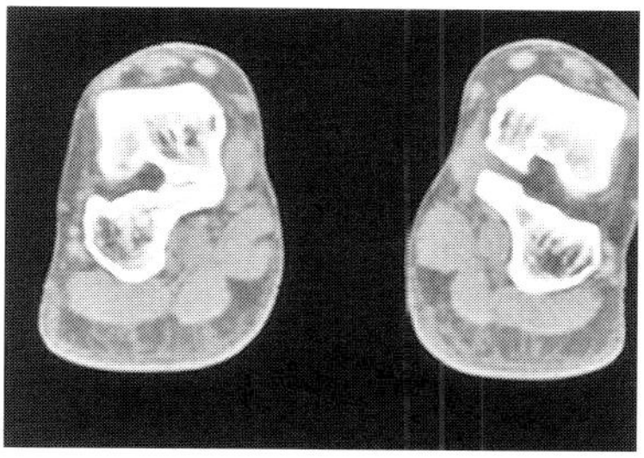

FIG. 5. – *CT-scan d'une coalition astragalo-calcanéenne droite (même malade que sur figure 4).*

La résection des coalitions astragalo-calcanéennes, de pratique relativement récente, donne finalement des résultats satisfaisants avec peu de complications et de récidives (2, 9, 10, 12, 16, 17, 19). La récidive est toujours possible, sa prévention passe par une résection large, une hémostase soigneuse et une interposition de tissu adipeux, de tendons, voire d'une membrane biodégradable comme cela a été récemment rapporté (7).

En conclusion, les résultats de la résection des coalitions astragalo-calcanéennes sont bons à moyen terme; le devenir à très long terme demeure cependant inconnu. C'est le traitement actuel de choix dans les coalitions symptomatiques sans altération de la sous-astragalienne postérieure; elle permet de restaurer la mobilité de l'arrière-pied. L'arthrodèse demeure indiquée actuellement seulement lors de récidive pour des pieds sévèrement déformés ou avec lésions dégénératives étendues. Elle restera peut-être indiquée si les bons résultats de la résection de la coalition se péjorent avec le temps.

BIBLIOGRAPHIE

[1] BUFFON G.L. – *Histoire naturelle, générale et particulière*, Panckoucke Paris, 1769, 47. [2] DANIELSSON L.G. – *Talo-calcaneal coalition treated with resection*, J. Pediatr. Orthop., 1987, 7, 513-517. [3] DUTOIT M. – *Primary tarsal coalition in rigid painful flatfoot in children*, Seminars in Orthopaedics, 1990, March, 5, 1, 23-31. [4] EHRLICH M.G., JASS M.H. (ed) – *Disorders of the foot*, Philadelphia PA. Saunders, 1982 p. 521-538. [5] GOLDMAN A.B., PAVLOV H., SCHNCIDER R. – *Radionuclide bone scanning in subtalar coalitions : differential considerations*, AJR, 1982, March, 138, 427-432. [6] HARRIS R.J., BEATH T. – *Etiology of peroneal spastic flatfoot, J.* Bone Joint Surg. B 1950, 32, 203. [7] JUNG D. – *Personnal communication SSO*, Congress 1997. [8] KAWASHIMA T., and UHTHOFFHK – *Prenatal development around the sustentaculum tali and its relation to talocalcaneal coalitions*, J. Pediatr. Orthop., 1990, 10, 238-243. [9] KUMAR S.J., GUILLE J.T., LEE M.S., and COUTO J.C. – *Osseous and non-osseous coalition of the middle facet of the talocalcaneal joint, J.* Bone Joint Surg., 1992, 74A, 529-535. [10] MCCORMACK T.J., OLNEY B., ASHER M. – *Talocalcaneal coalition resection : A 10-year follow-up*, J. Pediatr. Orthop., 1997, 17, 13-15.

[11] MOSIER K.M., ASHER M. – *Tarsal coalitions and peroneal spastic flat foot, a review*, J. Bone Joint Surg., 1984, 66 A, 976-984. [12] O'NEILL D.B., MICHELI L.J. – *Tarsal coalition. A follow-up of adolescent athletes Am.* Sports Med., 1989, vol. 17, 544-549. [13] PACHUDA N.M., LASDAY S.D., JAY R.M. – *Tarsal coalition : Etiology, diagnosis, and treatment*, J. Foot Surg., 1990, 29, 9, 474-488. [14] PINEDA C., RESNICK D., GREENWAY G. – *Diagnosis of tarsal coalition with computed tomography,* Clin. Orthop.1986, 208, 282-287. [15] ROUVREAU PH., POULIQUEN J.C., LANGLAIS J.,

GLORION C., DE CERQUEIRA DALTRO G. – *Synostoses et coalitions tarsiennes chez l'enfant,* Rev. Chir. Orthop., 1994, 80, 252-260. [16] SALOMAO O., NAPOLI M.M., DE CARVALHO A.E. J.R., FERNANDES T D., MARQUES J., and HERNANDEZ A.J. – *Talocalcaneal coalition : diagnosis and surgical management,* Foot & Ankle, 1992, 13, 251-256. [17] SPERO C.R., SIMON G.S., TORNETTA P. – *Clubfeet and tarsal coalition.* J. Pediatr. Orthop., 1994, 14, 372-376. [18] TALAKURA Y., SUGIMOTO K.,TANAKA Y., and TAMAI S. – *Symptomatic talocalcaneal coalition,* Clin. Orthop., 1991, 269, 249-256. [19] WILDE PH., TORODE I.P., DICKENS D.R., COLE W.G. – *Resection for symptomatic talocalcaneal coalitio*n. J. Bone Joint Surg., 1994, 76 B, 797-801. [20] ZUCKERKANDL E. – *Uber einen Fall von Synostose zwischen Talus und Calcanens,* Allg. Wiener Med Z., 1877, 22, 293-294.

7

PIED BOT VARUS ÉQUIN

LE PIED BOT VARUS ÉQUIN, REGARD SUR LE MONDE ACTUEL

A. DIMÉGLIO[1]

Le sujet est toujours l'objet de discussions intenses et de controverses vives. De nombreuses publications ont néanmoins fait avancer la réflexion. L'enquête publiée en 1990 par la Société Européenne d'Orthopédie Pédiatrique, sous la direction de Bensahel, a confirmé que la majorité des chirurgiens traitait le pied bot varus équin à la naissance par plâtre. Très peu utilisent les manipulations. Les résultats du traitement conservateur sont très variables : l'intervention est en général pratiquée dans 70 % des cas.

La date de l'intervention est : entre l'âge de 4 mois et 15 mois, mais une forte majorité, plus de 70 %, opère les pieds bots avant l'âge de 6 mois : Chicago, Melbourne, Dallas, Los Angeles etc. ...La plupart des auteurs pense que l'intervention doit être adaptée à la sévérité. La chirurgie reste partagée en chirurgie optimale et minimale, encore appelée chirurgie «à la carte», et la chirurgie extensive inspirée du travail de Simons et de Mac Kay. Certains chirurgiens pensent que l'ouverture de la sous-astragalienne est nécessaire; d'autres pensent qu'elle est inutile.

Les travaux de Seringe et de Bensahel ont confirmé l'efficacité de la méthode par manipulations. Cette méthode reste néanmoins d'application difficile sur le terrain, car elle est exigeante et nécessite un kinésithérapeute spécialisé, une mobilisation sans relâche et une famille coopérante. L'école Montpelliéraine a montré que le traitement orthopédique pouvait être potentialisé par la machine de mobilisation passive, à condition que ce traitement soit réalisé pendant les premières semaines de la vie.

La chirurgie de libération postérieure, encore appelée «mini-Turco», est d'inspiration anglaise. Lloyd-Roberts et Attenhorough en ont été les inspirateurs. L'école de Naples (De Sanctis), d'Amsterdam (Van der Eijken), d'Adelaïde (Cole)

1. Service orthopédie-pédiatrie, hôpital Lapeyronie, 371, avenue Doyen-Gaston-Giraud, 34295 Montpellier Cedex 5.

et Londres (Catterall), sont partisans de cette chirurgie limitée, à condition qu'elle soit précoce; considérant que seulement 15 % des pieds opérés justifient secondairement une chirurgie complémentaire.

La pathogénie reste obscure mais Fukuhara et Uhthoff ont disséqué 16 pieds bots à la suite d'avortements survenant au deuxième trimestre, comparés à 27 pieds bots normaux. Ils ont constaté un retard de croissance de l'astragale en largeur et en longueur, le pourcentage de cellules sphériques est augmenté de façon significative dans le spring-ligament des formes modérées et sévères. Les fibres collagènes de type III sont désorganisées et déformées; des cellules myofibroblastiques susceptibles de créer les conditions d'une fibromatose, semblent être responsables de rétractions, les lésions de l'astragale étant secondaires.

La nécessité d'une classification s'est imposée pour différencier les formes réductibles modérées des formes irréductibles sévères et sortir les statistiques du flou et de l'approximation. Un score de 0 à 20 a été mis au point. En utilisant de façon didactique des schémas, on peut aujourd'hui facilement classer les pieds bots et suivre l'évolution sous traitement.

La nécessité d'une évaluation en cours de croissance à partir de l'âge de 5 ans, est devenue pressante. Seringe et Ghanem ont bien montré qu'une évaluation pouvait être très subjective et que les résultats étaient très différents suivant les critères choisis : suivant que l'on utilisait l'échelle de Iowa (Ponseti), ou l'échelle de Mac Kay. D'autres évaluations ont été proposées comme celle de Carroll ou de Bensahel qui a mis au point une évaluation qui s'efforce de prendre en compte le maximum de paramètres.

Les désunions cutanées semblent fréquentes après chirurgie extensive et tout particulièrement après incision de Cincinnati. Nous avons du mal à comprendre comment cette incision reste très populaire dans le monde alors qu'elle pose de réels problèmes cutanés. La fermeture de l'incision de Cincinnati est notamment difficile dans les formes sévères et invétérées et dans les formes à très grosse rétraction postérieure. Naplontek a décrit une méthode qui utilise une greffe épaisse en prélevant la peau excédentaire du versant externe. Ce travail démontre que l'incision de Cincinnati est loin d'être aussi pratique qu'on le dit. La double incision postéro-externe et interne ne justifie pas toutes ces précautions plastiques et semble poser moins de problèmes. L'école de Toronto (Rang Cole) pense qu'il est préférable, dans les formes sévère où toute suture est impossible, de ne pas fermer sous tension et de se contenter de laisser le pied en équin pour le corriger ensuite graduellement.

Le rôle des ultrasons dans le pied bot varus équin est une perspective nouvelle. Des études ont été réalisées sur l'anatomie normale du pied et sur le pied bot varus équin. L'école de Nice (Chami) et l'école de Nantes (Bracq) ont insisté sur l'intérêt d'une évaluation précise de l'arrière-pied, pour classer de façon méthodique, les pieds bots. La méthode reste cependant contraignante. Il semble que l'échographie permette de quantifier exactement le degré d'équin et d'autre part de quantifier la luxation entre l'astragale et le scaphoïde. Quand cette méthode sera affinée par leurs auteurs, une nouvelle classification des pieds bots varus équins pourra être envisagée.

Maiza a poursuivi le travail engagé et analysé 30 nouveau-nés porteurs de pieds bots. Il a mis au point des images standardisées. Il a confirmé que le calcanéum avait tendance à se mettre en rotation par rapport au péroné qui lui était en position postérieure, et d'autre part, que l'astragale était subluxé en avant. Il conforte donc les travaux récemment publiés.

La résonance magnétique peut jouer un rôle dans le pied bot varus équin, malheureusement, elle est difficilement applicable sur des enfants agités. Il n'est pas raisonnable d'envisager une anesthésie générale pour évaluer un pied bot varus équin.

Des études ont été réalisées sur un pied normal, pour avoir des références anatomiques. Fritsch a montré qu'il existait des différences entre l'anatomie du pied de l'enfant et l'anatomie du pied de l'adulte. Par exemple, chez le nouveau-né, la portion la plus épaisse de graisse se trouve sous la région située entre l'astragale et le scaphoïde, tandis que chez l'adulte, elle est localisée sous le calcanéum. Le tendon d'Achille chez l'enfant, n'est pas capitonné comme chez l'adulte, il est en contact direct avec l'aponévrose du long fléchisseur du gros orteil. Par contre, le jambier postérieur que l'on retrouve très épaissi dans les pieds bots est aussi épaissi dans le pied normal du nouveau-né. Ces découvertes démontrent l'intérêt de l'anatomie normale pour apprécier certaines affections.

L'anesthésie a fait de nombreux progrès. Foulk a présenté une série d'enfants traités pour pied bot varus équin avec une combinaison d'anesthésie générale et d'anesthésie caudale. Ce lot a été comparé à un nombre d'enfants identique ayant bénéficié d'une anesthésie générale simple. La plupart des enfants qui ont été traités sous anesthésie générale et caudale ont pu quitter l'hôpital le jour même de l'intervention chirurgicale. Le temps anesthésique a été plus prolongé sous anesthésie caudale. Il n'y a pas eu de complication postopératoire. L'auteur insiste pour dire qu'il est préférable d'administrer par anesthésie caudale, les antalgiques nécessaires plutôt que de les administrer en postopératoire et qu'une telle préparation des malades est en mesure de réduire sensiblement les délais d'hospitalisation et donc les coûts, avec un confort accru des enfants.

Le gonflement postopératoire des pieds peut poser un problème. Certains se demandent si ce gonflement n'est par responsable d'un vrai syndrome des loges. Hanlon, dans sa série, a examiné 39 pieds qui venaient de bénéficier d'une libération interne et postérieure. Des pressions ont été prises dans la partie antérieure du pied. Des pression élevées ont été retrouvées, et il pense que dans certains cas, les nécroses et les troubles de la cicatrisation sont liés à ce syndrome des loges.

Par ailleurs, il envisage de suivre la plupart de ses malades par des résonances magnétiques successives pour apprécier la formation de cicatrices fibreuses dans les muscles intrinsèques.

Hubbard a utilisé ***la résonance magnétique*** pour visualiser les portions non-ossifiées et ossifiées des pieds. Son étude porte sur des pieds serpentins. Il démontre qu'on peut très bien apprécier la subluxation du scaphoïde, l'alignement de la colonne externe : calcanéo-cuboïdienne. Il démontre aussi qu'il y a toute une gamme de déformations, qui va du métatarsus adductus au pied serpentin. Cette approche est utile aussi dans le pied bot varus équin.

Simons et Thometz ont particulièrement analysé ***l'articulation calcanéo-cuboïdienne*** dans le pied bot varus équin. En utilisant la radiographie de face, on peut apprécier l'alignement du cuboïde par rapport au calcanéum. En plaçant un point central sur le cuboïde et sur le calcanéum, on peut évaluer la sévérité de la luxation calcanéo-cuboïdienne. Dans les formes bénignes ils ne recommandent pas de libérer l'articulation calcanéo-cuboïdienne. Dans les formes prononcées de grade II ou III, ils recommandent cette libération. Simons insiste sur la nécessité de rétablir l'axe calcanéo-cuboïdien devant toute chirurgie du pied bot.

La médiotarsienne s'ossifie malheureusement très tardivement. Grayhack, dans la même philosophie que Hubbard, a évalué par résonance magnétique la calcanéo-cuboïdienne en affinant le travail de Simons et sa classification. Il conclue que les centres d'ossification sont placés de façon centrale sur le cuboïde et sur le calcanéum. Néanmoins, la taille du noyau d'ossification est beaucoup plus petite que le corps cartilagineux.

Le scanner tridimensionnel a été utilisé par Carroll pour identifier la position des os et tout particulièrement les relations spatiales qui existent au niveau de l'arrière-pied. Johnston a reconstitué l'anatomie du pied bot. Les auteurs ont comparé des résultats obtenus en scanner tridimensionnel de 3 pieds normaux avec des pieds bots. Dans le pied normal, ils ont trouvé qu'il y avait une rotation interne de l'astragale en relation avec la pince bi-malléolaire de 22 à 38°. Le calcanéum présente une légère rotation interne de l'ordre de 2 à 6°. La divergence entre l'astragale et le calcanéum confirme l'angle que l'on retrouve sur les radiographies : entre 20 et 40°. La vue postérieure de l'astragale montre que celui-ci est légèrement basculé en supination de 25° par rapport au sol. Le calcanéum semble avoir moins de supination. Cette étude démontre à quel point le scanner tridimensionnel peut contribuer à une meilleure compréhension de l'anatomie du pied bot. Malheureusement, dans ce travail, la plupart des malades avaient été déjà traités et avaient donc subi des perturbations. Il n'est pas impossible que la résonance magnétique tridimensionnelle utilisée chez le nouveau-né, puisse faciliter la tâche du chirurgien.

Le déséquilibre musculaire a été évoqué dans l'étiologie du pied bot par Feldbrin. Il a réalisé des études électrophysiologiques sur des enfants porteurs de pieds bots varus équins. Dans seulement 17 % des cas, il n'a pas trouvé d'anomalie. L'atteinte isolée du nerf sciatique a été retrouvé dans 27 % des cas. L'atteinte du nerf péronier et du nerf tibial postérieur a été retrouvé dans 10 % des cas; 8 % des malades avaient un dysfonctionnement médullaire isolé. 27 % des sujets analysés avaient à la fois un dysfonctionnement médullaire et une atteinte nerveuse périphérique. Finalement, des anomalies électromyographiques ont été retrouvées dans 66 % des malades qui avaient été traités par traitement conservateur. Les malades opérés ayant des mauvais résultats, avaient tous des perturbations électrophysiologiques et sur les 43 malades opérés, 12 ont nécessité une nouvelle intervention chirurgicale.

Les auteurs concluent qu'une exploration électromyographique normale est un élément favorable pour le pronostic. Des anomalies électrophysiologiques doivent inciter à la prudence et faire redouter des déformations résiduelles ou une récidive. Ils pensent que ces découvertes confortent la théorie d'un déséquilibre musculaire.

Le travail de Cooper rapporte l'expérience de Ponseti, de l'hôpital d'Iowa. Il a étudié les pieds bots traités suivant ***la méthode de Ponseti*** avec un recul de 30 ans. 78 % des adultes retrouvés et traités selon cette méthode avaient un excellent résultat, comparé aux 85 % de sujets qui n'avaient pas de malformations congénitales du pied. Cette technique conduit à d'excellents résultats, les adultes doivent seulement éviter de prendre du poids et de s'exposer à de longues marches. Cette méthode évite l'affaiblissement du triceps qui est la cause fondamentale des mauvais résultats. 73 % des malades étaient satisfaits du résultat. Ce travail très élaboré, conforte la théorie développée par Ponseti, qui dans un livre publié récemment, explique avec passion sa méthode. La réduction progressive par plâtres est un temps essentiel, complété par un allongement percutané du tendon d'Achille sous anesthésie locale. Le maintien par attelles de Denis-Brown et éventuellement en cours de croissance, une transplantation du jambier antérieur sur le dos du pied. La technique minimaliste se veut anti-chirurgicale. Elle s'efforce de préserver autant que faire se peut, la force du triceps, et d'éviter par la chirurgie, d'ajouter à la fibrose.

Ponseti est persuadé que le pied bot est une maladie du collagène, qui s'apparente à une fibromatose.

Le deuxième congrès international du pied bot varus équin, organisé en 1996, a montré *la diversité des approches*. Ont été évoqués successivement :

– L'anatomie de l'articulation astragalo-scaphoïdienne qui s'apparente à une énarthrose, par Epeldegui.

– Des études histologiques sur des pieds bots ont montré qu'il existait des anomalies musculaires avec des zones d'atrophies-hypertrophies et que les origines neurogènes étaient vraisemblables.

– Les anomalies de l'astragale ont été confirmées, avec un astragale plus petit, moins élaboré et des déformations de toutes les surfaces articulaires. La tête de l'astragale est petite et effilée.

– Turco a montré que le jambier postérieur pouvait être utilisé dans les reprises chirurgicales.

– L'analyse en laboratoire de marche par Kuo a confirmé *les troubles du déroulement du pas* liés à la limitation de l'amplitude de flexion dorsale et de flexion plantaire constatée dans les pieds bots et à la faiblesse du triceps. La faiblesse du tendon d'Achille est à l'origine de toutes les perturbations majeures constatées. Les examens cliniques ne coïncident pas toujours avec les résultats fonctionnels. Les mécanismes de compensation se produisent au niveau du genou et du membre controlatéral. Les degrés d'amplitude de la cheville détiennent, avec le tendon d'Achille, le résultat.

– Stanitski a rapporté son expérience de *l'échographie pendant la grossesse*. 9813 femmes en cours de grossesse ont fait l'objet d'un examen par ultrasons. 39 pieds bots ont été détectés, 24 étaient associés à d'autres anomalies, 15 étaient isolés. La fréquence du pied bot varus équin est de l'ordre de 3,9 ‰. L'association des pieds bots avec d'autres anomalies est de 2,4 ‰ et la fréquence du pied bot isolé est de 1,5 ‰.

– Laud en Inde, a présenté une méthode tout à fait originale de traitement de pied bot varus équin par *fixateur externe*. Il rapporte l'observation de 20 pieds bots, suivis avec un recul de 4 ans. Il considère que cette méthode de réduction du pied bot par mini-fixateur externe est extrêmement efficace. Il pense que la distraction est fondamentale dans le traitement du pied bot. Cette méthode est utilisée à grande échelle en Inde.

– *La méthode d'Ilizarov par fixateur externe*, est utilisée en Suède par Hansson. Elle est importante pour réduire des équins sévères, néanmoins, la raideur de la cheville reste un problème après ablation du fixateur externe. La mise en place d'un fixateur externe ne peut s'envisager que chez un enfant âgé de plus de 6 ans. Les résultats peuvent éventuellement être améliorés si la distraction des parties molles est préparée par des ostéotomies.

– Correll confirme l'intérêt de la méthode d'Ilizarov, il obtient plus de 60 % de correction satisfaisante et 30 % de résultats moyens. C'est la méthode la plus efficace.

– Karol a analysé sur *piste de marche* 23 enfants porteurs de pied bot unilatéral, considérés comme ayant un bon résultat sans trouble de la marche cliniquement évidente. Le but de cette étude a été d'évaluer de façon objective sur piste de marche, la force musculaire, la synchronisation des muscles, l'organisation électromyographique des groupes musculaires d'enfants totalement asymptomatiques, ayant bénéficié d'une libération interne avec un résultat satisfaisant. L'examen méthodique de la cheville a révélé que du côté opéré il y avait une perte de la dorsiflexion de la cheville de 36 % et une perte de la flexion plantaire de 28 %, que globalement l'arc dorso-plantaire était diminué de 30 %. La plupart des malades avait une amyotrophie des mollets. L'axe bi-malléolaire était en rotation externe de 17° du côté opéré, et de 22° du côté normal. Tous les enfants avaient une cadence normale, il n'y avait pas de différence significative entre le côté opéré et le côté non-opéré dans la longueur du pas, dans la longueur de la phase oscillante ou de la phase d'appui. La dorsi-flexion diminuée était particulièrement nette pendant le contact initial dans 12 cas et pendant le milieu de la phase d'appui dans 10 cas. 3 enfants ont montré une augmentation de la dorsiflexion pendant la phase d'appui, ce qui traduisait une faiblesse relative du triceps. 13 enfants sur 23 avaient une hyper- extension du genou pendant la phase d'appui. Tous ces enfants qui avaient une dorsi-flexion limitée de la cheville et qui étendaient de façon trop importante leur genou, avaient un retard à l'élévation du talon dans la dernière phase de l'appui. Il y avait une diminution d'activité du jambier antérieur pendant la phase oscillante, dans 6 cas. Les faits les plus remarquables de cette étude montrent que la cheville est perturbée dans la mobilité après intervention chirurgicale, que les phases d'appui initial et d'appui total sont perturbées, et que la puissance générée par la cheville au cours de l'impulsion de la phase pré-oscillante est diminuée. La faiblesse du triceps est indiscutable : sa force est diminuée dans 27 % des cas. Cette faiblesse s'étend aussi au jambier antérieur, au quadriceps et aux ischio-jambiers. Les anomalies constatées au niveau du genou et au niveau du quadriceps, peuvent générer des troubles fonctionnels et entraîner secondairement des souffrances articulaires sur le membre inférieur.

Le congrès de Paris, de la Société européenne de chirurgie du pied (octobre 1997), et la table ronde dirigée par Seringe ont confirmé les risques d'hypercorrection liés à des manipulations trop intenses et à une chirurgie extensive. L'étiologie est dépendante de facteurs multifactoriels (Clavert). La chirurgie n'est qu'une étape dans un long traitement.

Gomez et coll., ont revu 47 pieds bots porteurs de ***maladie amniotique***. Tous les pieds étaient rigides, même s'il n'y avait pas de sillon sur le membre inférieur porteur du pied bot. Les pieds ont été résistants au traitement conservateur, une chirurgie extensive a été nécessaire pour obtenir une plein correction. Quand il y avait un sillon en regard du pied bot, les auteurs ont réalisé une chirurgie plastique et dans certains cas, cette chirurgie a permis de décomprimer les structures neurovasculaires. Il y avait une grande fréquence de grossesses anormales avec tentative d'avortement dans 66 % des cas, laissant sous-entendre qu'une agression intra-utérine avait été un facteur déterminant de la maladie amniotique.

Allington a publié 21 pieds bots porteurs de maladie amniotique. Elle distingue 3 types de sillons :

– des sillons sévères, circonférentiels, qui s'étendent au fascia et même à l'os;
– des sillons circonférentiels, mais limités au tissu sous-cutané;
– des sillons semi-circonférentiels.

La sévérité des pieds bots a été classée en 3 groupes :

– Groupe I : déformations mineures avec réductibilité satisfaisante de l'arrière-pied.

– Groupe II : pied avec un équin rigide.

– Groupe III : pied avec des déformations très sévères, s'accompagnant d'un œdème distal et d'une diminution de la sensibilité ou d'une cyanose.

Tous les enfants ont bénéficié d'une chirurgie plastique et d'une chirurgie de libération des sillons avant d'envisager la chirurgie du pied bot; ont été constatés : 6 résultats bons, 6 moyens et 9 mauvais. Les pieds modérés ont eu, évidemment de bons résultats. Dans le lot des pieds sévères, les résultats ont été médiocres, surtout s'il y avait des troubles trophiques ou un œdème périphérique.

L'ostéotomie de l'astragale a été décrite par Klaue. Dans son article, Klaue confirme la philosophie du moment : le concept que l'articulation astragalo-scaphoïdienne est une véritable énarthrose qui s'apparente à l'articulation de la hanche, ce qu'Epeldegui appelle coxa pedis. Il insiste aussi sur l'intérêt d'éviter la double arthrodèse et la nécessité de rétablir les deux colonnes du pied. Klaue pousse la démonstration jusqu'à comparer la colonne interne du pied à l'extrémité supérieure du fémur. Il recommande pour les déformations en varus, particulièrement les déformations résiduelles de pied bot varus équin, de réduire la subluxation de la tête de l'astragale par un allongement de la colonne interne. Il a réalisé 13 ostéotomies d'addition dans l'astragale, sans nécrose et avec, semble-t-il, de bons résultats. Éventuellement, il prône la translation interne de la tête de l'astragale, pour rétablir la congruence astragalo-scaphoïdienne. Pour les déformations en valgus, il est partisan d'une ostéotornie d'allongement de la colonne externe au niveau du calcanéum.

LE PIED BOT VARUS ÉQUIN : STRATÉGIE

A. DIMÉGLIO[1], F. BONNET[2]

Tous les auteurs conviennent que le pied bot varus équin dit idiopathique est un diagnostic d'élimination au même titre que la scoliose idiopathique.

La recherche d'une étiologie doit être constante. Le bilan clinique ne doit pas se limiter à une simple évaluation orthopédique. Il doit être pédiatrique. Il faut évaluer l'état mental, rechercher un dysraphisme spinal, penser à une forme fruste d'affection neurologique comme une myopathie congénitale, comme une arthrogrypose *à minima,* examiner soigneusement le faciès et les mains. Le bilan néonatal ultrasonographique est aujourd'hui une nécessité qui s'impose, il faut vérifier l'axe médullaire, l'état du cerveau, du cœur, etc.

Certaines affections peuvent se démasquer secondairement. *La rigidité de l'arrière-pied doit faire suspecter une synostose néonatale non visible*. Le pied bot varus équin représente en réalité un large spectre, une grande variété de situations. Toutes les nuances sont possibles, depuis le pied le plus rigide jusqu'au pied le plus souple. Une classification s'impose mais toute classification est nécessairement

1. Hôpital Lapeyronie, 371, avenue Gaston-Giraud, 34965 Montpellier Cedex.
2. Institut St-Pierre, 34250 Palavas.

arbitraire. Pour cadrer les discussions, pour évaluer objectivement les résultats, les pieds bots ont aujourd'hui codifiés par ordre de gravité croissante, depuis la plus grande bénignité jusqu'à la plus grande sévérité, cotation de 0 à 20 qui permet d'identifier rapidement sur une échelle de valeur le pied que l'on a à traiter.

PHYSIOPATHOLOGIE

La pathogénie et les mécanismes intimes du pied bot varus équin ne sont pas réellement connus. La croissance du pied pendant la vie intra-utérine passe obligatoirement par une déformation physiologique en varus équin avant la douzième semaine de la vie intra-utérine, puis le pied se déplisse progressivement pour retrouver une position normale.

L'aspect du pied bot varus équin associe la rotation interne du bloc calcanéo-pédieux à l'équin et au varus, l'avant-pied se refermant sur le talon et l'ensemble du pied sur le segment jambier. Le jambier postérieur, considéré comme un des muscles clé du pied bot varus équin, mobilise le scaphoïde et entraîne dans son déplacement l'ensemble du bloc calcanéo-pédieux qui se place alors en varus adduction et équin. Le triceps, le long fléchisseur propre du gros orteil et le jambier antérieur sont également les vecteurs de cette déformation tridimensionnelle.

Théories

Trois théories s'efforcent de donner une explication à cette pathologie.

La théorie posturale, dite de compression extrinsèque, très discutable.

La théorie neuro-musculaire défendue par Ponseti et Uhthoff qui pensent qu'un processus pathologique affecte les muscles et que leur atteinte crée les conditions d'une fibrose engainante.

La théorie malformative qui considère que l'astragale est anormale, tout particulièrement son col et sa tête. Autour de cette déformation, s'organisent des rétractions. Scarpa a décrit la déformation comme étant une subluxation du complexe talo-calcanéo-naviculaire. Cette déformation est une exagération fixée de la position normale du pied en varus équin. Elle entraîne une relation anormale entre l'astragale et le calcanéum et un déplacement en dedans du scaphoïde Autour de cette déformation s'organisent des rétractions qui ont pour origine : les muscles, les tendons, et les ligaments. Le jambier postérieur et le tendon d'Achille jouent un rôle déterminant en verrouillant l'arrière-pied en varus et en équin.

Réalités anatomiques

Quatre réalités anatomiques se conjuguent :

L'interrelation des 4 os de l'arrière-pied, c'est-à-dire le calcanéum, l'astragale, le cuboïde et le scaphoïde. Ils s'inscrivent dans le complexe sous astragalien qu'il faut considérer avec une vision large. Un interligne continu réunit les 4 os. Le verrouillage en varus équin de l'arrière-pied entraîne automatiquement une supination du bloc calcanéo-pédieux. Le mouvement du pied est un tout. L'inversion et l'éversion symbolisent cette interdépendance anatomique. L'équin, le varus, l'adduction et la supination qui accompagnent le pied bot varus équin sont des déformations qui sont isolées par commodité intellectuelle et pour faciliter la compréhension. Ces déformations sont en réalité enchaînées les unes aux autres, comme un tout, elles sont indissociables.

Le pied est constitué de 2 colonnes. – La colonne astragalo-dépendante et la colonne calcanéo-dépendante. Le rétablissement d'une divergence correcte entre l'astragale et le calcanéum, permet de retrouver l'équilibre des 2 colonnes. Au fur et à mesure de la croissance la colonne externe a tendance à se développer beaucoup plus que la colonne interne, d'où la déformation en haricot. Les rétractions se propagent d'arrière en avant, elles intéressent la tibio-tarsienne, la sous-astragalienne, la médio-tarsienne et éventuellement l'avant-pied.

L'astragale est un os singulier privé de toute attache tendineuse. – Le bloc calcanéo-pédieux est une entité anatomique qui intéresse tous les os du pied, du calcanéum jusqu'aux phalanges. Ce bloc se mobilise autour de l'astragale par l'intermédiaire du ligament en haie, ligament interosseux qui joue le rôle de pivot central semblable aux ligaments croisés du genou.

La croissance du pied est caractérisée par un rapport de force entre le dur et le mou, entre ce qui est ossifié et ce qui ne l'est pas, entre des structures fragiles : les cartilages de croissance et des structures plus ou moins résistantes : la partie ossifiée de l'os. Chaque muscle a un potentiel élastique qui lui est propre : la capacité d'étirement du triceps sural et du tendon d'Achille n'est pas infinie et il faut se méfier d'une cassure dans la médio-tarsienne lorsque l'équin est important.

ÉVALUATION

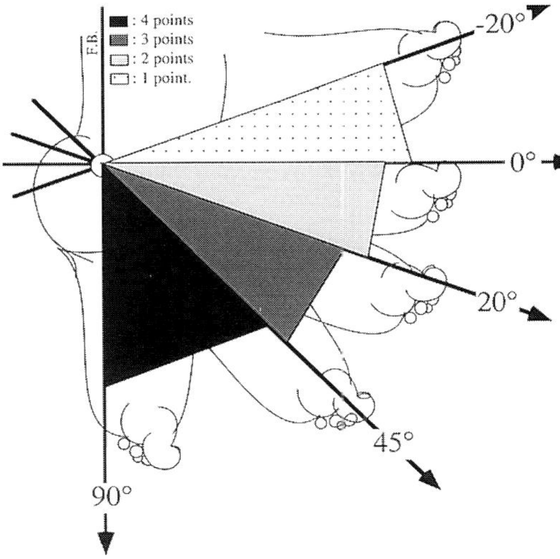

FIG. 1. – *L'équinisme est la déformation la plus difficile à corriger; il signe la sévérité du pied bot.*
Quand l'équin est réductible dans une amplitude ≤ 45° il est côté à 4.
Quand l'équin est réductible dans une amplitude ≤ 20° il est côté à 3.
Quand l'équin est réductible dans une amplitude ≤ 0° il est côté à 2.
Quand l'équin est réductible dans une amplitude ≤ – 20° il est côté à 1.
Quand l'équin est réductible dans une amplitude > – 20° il est côté à 0.

Rien n'est possible sans une évaluation du pied. L'inspection est un temps essentiel. **La déformation du pied ne préjuge pas de sa réductibilité.** La palpation est le temps le plus important. Rien ne remplace l'impression tactile d'une main expérimentée. Il faut :

– Sentir la coque calcanéenne pour voir si le calcanéum y est présent ou non.

– Apprécier la face externe de l'astragale sur le versant antéro-externe du pied.

– Évaluer la réductibilité du pied dans le plan horizontal (rotation du bloc calcanéo-pédieux et adduction), sagittal (équin) et frontal (varus).

– Tester la tonicité des muscles.

La classification doit permettre de différencier 4 catégories de pieds : des pieds bénins, des pieds modérés, des pieds sévères, des pieds très sévères.

Une échelle de valeur a été établie de 0 à 20 :

1. De 0 à 5, pieds bénins ou soft=soft feet sont **des pieds totalement réductibles**
2. De 5 à 10, pieds modérés ou soft>stiff feet sont des pieds réductibles partiellement résistants.
3. De 10 à 15, pieds sévères ou stiff>soft feet sont **des pieds résistants partiellement réductibles.**
4. De 15 à 20, pieds très sévères ou stiff=stiff feet sont **des pieds pratiquement irréductibles.**

Les 4 principaux paramètres sont notés chacun sur 4 points :

– l'équin,
– le varus de l'arrière-pied,
– la rotation interne du bloc calcanéo-pédieux,
– l'adduction de l'avant-pied par rapport à l'arrière-pied.

À **ces 4 paramètres s'ajoutent 4 points péjoratifs** pour obtenir une note sur 20 :

– 1 pour le pli interne,
– 1 pour le pli postérieur,
– 1 pour le cavus,
– 1 pour l'hypertonie globale du bébé (ou pour des muscles qui semblent fibreux ou s'il existe une sévère amyotrophie).

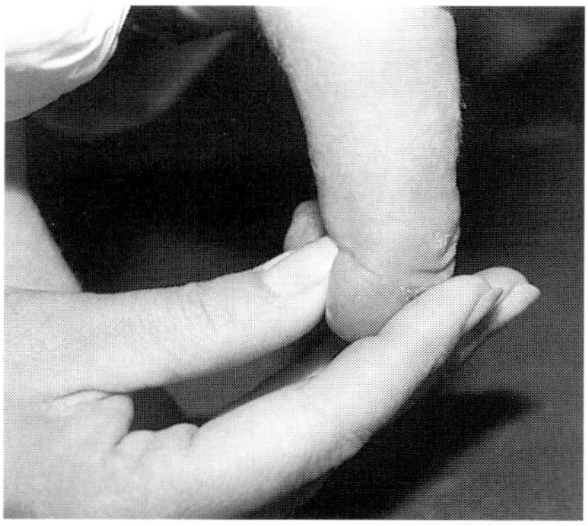

FIG. 2. – *Pied bot varus équin.* Varus de l'arrière-pied, coté à 3.

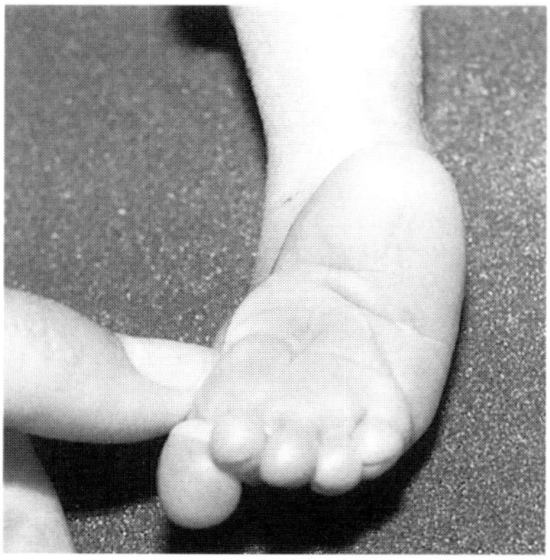

FIG. 3. – *Pied bot varus équin.* Dérotation cotée à 3. L'examen en décubitus ventral du pied est un temps essentiel, permettant de mieux voir certains défauts anatomiques.

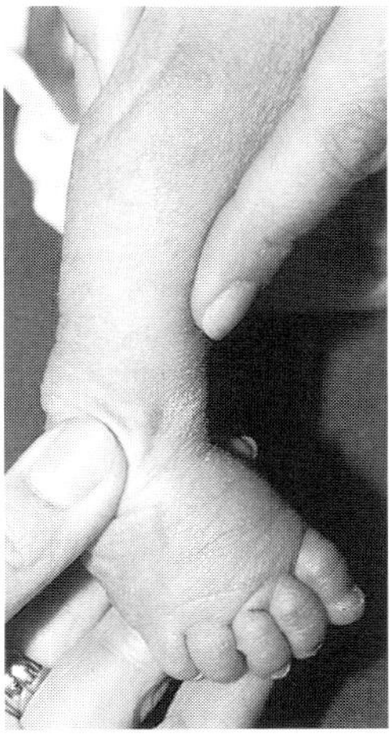

FIG. 4. – *Pied bot varus équin.* Dérotation du bloc calcanéo-pédieux.

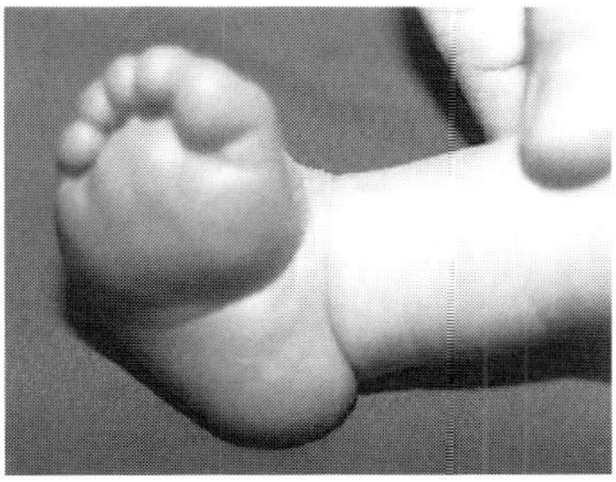

FIG. 5. – *Pied bot varus équin sévère.* Cotation 14/20. Stiff soft foot avec un cavus, un pli interne, un pli postérieur.

Cette classification est précieuse. Elle permet de suivre l'efficacité du traitement orthopédique au jour le jour. La réussite du traitement par rééducation est d'autant plus élevée que le pied est réductible. La classification permet de suivre l'évolution du traitement pendant les 6 premiers mois de la vie.

Les rétractions postérieures nourrissent les rétractions internes et réciproquement. La supination n'est qu'une partie obligatoire et automatique de la déformation. Les rétractions postérieures entraînent les rétractions plantaires.

LA RÉÉDUCATION

La rééducation du pied bot varus équin est reconnue par toutes les équipes d'orthopédistes comme une nécessite immédiate, urgente et incontournable. Cette rééducation recouvre cependant des réalités très diverses : chaque équipe a ses principes, souvent très différents voir contradictoires. La méthode fonctionnelle, la méthode par manipulations + attelles, la méthode par plâtres successifs ont pourtant les mêmes objectifs fondamentaux :

1. Faire en sorte que le moins possible de pieds bots soient opérés.
2. Et si la chirurgie est nécessaire, faire en sorte qu'elle soit limitée.

La rééducation du pied bot varus équin est diversement appréciée suivant les écoles. Certaines équipes l'appliquent avec obstination et conviction. D'autres considèrent qu'il s'agit d'une méthode d'appoint qui joue le rôle de tri entre les pieds bots réductibles et ceux qui nécessiteront obligatoirement un traitement chirurgical. Certaines équipes sont réellement sceptiques sur l'utilité des manipulations. Elles pensent que les rétractions fibreuses sont à ce point tenaces qu'elles ne peuvent céder que sous le bistouri. D'autres enfin considèrent que la méthode est difficilement applicable pour des raisons géographiques ou pour des raisons économiques. En effet, pour manipuler un pied bot varus équin il faut beaucoup d'expérience. Un kinésithérapeute installé loin d'un centre spécialisé n'est pas forcément rompu à cette technique; le pied bot varus équin est rare : 1 pour 800 naissances et il est appelé à en traiter 1 tous les 2 ans. Le traitement par rééducation est d'autant plus facile que la famille vit près d'un CHU.

La rééducation quotidienne est astreignante, longue, elle peut durer plus d'un an, elle coûte cher; elle est par exemple difficilement applicable dans un système de santé comme le système Américain. Le traitement du pied bot varus équin doit tenir compte des données culturelles et écononiques de chaque pays.

La rééducation s'impose comme une urgence. Elle pourrait commencer en salle d'accouchement dès les premières heures pour profiter de la réductibilité du pied. L'objectif est de réduire rapidement la déformation sans précipitation pour éviter toute détérioration du pied. Le temps perdu est irrattrapable : les premiers jours après la naissance sont précieux.

MÉTHODE PAR MANIPULATION ET ATTELLE

Deux idées fondamentales doivent guider la main du rééducateur :

Le pied néonatal est fragile, seulement 35 % du pied est ossifié. La partie médiotarsienne est cartilagineuse. C'est la première à céder aux manipulations inappropriées. Le risque de fausse correction et de pied convexe est élevé. Paradoxalement, les os cartilagineux sont mous et malléables tandis que les structures fibreuses sont très résistantes. Le but de la méthode fonctionnelle est d'étirer les parties molles rétractées autour du jambier postérieur et du tendon d'Achille et de rétablir l'équilibre anatomique de l'arrière-pied. Tant que le calcanéum reste déplacé en position supérieure, la déformation n'est pas corrigée. L'astragale est très exposé par l'équin, son écrasement n'est pas visible, le dôme astragalien est tassé sous l'effet du varus et de l'équin. Cette déformation de l'astragale peut être aggravée par des manipulations mal adaptées. **Tant qu'il y a de l'équin il y a du varus et tant qu'il y a du varus équin, il y a de l'adduction.**

Les manipulations efficaces nécessitent d'avoir une vision mentale des dispositions anatomiques du pied bot varus équin. Il faut déroter le bloc calcanéo-pédieux et le scaphoïde autour de l'astragale et abaisser le calcanéum en arrière tout en le remontant en avant. C'est un exercice théorique en apparence, mais d'une très grande complexité pratique.

Il faut corriger graduellement et progressivement en commençant d'abord dans le plan horizontal : adduction de l'avant-pied et dérotation du bloc calcanéo-pédieux, puis dans le plan sagittal : varus et équin. Le principe de la correction est basé sur un concept fondamental, le calcanéum est impliqué dans les 3 composantes de la déformation : l'équin, le varus et l'adduction. La tubérosité postérieure du calcanéum est remontée vers le haut, sa partie distale est déplacée vers le bas en adduction et en inversion sous l'astragale. Le calcanéum est donc fixé en équin en varus et en adduction. Le scaphoïde est déplacé en dedans par rapport à la tête de l'astragale et s'articule avec la malléole interne. Normalement le calcanéum et le scaphoïde sont solidaires par l'intermédiaire du spring ligament et se mobilisent en même temps autour de la tête de l'astragale au cours des mouvements d'éversion. Pour corriger la déformation, il faut :

– Décoller le scaphoïde qui est en position interne fixée sur la malléole interne.
– Mobiliser la partie proximale du calcanéum qui est en relation avec la tête de l'astragale.

– Mobiliser la partie postérieure du calcanéum qui est déplacée en haut et en dehors et le descendre.

Équin, varus, et adduction sont impliqués et se confondent dans la même déformation. Il est impossible de corriger l'équin complètement sans corriger le varus et vice versa.

CE QU'IL NE FAUT PAS FAIRE

• Forcer le pied.

• Vouloir corriger la supination en abaissant le premier métatarsien ce qui a pour effet d'aggraver le cavus (Ponseti).

• Faire des mouvements de torsion dans la médio-tarsienne.

Il existe en réalité 2 méthodes de rééducation du Pied Bot Varus Équin. La méthode fonctionnelle développée par Bensahel avec Guillaume et l'équipe de l'hôpital Robert Debré et la méthode développée par Seringe à l'hôpital de St Vincent de Paul. La méthode de Robert Debré (Bensahel et Guillaume) a été largement explicité dans un article fondamental du Journal Pediatric Orthopedics. La méthode de Raphaël Seringe est légèrement différente, elle reprend les grands principes de la méthode fonctionnelle mais propose la mise en place d'attelles de correction rigides. Cette méthode a été largement détaillée dans de nombreux articles précis, rigoureux et documentés.

La méthode de rééducation peut être décomposée en 4 grands principes :

1. Décoapter le scaphoïde de la malléole interne.
2. Corriger l'adduction de l'avant-pied par rapport à l'arrière-pied.
3. Corriger le varus de l'arrière-pied.
4. Corriger l'équin.

Les manipulations doivent être au moins quotidiennes et faites en décoaptation articulaire afin de diminuer les contraintes exercées par les parties molles sur les maquettes cartilagineuses. Les amplitudes de corrections maximales doivent être obtenues sur un bébé endormi, sans éveiller de réactions nociceptives.

Cette description en 4 temps est précieuse et doit être respectée dans sa chronologie. Néanmoins, il faut rappeler l'interdépendance des os de l'arrière-pied. Comme au golf ou au tennis, le moniteur décompose, pour des commodités pédagogiques, les temps. Mais le geste est un mouvement de fondu enchaîné de délicatesse et d'harmonie qui ne s'acquiert qu'avec de l'expérience et de nombreuses années de travail.

Des stimulations musculaires et un bandage viennent en complément de la rééducation. La position systématique vers en bas et en dedans du pied bot varus équin interdit toute stimulation correcte des péroniers latéraux. En effet, l'éloignement maximum des chefs d'insertion de ces muscles ne privilégie en aucun cas leur contraction. La rééducation active intervient donc dès les premières manipulations le pied placé en position, si possible, corrigée pour rapprocher les insertions des péroniers et favoriser le mouvement d'éversion. Ces stimulations sont réalisées avec le bout des doigts ou une brosse à dent sur tout le bord externe du pied et du segment jambier. La mère est sollicitée pour « gratouiller » le plus souvent possible le pied bandé de son bébé, au niveau du 5e orteil. Des mouvements de « chaînes globales » sont également pratiqués lorsque le bébé est éveillé.

Il faut résister à la tentation de faire une trop bonne correction d'emblée sous peine d'être également confronté à des problèmes d'œdèmes difficilement résorbables qui enraidissent le pied. Toutefois, même si un œdème apparaît, il faut faire un bandage léger et surélever le pied du bébé. L'arrêt total de bandage, ne serait-ce que 24 h, entraînerait obligatoirement une régression considérable au niveau des gains d'amplitude, surtout chez le nouveau-né.

La méthode fonctionnelle de St Vincent de Paul s'inspire largement de la méthode décrite par Masse à l'hôpital Bretonneau et décrite dans un article princeps. Le Professeur Seringe a nuancé et enrichi cette méthode de son expérience. Il pense qu'après les manipulations classiques décrites auparavant, il est important de maintenir l'acquis dans une attelle rigide qui s'appelle l'attelle Inter-Axial. Cette attelle polyarticulée permet la correction de l'avant-pied sur l'arrière-pied, le dosage du varus et la correction progressive de l'équin. Elle s'oppose ainsi fondamentalement à la philosophie de Bensahel et de Guillaume qui pensent que : « il n'est pas judicieux de bloquer le pied dans une attelle trop contraignante sous peine d'entraîner des réactions de lutte et donc d'amplifier paradoxalement la déformation. ». Ces divergences méritent d'être soulignées car elle démontrent que les « manipulations », dans le traitement du pied bot varus équin, recouvrent des réalités très diverses voire contradictoires.

LA MACHINE DE MOBILISATION PASSIVE

Elle doit être mise en place dès les premiers jours de la vie et le plus souvent possible dans les 3 premiers mois.

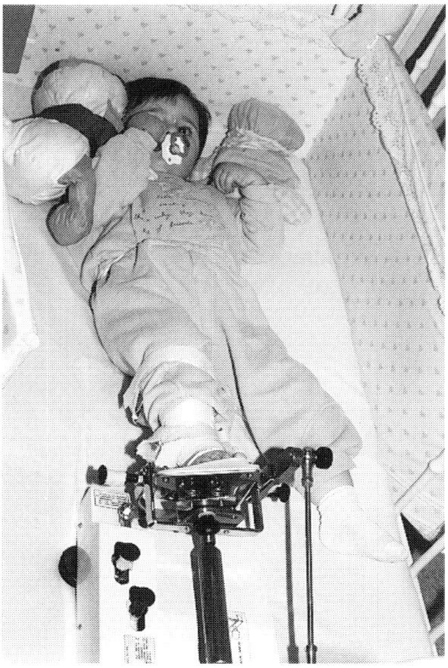

FIG. 6. – *Machine de mobilisation passive pour pied bot varus équin.* Après manipulations, l'enfant est placé dans la machine qui mobilise doucement le pied pendant le sommeil et de façon atraumatique.

Cette machine a été introduite par Metaizeau à Nancy en 1988 et a été réservée à des centres très spécialisés. Le prototype initial ne pouvait s'appliquer que sur des nourrissons âgés d'au moins 4 mois. L'école de Montpellier a considéré que le laps de temps qui s'étalait entre la naissance et le 4e mois était un temps décisif et précieux. L'un de nous (FB) a suggéré de miniaturiser certaines pièces de la machine pour l'appliquer à des nouveau-nés. La machine à elle seule n'est pas en mesure de corriger un pied bot varus équin, *elle vient dans une stratégie où la méthode fonctionnelle joue un rôle majeur.* La machine a pour but de potentialiser les effets de la méthode fonctionnelle, elle s'inscrit en complément du traitement par manipulation. À cette méthode s'ajoute une organisation régionale qui vise à la formation de kinésithérapeutes de tout le Languedoc Roussillon impliqués dans le traitement du pied bot varus équin. Elle s'appuie aussi sur une méthode vidéo et sur un entraînement répété de kinésithérapeutes spécialisés en orthopédie pédiatrique.

Pour mettre le bébé sur cette attelle de mobilisation passive il faut placer une petite semelle sous son pied. Sa fixation est d'autant mieux assurée qu'elle est plus étroite que le pied. Cette semelle viendra ensuite se fixer sur la machine. Un bandage adéquat doit être effectué. De l'Élastomousse, du Méfix, du Sparadrap et de l'Élastoplaste nous permettront de le réaliser.

LA MÉTHODE PAR PLÂTRES

Elle a été développée par Kite et Ponseti. Ponseti pense que le pied bot s'apparente à une maladie fibreuse du collagène qui rappelle la maladie de Dupuytren. Pour lui, la chirurgie de libération ne peut pas venir à bout d'un processus infiltrant, torpide et récidivant. Il est urgent, dès la naissance, d'immobiliser le pied tout en le corrigeant, pour mettre les ligaments au repos afin de calmer l'orage inflammatoire. Pour Ponseti, étirer les ligaments et manipuler quotidiennement le pied est une erreur fatale : ces manipulations répétitives stimulent la prolifération cellulaire. La réduction par plâtre a, selon Ponseti, l'avantage de détendre les ligaments en étirant le pied étape par étape. Cette théorie est paradoxale pour un kinésithérapeute qui a pour fonction première de mobiliser les articulations. C'est une philosophie qui se situe à l'opposé de celle de Salter qui a toujours considéré que la mobilisation d'une articulation était la condition même de la survie du cartilage. Il est donc difficile de se frayer un chemin dans une masse d'informations aussi complexe et contradictoires. Kite et Ponseti insistent sur les points suivants :

La réalisation des plâtres est possible sans anesthésie générale.
Il faut toujours prendre le genou dans le plâtre.
Il faut respecter l'équin.

Une série de 3 plâtres à 15 jours d'intervalle est réalisée. Au 45e jour, une ténotomie percutanée du tendon d'Achille est pratiquée, puis les manipulations de rééducation sont poursuivies. Éventuellement en plaçant l'enfant sur des attelles. Dans les cas imparfaits, Ponseti propose la transplantation en cours de croissance, entre l'âge de 2 et 3 ans, du tibial antérieur sur le bord externe du pied. Ponseti dit que ce traitement lui permet de résoudre 80 % des problèmes. Il considère que la chirurgie conventionnelle du pied bot varus équin est trop agressive.

Le plâtre prenant le genou dérote progressivement le pied et le bloc calcanéopédieux. Ce peut être une méthode utile quand la famille ne peut se déplacer quotidiennement. Le plâtre a un effet réducteur surtout sur la composante horizontale. Il est dit encore plâtre « coup de frein ». Il ne peut pas prétendre corriger les rétractions postérieures et particulièrement l'équin et le varus. Certains chirurgiens, après cette série de plâtres continuent par des manipulations et des bandages avec des attelles nocturnes. D'autres considèrent que le plâtre permet d'obtenir le maximum de correction et proposent alors une intervention chirurgicale précoce au 4e mois pour libérer les structures fibreuses résistantes et plus particulièrement les structures postérieures.

Cette philosophie est défendue par De Sanctis : il réalise une chirurgie précoce de libération postérieure qui comporte non seulement un allongement du tendon d'Achille mais aussi un allongement par voie postérieure de tous les tendons, associée à un capsulectomie tibiale et éventuellement sous-astragalienne.

Le plâtre est une méthode populaire en Europe, un sondage a révélé que 80 % des chirurgiens préféraient le plâtre aux manipulations conventionnelles.

LES RÉSULTATS DU TRAITEMENT ORTHOPÉDIQUE

La méthode de l'hôpital Robert-Debré

Bensahel a revu 338 cas de pieds bots varus équins entre 1974 et 1978. Après traitement par rééducation fonctionnelle, il obtient 48 % de bons résultats, 29 % de résultats passables et 23 % de mauvais résultats. Le complément chirurgical est donc nécessaire dans 52 % des cas. La chirurgie qui s'inscrit en complément de la méthode fonctionnelle permet d'obtenir 86 % de bons résultats, 10 % de résultats moyens et 4 % de mauvais résultats.

La méthode de l'hôpital St-Vincent-de-Paul

Pour Seringe la méthode fonctionnelle est efficace, et permet d'obtenir un bon résultat dans 40 % des cas. Sur 269 pieds bots recensés et vus en période néonatale, 139 pieds ont subi une intervention chirurgicale. La méthode qu'il préconise est basée sur les principes édictés par Masse. Il insiste sur la nécessité d'étirer les parties molles rétractées, de réaliser des sollicitations actives des péroniers et de mobiliser le pied en fin de séance, sur des petites plaquettes par bandages adhésifs. L'attelle de Denis Browne a été abandonnée au profit d'une attelle cruro-pédieuse articulée (attelle Clubax), prenant le genou, et dosant la réduction à la demande : le degré de réduction de l'équin de la rotation interne et de l'adduction.

Plusieurs paramètres entrent en ligne de compte dans l'évaluation du résultat :

– La réductibilité initiale de la déformation.

– La compétence et la motivation des kinésithérapeutes. Les conditions socio-familiales.

Seulement 28 % des pieds peuvent être pris en charge par un kinésithérapeute spécialisé. Le pourcentage d'amélioration varie avec l'âge :

– 40 % des pieds pendant les 4 premiers mois de la vie.
– 26 % entre 5 et 9 mois.
– 19 % entre 9 et 14 mois.
– 2 % à 18 mois.

La réductibilité initiale joue un rôle important. Les pieds les moins raides soft>stiff foot répondent au traitement fonctionnel dans 67 % des cas, les pieds raides stiff>soft foot répondent au traitement fonctionnel dans 57 % des cas, et les pieds raides ou très raides stiff=stiff foot dans 30 % des cas. L'influence du kinésithérapeute est décisive : les pieds pris en charge par des kinésithérapeutes spécialisés ne sont opérés que dans 30 % des cas, alors que les pieds pris en charge par des kinésithérapeutes non spécialisés sont opérés dans 58 % des cas. Les pieds les moins raides soft>stiff foot, quand ils sont pris en charge par des kinésithérapeutes spécialisés ne sont jamais opérés, alors que lorsqu'ils sont pris en charge par des kinésithérapeutes non spécialisés sont opérés dans 40 % des cas.

Les facteurs socio-économiques jouent un rôle déterminant : les dissociations conjugales, le nomadisme, et le changement fréquent de kinésithérapeutes, la mauvaise acceptation du traitement, conduisent à la chirurgie dans 65 % des cas, contre 51 % des cas dans l'ensemble de la série.

La méthode de Montpellier

L'originalité de la méthode de Montpellier, est d'associer la méthode par manipulations, méthode dite fonctionnelle, à la méthode de mobilisation passive par machine Kinetec dès les premiers jours de la vie.

Le premier contact avec les parents est décisif. Les explications qu'ils attendent doivent être claires. Nous devons nous assurer de leur compréhension, de leur confiance et donc de leur coopération. La meilleure rééducation possible doit leur être présentée en tenant compte de leur possibilités.

Il faut éviter le Kinésithérapeute type : « gourou », qui propose un protocole de rééducation fait de contraintes insurmontables, se croyant investi d'une mission que nul autre que lui n'est capable d'assurer. Ce type de Kinésithérapeute doit disparaître de l'entourage de ces familles déjà largement affectées.

Que ce soit pour la rééducation fonctionnelle manuelle ou pour la rééducation sur Kinetec, le bébé doit être en phase de total relâchement, le membre inférieur en flexion de genou et de hanche. La rééducation vise à corriger le pied dans les différents plans de l'espace. Cette correction doit être maintenue par un bandage peu contraignant.

La meilleure façon d'apprécier ***les résultats***, est d'abord de classer les pieds bots par catégorie et ensuite de suivre l'efficacité du traitement par manipulation et par l'utilisation de la machine. Toutes catégories confondues :

62 % des pieds échappent totalement à la chirurgie. Les 38 % d'interventions chirurgicales sont distribuées de la façon suivante : 21 % de libération postérieure et interne chirurgie dite conventionnelle, 16 % de libération postérieure simple, et 1 % seulement de chirurgie extensive, c'est-à-dire une chirurgie comportant une libération de la calcanéo-cuboïdienne par voie externe.

Cependant il ne faut pas confondre toutes les catégories de pied, et il faut pouvoir dissocier les résultats :

Les pieds dits : « posturaux » dont le score est entre 0 et 5 sont totalement réductible. La rééducation quelle qu'elle soit permet de corriger la déformation. Il est exceptionnel que ces pieds soient négligés et s'enraidissent. Tout traitement permet rapidement de corriger la déformation.

Les pieds bots modérés : soft>stiff, dont le score est entre 5 et 10. Le traitement orthopédique complété par l'attelle de mobilisation passive est efficace et permet dans 95 % des cas d'éviter la chirurgie. Dans les 5 % des cas où la chirurgie est réalisée, celle-ci est la plus part du temps limitée : il s'agit d'une chirurgie postérieure comportant un allongement du tendon d'Achille, un allongement à la demande des fléchisseurs, une capsulectomie postérieure avec une section du nœud postéro-externe, le bébé est plâtré pour 1 mois, puis les manipulations sont reprises.

Dans les cas des pieds sévères, stiff>soft : score entre 10 et 15. La rééducation permet la guérison des pieds dans 49 % des cas. Dans 51 % des cas, le traitement chirurgical se partage de la façon suivante : – Chirurgie limitée postérieure : 23 %, – Chirurgie postéro-interne conventionnelle : 28 %, – La chirurgie extensive n'est jamais réalisée.

Dans les formes très sévères, stiff=stiff, score entre 15 et 20. La rééducation peut être suffisante, mais rarement. Seulement 27 % des cas échappent à l'intervention chirurgicale. Dans 73 % des cas la chirurgie est nécessaire. Elle se répartit de la façon suivante : – Chirurgie postérieure : 23 %, – Chirurgie postéro-interne : 45 %, – Chirurgie extensive : 5 %.

La rééducation est loin d'être négligeable, même dans ces pieds sévères. Elle permet également de préparer la peau en profitant au maximum de la réductibilité.

LE TRAITEMENT CHIRURGICAL

Le traitement chirurgical s'impose quand l'efficacité du traitement orthopédique s'épuise, quand le pied ne progresse plus. Les 3 premiers mois de la vie sont décisifs, après les progrès sont moins nets. Le bilan du troisième mois est important, 2 alternatives se présentent et des décisions s'imposent :

Continuer le traitement orthopédique parce qu'il est efficace, et que la chirurgie peut être évitée.

Maintenir le traitement orthopédique pour conserver les acquis, en sachant qu'une intervention chirurgicale sera nécessaire. La date du traitement chirurgical dépend alors du choix du chirurgien.

Certaines équipes préfèrent opérer à 6 mois, d'autres à 9 mois, d'autres à 12 mois. Les différentes enquêtes ont démontré qu'il n'y avait pas de différence significative dans les résultats lorsque les pieds étaient opérés après l'âge de 6 mois. La date de l'intervention est variable, elle dépend de l'expérience du chirurgien.

Une forte proportion de pieds bots est opérée dans le monde entre 6 et 9 mois. Turco et Seringe préfèrent les opérer vers l'âge de 1 an. L'intervention chirurgicale pendant la période néonatale et avant l'âge de 6 mois est séduisante dans son principe mais le taux de récidive est élevé, la réaction fibreuse est très importante pendant les premiers mois de la vie. La correction obtenue ne peut être maintenue. Nous avons renoncé à envisager cette chirurgie précoce pourtant séduisante dans ses principes.

La chirurgie obéit à des règles partagées par la majorité des chirurgiens :

– Chirurgie précise protégeant au maximum les tendons et leur gaine, pour éviter toute fibrose postopératoire.

– Chirurgie qui comporte plusieurs temps que l'on réalise à la demande en fonction de la sévérité du pied :

Temps postérieur avec allongement du tendon d'achille plus ou moins capsulotomie tibio-tarsienne, sous-astragalienne et section du nœud postéro-externe.

Temps interne comportant l'allongement du jambier postérieur, la réduction de la luxation talo-naviculaire, avec fixation par broche. Le temps de libération plantaire peut intéresser l'adducteur du gros orteil ou être plus extensif : jusqu'aux muscles plantaires profonds.

Temps latéral-externe ou médio-tarsien, avec dissection par une incision en regard de l'articulation calcanéo-cuboïdienne, avec ostéotomie du calcanéum ou du cuboïde.

Cette chirurgie plus ou moins étendue dépend donc de la sévérité du pied à opérer. Elle peut être limitée à un temps postérieur isolé ou étendue à une libération postérieure, interne et plus ou moins plantaire : situation la plus souvent rencontrée, cette chirurgie médio-tarsienne est indiquée pour des cas sévères. La libération latérale-externe reste exceptionnelle.

LA RÉÉDUCATION POSTOPÉRATOIRE

La correction chirurgicale du pied est une chose, la maintenir en est une autre ! Les rétractions étant levées, la rééducation est beaucoup plus facile. Le kinésithérapeute doit entretenir la mobilité acquise et éviter que la récidive ne s'installe. *L'utilisation de la machine de mobilisation passive est souhaitable*, elle facilite grandement cette période. Le pied doit être mobilisé dans tous les plans de l'espace sans oublier la flexion plantaire. La stimulation des péroniers latéraux pour éviter une démarche en rotation interne, revêt une importance capitale. La verticalisation du bébé facilitera le travail du kinésithérapeute.

L'acquisition de la marche permettra l'exécution d'exercices complémentaires : travail sur la pointe des pieds, marche sur les talons, marche le pied fixé sur des petites planchettes ressemblant à des mini-skis pour stimuler les releveurs et les éverseurs, etc...

Tout doit être mis en œuvre pour rétablir la meilleure mobilité possible en actif et en passif.

Il faut lutter contre les attitudes en rotation interne et expliquer aux parents qu'il ne faut pas faire dormir l'enfant sur le ventre, les pieds étant alors fixés en flexion plantaire. Des attelles nocturnes peuvent être prescrites pour éviter la récidive de l'équin. Des chaussures à contreforts solides et à bord interne rectiligne ou anti-varus doivent être proposées.

L'ÉVALUATION AU COURS DE LA CROISSANCE

Une évaluation objective s'impose, mais cette évaluation objective est difficilement appréciable lorsque l'on n'a qu'un recul de 1 ou 2 ans. Vers l'âge de 5 ans, l'apparition de l'ossification du scaphoïde permet une évaluation radiographique plus précise du pied. Cette évaluation doit être répétée à l'âge de 10 ans. Dans le bilan fonctionnel, il faut tenir compte des déformations de l'arrière-pied, varus ou valgus, de la mobilité de la sous-astragalienne souvent diminuée de 50 %, de la mobilité de la flexion plantaire et de la flexion dorsale et de l'axe global du membre inférieur.

Le bilan radiographique est évidemment essentiel dans l'évaluation, la divergence astragale-calcanéum sur la face et sur le profil est à apprécier mais aussi la morphologie des os, en particulier un aplatissement de l'astragale, ou une subluxation du scaphoïde toujours péjorative.

Le bilan fonctionnel comporte une appréciation de la marche sur la pointe des pieds, de la marche sur les talons, de la descente des escaliers, de l'appui unipodal, des capacités ou non à réaliser des sauts à la corde, de la marche en terrain accidenté, de l'état d'usure des chaussures, du déroulement du pas et de l'atrophie du mollet.

Il faut rechercher bien évidemment un récurvatum du genou qui masque un équin du pied, une faiblesse du triceps toujours préjudiciable, une faiblesse des fléchisseurs des orteils. Ce bilan souvent très complet réalisé à l'âge de 5 ans et répété à l'âge de 10 ans permet de réviser certains bons résultats à la baisse, on peut être en effet frappé par la mobilité relative de ces pieds : même si les flexions plantaire et dorsale sont correctes, les limitations de la prono-supination sont beaucoup plus fréquentes qu'on ne le croit. Un pied talus est toujours très handicapant; seulement 50 % des enfants sont en mesure après intervention chirurgicale de marcher sur la pointe des pieds.

DANS LA PRATIQUE, ON RETIENDRA 8 RECOMMANDATIONS

1. La nécessité d'évaluer le pied de façon précise à la naissance s'impose.
2. Le traitement est une urgence, chaque jour compte.
3. La disponibilité des parents et leur coopération est essentielle. Expliquer clairement les enjeux.
4. Il n'y a pas lieu d'insister quand le traitement orthopédique stagne, la chirurgie devient évidente.
5. La maîtrise de la rééducation passe par une parfaite connaissance de la physiopathologie du pied bot.
6. La rééducation doit s'adapter au calendrier neurologique.
7. Le kinésithérapeute joue un rôle essentiel auprès des parents et doit leur dispenser des informations précises et cohérentes tout en les rassurant. Son engagement dans la rééducation doit être total. Son action doit s'inscrire dans une équipe pluridisciplinaire. Il doit sans cesse alerter l'attention du chirurgien sur les blocages ou les obstacles que rencontre la rééducation. La fréquentation des salles d'opérations est fortement recommandée pour comprendre l'importance des rétractions fibreuses et la physiopathologie du pied bot varus équin.
8. La nécessité d'une formation s'impose, elle doit être continue. La cassette vidéo est utile pour améliorer son savoir faire et éviter des erreurs grossières de rééducation. Nous avons développé cette méthode à Montpellier pour faciliter le programme d'enseignement de nos kinésithérapeutes (Teaching program).

Ne jamais oublier que la chirurgie n'est qu'une étape dans un traitement qui dure pendant toute la croissance.

TRAITEMENT ACTUEL
DU PIED BOT VARUS ÉQUIN IDIOPATHIQUE

J. TURCO[1]

Le but de ce travail est de décrire l'évolution et le traitement actuel du pied bot varus équin idiopathique. Le traitement du pied bot varus équin est une école d'humilité. Les résultats du traitement sont souvent imprévisibles. J'ai moi-même pu constater des échecs alors que je m'attendais à un bon résultat, et j'ai moi-même pu obtenir d'excellents résultats, alors que j'avais prévu un mauvais résultat. L'étiologie du pied bot est inconnue, mais on admet que la cause est multifactorielle. L'environnement intra-utérin des facteurs génétiques, peuvent influencer le développement embryologique normal du pied. Parce que la même déformation clinique en pied bot varus équin peut être due à des étiologies diverses, la réponse d'un même traitement dépendra de l'étiologie, mais aussi de la sévérité de la déformation. Certains pieds bots peuvent être complètement corrigés avec une courte période de plâtres et de manipulations, d'autres nécessitent une intervention chirurgicale. Très peu de pieds bots ne peuvent pas être corrigés par un traitement par manipulations, plâtres et par des interventions chirurgicales. L'objectif est donc d'identifier le pied bot de sélectionner le meilleur traitement pour chaque cas, d'éviter les complications iatrogènes qui peuvent être dues soit au traitement conservateur soit au traitement chirurgical. Les résultats mauvais sont dus soit à une récidive de la déformation, qui habituellement est la conséquence d'une correction très complète, soit à une hyper-correction avec un pied plat inacceptable et dans un certains nombres de cas, heureusement faibles, il est impossible d'obtenir la correction quelque soit la correction.

J'ai eu la chance de suivre de nombreux enfants jusqu'à maturité squelettique. Ce long suivi a permis de modifier le traitement chirurgical et le traitement par manipulations, et de corriger au fur et à mesure de mon expérience les erreurs que j'avais pu commettre. J'ai consacré ma vie au Pied Bot Varus Equin. Les résultats dans l'ensemble sont satisfaisants, mais un certain nombre de pieds posent des problèmes insolubles. Le but de cette présentation est de définir mon traitement actuel, de donner les détails de la chirurgie, d'expliquer aussi pourquoi certains pieds bots échappent complètement à une correction chirurgicale.

MATÉRIEL ET MÉTHODE

Cet article a été rédigé à partir de mon expérience personnelle, qui porte aujourd'hui sur 865 enfants porteurs de pieds bots. Dans cette étude, j'ai intégré les patients que j'ai personnellement traités, depuis la naissance jusqu'à la maturation squelettique; qu'il s'agisse des malades qui ont été traités par manipulations –

1. St Francis hospital and medical center, University of Connecticut school of medecine, Hartford, CT, 06105.

plâtres, et ceux qui ont nécessité une intervention chirurgicale. Dans cette étude, je rapporte 500 cas personnels de libérations postéro-internes réalisées. J'y ajoute 161 cas d'échecs de libérations postéro-internes réalisées dans d'autres hôpitaux. Je parlerai aussi, d'une étude rétrospective de 43 malades qui ont développé un pied bot sévère hyper-corrigé après libération postéro-interne. Et enfin, j'ai personnellement fait une étude de 42 enfants qui étaient porteurs d'un pied bot atypique. Dans mon expérience, j'y ai introduit tous les malades que j'ai vu à la consultation et qui avaient été traités ailleurs.

Les bases du traitement. – Les bases du traitement opératoires et non-opératoires reposent essentiellement sur le concept de Scarpa. Scarpa a décrit la déformation du pied bot comme une subluxation congénitale de l'articulation talo-calcanéo-naviculaire. Il pense que la déformation peut être aussi considérée comme une déformation fixée de la position normale en équin varus. Cette déformation entraîne une relation anormale des os du tarse avec le calcanéum, tandis que le scaphoïde est déplacé en dedans autour de l'astragale. La correction des os du tarse qui sont en position anormale est en partie compromise par des rétractions des parties molles. Ces rétractions intéressent les ligaments, les tendons, et les articulations. Mon intention dans cet article n'est pas de discuter l'anatomie pathologique que j'ai développé dans mes articles précédants, dans mon livre. Cependant quelques points me paraissent essentiel sur le plan biomécanique pour bien comprendre les raisons d'un traitement par manipulations-plâtres et d'un traitement chirurgical. La correction fondamentale repose sur un concept que le calcanéum en lui-même est intéressé dans sa déformation dans les 3 plans de l'espace. C'est-à-dire qu'il a un équin, un varus, et une adduction. La tubérosité postérieure du calcanéum est déplacé vers en haut, sa partie distale est déplacée vers en bas. Elle est en adduction, et en inversion sous l'astragale. Ainsi le calcanéum est fixé en équin, en varus, en adduction. Le scaphoïde est déplacé en dedans, en relation avec la tête de l'astragale et dans quelques cas même, il s'articule avec la malléole interne. Normalement, les parties distales du calcanéum et du scaphoïde se mobilisent en même temps autour de la tête de l'astragale. Pour corriger la déformation, la partie postérieure du calcanéum, qui est déplacé vers en haut, doit être mobilisée et doit être ramené vers en bas, tandis que la partie antérieure du calcanéum doit être mobilisée vers en dehors par rapport à la tête de l'astragale. Le scaphoïde doit aussi être mobilisé et ramené en avant de la tête de l'astragale à partir de sa position interne. **L'équin, le varus, l'adduction surviennent en même temps.**

Il est impossible de corriger la composante en équin complètement sans éliminer le varus et vice versa. Dans un traitement non-opératoire, le but est de réaliser des étirements des parties molles rétractées qui entraînent une relation anormale entre les os du tarse. Pour les formes sévères qui résistent aux manipulations, le calcanéum et sa tubérosité postérieure restent en position haute, tandis que la partie distale reste en position inversée, en adduction sous la tête de l'astragale, et que le scaphoïde reste déplacé en dedans. Quand le traitement non-opératoire échoue, la chirurgie s'impose pour libérer ces parties molles rétractées, pour ouvrir les ligaments, allonger les tendons rétractés, et ainsi mobiliser plus facilement le calcanéum et le scaphoïde. Maintenant que les relations anormales entre les os du tarse ont été corrigés la position de correction doit être maintenue jusqu'à ce qu'une stabilisation survienne entre les différents os du tarse.

Traitement non-opératoire. – des plâtres multiples peuvent être envisagés dès la naissance. Le but des manipulations est d'étirer les parties molles rétractées qui verrouillent en position anormale les os du tarse. Pour que les manipulations soient efficaces, il faut avoir une vision mentale des anomalies des os du tarse. Durant les manipulations le chirurgien doit ramener la tubérosité postérieure du calcanéum vers le bas, tandis que simultanément il faut qu'il éverse le talon pour essayer de repositionner le scaphoïde en face de l'astragale. **La manœuvre est difficile, car théoriquement, il faudrait corriger ces 3 composantes de la déformation simultanément.** Des plâtres peuvent être utilisés en prenant le genou. Ces plâtres doivent être changés chaque semaine et permettre une correction progressive jusqu'à ce que l'on obtienne en même temps de la dorsi-flexion et du valgus. Il est important de bien matelasser le plâtre et de bien le mouler autour de la tubérosité postérieure du calcanéum. Les plâtres sont changés d'abord toute les semaines, puis tous les quinze jours. J'ai renoncé à réaliser des radiographies à la naissance. Ces radiographies ne m'ont apporté aucun renseignement décisif. La meilleure évaluation est clinique, tandis que les radiographies montrent toujours des centres d'ossification du calcanéum et de l'astragale qui ne reflètent qu'une partie de la réalité.

Évaluation à 3 mois. – Après 3 mois de plâtres et de manipulations la correction peut être évaluée sur la plan clinique et radiographique. Sur ces bases ont peut arrêter une décision. 3 situations sont possibles :

1. Le traitement est efficace, il faut continuer les manipulations et le plâtre.
2. Les manipulations ne sont pas efficaces, on peut envisager, un traitement chirurgical ultérieur.
3. On est en présence de pieds bots atypiques, et il faut absolument éviter le traitement chirurgical.

Évaluation clinique. – L'évaluation clinique passe par une observation très critique, et surtout une palpation du talon. Au fur et à mesure que le pied est porté en dorsiflexion, on doit pouvoir palper la partie postérieure de la tubérosité du calcanéum qui théoriquement doit s'abaisser et s'éverser. Un pied bot résistant peut montrer une correction apparente sur le profil parce que l'avant pied est mobile. et il peut dans une certaine mesure masquer la déformation de la médio-tarsienne et de l'arrière-pied. Dans certains cas, même l'apparence du pied peut être celle d'un pied convexe.

Évaluation radiologique de la correction. – L'évaluation radiologique est plus fiable que l'évaluation clinique. À l'âge de 3 mois, l'astragale et le calcanéum sont encore essentiellement cartilagineux. Cependant l'ossification est suffisante pour permettre une radiographie et pour donner des informations utiles. Quand il s'agit d'un pied résistant non corrigé la radiographie de face permet de montrer un défaut de divergence, la radiographie de profil peut confirmer ce défaut de divergence, et sur la radiographie de face le long axe de l'astragale est en dedans du premier rayon. La vue antérieure a une valeur limitée parce que le scaphoïde n'est pas encore ossifié. Cependant, il n'est pas possible de le positionner exactement par rapport à la tête de l'astragale. En ce qui me concerne, je pense que le cliché en dorsi-flexion forcé est le plus fidèle, et est une méthode reproductible. Dans les formes de pieds bots varus équins sévères, les rétractions postérieures verrouillent le calcanéum sous l'astragale et le scaphoïde reste déplacé en dedans en relation avec la tête de l'astragale. C'est pourquoi un cliché en dorsi-flexion va théoriquement monter 3 signes qui matérialisent l'équin fixé en varus : 1°) l'absence de dorsi-flexion du calcanéum qui se manifeste par un angle tibio-calcanéen anormal. 2°) un parallélisme entre l'astragale et le calcanéum. 3°) Il n'y a pas d'empiétement de la partie distale du calcanéum, et de l'astragale. Le sinus du tarse reste ouvert.

Le pied convexe. – Le pied convexe iatrogène se manifeste 2 ou 3 mois après des manipulations trop agressives. Dans mon expérience, je pense que poursuivre les manipulations est un geste dangereux s'il se développe un pied convexe. J'arrête de façon nette les manipulations, et je mets en place une attelle de Denis Browne. La chirurgie est alors différée jusqu'à l'âge de 1 an. Il faut toujours se souvenir qu'il faut garder l'arrière pensée d'un pied bot atypique idiopathique.

Le traitement non-opératoire. – Les manipulations et les plâtres sont continués uniquement si les signes cliniques et radiographiques objectivent une amélioration et une correction. Si la correction est obtenue par les manipulations et les plâtres, il faut accompagner cette réussite en mettant éventuellement en place pour des périodes plus prolongées de 6 mois. Après 6 mois d'immobilisation par plâtre on peut passer aux attelles de Denis Browne, avec une barre qui solidarise les 2 pieds et qui doit être portée 24 h/24 h On peut éventuellement l'enlever pour des manipulations et pour la toilette. Quand l'enfant commence à marcher, on peut utiliser les attelles de Denis Browne uniquement la nuit, il faudra que l'enfant porte pendant un an des chaussures à bord rectiligne. Dans mon expérience la correction obtenue par manipulations et plâtres est effective dans seulement 35 % des pieds bots traités depuis la naissance. Les récidives, les échecs peuvent survenir jusqu'à l'âge de 6 ans. Tous les auteurs sont d'accord pour dire que le traitement non chirurgical est meilleur que le traitement chirurgical, néanmoins lorsqu'on examine ces enfants après manipulations et plâtres, ils gardent toujours des anomalies résiduelles discrètes mais indiscutables. On pourrait inclure aussi dans ce groupe tous les pieds bots pseudo-idiopathiques qui ont en général des déformations moins sévères.

TRAITEMENT DU PIED BOT RÉSISTANT

Mon expérience a été superposable à celle de Mc Cauley. Il écrit dans son article fondamental : *«si la correction n'est pas acquise après 2 ou 3 mois de traitement, la chirurgie s'imposera nécessairement».* Dans les pieds bots résistants des manipulations n'ont pas pu étirer les parties molles rétractées qui verrouillent les os du tarse en positon normale. Continuer les manipulations est tout à fait illogique, cela peut conduire à des déformations iatrogènes, en particulier des déformations supplémentaires de l'astragale ou une incongruence entre le tibia et l'astragale. Les immobilisations prolongées peuvent aggraver l'atrophie, la faiblesse et même la fibrose. Si le pied bot résiste aux manipulations et aux plâtres il faut arrêter le traitement à 3 mois, et éventuellement proposer une chirurgie à une date ultérieure.

Traitement du pied bot résistant à 3 mois. – Une attelle de Denis Browne est utilisée pour maintenir le pied, pour éviter que la déformation ne s'aggrave. Il faut alors attendre l'heure du traitement chirurgical. On peut éventuellement demander aux parents de mobiliser le pied et de l'étirer. Le traitement du pied bot résistant doit éviter des manipulations inefficaces, et surtout l'installation d'une atrophie après immobilisation prolongée. Après 3 mois d'immobilisation par plâtre la chirurgie est techniquement plus aisée, il y a moins de rigidité, moins de fibrose, et nous n'avons pas noté de déformations de l'astragale. Nous avons aussi noté qu'il y avait moins d'atrophie que lorsqu'on comparait ces traitements par plâtres au pied bots qui avaient bénéficiés de manipulations jusqu'à la première année. Dans certains cas, et si l'équin est résistant, on peut réaliser un allongement dans les aponévrose, du tendon d'Achille vers l'âge de 3 mois. Cela permet de mettre dans une position plus adaptée les attelles de Denis Browne. Si l'on devait réaliser cet allongement, il faudrait le réaliser à la partie supérieure et non à la partie inférieure, pour ne pas gêner l'intervention chirurgicale ultérieure. Dans mon expérience, j'ai réalisé 65 allongements hauts du tendon d'Achille pour des déformations sévères. Dans 3 cas sur 65, j'ai pu obtenir une correction complète, et j'ai pu éviter la chirurgie. Trois corrections ont été obtenues sur un pied d'enfant porteur d'atteinte bilatérale.

Traitement chirurgical : libération postéro-interne avec fixation interne. – Nous réalisons dans le même temps la libération postérieure interne plantaire et sous-astragalienne. Les découvertes pathologiques varient suivant les cas, suivant la sévérité, suivant l'âge du malade, suivant les traitements préalables. Dans chacun des cas il est important exciser toutes les rétractions qui font obstacle à la restauration d'une anatomie normale de l'arrière-pied. La correction est stabilisée par une broche interne qui solidarise l'astragale et le scaphoïde, et par une broche entre l'astragale et le calcanéum. La chirurgie en un temps remplit 2 conditions qui permettent une correction durable : 1°) on peut obtenir chirurgicalement une correction complète de la déformation, et 2°) il faut que cette correction soit maintenue jusqu'à ce que les os du tarse soient suffisamment remodelés pour stabiliser les surfaces articulaires. L'avantage de la correction en un temps est qu'elle permet une correction complète dans les 3 plans de l'espace et s'attaque en même temps à l'équin au varus et à l'adduction. Il est impossible de corriger la composante en équin sans éliminer la déformation du varus et vice versa. Pour obtenir une dorsi-flexion complète, le calcanéum doit être mobilisé à ses 2 extrémités. La tubérosité postérieure du calcanéum doit être libérée de toute rétraction pour pouvoir s'abaisser. La partie antérieure du calcanéum doit être mobilisée pour que ce calcanéum puisse être placé en valgus et en éversion. La correction du calcanéum dans le pied bot est impossible si le scaphoïde n'est pas ramené en face de la tête de l'astragale. La correction du calcanéum dans le pied bot s'apparente au mouvement que réaliserait un bateau sur la mer, à la partie postérieure qu'il faut mobiliser vers en bas, à la partie antérieure il faut mobiliser vers en haut, tandis que le bateau doit être déroté en dehors et en valgus. La correction complète est bien obtenue par l'intervention simultané postérieure et interne. Nous avons opéré de nombreux pieds qui avaient eu des corrections incomplètes parce qu'ils avaient subit seulement une libération postérieure. La stabilisation par broche de l'articulation talo-naviculaire et talo-calcanéenne permet d'obtenir une correction chirurgicale satisfaisante. Il faut courber les broches et les laisser sortir. La fixation par broche nous parait essentielle. La broche peut être laissée à l'extérieur, il faut éviter de l'enfouir. Sur le long terme nous n'avons pas noté de lésion de la plaque de croissance due à la fixation interne. En général l'incongruence articulaire constatée au niveau de l'articulation astragalienne est due non seulement à la déformation intrinsèque de l'astragale mais aussi aux déformations extérieures dues à des manipulations agressives ou à un traitement chirurgical traumatisant.

L'âge du traitement chirurgical. – La période optimale me paraît être entre 1 et 2 ans. Dans mon expérience, les interventions préalables sont souvent beaucoup plus préoccupantes que l'âge de la chirurgie. J'ai néanmoins noté de façon répétitive une plus grande tendance à la récidive et aux déformations en hyper-correction lorsque les interventions étaient réalisées avant l'âge de 6 mois. Je préfère réaliser l'intervention juste avant la verticalisation de même attendre est pour moi une façon de me mettre dans les meilleures conditions, pour que lorsque l'enfant sera verticalisé après l'intervention chirurgicale, il puisse immédiatement marcher. Il y a une autre raison qui me pousse à différer l'intervention chirurgicale, c'est de diminuer le risque d'opérer un pied bot atypique qui n'aurait pas été diagnostiqué.

La technique chirurgicale. – La technique chirurgicale a été décrite en détail dans mes différents articles. Le principe de base de l'intervention reste le même, à l'exception de quelques nouveaux détails que j'ai au cours de mon expérience ajoutée. Une excellente approche est nécessaire, et il est important d'exciser de façon méticuleuse les rétractions pour avoir une excellente visibilité opératoire. Il faut identifier de façon précise les structures essentielles : 1°) Le muscle jambier postérieur, 2°) le long fléchisseur des orteils, 3°) les vaisseaux du canal calcanéen, 4°) Le long fléchisseur du gros orteil, et 5°) le tendon d'Achille.

La libération postérieure. – Nous recommandons la libération postérieure en premier, avec un allongement du tendon d'Achille, une capsulotomie de la tibo-astragalienne et de la sous-astragalienne et, si c'est nécessaire, une libération des ligaments astragalo-péroniers et calcanéo-péroniers. Dans certains cas, il faut savoir ouvrir la gaine des péroniers. Nous pouvons réaliser ce geste sans trop de problèmes par une incision interne. Ailleurs et notamment lorsque les pieds bots ont été opérés antérieurement dans d'autres centres il faut en général libérer largement la partie externe pour obtenir une parfaite mobilisation de la tubérosité postérieure du calcanéum. Il faut veiller à ne pas trop allonger le tendon d'Achille. Il faut simplement l'allonger de telle sorte qu'il permette de mettre le pied à angle droit. Un allongement excessif du tendon d'Achille va contribuer à une faiblesse indésirable du mollet.

Libération médio-plantaire. – La libération médio-plantaire est fondamentale, elle permet de mobiliser le scaphoïde et de le ramener vers la partie antérieure de l'astragale. On peut facilement identifier le jambier postérieur et tout naturellement au cours la dissection repérer l'os scaphoïde. Il faut bien voir l'articulation astragalo-scaphoïdienne et le Spring Ligament. Je n'ai jamais trouvé nécessaire dans mon expérience d'allonger les tendons fléchisseurs. Une rétraction des orteils qui persiste après correction chirurgicale, tout particulièrement du gros orteil prouve que le bord interne du pied a été étiré et allongé. La rétraction en flexion des orteils va disparaître complètement de façon spontanée dans les semaines qui suivent. Dans quelques cas, quand le sustentaculum tali est hypo-développé, le long fléchisseur peut être transplanté en avant. Chaque fois que cela est possible, il faut reconstituer la gaine du long fléchisseur du long orteil en regard du sustentaculum tali. Certains cas présentent une adduction sévère, tenace de l'avant pied, dans ce cas il faut envisager une libération antérieure. Le métatarsus adductus peut être conjugué par des capsulotomies de l'articulation entre le scaphoïde et le premier cunéiforme et dans l'articulation de Lisfranc. On peut aussi déplacer le muscle tibial antérieur sur le bord externe du pied. Mais il faut éviter un transfert excessif du tibial antérieur sur le bord externe car il peut engendrer une abduction de l'avant pied.

Le jambier postérieur. – J'ai eu des bons résultats avec l'allongement du jambier postérieur ou la section du jambier postérieur. Maintenant, je préfère allonger le jambier postérieur. Néanmoins chez les malades qui ont eu des interventions préalables et dans lequel le tendon postérieur est très fibreux. J'ai tendance à transplanter le jambier postérieur sur le tendon d'Achille pour atténuer l'atrophie du mollet et sa faiblesse.

Absence de jambier postérieur. – Dans mon expérience, sur plus de 540 cas, j'ai vu 11 cas d'enfants qui n'avaient pas de jambier postérieur, d'autres cas ont été rapportés parmi les collègues orthopédistes.

Fléchisseur accessoire long. – Dans 6 % des cas nous avons un fléchisseur accessoire long qui est un muscle vestigial qui s'insère sur le calcanéum ou sur les autres fléchisseurs. Lorsque le muscle est bien développé et de bonne taille, je le transfère sur le tendon d'Achille.

Synostose des os du tarse. – La synostose des os du tarse est possible. Je l'ai rencontré 14 fois sur 540 opérations. En général, elle siège dans la région du sustentaculum tali. Il faut exciser la synostose pour mobiliser le calcanéum. Dans 1 cas, j'ai rencontré une synostose entre le calcanéum et le scaphoïde.

La libération sous-astragalienne. – La libération sous-astragalienne comporte dans certains cas, la section du ligament Y de Chopart, et la section du ligament interosseux. Si l'on doit sectionner le ligament interosseux, il faut juste couper sa portion interne pour mobiliser le calcanéum. Dans mon expérience j'ai été obligé de sectionner le ligament interosseux uniquement sur les malades âgés, mais chez les plus jeunes entre 1 et 2 ans, je n'ai pas eu à le faire. De même il ne faut sectionner le ligament en Y que si cela est nécessaire. La libération plantaire suivant la technique de Steindler est à envisager après l'âge de 4 ans. Le procédé de Steindler est fait en même temps que la libération interne. Mais, je préfère faire une incision plantaire différente de l'incision interne. Je repère l'aponévrose plantaire et je la libère en sous-périosté. Dans certains cas, lorsque le pied creux est prononcé la portion distale du muscle tibial antérieur a tendance à s'étendre sur la diaphyse du premier métatarsien. Dans ces cas là, j'ai tendance à le détacher du premier métatarsien et à le repositionner un petit peu plus latéralement.

Les soins postopératoires. – Ils sont très importants. Je crois que le pied doit être tenu en position corrigée pendant au moins 4 mois. Au cours de chaque changement de plâtre, il faut augmenter la flexion dorsale, et ne pas hésiter à mobiliser le pied avant de refaire le plâtre. Il faut prendre des radiographies pour s'assurer que les broches sont toujours en place. Le premier plâtre est changé 3 semaines après l'intervention. Parce que nous pouvons au cours d'une intervention chirurgicale voir directement les lésions, je ne pense pas qu'il soit utile de réaliser les radiographies per-opératoires. À mon avis, ces radiographies sont difficiles à réaliser et elles n'ont aucun intérêt. Je recommande de maintenir la broche pendant au moins 6 semaines. Maintenant, avec mon expérience, j'ai tendance à la maintenir 9 semaines. Pour les enfant jeunes je mets en place un plâtre prenant le genou pendant 3 mois, et un plâtre sans prendre le genou pour le 4e mois. Quand j'enlève la broche le plâtre doit être extrêmement bien moulé, pour corriger correctement le pied. En particulier en arrière sur le calcanéum.

Résultats. – Les résultats que j'ai obtenu sont fonctionnellement acceptables. L'objectif étant d'avoir un pied plantigrade souple et indolore au cours d'une seule intervention. Je pense sincèrement que l'on ne peut pas obtenir un pied normal, après avoir opéré un pied bot. Tous les pieds bots que j'ai opéré gardent des anomalies résiduelles, même les meilleurs résultats ont quelques degrés d'anomalies : comme une atrophie du mollet ou une faiblesse du mollet, comme une forme anormale de l'astragale, comme une limitation de la sous-astragalienne, comme une adduction de l'avant-pied ou une asymétrie de la taille des pieds, ou des pieds plats.

La forme de l'astragale n'est jamais normale. – Je pense que l'incongruence articulaire est due soit à un facteur intrinsèque lié à une anomalie de l'astragale, soit à des actions indésirables dues au traitement par manipulations ou par traitement chirurgical. J'ai réalisé environ 500 interventions : j'ai suivi sur une période, jusqu'à la fin de la croissance 362 pieds : 83 % avaient un excellent résultat, 12 % avaient un résultat moyen et 5 % un mauvais résultat. Soixante quinze pour cent des résultats non satisfaisants étaient hyper-corrigés en pieds plats, et cela était dû en partie à des pieds bots atypiques que je n'avais pas diagnostiqués. J'avais donc commis des erreurs de diagnostic et de sélection. Dans certains cas, la libération postéro-interne doit être répétée et une fois sur deux cette chirurgie secondaire peut permettre d'obtenir un bon résultat. Nous les avons classés comme étant des échecs parce que deux opérations avaient été nécessaires. Dans mon expérience la récidive apparaît la première année après l'intervention. Elle se confirme sur le plan clinique et sur le plan radiographique.

LES PIEDS BOTS ATYPIQUES

Les résultats non satisfaisants peuvent survenir après libération postéro-interne. Deux causes sont possibles : 1°) La récidive est due à une erreur chirurgicale qui n'a pas permis d'obtenir la correction, ou à une perte de la correction dans le suites postopératoires, 2°) Le pied a été hyper-corrigé et cela a entraîné un aspect de pied plat inacceptable. Dans mon expérience 75 % de mes échecs ou des résultats insuffisants sont dus à une hyper-correction avec un pied plat sévère. Au début j'avais pensé que ces hyper-corrections étaient dues à un excès de libération interne et de chirurgie. Il m'était difficile de comprendre comment le même chirurgien utilisant toujours la même technique pouvait dans un certains nombre de cas, avoir des pieds hyper-corrigés. Le pied plat a une déformation totalement opposé à la récidive du pied bot. Le pied qui récidive est en général en équin, en varus, en creux. À l'opposé les pieds qui sont hyper-corrigés apparaissent comme d'extrême pieds plats, cliniquement la déformation est caractérisé par une rétraction du muscle tibial antérieur, une limitation de la flexion plantaire, un sévère valgus de l'arrière pied, une concavité dans le sinus du tarse, une flexion du gros orteil, une métatarso-phalangienne du gros orteil douloureuse avec une dorsi-flexion du premier métatarsien. Les radiographies montrent constamment un astragale en flexion plantaire, une subluxation dorsale du scaphoïde, un valgus du calcanéum une dorsi-flexion du premier méta et une flexion des gros orteils. Cette situation est tout à fait à l'opposé du varus équin. ***Ces pieds hyper-corrigés sont fonctionnellement et cosmétiquement plus mauvais qu'un pied bot qui récidive***. Mon incapacité à expliquer comment certains pieds bots idiopathiques développaient une hyper-correction, a excité ma curiosité et j'ai essayé de savoir comment on pouvait identifier avant l'intervention chirurgicale ces pieds qui étaient susceptibles d'avoir un mauvais résultat. Dans le lot des mauvais résultats après libération postéro-interne 165 cas de «*tout confondu*», j'ai noté qu'un tiers de ces résultats mauvais étaient dus à une hyper-correction.

Étude rétrospective

Nous avons donc revu ces 43 enfants qui avaient une hyper-correction en pied plat, et dans certains cas dans ce groupe, j'ai identifié un sous-groupe de pied bot idiopathique avec une tendance au retard du développement moteur, une hypotonie, une hyperlaxité, des sillons très fins au niveau du talon, une insertion latéralisée du tendon d'Achille, une plus grande fréquence de mères diabétiques, et un aspect en valgus controlatéral lorsque le pied bot était unilatéral. J'ai ensuite réalisé une étude prospective chez 42 malades qui étaient porteurs de 71 pieds bots en profitant de mon expérience acquise rétrospectivement. J'ai donc décidé de ne pas traiter ces pieds bots non-idiopathiques pour une période de 2 et 16 ans. Le diagnostic a été fait entre 2 et 3 mois. La première découverte était de voir que l'aspect du pied prenait rapidement un aspect en pied convexe, et j'ai été très attentif en recherchant un retard de développement moteur ou encore la présence de sillons très fins dans la région postérieure du talon. Habituellement à la maternité ces enfants donnent l'apparence d'avoir un pied bot idiopathique classique, sans signe neurologique évident, ou sans syndrome clairement identifié. Il faut suspecter ces pieds bots atypiques. Dans mon expérience sur les 71 pieds que j'ai pu identifier tous ont eu un bon résultat sans intervention chirurgicale sauf 4. Les 4 échecs qui ont nécessité une intervention à 4 ans, à 5 ans, à 6 ans; 3 des 4 ont pu avoir un excellent résultat, et 1 un résultat moyen. Je pense qu'il s'agit là d'un sous groupe qui apparaît être comme une partie de pied bot idiopathique. Je recommande forcément pour ces pieds bots atypiques un traitement non-opératoire. Il faut tout faire dans tout les cas pour différer l'intervention chirurgicale, et éviter ainsi une hyper-correction.

RECOMMANDATIONS

Tous les auteurs considèrent que le traitement par manipulations, ou par plâtres est préférable pour un pied bot varus équin, mais malheureusement ce traitement n'est pas toujours efficace. Dans mon expérience, j'ai pu seulement corriger 35 % de tous les pieds bots que j'ai vu à la naissance. Mon choix s'est porté sur des manipulations et des plâtres que je commence aussi tôt que possible. Après 3 mois de manipulations et de plâtres je réalise un bilan clinique et radiographique, et j'essaie de savoir s'il faut ou non continuer le traitement par manipulations. Si l'enfant présente une tendance à la cassure dans la médio-tarsienne, j'arrête immédiatement le traitement par manipulations et par plâtres. Je continue seulement si la correction clinique et radiographique est satisfaisante. Je préfère planifier une intervention chirurgicale vers l'âge de 1 an, au moment où l'enfant va marcher. Je préfère différer dans tous les cas une intervention chirurgicale lorsque je suspecte un pied bot atypique, en général par l'action conjugué du traitement orthopédique et du traitement chirurgical les résultats sont satisfaisants. Peut être que dans l'avenir nous pourrons mieux identifier chaque pied bot idiopathique et prescrire pour lui un traitement approprié, plutôt que d'utiliser un traitement uniforme qui manifestement ne se prête pas à chaque pied. On n'oublie pas que la déformation du pied bot n'est que la réponse à des causes variées. J'insiste beaucoup pour identifier le sous-groupe de pieds bots idiopathiques qui doit être traité par manipulations et pour lequel il faut absolument éviter la chirurgie. En regardant bien nos résultats, en examinant bien nos enfants, nous pourrons probablement identifier d'autres sous-groupes et éviter ainsi nos erreurs passées, et améliorer les résultats.

8

MÉTATARSUS ADDUCTUS ET HALLUX VALGUS

LES GRANDS CONCEPTS

A. DIMÉGLIO[1]

Le métatarsus adductus est une déformation de l'avant-pied en adduction, le métatarsus varus est une forme plus élaborée qui s'accompagne d'une supination de l'avant-pied et éventuellement d'une déformation en varus de l'arrière-pied. Cette notion introduite par Blount n'a malheureusement fait qu'ajouter à la confusion. Le métatarsus adductus a par définition un alignement normal de l'arrière-pied sur la face et sur le profil. Il n'y a pas de varus, pas de valgus et la flexion dorsale du pied est conservée.

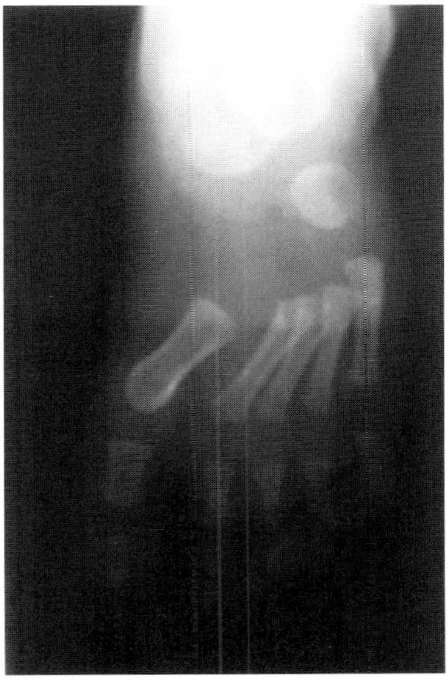

FIG. 1. – *Métatarsus varus : adduction de l'avant-pied.* Excellente divergence de l'arrière-pied; 90 % des métatarsus adductus guérissent sans traitement.

1. Service d'orthopédie pédiatrique, hôpital Lapeyronie, 371, avenue du Doyen-Gaston-Giraud, 34295 Montpellier Cedex 5.

Dans le lot de ces multiples déformations bénignes, Blount avait remarqué une déformation particulière qui associait une adduction de l'avant-bras et un valgus de l'arrière-pied. Cette déformation s'apparente à ce que l'on appelle aujourd'hui le pied serpentin.

C'est une déformation beaucoup plus rare que le métatarsus adductus puisque sur 300 cas, Blount avait recensé 9 pieds très semblables au pied serpentin associant une sévère adduction de l'avant-pied et un valgus fixé de l'arrière-pied. Ces 9 pieds d'ailleurs avaient été résistants au traitement conservateur et avaient nécessité de multiples interventions chirurgicales.

Berg a classé le métatarsus adductus en forme simple et complexe et le pied serpentin en forme simple et complexe. Les radiographies qui ont servi à cette classification ont concerné des enfants très jeunes entre 2 mois et 17 mois, à une période de la vie où l'ossification de la médio-tarsienne est manifestement insuffisante. De plus, la réalisation radiographique à cet âge est techniquement difficile. Le scaphoïde qui est un point de repère clé n'apparaît pas avant l'âge de 4 ou 5 ans. La classification de Berg a l'avantage d'être didactique mais elle est approximative dans la mesure où elle ne prend pas en compte la radiographie de profil.

En réalité, toutes les formes de passage sont possibles entre l'adduction bénigne de l'avant-pied et le pied serpentin grave.

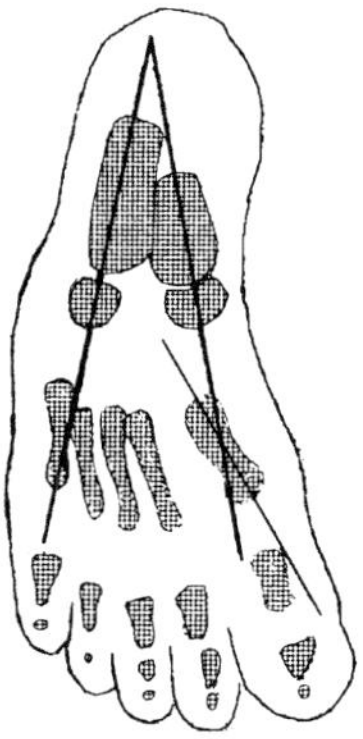

FIG. 2. – *Métatarsus adductus simple.* Il y a une angulation, une adduction de l'avant-pied tandis que le médio-tarse et le tarse postérieur sont normalement alignés. L'axe du calcanéum se projetant entre le 4e et le 5e métatarsien.

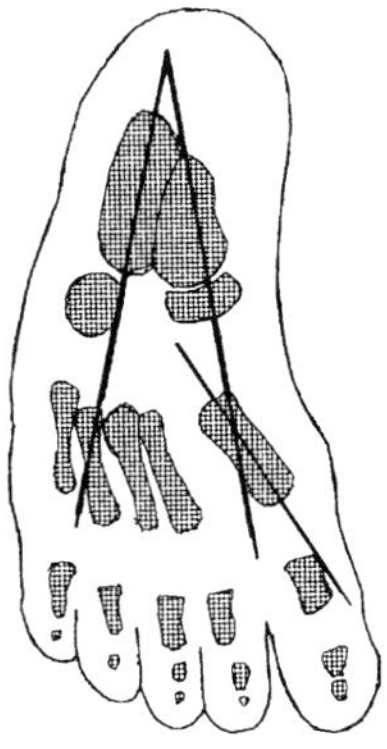

FIG. 3. – *Métatarsus adductus complexe.* La partie antérieure du pied est en adduction. Le médio-tarse est décalé latéralement... L'arrière-pied est dans un alignement parfait.

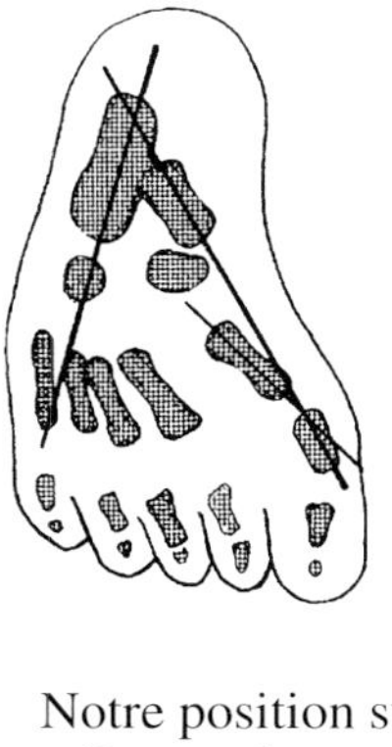

FIG. 4. – *Pied serpentin simple.* L'avant-pied est en adduction... L'arrière-pied est en valgus... Le médiotarse est dans un alignement normal.

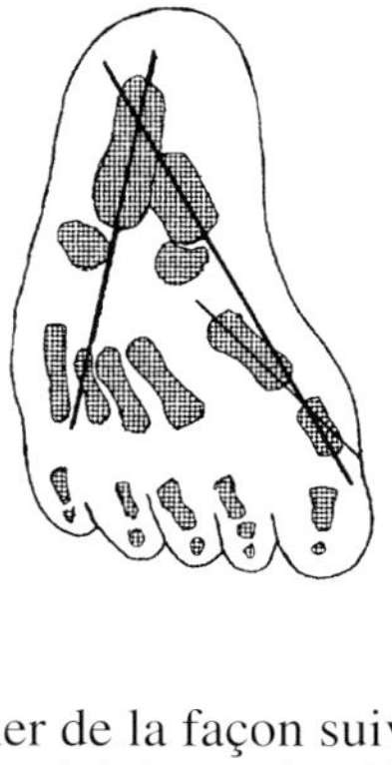

FIG. 5. – *Pied serpentin complexe.* L'avant-pied est en adduction... L'arrière-pied est en valgus... Le médiotarse est décalé latéralement.

Notre position sur ce sujet peut se résumer de la façon suivante :

– De nombreux métatarsus adductus sont bénins et justifient une simple surveillance ou un traitement de quelques semaines par manipulations. 95 % vont se normaliser sans traitement.

– Certaines formes sévères, résistantes peuvent éventuellement faire l'objet d'un traitement par plâtres coup-de-frein, tel que l'a proposé Ponseti. Nous avons renoncé à la libération de l'abducteur du gros orteil suivant la technique de lichtblau.

– Dans les formes prononcées, il faut attendre l'ossification du scaphoïde pour mieux comprendre l'organisation architecturale du pied. La résonance magnétique ou l'échographie peuvent éventuellement aider à la compréhension des lésions. L'ossification de la médio-tarsienne rééquilibre la colonne interne par rapport à la colonne externe. En effet, la colonne externe est ossifiée beaucoup plus précocement que la colonne interne. L'apparition du scaphoïde stabilise la colonne astragalo-dépendante.

– Nous avons renoncé aux interventions de type Heymans. La seule technique qui nous paraît la plus simple est la technique décrite par Cahuzac mais il faut avouer que les indications chirurgicales sont d'une exceptionnelle rareté.

– Le traitement du pied serpentin pose de nombreux problèmes. Le traitement conventionnel par libération de l'articulation de Lisfranc est décevant. H. Peterson pense qu'une stabilisation de l'arrière-pied par l'intermédiaire d'une intervention de Grice est la seule façon de corriger de manière durable la déformation. Mosca pense que dans les formes sévères et mal tolérées, l'ostéotomie d'allongement du calcanéum est l'indication de choix. Nous partageons cet avis.

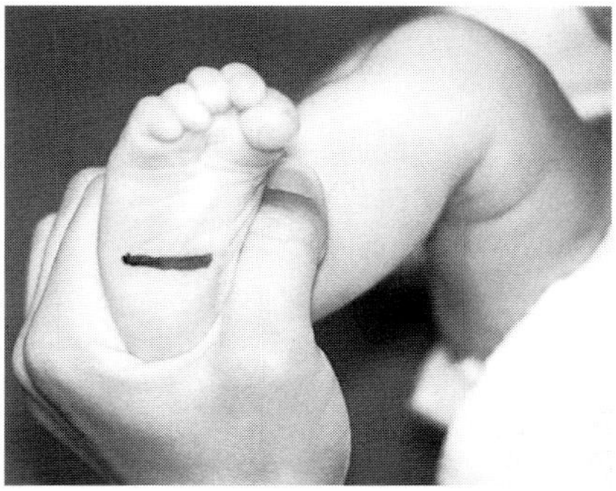

FIG. 6. – *Métatarsus varus. Malposition bénigne.*

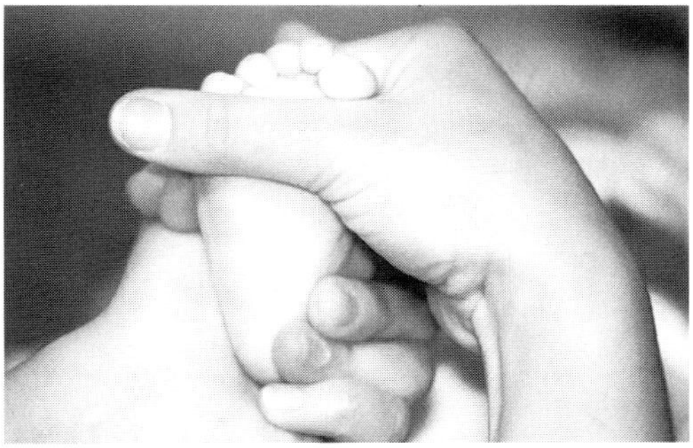

FIG. 7. – *Manœuvre de réduction.*

RECOMMANDATIONS

– Le métatarsus adductus est une affection bénigne qu'il faut se garder de médicaliser. La plupart de ces adductions évoluent favorablement sans aucun traitement.

– Toutes les formes sont possibles entre les adductions simples, complexes et les adductions de l'avant-pied couplées avec un valgus de l'arrière-pied.

– Le pied serpentin est la forme la plus évoluée de la déformation en zigzag. Son étiologie est inconnue, son histoire naturelle aussi, sa définition est encore floue malgré les études réalisées en résonance magnétique nucléaire.

– Le seul traitement qui se justifie dans les formes mal tolérées est l'ostéotomie d'allongement du calcanéum qui a l'avantage de préserver l'articulation sous-astragalienne et qui peut se combiner à une ostéotomie d'ouverture de l'avant-pied sur le bord interne.

LE MÉTATARSUS ADDUCTUS

J. P. H. CAHUZAC, J. SALES DE GAUZY, PH. PARODES[1]

Le métatarsus adductus est une déformation du pied se traduisant par une adduction de l'avant-pied par rapport à l'arrière-pied. C'est une déformation que l'on rencontre de façon isolée ou intégrée au pied bot varus équin.

LE MÉTATARSUS ADDUCTUS ISOLÉ

C'est une déformation fréquente qui siège au niveau de l'articulation de Lisfranc et dont l'étiologie, l'histoire naturelle, la quantification et le traitement restent controversées.

Étiologie

La pression intra-utérine lors des dernières semaines de la grossesse représente l'étiologie la plus probable. En effet, entre 26 et 40 semaines, les pieds passent d'une position d'éversion à une position d'inversion, ce qui favorise l'adduction de l'avant-pied. D'ailleurs, les prématurés ayant un âge de gestation à 30 semaines n'ont pas de métatarsus adductus ou de torsion tibiale interne (13).

---

1. Service d'orthopédie pédiatrique, CHU Purpan, 31059 Toulouse Cedex.

La position de l'enfant en décubitus ventral en post-natal ou assis sur ses pieds en adduction n'est probablement pas à l'origine d'un métatarsus adductus, mais va aggraver un métatarsus adductus peu important.

Par ailleurs des facteurs génétiques (23) ou anatomiques par anomalies d'insertion du jambier postérieur (23), de l'adducteur du gros orteil (23) ou du jambier antérieur (18) constatés lors des interventions pour métatarsus, ont été mis en cause. Les anomalies d'insertion pourraient expliquer les cas graves ayant pu justifier d'une intervention, mais sûrement pas de la totalité des métatarsus adductus dont l'évolution est le plus souvent favorable.

Diagnostic

Le diagnostic est fait dans 80 % des cas dans les 5 premier mois de la vie. Il n'y a pas de différence de répartition entre les sexes. Souvent bilatérale (60 %), la déformation est bien visible soit en vue plantaire soit en appuyant le pied sur le sol. On constate que le bord interne du pied est concave et que le bord externe est convexe avec une saillie au niveau de la base du 5e métatarsien. Cette déformation essentielle au diagnostic, peut s'accompagner d'une supination de l'avant-pied (4), d'un valgus calcanéen exagéré (1 9), ou d'une torsion tibiale interne (19).

La quantification clinique de la déformation s'apprécie avec un goniomètre ou sur des empreintes plantaires (21). Normalement l'axe long du talon passe entre le 2e et le 3e orteil. Pour Bleck (4), on peut considérer que le métatarsus est modéré si l'axe du talon passe entre le 3e et le 4e orteil et sévère si il passe après le 4e orteil. Il est souvent plus simple de mesurer l'angle que forme le bord externe du pied.

La réductibilité de la déformation s'étudie en passif et en actif. En passif, il faut empaumer l'avant-pied d'une main et l'arrière-pied de l'autre. En faisant une charnière au niveau de la base du 5e métatarsien, on ouvre le pied ce qui donne une idée de la réductibilité. En passif (22), la stimulation des muscles éverseurs peut corriger en partie ou en totalité la déformation. Il faut noter que ces manœuvres ne permettent pas de quantifier la réductibilité car elles sont trop dépendantes de l'observateur.

L'examen clinique devra toujours rechercher une déformation associée et notamment une atteinte de la hanche. En effet, Bensahel (5) a noté une luxation de la hanche dans 16 % des cas. Cependant, selon Taussig (22) cette association paraît beaucoup moins fréquente.

L'examen radiographique de face, en appui simulé et en vue dorso-plantaire peut être utilisé pour quantifier la déformation. La lecture de cette radiographie est difficile car le médio-pied n'est pas apparent en dehors du cuboïde qui apparaît vers 1 mois. Normalement l'axe long du talus et l'axe long du premier métatarsien forme un angle ouvert en dehors. De même l'axe long du calcanéum coupe en leur centre le cuboïde et la base du 4e métatarsien. Enfin, l'angle talo-calcanéen de face est entre 20 et 35° (2). Dans le métatarsus adductus, l'angle talo-1er métatarsien est ouvert en dedans, l'angle talo-calcanéen peut être augmenté et l'axe long du calcanéum coupe toujours le cuboïde en son milieu. Dans certains cas l'axe du talus et l'axe du 1er métatarsien sont parallèles. Cela peut traduire une augmentation de la divergence talo-calcanéenne ou une déformation plus complexe telle que le pied en « Z ». Dans ce dernier cas, outre le parallélisme des axes du talus et du 1er métatarsien, on note que l'axe du calcanéum passe en dedans du cuboïde et du 4e métatarsien. Il faut cependant dire que cette interprétation de la radiographie avant l'apparition du scaphoïde vers 4 ou 5 ans est sujette à caution. D'ailleurs, Cook (7), a montré que la classification de Berg (2), basée sur les mesures radiographiques et permettant de différencier les diverses déformations de l'avant-pied, était peu fiable et source d'erreur.

On peut donc dire que le métatarsus adductus est avant tout un diagnostic clinique dont la quantification tant de la déformation que de la réductibilité est difficile et qui ne peut être différencié avant l'âge de 4 ou 5 ans d'un pied en « Z ».

Évolution naturelle

Seul Rushforth (20) en 1978 a rapporté l'histoire naturelle du métatarsus adductus par une étude prospective. Il a surveillé pendant 7 ans, 130 métatarsus adductus (83 enfants) qui n'ont eu aucun traitement.

Dans 86 % des cas le résultat fut bon, c'est-à-dire que le pied était normal ou très légèrement déformé. Dans 14 % des cas il persistait soit un métatarsus modéré (10 %) soit un métatarsus sévère (4 %).

Cette étude confirme que, dans la très grande majorité des cas, le métatarsus adductus ne justifie d'aucun traitement. D'ailleurs Ponseti (19) n'a traité que 44 enfants (11,6 %) sur 379 qui présentaient un métatarsus adductus.

La plupart des auteurs (4, 19, 22) s'accordent pour reconnaître que la régression de la déformation est lente (1 à 2 ans), avec parfois une impression de récidive vers l'âge de 18 mois qui s'améliorera lentement et se normalisera vers l'âge de 5 ans. Mais en sens inverse ces études ne donnent pas les critères qui permettraient de définir les métatarsus qui ne régresseront pas et à quel âge un traitement devrait être mis en place.

C'est sur ces dernières constatations que se justifie le traitement orthopédique actuel du métatarsus adductus. Mais est ce que le traitement orthopédique peut supprimer les 14 % de métatarsus modérés ou sévèrse qui persistent en l'absence de tout traitement?

Complications

La persistance d'un métatarsus adductus est-elle source de complications ultérieures? En dehors de la gêne esthétique, on peut dire qu'il n'y a pas de complications liés à la persistance d'un métatarsus adductus modéré. Par ailleurs la filiation entre le métatarsus adductus et l'hallux valgus n'a pu être établie et Farsetti (9) en 1994 rapporte 1 cas d'hallux valgus peu important sur 45 métatarsus adductus revus avec un recul moyen de 32 ans et demi.

En fait seuls les métatarsus adductus sévères persistant après l'âge de 5 ans pourraient entraîner une gêne réelle tant sur le plan esthétique que fonctionnelle avec des difficultés au chaussage et à la marche. Sur les 3 résultats moyens ou mauvais de la série de Farsetti (9), on peut noter que si les patients se plaignent de douleurs à l'effort aucun ne demande une correction chirurgicale de leurs déformations à l'âge adulte. Les véritables questions qui se posent, à propos des 4 % de métatarsus adductus sévères persistant, sont au nombre de deux : – un traitement orthopédique précoce permettrait-il de guérir ces formes graves? – *Ces formes graves ne sont-elles pas des pieds en « Z » dont le diagnostic n'a pu être établie précocement en raison de l'aspect cartilagineux du médio-pied sur les radiographies ?*

Traitement orthopédique

Moyens. – Les méthodes de traitement orthopédique sont nombreuses. Elles peuvent être utilisées isolément ou plus généralement en association.

– Plâtre réducteur. En général, ils sont réalisées sans anesthésie générale et demande une technique très précise. Kite (14), puis Ponseti (19), ont décrit la technique et la durée du traitement.

– Chaussure anti-varus. La plaquette plantaire est divisée en 2 parties en son milieu qui sont articulées ce qui permet de réduire progressivement l'adduction de l'avant-pied.

– Kinésithérapie. Elle a pour but d'étirer les muscles adducteurs.

Résultats. – Bleck (4) en 1983 a rapporté une série de 147 enfants (245 pieds) présentant un métatarsus adductus, traités par plâtres seuls ou plâtres suivis de la mise en place d'attelles de Denis-Brown et ayant un suivi au moins de 1 an. Par ailleurs il a défini préalablement le traitement, la sévérité et la réductibilité de chaque métatarsus adductus. Il obtient environ 80 % de pieds normaux et 20 % de métatarsus persistant qui justifieront dans 17 cas une intervention. Ce résultat n'est pas dépendant de la sévérité ou de la réductibilité initiale mais de l'âge auquel le traitement a été commencé.

Taussig et Pillard (22) en 1983 ont rapporté les résultats chez 252 enfants présentant un métatarsus adductus dont 77 n'ont pas été traités et 175 ont reçu un traitement orthopédique. Ils concluent qu'avec ou sans traitement, la correction se fait dans 80 % des cas avant l'âge de 30 mois, dans 16 % des cas vers l'âge 5 ans mais que dans 4 % des cas le métatarsus adductus persistera et pourra justifier d'une intervention.

Ponseti (19) a traité par plâtres 90 métatarsus adductus. Il a obtenu 67 pieds normaux, 19 pieds acceptables et 4 mauvais. Dans une deuxième étude, Farsetti et Ponseti (9) en 1994 ont revu 45 métatarsus adductus avec un recul de 32 ans et demi : 16 pieds qui paraissaient souples n'ont pas été traités et ont tous eu un bon résultat et 29 pieds ont été traités par plâtre et ont donné 26 bons résultats et 3 mauvais (10 %).

Ainsi, on peut dire que le traitement orthopédique accélère la guérison et diminue le nombre des résultats moyens mais il ne supprime pas les mauvais résultats que donnent l'évolution spontanée du métatarsus adductus.

Le traitement chirurgical

Méthodes. – De très nombreuses techniques ont été décrites, ce qui sous-entend qu'il existe bien des formes résistantes de métatarsus adductus. **La technique de Heymann** (10) : il s'agit d'une capsulotomie dorsale, interne et plantaire de l'articulation de Lisfranc, à l'exception de la capsule externe de l'articulation entre le cuboïde et le 5e métatarsien. – **La ténotomie de l'adducteur** (1,16, 17)) au niveau du col du 1er métatarsien. Elle peut être associée à une aponévrotomie plantaire et à des capsulotomies des articulations 1er cunéiforme-1er métatarsien et talo-naviculaire. – **Les ostéotomies de la base des 5 métatarsiens** (3). – La capsulotomie interne, dorsale et plantaire de l'articulation 1er cunéiforme-1er métatarsien associée à une ostéotomie de la base des 2e, 3e et 4e métatarsiens (6).

Résultats. – Taussig (22) obtient sur 12 pieds opérés, essentiellement par la technique de Heymann, 60 % de pieds normaux. Berman (3) sur 18 pieds opérés par sa technique obtient 17 très bons résultats avec cependant un risque de pseudarthrose et surtout de trouble de croissance à type de raccourcissement du 1er métatarsien. Cahuzac (6) rapporte 18 cas opérés. Il note une amélioration dans le temps du résultat lié à l'hypertrophie progressive du 1er cunéiforme. Il obtient 16 bons résultats et 2 mauvais résultats chez 2 enfants présentant un pied en « Z ».

Conclusions

Dans le cadre du métatarsus adductus isolé, vu dans les 3 premiers mois de la vie, il paraît logique d'attendre. Si il persiste après 5 mois, on peut admettre de le traiter soit par plâtre réducteur soit par chaussure anti-varus. Quel que soit le traitement, il faut prévenir la famille que dans 4 % des cas, aucune correction ne sera obtenue. Il faudra alors attendre l'âge de 5 ans pour confirmer l'absence de correction et éventuellement envisager un traitement chirurgical. La technique utilisée devra prendre en compte la différence entre métatarsus adductus et pied en « Z ».

LE MÉTATARSUS ADDUCTUS SECONDAIRE

Anatomopathologie

L'anatomie pathologique du métatarsus secondaire est différente car elle s'inscrit dans le cadre du pied bot varus équin. L'adduction de l'avant-pied est un des signes cardinaux des pieds bot varus équin à la naissance avec l'équin et le varus de l'arrière pied, ainsi que la supination globale du pied. Cette adduction peut être considérée de 2 manières :

– Soit on peut considérer qu'elle est le reflet de la rotation interne du bloc calcanéo-pédieux sous l'astragale. Ceci est important sur le plan thérapeutique car cela veut dire que la correction de l'hypodivergence astragalo-calcanéenne suffira à corriger l'adduction de l'avant-pied.

– Soit on peut dire qu'elle est une déformation associée qui aggrave l'adduction du calcanéum. Nous pensons que l'adduction de l'avant-pied est en réalité le reflet de 3 déformations successives et associées : d'une part l'adduction calcanéenne, d'autre part la subluxation interne de l'ensemble scaphoïdo-cuboïdien par rapport à l'ensemble talo-calcanéen et enfin l'adduction de la palette métatarsienne dans l'articulation de Lisfranc. Dans ces conditions, le traitement initial du pied bot varus équin devra toujours corriger cette adduction en tant que telle.

Clinique

L'appréciation d'une adduction de l'avant-pied est avant tout clinique. Elle se mesure avec un goniomètre mais la quantification de sa réductibilité reste subjective.

Les radiographies du pied en appui simulé ne permettent pas de préciser le siège de la déformation. On mesure l'angle talo-1er métatarsien et l'angle calcanéo-cuboïdien ou l'angle calcanéo-5e métatarsien. Ces angles donnent une idée de l'adduction de l'avant-pied mais ne permettent en aucune mesure de préciser le siège de la déformation. Seule, la reconstitution en 3D en utilisant l'IRM permet de préciser le siège des déformations et de les quantifier (12).

Ce n'est donc que chez l'enfant plus âgé (après 4 ou 5 ans) lorsque le scaphoïde sera apparu que des mesures plus précises pourront être faites.

Traitement

Traitement du pied bot varus équin. – Le traitement orthopédique du pied bot varus équin doit être entrepris dès la naissance. Il associe rééducation et attelles. Chaque déformation relève d'une manipulation qui lui est propre. Ce traitement est mené jusqu'à l'âge de 9 ou 10 mois. Le traitement orthopédique seul corrige environ 40 à 50 % des pieds bot varus équin. Lorsque vers 9 mois on constate qu'il persiste des séquelles, il faut alors avoir recours à la chirurgie. Cette chirurgie vise à libérer les rétractions tendinomusculo-ligamentaires qui fixent le pied dans cette mauvaise position. Elle est plus ou moins extensive selon les auteurs. Cependant, la chirurgie postérieure, ou postero-interne laisse souvent persister une adduction de l'avant pied. Ainsi, pour Hutchins (11) la libération postérieure isolée laisse persister une adduction dans 30 % des cas. De même, Fabry (8) est favorable a une chirurgie complète du fait de la fréquence d'une adduction séquellaire.

Traitement du métatarsus adductus séquellaire. – Il s'agit d'un enfant de 4 ou 5 ans qui marche les pieds en rotation interne. Cette démarche qui modifie la force de propulsion de l'enfant (15) peut être liée soit a une adduction de l'avant-pied soit a une torsion tibiale interne. Lorsqu'elle est secondaire à une adduction métatarsienne ce qui est le cas le plus fréquent, il faut faire un bilan précis de ce pied bot varus équin séquellaire.

– S'agit-il d'un pied bot varus équin non réduit au niveau de toutes ces déformations c'est-à-dire associant à l'adduction métatarsienne, un équin et un varus de l'arrière-pied et une supination globale du pied? Si c'est le cas seule une chirurgie extensive du pied pourra corriger les déformations.

– S'agit-il d'une adduction métatarsienne isolée sur un arrière-pied bien corrigé par les interventions précédentes? Dans ce cas, il faut faire un bilan précis de la déformation de l'avant-pied. En général, les radiographies des pieds en charge et les reconstructions en 3D après scanner montrent que la déformation de l'avant-pied est double : il existe une subluxation interne de l'ensemble scaphoïdo-cuboïdien et une adduction de la palette métatarsienne dans l'articulation de Lisfranc. Cette adduction est fixée avec des déformations du scaphoïde, du cuboïde, des cunéiformes et une crosse de la base des métatarsiens.

Plusieurs types d'interventions peuvent être proposées : – Soit un raccourcissement de la colonne externe par résection d'un coin à base externe dans le cuboïde et le calcanéum, – soit une capsulotomie interne, dorsale et plantaire de l'articulation 1er cunéiforme-1er métatarsien associée à une ostéotomie curviplane de la base des 2, 3 et 4 métatarsiens (6).

Conclusions

Le métatarsus adductus séquellaire d'un pied bot varus équin représente une déformation complexe qui nécessite une analyse précise du siège de la déformation. Cette adduction est une séquelle fréquente, généralement bien supportée. Parfois, elle gêne la marche de l'enfant et peut conduire a une correction chirurgicale vers l'âge de 5 ou 6 ans.

BIBLIOGRAPHIE

[1] ASIRVATHAM R, STEVENS PM. – Iiopathic forefoot-adduction deformity: medial capsulotomy and abductor hallucis lengthening for resistant and severe deformities. *J. Pediatr. Orthop.* , 1997, 17: 496-500. [2] BERG E.E. – A reappraisal of métatarsus adductus and skewfoot. *J. Bone Jt Surg.*, 1986, 68A 4185-1196. [3] BERMAN A., GARTLAND J.J. – Metatarsal osteotomy for the correction of adduction of the fore part of the foot in children. *J. Bone Jt Surg.*, 1971, 53: 498-506. [4] BLECK E.E. – Metatarsus adductus: classification and relationship to outcomes of treatment. *J. Pediatr. Orthop.*, 1983, 3: 2-9. [5] BONNAT H., BENSAHEL H., THEMAR-NOEL C. – Le métatarsus varus congénital. Considérations

anatomiques et thérapeutiques. *Chir. Pediatr.*, 1981, 22: 405-409. [6] Cahuzac J.Ph., Laville J.M, Sales de Gauzy J., Lebarbier P. – Surgical correction of métatarsus adductus. *J. Pediatr. Orthop.*, 1993, 2: 176-181. [7] Cook D.A., Breed A.L., Cook T., Desmet A.D., Muehle C.M. – Observer variability in the radiographic measurement and classification of the métatarsus adductus. *J. Pediatr. Orthop.*, 1992, 12: 86-89. [8] Dewaele J., Zachee B., De Vleeschauwer P., Fabry G. – Treatment of the idiopathic clubfoot: critical evaluation of different types of treatment programs. *J. Pediatr. Orthop.* (B), 1995, 3: 89-95. [9] Farsetti P., Weinstein S.L., Ponseti I.V. – The long term functionnal and radiographic outcomes of untreated and non-operatively treated métatarsus adductus. *J. Bone Jt Surg.* (A), 1994, 76: 257-265. [10] Heyman C.H., Herndon C.H., Strong J.M. – Mobilization of the tarsometatarsal and intermetatarsal joints for correction of the resistant adduction of the fore part of the foot in congenital club foot or congenital métatarsus varus. *J. Bone Jt Surg.* (A), 1958, 40: 299-310.

[11] Hutchins P.M., Foster B.K., Paterson D.C., Cole E.A. – Long-term results of early surgical release in club feet. *J. Bone Jt Surg.* B, 1985, 67:791-799. [12] Johnston C.E., Hobatho M.C., Baker H.J., Baunin C. – Three-dimensional analysis of clubfoot deformity by computed tomography. *J.Pediatr. Orthop.*, 1995, 4: 39-48. [13] Katz K., Naor N., Merlob P., Wielunsky E. – Rotational deformities of the tibia and foot in preterm infants. *J. Pediatr. Orthop.*, 1990, 10: 483-485. [14] Kite J. – Congenital métatarsus varus. *J. Bone Jt Surg.* 1967, (A) 49: 388-397. [15] Liu X.C., Fabry G., Van Audekercke R., Molenaers G., Govaerts S. – The ground reaction force in the gait of intoeing children. *J.Pediatr. Orthop.* B, 1995, 4:80-85. [16] Lichtblau S. – Section of the abductor hallucis tendon for correction of métatarsus varus deformity. *Clin. Orthop.*, 1975, 110: 227-232. [17] Mitchell G.P. – Abductor hallucis release in congenital métatarsus varus. *Internat. Orthop.*, 1980, 3: 299-304. [18] Peabody C.W., Muro E. – Congenital métatarsus varus. *J. Bone Jt Surg.* A. , 1933, 15: 171-189. [19] Ponseti I.V., Becker J.R. – Congenital métatarsus adductus: the results of treatment. *J. Bone Jt Surg.* (A), 1966, 48: 702-711. [20] Rushforth G.F. – The natural history of hooked forefoot. *J. Bone Jt Surg.* (B), 1978, 60: 530-532.

[21] Smith J.T., Bleck E.E., Gamble J.G., Rinsky L.A., Pena T. – Simple method of documenting métatarsus adductus. *J. Pediatr. Orthop.*, 1991, 11: 679-680. [22] Taussig G., Pilliard D. – Le métatarsus varus congénital. Valeur du traitement orthopédique et place de la chirurgie. *Rev. Chir. Orthop.*, 1983, 69: 29-46.[23] Thomson S.A. – Hallux varus and métatarsus varus. A five year study. *Clin. Orthop.*, 1960, 6: 109-118.

LE MÉTATARSUS VARUS CONGÉNITAL, FAUT-IL LE TRAITER ?

J.-P. MÉTAIZEAU, W. FOCKENS, Ph. FAIVRE[1]

Le métatarsus varus congénital (MV) est une déformation très fréquente puisque présente chez environ 3 % des nouveau-nés (20, 24). Beaucoup d'auteurs, dans l'espoir d'éviter la persistance de l'anomalie, préconisent un traitement précoce, systématique, associant plâtres, attelles et rééducation (1, 2, 11, 16). Quelques uns (19-24) constatant que l'évolution spontanée se faisait dans la majorité des cas vers la guérison proposent plutôt l'abstention thérapeutique. D'autres enfin réservent le traitement aux formes sévères sur des arguments radiologiques (3) ou cliniques (10,

1. Service d'orthopédie pédiatrique, hôpital Belle-Isle, 57000 Metz.

11, 15). Déçus par les traitements orthopédiques souvent très longs pour une efficacité réelle douteuse, sensibles aux arguments de Kite, Ponseti ou Rushforth, *nous avons décidé à partir de 1984 de ne plus traiter les métatarsus varus*. Néanmoins tous nos patients ont été régulièrement suivis, dans le but de revoir cette série et de mieux connaître l'histoire naturelle de la déformation.

MATÉRIEL ET MÉTHODE

Afin de simplifier la terminologie, nous entendons par MV toute déformation néonatale de l'avant-pied associant à divers degrés adduction et supination, l'arrière pied étant normal dans le plan sagittal. Nous incluons au sein de cette série les déformations que certains appellent métatarsus varus, métatarsus adductus, métatarsus adductovarus. Les pieds en Z semblent constituer une entité à part, mais dans la première année, il est difficile de les différencier.

De 1984 à 1992, nous avons réuni 238 dossiers de patients présentant un MV.

D'emblée, nous avons écarté 81 enfants présentant des déformations mineures avec une adduction inférieure à 10°; tous ont guéri en moins d'un an. 52 autres patients ont été éliminés parce qu'il n'ont pas été revus avec un recul suffisant. Ainsi, nous disposons d'une série de 151 pieds chez 97 patients. Les deux sexes sont à peu près également atteints avec 52 filles pour 45 garçons. 54 formes étaient bilatérales, 43 unilatérales (24 côtés droits, 19 côtés gauches).

Tous ces enfants ont été suivis par le même chirurgien, soit jusqu'à guérison, soit avec un recul minimum de 5 ans. Le recul moyen est de 36,9 mois, les extrêmes allant de 8 mois à 8 ans. Seules les déformations persistant au-delà de 2 ans ont eu un bilan radiographique. En effet, la petite taille des noyaux d'ossification et leurs formes arrondies réduisent l'intérêt des mesures chez le nourrisson.

Critères d'évaluation

L'importance de la déformation, a été évaluée grâce à plusieurs critères. L'angle clinique du MV est l'angle en l'axe moyen du talon et celui de l'avant-pied (soit la bissectrice de l'angle formé par le prolongement des bords interne et externe du pied). La réductibilité est appréciée en mesurant l'amplitude en abduction de l'avant pied lors d'une tentative de réduction. L'importance du creux plantaire a été cotée à 0 : absence de voûte, + : creux normal, ++: creux moyen, +++: creux prononcé avec sillon plantaire. La dorsiflexion maximale passive a été mesurée.

Dans le but de mettre en évidence un éventuel critère pronostique, nous avons réparti ces patients en deux groupes en fonction de la rapidité de leur guérison. Le groupe 1 rassemble les patients guéris avant l'âge de 3 ans. Le groupe 2 est composé des patients qui ont guéri après 3 ans, et de ceux dont la déformation persiste au-delà de 5 ans.

RÉSULTATS

Résultats globaux

136 pieds (90 %) ont guéri spontanément dont les deux-tiers avant l'âge de 3 ans (94 pieds). Quinze pieds ne sont pas guéris avec un recul de 5 ans; 6 ont été opérés (4 % du total) en raison d'une importante déformation correspondant à un pied en Z, 9 gardent une adduction résiduelle sans autres troubles qu'une démarche

inesthétique. Si leurs parents admettent qu'ils ont des performances comparables aux autres enfants, ils se plaignent de la difficulté à leur trouver des chaussures adaptées, qui ne soient pas abîmées après quelques mois.

Recherche d'éléments pronostiques

La dorsiflexion initiale. – Les pieds ont été séparés en deux groupes, selon l'importance de la dorsiflexion initiale. Groupe A, la dorsiflexion dépasse 30°. Groupe B, la dorsiflexion est inférieure à 30° (Tab. I).

Tableau I. – Influence de la dorsiflexion sur la rapidité de guérison

	Guéris < 3 ans	*Non guéris < 3 ans*
Groupe A DF < 30°	59% 20 CAS	41% 14 cas
Groupe B DF > 30°	55% 38 cas	45 cas 31 cas

Le tableau montre que l'amplitude en dorsiflexion initiale ne permet pas de prédire la rapidité de la guérison.

L'importance de la déformation initiale. – Les pieds ont été répartis en deux groupes selon l'importance de l'adduction à la naissance. Groupe A, l'adduction est inférieure à 30° (99 pieds), comprenant 13 MV de 10 à 20°, et 86 MV compris entre 20 et 30°. Groupe B, l'adduction est supérieure à 30° (52 pieds) 49 ont 30 à 40° d'adduction, 3 ont plus de 40° (Tab. II).

Tableau II. – Délais de guérison en fonction de l'importance de la déformation initiale

	Groupe 1 *94 cas*	*Groupe 2* *57 cas*
Groupe A : 99 cas	64% (63)	36% (36)
Groupe B : 52 cas	60% (31)	40% (21)

Les délais de guérison ne semblent pas dépendre de l'importance de la déformation initiale.

L'influence de la réductibilité. – Les pieds ont été répartis en deux groupes selon leur réductibilité. Groupe A, le pied peut être porté en abduction supérieure ou égale à 0. Groupe B, l'abduction est inférieure à 0 (Tab. III).

Tableau III. – Délais de guérison en fonction de la réductibilité

	Groupe 1 *guéris avant 3 ans* *(94)*	*Groupe 2* *guéris après 3 ans* *(57)*
Groupe A : réductibles 143 cas	65 % (93)	35 % (50)
Groupe B : non réductibles 8 cas	12,5 % (1)	87,5 % (7)

Les pieds dont la déformation est plus raide guérissent plus lentement que ceux qui sont souples.

L'influence du creux plantaire. – Les pieds ont été répartis en deux groupes selon l'importance de leur creux plantaire. Groupe A, pieds plats ou normaux (creux côtés 0 ou + (88 cas)); 13 n'avaient pas de voûte (0), 75 avaient une voûte légère (+). Groupe B pieds creux (Creux Côtés ++ ou +++ (38 cas)); 34 pieds avaient un creux moyen (++), 4 avaient un creux prononcé (+++) (Tab. IV).

TABLEAU IV. – INFLUENCE DU PIED CREUX

	Groupe 1 guéris avant 3 ans (94)	*Groupe 2 guéris après 3 ans (57)*
Groupe A : sans pied creux 88 cas	71,5% 63 cas	28,5% 25 cas
Groupe B: avec pied creux 38 cas	52,6% 20 cas	47,4% 18 cas

Il semble donc qu'un creux plantaire important laisse présager des délais de guérison plus longs.

Relations entre creux, adduction et réductibilité. – L'irréductibilité, le creux étant à l'origine de guérisons longues, nous avons voulu savoir s'il existait un lien entre eux. Nous avons donc séparé les MV en deux groupes, groupe A, l'adduction est inférieure à 30°, groupe B, l'adduction est supérieure à 30° et nous avons pour chacun d'eux noté l'importance du creux et de la réductibilité.

TABLEAU V. – L'INCIDENCE DES PIEDS CREUX EST PLUS IMPORTANTE LORSQUE L'ADDUCTION EST SUPÉRIEURE À 30° ; SEULS ENVIRON 20 % DES PIEDS AYANT UN CREUX FAIBLE SONT IRRÉDUCTIBLES, ALORS QU'AUCUN DES PIEDS DONT LE CREUX A ÉTÉ ESTIMÉ À 2 OU 3 NE POUVAIT ÊTRE PORTÉ EN ABDUCTION, NE SERAIT-CE DE QUELQUES DEGRÉS.

	Creux 0 ou 1	*Creux 2*	*Creux 3*
A Adduction c 30°	81% (ABD < 0 17%)	16% ABD < 0 100%	3% ABD < 0 100%
B Adduction > 30°	42% (ABD < 0 21%)	54% ABD < 0 100%	4% ABD < 0 100%

Le tableau V montre que l'importance de l'adduction initiale, l'importance du creux et l'irréductibilité sont liés, puisque souvent présents simultanément.

La guérison

Si nous avons pu trouver quelques éléments laissant présager de la longueur de la guérison, il nous paraissait beaucoup plus intéressant de savoir si les chances de guérison pouvaient être évaluées dès le premier examen (tableau VI).

TABLEAU VI. – COMPARAISON DES DÉFORMATIONS PERSISTANTES (15 PIEDS) AUX MV GUÉRIS (136 PIEDS).

Pieds	*Adduction*		*Réductibilité*		*Creux*	
	< 30	> 30	> 0	< 0	0 / +	++ / +++
Guéris 136	**89,8%** 89	**90%** 47	**90%** 129	**87%** 7	**93%** 82	**97 %** 37
Non Guéris 15	**10,2 %** 10	**10%** 5	**10%** 14	**13%** 1	**7%** 6	**3%** 1
	100%	100%	100%	100%	100%	100%

Si certains critères laissent présager une guérison longue, aucun ne permet de dire si la déformation persistera.

DISCUSSION

Cette étude n'a pas pu être réalisée en double aveugle car nous n'avions pas de groupe témoin traité orthopédiquement. Pour cette raison, nous avons comparé nos résultats à ceux de la littérature internationale pour apprécier les chances de guérison.

Nos chiffres, avec 90 % de guérisons spontanées et 4 % de formes chirurgicales confirment ceux publiés précédemment. Rushford signale 86 % de guérisons spontanées à 4 ans, et 14 % de formes persistantes dont 4 % seulement ont nécessité une correction chirurgicale, les autres ne laissant qu'une déformation mineure. Les séries consacrées au traitement orthopédique, font état d'un taux d'échecs situé entre 3 et 8 %. Mais les différents travaux consacrés au MV (5, 10, 18, 23) sont assez hétérogènes, et leur interprétation reste délicate. Taussig (23) garde une attitude prudente; avec un taux d'échecs de 8 % après traitement orthopédique et 4 % de formes chirurgicales, il conclut qu'il n'est pas exact de dire que le traitement précoce amène toujours la correction définitive. Il ne semble pas exister d'élément clinique permettant de savoir si le MV guérira, ou bien s'il fera partie, des 10 % qui persistent.

L'importance de l'adduction ne semble pas exposer à un plus mauvais pronostic, par contre, le creux et la rigidité de la déformation permettent de penser que la réaxation du pied sera longue à obtenir. Ces deux éléments sont le plus souvent associés, ils témoignent d'une rétraction importante des structures musculo-aponévrotiques plantaires.

Dans notre expérience, les formes persistantes ont toutes sauf une les caractéristiques des pieds en Z associant un valgus de l'arrière pied avec hyper divergence astragalo-calcanéenne sur la radio de face, une subluxation externe du scaphoïde, et une adduction de l'avant-pied avec chez les plus âgés une véritable incurvation structurale de la base des métatarsiens.

Le problème est de savoir si cette déformation constitue une entité anatomique à part entière ou bien s'il s'agit d'une forme évolutive du MV, spontanée, due au traitement ou encore à la marche tel que cela a été avancé; l'abduction de l'arrière pied compensant l'adduction de l'avant pied. Nous disposons de trop peu de cas pour répondre à cette question, mais nous avons noté certains éléments qui peuvent être intéressants. Certains pieds en Z sont vraisemblablement primitifs car l'abduction de l'arrière-pied a été constatée radiologiquement dès 6 mois avant la marche et en l'absence de tout traitement. Avec le temps, beaucoup de ces pieds en Z précocement reconnus sont susceptibles de guérison spontanée. On assiste alors à un recentrage progressif du scaphoïde en face de la tête de l'astragale contemporain d'une diminution de la divergence astragalo-calcanéenne; dans le même temps, l'adduction globale du métatarse diminue. Nous ne pouvons dire pourquoi certains guérissent tandis que d'autres se structuralisent avec apparition d'une incurvation de la base des métatarsiens. La seule chose dont on puisse être certain est que la persistance d'un MV pur, avec une déformation isolée de l'avant-pied est exceptionnelle.

*

* *

Face à la famille inquiète de l'enfant, il est toujours plus difficile de prendre la responsabilité de ne pas traiter que de proposer une thérapeutique active, même si l'utilité de celle-ci est douteuse. Longtemps, nous avions proposé des plâtres, attelles, chaussures, rééducation avec des résultats souvent décevants. Nous avons alors décidé de suivre les idées de Ponseti, ou Rushford, mais avec le but d revoir à terme ces patients. Notre étude confirme les affirmations de ces auteurs; ***l'évolution naturelle des MV se fait dans l'immense majorité des cas vers la guérison*** avec un taux de déformations résiduelles et des délais de guérison qui ne sont pas supérieurs à ceux relevés après traitement orthopédique, dont l'efficacité réelle paraît de ce fait douteuse. Compte-tenu du coût du traitement, de la contrainte imposée à la famille et à l'enfant, de l'investissement en temps qu'il représente, nous pensons qu'il n'est pas justifié. L'argument consistant à dire que le but est de tranquilliser les parents ne tient pas à nos yeux, une explication et une simple surveillance pouvant suffire.

Il n'est pas possible de proposer un traitement sélectif des seules formes rebelles puisque ainsi que le soulignait Bleck, il n'existe pas de critère clinique de mauvais pronostic.

Les formes non réductibles et/ou présentant un creux important ont des délais de guérison plus longs, mais avec un taux de guérisons identique.

Les formes persistantes seraient plutôt des pieds en Z, déformation plus complexe dont l'histoire naturelle reste inconnue.

BIBLIOGRAPHIE

[1] BADELON 0. – Malpositions et malformations congénitales du pied chez l'enfant. *Encyclo. Méd. Chir.* Appareil Locomoteur 15390 A 10 (12-1990). [2] BENSAHEL H. – Réflexions sur le métatarsus varus congénital. *La revue de pédiatrie,* 1976, 12 (4) : 241-44. [3] BERG E.E. – A Reappraisal of Metatarsus Adductus and skew foot. *J. Bone Jt surg.*, 1986, 68-A (8): 1185-96. [4] BERMAN A. ,GARTLAND J.J. – Metatarsal osteotomy for the correction of adduction of the fore part of the foot in children. *J. Bone Jt surg.*, 1971, 53 A (3): 498-506. [5] BLECK E.E. – Metatarsus adductus : classification and relationship to outcomes of treatment: *J. Pediatric Orthop.*, 1983, 3 (1): 2-9. [6] BONNAT H., BENSAHEL H., THEMAR-NOEL C. – Le métatarsus varus congénital, considérations anatomiques et thérapeutiques. *Chir. Pediatr.*, 1981, 22: 405-409. [7] BROWNE R., PATON. D.F. – Anomalous insertion of the tibialis posterior tendon in congenital métatarsus varus. *J. Bone Jt Surg.*, 1979, 61-B (1): 74-76. [8] CLEMENT J.L., CAHUZAC J.P., LEBARBIER P., PASQUIE M., BLOOM E. – Le métatarsus varus congénital traitement chirurgical. *Cinésiologie*, 1983, 22: 120-121. [9] COOK D.A., BREED A.L., COOK T., DESMET A.D., MUEHLE C.M. – Observer variability in the radiographic measurement and classification of métatarsus adductus. *J. Pediatr. Orthop.*, 1992, 12: 86-89. [10] MC CAULEY J., LUSSKIN R., BROMLEY J. – Recurrence in congenital métatarsus varus. *J. Bone Jt surg.*, 1964, 46-A (3): 525-32.

[11] MC CORMICK D.W., BLOUNT W.P. – Metatarsus adductovarus: skewfoot. *JAMA*, 1949, 141 (7): 449-453. [12] JAWISH R.,; RIGAULT P., PADOVANI J.P., KLIZSOWSKI P.H., FINIDORI G., TOUZET P., CHAUMIEN J.P. – Pied en « Z » ou « serpentin » chez l'enfant et l'adolescent. *Chir. Pediatr.,* 1990, 31: 314- 21. [13] KENDRICK R.E., SHARMA N.K., HASSLER W.L., HERNDON C.H. – Tarsometatarsal mobilisation for resistant adduction of the forte part of the foot. *J. Bone Jt Surg.*, 1970, 52-A (1): 61-70. [14] KITE J.H. – Congenital Metatarsus Varus, *J. Bone Jt Surg.*, 1967, 49-A (2): 388-97. [15] LITT R., ALBASSIR A., WILLEMS S., DEBRY R. – Pes adductus : critères cliniques et radiologiques, traitement, appareillage, chirurgie. *Acta Orthop. Belg*, 1988, 54 (3): 291-95. [16] METAIZEAU J.P., BELTRAMO F., GAYET C., MARCHAL C. – Indications thérapeutiques dans le métatarsus varus congénital. *Ann. Méd. Nancy et Est*, 1981, 20: 317-321. [17] PETERSON H.A. – Skewfoot (forfoot adduction with Heel. Valgus). *J. Pediatr. Orthop.,* 1986, 6: 24-30. [18] PONSETI I.V., BECKER J.R. – Congenital métatarsus adductus : The results of treatment. *J. Bone Jt surg.*, 1966, 48-A (4): 702-11. [19] RUSHFORTH G.F. – The natural history of hooked forefoot. *J. Bone Jt surg.*, 1978, 60-B (4): 530-32. [20] SERINGE R., CRESSATY J., GIRARD B., FRANCOUAL C. – L'examen orthopédique de 1500 nouveaux nés en maternité. *Chir. Pediatr.,* 1981, 22: 365-387.

[21] SMITH J.T., BLECK E.E., GAMBLE J.G., RINSKY L.A., PENA T. – Simple method of documenting métatarsus adductus. *J. of Pediatr. Orthopedics*., 1991, 11: 679-680. [22] STAHELI L.T. – Lower Positional deformity in infants and children : a review. *J. Pediatr. Orthop*., 1990, 10 (4): 559-63. [23] TAUSSIG G., PILLIARD D. – Le métatatarsus varus congénital. Valeur du traitement orthopédique et place de la chirurgie. *Rev. chir. Orthop*., 1983, 69: 29-46. [24] WIDHE T., AARO S., ELMSTEDT E. – Foot deformities in the newborn - incidence and prognosis. *Acta Orthop. Scand*., 1988, 59 (2): 176-179. [25] YU G.V., JOHNG B., FREIREICH R. – Surgical management of métatarsus adductus deformity. *Clinics in Pediatric Medecine and Surgery*, 1987, 4 (1): 207-31.

MÉTATARSUS ADDUCTUS ET PIED SERPENTIN

CH. MULLER [1], A. DIMÉGLIO [2]

« On prête beaucoup plus d'attention aux pieds des enfants qu'à leur esprit ! » Cette phrase de Neale, citée par Bleck (5), nous plonge d'emblée au cœur du débat : le risque de *surmédicalisation* dans ces affections en majorité bénignes du nourrisson.

Le métatarsus adductus (MA), en tant que déformation congénitale caractérisée par une adduction de l'avant-pied, concrétise le problème podologique du nourrisson le plus fréquemment adressé à l'orthopédiste pédiatre. Pour l'équipe de Robert-Debré, cette malposition rassemble environ 10 % des motifs de consultation du mercredi (6). A Wilmington comme à Amiens, le nombre d'enfants atteints de MA dépasse le total des cas de pieds bots varus équins, *pes planus, pes calcaneo-valgus, pes cavus*, coalitions du tarse et pieds convexes (3, 9). Pour parfaitement saisir la problématique de cette affection et l'évolution des idées, il faut lire en parallèle les conférences d'enseignement publiées dans le *JBJS* par J.H. Kite en 1967, relatant son expérience de 2 818 cas (24), et W.B. Greene en 1994 (17).

TERMINOLOGIE

La terminologie utilisée est variée et confuse, comme le soulignent tant les auteurs francophones qu'anglo-saxons (3, 5, 9, 12, 17, 45) : métatarsus adductus, métatarsus adductus et supinatus, métatarsus adducto-varus, métatarsus varus, métatarsus internus, avant-pied croche, skewfoot, pied en S ou en Z, pied serpentin (PS). Dans sa conférence d'enseignement, Greene soutient que le terme MA est le plus approprié pour définir une adduction de la palette métatarsienne, tant que des entités pathologiques distinctes ne sont pas objectivement définies (17), opinion partagée par ces auteurs (12). Berg nuance ce propos en évoquant des formes simples et complexes, sur base de clichés radiographiques (RX) (3).

---

1. Orthopédie pédiatrique, les cliniques Saint-Joseph, B-4420 Montegnée (Liège)
2. Orthopédie pédiatrique, hôpital Lapeyronie-CHU, 34295 Montpellier Cedex 5.

MÉTATARSUS ET SYNDROME POSTURAL

Pour démembrer une déformation du pied, véritable mosaïque de cartilages de croissance à la biomécanique complexe, il faut des axes de référence : la position de l'avant-pied est définie par rapport à l'arrière-pied, celui-ci l'étant par rapport à l'axe du tibia (14). Dans une étude prospective radio-clinique de 124 pieds chez 84 enfants, Berg décrit 4 sous types d'adduction de la palette métatarsienne en fonction de l'angle talus-1er métatarsien (MT1), de la translation fibulaire du médio-pied et de l'angle talo-calcanéen : le MA et le PS, simples et complexes (3). Il importe de bien distinguer la déformation *isolée* en adduction de l'avant-pied, ou ***MA***, de la déformation *complexe* associant une adduction de l'avant-pied à un valgus excessif de l'arrière-pied, ou ***PS***. Ces deux entités pathologiques sont actuellement individualisées au sein des déformations du pied pédiatrique mais il n'existe pas de critères cliniques ou radiographiques universellement acceptés pour définir les rapports entre les différents segments du pied et différencier MA, PS, et même *pes planus* (35). La distinction est particulièrement ardue chez le nourrisson dont le pied est non seulement petit et enrobé, mais aussi peu ossifié sur les clichés radiographiques. Greene définit le PS chez le petit enfant selon les critères de Kite : valgus fixé du talon et adduction de l'avant-pied non corrigible par plâtre (17, 24).

Le MA du nouveau-né rentre dans les critères de « *hanche à risque* », repris par l'École de Montpellier (12). En 1960, Jacobs recense 30 maladies luxantes de hanche (10 %) chez 300 enfants présentant un MA (22). La série de Robert Debré en dénombre 16 sur 100 enfants (6). Employant des critères de définition plus stricts, Kumar et MacEwen retrouvent 4 enfants avec hanches luxées, 5 subluxés (2 cas bilatéraux) et 2 dysplasies acétabulaires, c'est-à-dire 1,53 % sur 720 enfants atteints de MA, soit 10 fois la prévalence de la population générale (26).

Dans les MA unilatéraux, le pied controlatéral présente une déviation d'un autre type dans 15 % des cas (6).

DÉFORMATION ET CROISSANCE

Les lois de Delpech et Wolff expliquent le risque du développement progressif d'un *asynchronisme* entre les cartilages de croissance de la concavité et de la convexité de la déformation. Celui-ci se solde alors par un *déséquilibre* et une *dysmétrie* des colonnes interne et externe, d'autant que la croissance du pied du nourrisson est considérable. Les 2 premières années réalisent une véritable « période critique » avec un gain moyen de longueur respectivement de 4,5 et 2 cm (12).

DONNÉES ÉPIDÉMIOLOGIQUES

L'étude de Wynne-Davies en 1964 fait référence (46) : la prévalence de MA dans la population générale est de 1,21 sur 1 000 nouveau-nés vivants. Mais ces données épidémiologiques sont biaisées car beaucoup d'enfants ne sont pas référés en milieu hospitalier et bon nombre de MA se résolvent spontanément. Collet dénombre 206 adductions de l'avant-pied (8 %) sur 2 501 naissances dans les maternités d'Amiens en 1987 (9). Dans un récent travail cité par Greene, la prévalence de MA passe de 13 % chez les enfants nés à terme à 25 % chez les prématurés nés entre 27 et 37 semaines (17). La différence entre ces 2 populations s'explique par les plus nombreux *jumeaux* parmi les prématurés. Cette prévalence préférentielle chez les jumeaux avait déjà été notée par Wynne-Davies. En outre, en cas de MA, le risque d'avoir un deuxième enfant affecté dans une famille est de *1/20e* (46).

Dans sa revue extensive de la littérature, Greene relève *60 %* de bilatéralité, souvent symétrique, ainsi qu'une légère prépondérance *masculine* (17). En cas d'affection unilatérale, le côté gauche est préférentiellement touché, ce qu'il corrèle à une endotorsion du squelette jambier souvent plus importante.

La première consultation a lieu avant un mois dans 28 %, de 1 à 3 mois dans 28 %, de 3 à 6 mois dans 20 %, de 6 à 12 mois dans 13 %, et après 1 an dans 11 % des cas (6). Ces constatations, faites également par d'autres (32), tendraient à faire qualifier le MA de *développemental* plutôt que congénital.

Le PS est une affection très rare : 12 cas parmi 2 818 patients de Kite (24); 1 % des 330 dossiers de Mercier *et al* (32). Dans une revue de la littérature sur ce sujet, Peterson recense 50 cas mondiaux, tous pédiatriques, auxquels il ajoute 4 observations personnelles suivies à la Mayo Clinic (36). Pour ce dernier, le diagnostic de PS n'est jamais posé à la naissance, mais plutôt après traitement d'un MA. Cette constatation peut toutefois s'expliquer par la difficulté d'apprécier le valgus du talon chez un nouveau-né.

ÉTIOPATHOGÉNIE

Bien que plusieurs études aient été réalisées et de nombreuses hypothèses avancées, l'origine et la pathogénie de la déformation restent encore inconnues.

Le **MA** est une anomalie en partie *génétique,* en partie *environnementale* pour Wynne Davies, qui ne retrouve pas de mode précis de transmission (45). La position de *sommeil sur le ventre* pourrait pérenniser la malposition pour Bonnat *et coll.*, dans la série desquels 40 % des enfants affectés dorment en procubitus (61). La primiparité, l'âge gestationnel et l'âge maternel n'ont aucune influence sur la genèse de la déformation (38). La position intrautérine a été considérée comme un facteur déterminant, en raison de la prévalence de MA chez les jumeaux, de son histoire naturelle, et de l'association à la dysplasie de hanche et au torticolis (3, 17, 24, 38, 40, 46). Le déséquilibre musculaire et les anomalies d'insertion musculo-tendineuse ont été proposés par plusieurs auteurs (7, 16, 24, 29). Toutefois, les dissections détaillées de Reiman et Werner en 1975 et en 1983, ne confirment pas ces spéculations, mais aboutissent à la conclusion d'une subluxation médiale primitive du Lisfranc ayant lieu *in utero* quand le pied est dorsifléchi (39). Les rétractions des tissus mous et les déformations osseuses seraient alors des adaptations secondaires. Un arrêt du développement intra-utérin du pied a été suggéré par Diaz et Diaz (11). Sur base d'une étude histologique des pieds de 2 fœtus de 16 et 19 semaines, Morcuende et Ponseti incriminent une *anomalie développementale* comme facteur décisif dans la pathogenése du MA : retard ou inhibition de croissance du 1er cunéiforme se soldant par une altération de forme et une bascule médio-dorsale de la première articulation cunéo-MT1 (34) L'obliquité anormale de cet interligne avait déjà été notée, mais sans pouvoir expliquer sa contribution à la déformation (15, 24).

L'étiologie du **PS** est actuellement totalement inconnue. Pour certains auteurs, il s'agit d'une pathalogie *secondaire* à un MA ou à un pied bot incorrectement plâtré, ou à un MA après acquisition de la marche (36, 44) Toutefois, à côté de ces formes acquises, d'autres reconnaissent manifestement des PS congénitaux *idiopathiques* (21, 35).

TABLEAU CLINIQUE ET DIAGNOSTIC

L'examen physique du **MA**, parfaitement décrit dans les traités de Drennan ou Tachdjian sur le pied de l'enfant (13, 44), est incontournable et doit être minutieux (6, 9). À l'inspection dorsale ou plantaire d'un MA, on observe une *adduction* variable de l'avant-pied associée à un certain degré de *supination*. L'arrière-pied en revanche se trouve en position neutre ou léger valgus. Le bord médial du pied décrit une concavité, tandis que le bord latéral est convexe avec une saillie de la base du 5e MT. L'arche longitudinale médiale peut être haute (24) *et un pli cutané médial* présent en regard du Lisfranc dans les formes sévères. La flexion dorsale de cheville est parfaitement normale. Il existe souvent une *endotorsion* excessive des squelettes jambiers. Deux tests sont systématiques : l'étude d'une part de la *réductibilité,* active et passive; d'autre part de la *rétraction* de l'*abductor hallucis brevis* (29).

Chez l'enfant ambulant, la marche se fait en rotation médiale, le pas se déroulant sur le bord latéro-plantaire. Le *chaussage* est difficile et anormal, avec usure précoce des bords médio-dorsal et latéro-plantaire de la bottine.

Le *diagnostic différentiel* doit être fait avec le métatarsus primus varus, l'adduction dynamique du gros orteil (42), la torsion tibiale médiale, le PS, le pied bot varus équin mineur. Par un examen général, il faut également exclure le MA secondaire de certaines maladies constitutionnelles, comme le nanisme diastrophique, ou neuro-musculaires, telles que l'ataxie de Friedreich (17).

Le tableau clinique du **PS** chez un enfant plus âgé est caractéristique : le pied décrit un « S » ou un « Z » dû à la sommation d'un *valgus* sévère du talon et d'une *adduction* structuralisée de l'avant-pied.

CLASSIFICATION

Bleck propose une méthode clinique simple et reproductible pour classer et documenter le **MA** (5, 41) (Fig. 1). Le degré de réductibilité peut aussi être apprécié par l'étude du plan horizontal dans la classification montpelliéraine des pieds bots varus-équins.

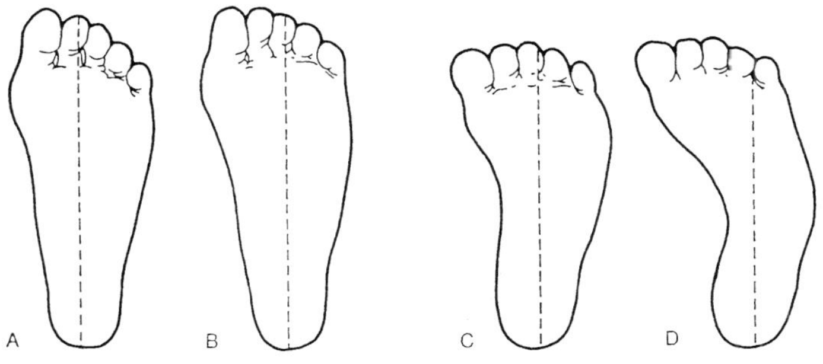

FIG. 1. – *Classification clinique de Bleck (5):* A. Pied normal (la bissectrice de l'arrière-pied prolonge entre les 2e et 3e orteils); B. MA léger; C. MA modéré; D. MA sévère.

Berg suggère une classification radiologique : pronostique du MA et du **PS** en distinguant des formes simple et complexe (3). Toutefois l'imprécision de la position du naviculaire cartilagineux, l'absence d'analyse du plan sagittal, le manque de valeurs normales de référence par tranche d'âge, la difficulté de reproductibilité de cette classification n'ont pas permis à Cook *et coll.* de valider ce travail (10). En outre ces derniers ne peuvent établir de corrélation entre cette classification et le temps nécessaire à la correction plâtrée. Ils concluent que le meilleur guide thérapeutique et pronostique reste l'évaluation clinique de la *sévérité* et de la *flexibilité* de la déformation (10). Cette position n'est cependant pas partagée par d'autres (5, 45). Le seul facteur pronostique statistiquement significatif pour Bleck est l'*âge* au moment du traitement.

APPORT DE L'IMAGERIE

L'évaluation radiographique n'est pas nécessaire pour établir le diagnostic de MA mais devient utile en cas de suspicion d'anomalie congénitale sous-jacente, de problème de diagnostic différentiel, de pied anormalement raide, de mauvaise réponse au traitement fonctionnel, ou d'enfant plus âgé avec modifications adaptatives secondaires. L'intérêt de l'exploration radiographique est d'autant plus limité chez le nourrisson que la *maquette cartilagineuse* du pied est importante à cet âge. Les clichés doivent être pris en simulation d'appui de face et de profil. Chez le grand enfant une radiographie *dynamique* en abduction de l'avant-pied documente la réductibilité de la déformation dans le Lisfranc et ainsi oriente le choix thérapeutique.

Plusieurs paramètres sont utiles dans l'évaluation radiographique : angle talo-MT1, angle talo-calcanéen (face et profil), angle calcanéo-cuboïdien. Mais l'irrégularité des noyaux d'ossification du tarse postérieur explique la difficulté et l'inconstance de ces mesures. Lepow *et coll.* proposent un angle pédiatrique d'évaluation du MA, utile avant l'ossification du médio-pied (28) : chez 15 enfants étudiés, cette mesure angulaire s'avère reproductible et fiable (Fig. 2).

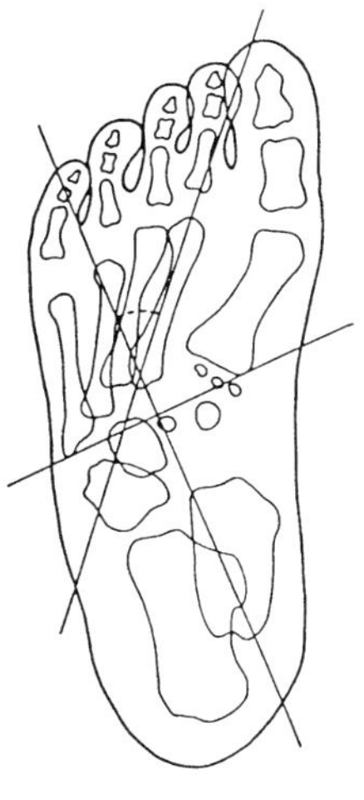

FIG. 2. – *Angle pédiatrique d'évaluation du MA selon Lepow et coll. (28).* Valeurs normales de référence : 22 à 25° à la naissance, 15 à 20° à 18 mois, 10° à l'âge adulte.

Le **PS** se décompose en 2 déformations de sens opposé entre talus et MT1 dans les plans coronal et sagittal (35) : d'une part le naviculaire est en abduction et dorsiflexion sur la tête du talus, d'autre part le MT1 est en adduction et flexion plantaire par rapport au 1er cunéiforme. Cette *cascade de malpositions* supprime toute valeur à l'angle talus-MT1, d'autant plus que l'ossification du naviculaire, clé du diagnostic RX est tardive et excentrique. La latéralisation de la base du MT1 par rapport à l'axe médio-astragalien est un critère radiographique plus fiable.

La résonance magnétique explorant 26 PS de 16 enfants objective une subluxation du naviculaire latérale dans 24 cas, plantaire dans 10 cas, et du MT1 médiale dans 25 cas (21).

HISTOIRE NATURELLE

Ponseti présente une série de 335 enfants avec des déformations passivement réductibles et non traitées (38) : la malposition progresse souvent lentement jusqu'à 1 ou 2 ans puis régresse pour aboutir finalement à un pied complètement normal ou un léger pied plat, le MA résiduel étant minime. En 1994, la même équipe publie au recul moyen de 32,5 ans une série de 45 MA chez 31 patients non traités ou traités conservativement (15). Les déformations légères ou modérées non traitées donnent 100 % de bons résultats, tandis que les formes modérées et sévères corrigées par plâtres débouchent sur 90 % de bons résultats. Cette série ne relate aucun mauvais résultat, aucune indication chirurgicale, et l'hallux valgus n'en complique pas l'évolution à long terme. Revoyant 460 RX adultes, Lareaux conclut que le risque de développer un hallux valgus après MA est multiplié par un facteur 3,6 (27). Une étude prospective de 179 MA suggère qu'une proportion de *15 %* de déformations initialement souples est relevable d'un traitement (40) : au recul moyen de 7 ans, 2/3 de ces pieds restent modérément déviés mais asymptomatiques, tandis qu'un 1/3 sont déformés, rigides et indétectables avant l'âge de 3 ans. Pour la plupart des auteurs, *85 à 95 % de ces malpositions guérissent.* Les résultats apparaissent moins bons lorsque les enfants sont évalués avant 3 à 4 ans; ils deviennent meilleurs chez les patients revus au-delà de 5 à 6 ans (9). Rappelons les conclusions de Taussig et Pilliard (45) : à court terme, on peut *rassurer* les parents; l'enfant marchera à l'âge normal avec des chaussures normales ou presque. À moyen terme, seules les formes raides et très déformées entraîneront une gêne fonctionnelle réelle pour le chaussage et la marche. À long terme, la filiation entre le métatarsus varus congénital et l'hallux valgus de l'adulte n'est pas établie.

Le moment le plus approprié pour instaurer le traitement reste controversé. Kite et Tachdjian défendent l'option précoce (24, 44). Hunziker attend l'âge de 3 mois pour traiter les MA persistant (17). La plupart des auteurs recommande actuellement de différer le traitement jusqu'à l'âge de 6 *mois pour éviter l'écueil du traitement précoce par excès* des 85 % de formes spontanément résolutives (5, 6, 17, 38). Cette attente ne compromet pas les résultats thérapeutiques – qui ne deviennent moins prédictibles qu'après l'âge de 8 à 9 mois (5) – et diminue le risque de traitement inutile. *L'exception* à cette règle des 6 mois tient dans une déformation sévère et rigide, surtout si elle s'associe à un valgus calcanéen excessif et à une histoire familiale (17).

Le risque de handicap à long terme dû à une déformation résiduelle de **PS** n'est pas clairement démontré. Toutefois certains patients développent des *douleurs,* des callosités et des difficultés de chaussage dés la fin de *la première décennie* (24, 35, 36).

TRAITEMENT : TECHNIQUES, INDICATIONS, RÉSULTATS

Fonction de l'âge, le choix des modalités thérapeutiques est vaste : observation, manipulations, rééducation, bandage, plaquette, bottillons (2A°, 3A°, Bebax°), bottines antiadductus (CHAP°, CHUP°), attelle de Dennis-Browne, plâtres correcteurs, et chirurgie, dont Yu a fait une revue compréhensive en 1987 (47)

Avant l'âge d'1 an. – Les programmes d'étirements n'améliorent pas significativement l'histoire naturelle du **MA** (24). Ils sont donc conseillés aux parents d'enfants relevables d'une simple observation, crispés sur la déformation et demandeurs d'un traitement. Cette gymnastique pluriquotidienne n'est pas nuisible à condition de toujours bien stabiliser le talon (9, 17) et peut même favoriser l'évolution de l'enfant (8). L'équipe parisienne de Bensahel préconise le traitement fonctionnel dés que le diagnostic est posé (6). Greene observe les MA de moins de 6 mois sauf en présence des critères de gravité déjà évoqués, ainsi que les déformations modérées, souples et non évolutives sur une période de 2 mois, chez les nourrissons de plus de 6 mois (17). **Il faut déshabituer le nourrisson du sommeil sur le ventre en position fœtale**. L'utilisation des attelles de Dennis-Browne prônée par certains (37) est controversée par d'autres car responsable d'un valgus calcanéen excessif, voire d'un pied plat sévère ou d'un PS iatrogène (3). Son usage doit se limiter aux déformations modérées à sévères chez des enfants de 4 à 7 mois qui dorment sur le ventre, à condition d'infléchir la barre en forme de V inversé et de placer les bottines à moins de 20° d'exorotation (3). L'efficacité du bottillon *Bebax°* est actuellement validée chez l'enfant de moins de 9 mois par 2 études, respectivement rétrospective et prospective (1, 18). Les résultats, statistiquement comparables aux plâtres en terme d'amélioration, sont encourageants : meilleure empreinte plantaire, coût moindre et meilleure acceptation parentale (18). Ces auteurs le recommandent comme *traitement de choix dès l'âge de 5 à 6 mois*. Le traitement standard de nombreuses équipes reste les plâtres correcteurs successifs réservés, sauf exception, aux enfants de plus de 6 mois, en respectant certains principes (24, 38). Ils sont appliqués après manipulations pour maintenir la réduction. Pour éviter une bascule en valgus de l'arrière-pied, une cassure médiale du Lisfranc ou une rotation coronale, la technique d'application doit être rigoureuse (24, 38, 44). Dans cette tranche d'âge, de nombreux auteurs préfèrent le *plâtre cruro-pédieux* à la botte pour limiter toute iatrogénicité sur l'arrière-pied (17, 24, 38, 44). Les plâtres sont changés toutes les 2 semaines. Lorsque le bord latéral est rectiligne, un dernier plâtre maintient la correction pendant 2 à 3 semaines. La durée du traitement couvre ainsi une période de *6 à 12 semaines* (17). Il ne semble pas y avoir de relation directe entre la rigidité de la déformation et la longueur du traitement. Ensuite des chaussures rectilignes, portées 1 an en moyenne, limitent le risque de récidive (17, 37, 45). Un taux de récurrence de 11 % a été rapporté par McCauley, surtout chez les plus jeunes enfants (31). En fait, on note souvent une récidive à l'ablation du plâtre ou au sevrage des chaussures, puis la situation s'améliore spontanément avec l'âge (45).

Bien que Peterson dénonce l'inefficacité du traitement conservateur du **PS** (36), Berg rapporte des succès avec des plâtres successifs, moyennant une durée d'immobilisation plus longue que pour le MA (3). Le traitement orthopédique est donc indiqué avant l'âge de la marche, à condition d'accepter la conversion en *pes planus* car le valgus de l'arrière-pied ne peut être corrigé par les plâtres (3).

De 1 à 3 ans. – **La simple surveillance est encore indiquée pour les déformations légères.** Les formes modérées et sévères relèvent des bottes plâtrées correctrices, mais les résultats sont moins favorables dans cette tranche d'âge où le taux de *récidive* semble considérable (31). En cas d'échec du traitement orthopédique, ces auteurs pratiquent une *libération « à la carte » du Lisfranc médial* (17, 29, 44), qui permet d'optimiser simplement l'efficacité des plâtres réducteurs postopératoires. Les déformations très rigides ne répondent pas de cette technique, mais plutôt d'un procédé de Heyman-Herndon (19). Mitchell, libérant complètement l'*abductor hallucis brevis*, rapporte 90 % de bons résultats (33). Ghali pratique une libération partielle du *tibialis anterior*, ainsi que des articulations cunéo-MT1 et naviculo-cunéenne à un âge moyen de 1 an et 8 mois (16). Dans cette tranche d'âge, la chirurgie des parties molles est largement suffisante *(8)*.

Après l'âge de 3 ans. – À ce moment le traitement devient généralement chirurgical, mais toute tentative *orthopédique* se justifie dans la mesure où une RX dynamique documente la réductibilité de la déformation. En 1958, Heyman *et coll.* décrivent une technique de correction par capsulotomies tarso-MT multiples et en rapportent d'excellents résultats (19). L'efficacité de cette intervention est confirmée à travers la série de 80 pieds opérés par Kendrick *et al* (23). En revanche, Stark *et al* rapportent 41 % d'échecs et 50 % de complications fonctionnelles et/ou cosmétiques (43) : saillie dorsale douloureuse au niveau de la cicatrice opératoire, déhiscence cutanée, ostéonécrose des 2e et 3e cunéiformes, saillie dorsale de la base de MT1, arthrose tardive cunéo-MT1. Les ostéotomies MT multiples, popularisées en France par les Toulousains (12), corrigent également l'adduction de l'avant-pied, lorsque son apex siège en aval du Lisfranc (8). Indiquée dès l'âge de 6 ans, cette technique donne 94 % de bons résultats dans les mains de Berman *& al* (4). Seule complication recensée dans 5 à 30 % des cas, le raccourcissement secondaire du MT1 apparaît lié à la technique opératoire (4, 20) et fait préférer la capsulotomie cuné-MT1 à l'ostéotomie (12). Deux autres écueils guettent le chirurgien : risque d'hypocorrection et malalignement sagittal des MT. Si le sommet de la déformation se situe en amont du Lisfranc, il est préférable de combiner des ostéotomies d'ouverture médiale et de fermeture latérale dans le médio-pied (2, 25, 30). Les avantages des gestes osseux sur le médio-pied sont nombreux : larges surfaces de contact spongieuses pour consolider rapidement, fixation plus facile, stabilité sagittale, respect du cartilage de conjugaison de MT1 (25). Pour limiter les risques de récidive, d'arthrose du Lisfranc à long terme et de raccourcissement du MT1, Greene recommande judicieusement les capsulotomies multiples entre 3 et 5 ans et les ostéotomies, basiMT ou médio-tarsiennes, après cet âge lorsqu'il existe des adaptations squelettiques (17). Chrestian privilégie la chirurgie mixte au-delà de 3 ans (8). Les auteurs ont abandonné le procédé d'Heyman au profit des ostéotomies, réalisées après l'âge de 5-6 ans, correspondant à la maturité neurologique du pied (12).

Le **PS** du grand enfant se complique souvent de rétraction du tendon d'Achille (TA) et de callosités sous la tête de MT1, la base de MT5, et/ou la tête du talus (35). Le traitement conservateur ne peut amender cette symptomatologie. Le traitement chirurgical s'impose après l'âge de 6 ans pour les PS sévères, rebelles, symptomatiques ou évolutifs (17, 35, 36). Peterson cite la multitude d'opérations proposées dans la littérature (36). Certains préconisent l'association aux capsulotomies du Lisfranc d'une arthrorise sous-talienne chez le plus jeune ou d'une arthrodèse chez l'adolescent (19, 23, 36). Chez le grand enfant, les gestes sur les tissus mous sont inefficaces et l'arthrodèse est inutile en l'absence d'arthrose précoce. Mosca propose une ostéotomie calcanéenne d'allongement de type Evans, associée à une ostéotomie d'ouverture du 1er cunéiforme et à un allongement du TA. Il rapporte ainsi 90 % de bons résultats sur 10 patients opérés par cette technique séduisante (35).

Bibliographie

[1] Allen W., Weiner D.S. – The treatment of métatarsus adductovarus with a hinge adjustable shoe orthosis. *Orthop Trans.,* 1989, 13: 245-6. [2] Anderson D.J. *& al.* – Combined lateral column shortening and medial column lengthening in the tratment of severe forefoot adductus. *Orthop Trans.,* 1991, 15: 768. [3] Berg E.E. – Reappraisal of métatarsus adductus and skew foot. *J Bone Jt Surg.,* 1986, 68A: 1185-96. [4] Berman A., Gartland J.J. – Metatarsal osteotomy for the correction of adduction of the forepart of the foot in children. *JBone Jt Surg* 1971, 53A: 498-506. [5] Bleck E.E. – Metatarsus adductus: classification and relationship to outcomes of treatment. *J. Pediatr. Orthop.,* 1983, 3: 2-9. [6] Bonnat H., Bensahel H., Themar-Noël C. – Metatarsus varus congénital: considérations anatomiques et thérapeutiques. *Chir Pédiatr.,* 1981, 22: 405-9. [7] Browne R.S., Paton D.F. – Anomalous insertion of the tibialis posterior tendon in congenital métatarsus varus. *J. Bone Jt Surg.,* 1979, 61B: 74-6. [8] Chrestian P., Mailaender C., Levy B. Existe-t-il des indications opératoires dans le métatarsus varus congénital ? Propositions techniques. In *Actualités en médecine et chirurgie du pied – 4e série sous* la direction de Hérisson C., Claustre J., Simon L., 1989; Masson – Paris: 98-103. [9] Collet L.M. – Le métatarsus varus congénital in *Chirurgie et orthopédie du pied: enfant, adolescent.* Monographie du GEOP sous la direction de Moulies D et Tanguy A, 1988; Sauramps Médical – Montpellier: 321 -34. [10] Cook DA *& al.* – Observer variability in the radiographic measurement and classification of métatarsus adductus. *JPediatr Orthop.,* 1992, 12: 86-9.

[11] Diaz A., Diaz J. – Pathogenesis of idiopathic clubfoot. *Clin. Orth. Rel. Res.,* 1982, 164: 235-40. [12] Diméglio A., Claustre J. – *Le Pied de l'Enfant - 8e Monographie de Podologie.* 1987, Masson – Paris. [13] Drennan J.C. – *The Child's Foot and Ankle.* 1992, Raven Press – New York. [14] Duckworth T. – The hindfoot and its relation to rotational deformities of the forefoot. *Clin. Orthop. Rel. Res.,* 1983, 177: 39-44. [15] Farsetti P., Weinstein S.L., Ponseti I.V. The longterm functional and radiographic outcome of untreated and nonoperatively treated métatarsus adductus. *J Bone Jt Surg.,* 1994, 76A: 257- 63. [16] Ghali N.N., Abberton M.J., Silk F.F. – Management of métatarsus adductus et supinatus. *J Bone Jt Surg* 1984, 66B: 376-80. [17] Greene W.B. – Metatarsus adductus and skewfoot *in Instructional Course Lectures - American Academy of Orthopaedic Surgeons,* 1994, Vol 43A: 161-77. [18] Herzenberg J.E., Greenfield M.L. Prospective randomized treatment trial for resistant métatarsus adductus. *Orthop. Trans.,* 1993, 17: 79. [19] Heyman C.H., Herndon C.H., Strong J.M. – Mobilization of the tarsometatarsal and intermetatarsal joints for the correction of resistant adduction of the fore part of the foot in congenital clubfoot or congenital métatarsus varus. *J Bone Jt Surg.,* 1958, 40A: 299310. [20] Holden D., Siff S., Butler J. *& al.* – Shortening of the first metatarsal as a complication of metatarsal osteotomies. *JBone Jt Surg.,* 1984, 66A: 582-7.

[21] Hubbard AM *& al.* – Magnetic resonance imaging of skew foot. *JBone Jt Surg.,* 1996, 78A: 389-97. [22] Jacobs JE. Metatarsus varus and hip dysplasia. *Clin. Orthop. Rel. Res.,* 1960, 16: 203-13. [23] Kendrick RE & al. – Tarsometatarsal mobilization for resistant adduction of the forepart of the foot. *JBone Jt Surg.,* 1970, 52A: 61 -70. [24] Kite JH. – Congenital métatarsus varus. *JBone Jt Surg.,* 1967, 49A: 388-97. [25] Kling T.F. Jr *& al.* – Open wedge osteotomy of the first cuneiform for métatarsus adductus. *Orthop Trans.,* 1991, 15: 106. [26] Kumar S.J., MacEwen G.D. – The incidence of hip dysplasia with métatarsus adductus. *Clin. Orthop. Rel. Res.,* 1982, 164: 234-5. [27] Lareaux R.L., Lee B.R. – Metatarsus adductus and hallux abducto valgus: their correlation. *J Foot Surg.,* 1987, 26: 304-8. [28] Lepow G *& al.* – Pediatric métatarsus adductus angle. *J Am Pediatr Med Assoc,* 1987, 77: 529-33. [29] Lichtblau S. – Section of the abductor hallucis tendon for correction of métatarsus varus deformity. *Clin. Orthop. Rel. Res.,* 1975, 110: 227-32. [30] Lincoln CR *& al.* – Metatarsus varus corrected by open wedge osteotomy of the first cuneiform bone. *Orthop Clin North Am,* 1976, 7: 795-8.

[31] Mac Cauley J. Jr *& al.* – Recurrence in congenital métatarsus varus. *J Bone Jt Surg.,* 1964, 46A: 525-32. [32] Mercier M, Florensa G, Diméglio A. – Du métatarsus varus au pied « serpentin » in *Actualités en médecine et chirurgie du pied - 6e série* sous la direction de Hérisson C., Claustre J., Simon L., 1991; Masson - Paris: 125-9. [33] Mitchell GP. – Abductor hallucis release in congenital métatarsus varus. *Int. Orthop.,* 1979, 3: 299-304. [34] Morcuende J.A., Ponseti I.V. – Congenital

métatarsus adductus in early human fetal development. A histologic study. *Clin. Orthop. Rel. Res.*, 1996, 333: 261-6. [35] MOSCA VS. Flexible flatfoot and skewfoot. *J Bone Jt Surg.*, 1995, 77A: 1937-45. [36] PETERSON RA. Skew foot (forefoot adduction with heel valgus). *J Pediatr Orthop.*, 1986, 6: 24-30. [37] PENTZ AS, WEINER DS. – Management of métatarsus adductovarus. *Foot Anile,* 1993, 14: 241 -6. [38] PONSETI I.V., BECKER J.R. – Congenital métatarsus adductus: the results of treatment. *J Bone Jt Surg.*, 1966, 48A: 702-11. [39] REIMAN I., WEMER H.H. – The pathology of congenital métatarsus varus: postmortem study of a newborn infant. *Acta Orthop Scand,* 1983, 54: 847-50. [40] RUSHFORTH GF. – The natural history of hooked forefoot. *J Bone Jt Surg,* 1978, 60B: 530-2.

[41] SMITH J.T., BLECK E.E., GAMBLE JG *& al.* – Simple method of documenting métatarsus adductus. *JPediatr Orthop.*, 1991, 11: 679-80. [42] SMITH C., STOLTZ M., HEAD K. – Dynamic métatarsus adductus. *J Bone Jt Surg.*, 1975, 57A: 1035. [43] STARK J.G., JOHANSCN J.E., WINTER R.B. – Heyman-Hemdon tarsometatarsal capsulotomy for métatarsus adductus: results in 48 feet. *JPediatr Orthop.*, 1987, 7: 305-10. [44] TACHDJIAN MO. *The Child's Foot. 1985,* W.B. Saunders Company - Philadelphia. [45] TAUSSIG G, PILLIARD D. – Metatarsus varus congénital: revue de 252 cas. *Rev Chir Orthop.*, 1983, 69: 29-46. [46] WYNNE-DAVIES R. – Family studies and the cause of congenital clubfoot, talipes equinovarus, talipes calcaneovalgus, and métatarsus varus. *J Bone Jt Surg.*, 1964, 46B: 445-63. [47] YU G, JOHNG B, FREIREICH R. – Surgical management of métatarsus adductus deformity. *Clin Pediatr Med Surg.*, 1987, 4: 207-11.

HALLUX VALGUS JUVÉNILE

PH. MAZEAU[1]

ÉPIDÉMIOLOGIE

Ce qui permet de définir le caractère juvénile d'un hallus valgus est sa survenue sur un pied où les cartilages de croissance sont encore ouverts. L'âge de début de l'affection est en fait très souvent précoce puisque Coughlin mentionne dans une étude rétrospective un âge de survenue inférieur à 10 ans dans près de 40 % des hallux valgus juvéniles.

La prédominance féminine est identique à ce qui est retrouvé dans l'hallux valgus de l'adulte, à savoir environ 80 % des cas. Il existe des antécédents familiaux maternels dans 75 % des cas (Fig. 1).

La fréquence réelle de l'affection dans la population est difficile à apprécier. Des études réalisées dans les populations scolaires retrouvent une fréquence variant de 22 % (Craigmile) à 39 % (Cole) des filles. Selon Piggot, 57 % des adultes qu'il est amené à traiter d'un hallux valgus se souviennent en être porteur depuis l'enfance.

L'origine de l'hallux valgus juvénile est une prédisposition congénitale. La part d'un pied plat dans la survenue d'un hallux valgus reste soumise à discussion, retrouvée dans 50 % des cas pour Scranton, beaucoup plus incertaine pour Coughlin en dehors de toute affection neuro-musculaire. Il existe un varus du 1er métatarsien

1. Service d'orthopédie et de traumatologie pédiatrique, hôpital Lapeyronie, 371, avenue Doyen-Gaston-Giraud, 34295 Montpellier Cedex 5.

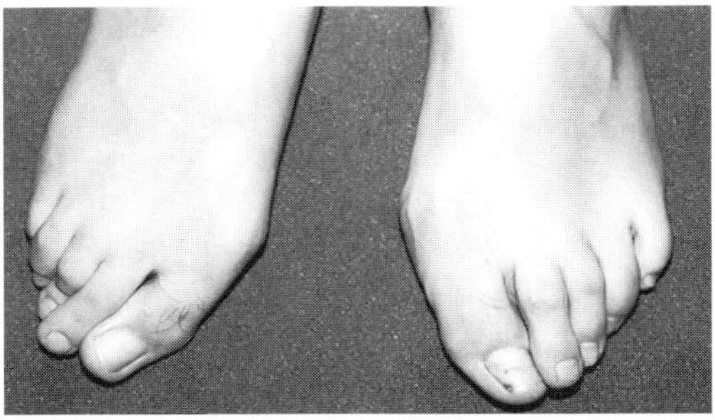

FIG. 1. – *Hallux valgus bilatéral chez une adolescente de 17 ans.*

d'autant plus accentué que l'hallux valgus s'aggrave rapidement. La valeur physiologique de l'angle M1-M2 (1er-2e métatarsien) se situe autour de 10° (Fig. 2). La longueur du 1er rayon est un facteur d'évolution de l'hallux valgus, de même que le type de chaussage dont le rôle va s'accroître au fur et à mesure que l'enfant vieillit et se rapproche de l'adulte. La désaxation de P1 (1re phalange) va alors s'accentuer (angle M1-P1 normal autour de 15°) pour aboutir à une véritable sub-luxation, rare chez l'enfant et fréquente chez l'adulte. Un autre facteur important à prendre en compte est l'angle entre la diaphyse de M1 et la surface articulaire de la tête de M1, un angle supérieur à 10° favorisant un valgus de P1 en gardant une bonne congruence articulaire. Ce dernier facteur est important à prendre en compte dans la stratégie chirurgicale, nous allons y revenir.

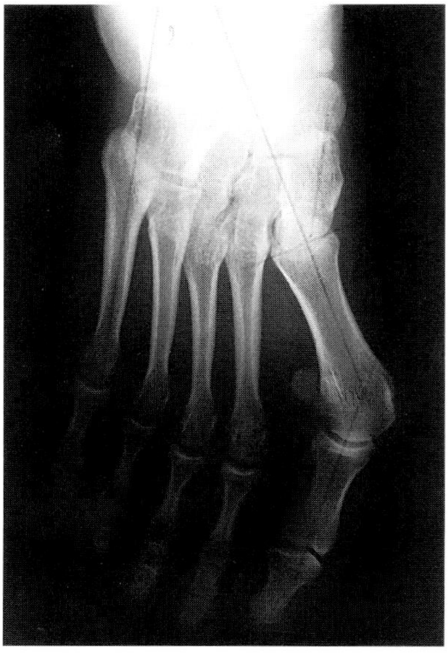

FIG. 2. – *La valeur physiologique de l'angle M1-M2 est de 10°.* – L'angle M1-P1 est de 15°.

TRAITEMENT

Le traitement conservateur ne change pas l'histoire naturelle de l'hallux valgus. La désaxation va se poursuivre inexorablement avec ou sans orthèse. L'orthèse peut parfois amener une diminution des phénomènes douloureux, retardant ainsi l'échéance chirurgicale. C'est la seule solution à proposer à un enfant présentant un hallux valgus douloureux avant la fermeture des cartilages de croissance du pied, éventualité qui reste relativement rare. En effet, les résultats de la chirurgie avant la fin de croissance du pied montrent un taux de récidive supérieur à ceux de la chirurgie après fermeture des cartilages de croissance.

Lorsque l'indication chirurgicale est posée, la difficulté va résider dans le choix de la technique. Il faut corriger tous les défauts anatomiques. Une double ostéotomie proximale et distale sur M1 sera nécessaire en présence d'un angle M1-M2 pathologique avec anomalie également de l'angle diaphyso-céphalique de M1 (addition proximale et soustraction distale). Une ostéotomie proximale de M1 associée à un geste sur les parties molles de M1-P1 est l'indication de choix si seul l'angle M1-M2 est perturbé. L'intervention de Mac Bride, l'ostéotomie en scarf ou en chevron, ne doivent être utilisées qu'en cas d'absence d'anomalie M1-M2 et diaphyso-céphalique sur M1. Dans le cas contraire, ces interventions aboutissent à une hypocorrection ou à un taux de récidives élevé.

Il faut donc aborder l'hallux valgus de l'enfant avec quelques idées en tête :

– se méfier d'une pathologie neurologique ou d'une pathologie élastique sous-jacente.

– l'efficacité des orthèses est souvent décevante.

– résister à la chirurgie jusqu'à la maturité du pied.

– choisir le traitement chirurgical adapté à la morphologie de chaque pied et non pas un traitement stéréotypé.

9
PIEDS PARALYTIQUES

LE PIED PARALYTIQUE : LES GRANDS CONCEPTS

A. DIMÉGLIO[1]

Il s'agit d'un monde hétérogène. Le pied poliomyélitique autorise les raisonnements les plus simples : le déficit est uniquement moteur, il faut rétablir si possible la balance musculaire autour de l'arrière-pied.

La situation est plus complexe dans l'infirmité motrice d'origine cérébrale. La spasticité agit comme un frein et accentue le coût énergétique de la marche. Les troubles de l'équilibre peuvent compromettre la locomotion même si le pied est plantigrade.

Les exigences chirurgicales ne sont pas les mêmes suivant qu'il s'agit d'un hémiplégique ou d'un diplégique. La transplantation tendineuse est d'indication exceptionnelle, elle ne peut intéresser que le jambier antérieur et le jambier postérieur et ne peut s'envisager qu'après un électromyogramme et un examen sur piste de marche. La plupart du temps, il faut se contenter d'une libération plantaire et de ténotomies.

Pour Gage, chez le diplégique, il n'y a pas d'indication d'allongement du tendon d'achille dans sa portion blanche, seul l'allongement dans les aponévroses est justifié.

La double arthrodèse est devenue d'indication exceptionnelle. – Pour corriger l'arrière-pied ou le déséquilibre entre la colonne interne et la colonne externe, il vaut mieux réaliser des ostéotomies sur le calcanéum. Par exemple, l'ostéotomie d'allongement du calcanéum est une solution élégante dans les pieds plats valgus, à condition de la combiner à d'autres gestes. Il faut relire avec attention l'article de Mosca qui a repris le concept de base de Dwillyn Evans.

La chirurgie du pied reste dépendante de l'état du genou et de la hanche. Pour optimiser la marche d'un enfant diplégique et pour atténuer la perte énergétique, il est souvent nécessaire de corriger l'alignement du membre inférieur en réalisant des

1. Service d'orthopédie pédiatrique, hôpital Lapeyronie, 371, avenue Gaston-Giraud, 34295 Montpellier Cedex 5, France.

ostéotomies sur le fémur ou des ostéotomies sur le tibia. Après un examen clinique soigneux et un examen sur piste de marche, il n'est pas rare que Gage propose une chirurgie en un temps portant sur les deux membres inférieurs : sur les deux hanches, les deux genoux, les deux pieds et comportant des ostéotomies de dérotation des fémurs, une transplantation du droit antérieur sur les ischio-jambiers, une libération des ischio-jambiers, des ostéotomies de dérotation des tibias et des ostéotomies sur les pieds. Cette chirurgie massive et extensive doit être intégrée dans un programme de verticalisation précoce et une rééducation intense et prolongée sur plusieurs mois. Gage insiste sur la nécessité de rétablir l'axe mécanique du membre. La philosophie de Gage qui se veut offensive et normalisatrice est à l'opposé de celle de Bleck qui se veut prudente et fonctionnelle.

Aucune chirurgie ne pourra malheureusement redonner de la force aux muscles faibles du spastique, aucune chirurgie ne pourra malheureusement redonner aux articulations une action synchronisée. Aucune chirurgie ne peut se substituer aux troubles de l'équilibre. *De plus, le temps travaille contre l'infirmité motrice cérébrale*, le poids d'un enfant de 5 ans est de 20 kg, celui d'un enfant de 10 ans est de 30 kg, et en fin de croissance, l'adolescent pèse 60 kg.

La chirurgie du pied de l'infirmité motrice cérébrale ne peut donc pas s'envisager de façon isolée. L'équilibre mécanique frontal et sagittal du membre inférieur est une condition préalable à une locomotion convenable.

L'examen sur piste de marche est précieux pour l'enfant hémiplégique ou diplégique avant d'engager une intervention chirurgicale. Cet examen permet d'appréhender dans sa vision tridimensionnelle, toutes les déformations et leur interaction. Ainsi, la chirurgie du pied de l'infirme moteur d'origine cérébrale s'inscrit dans un tout articulaire qui intègre tout le membre inférieur, le bassin et le membre controlatéral. Le pied est une plate-forme sur laquelle se stabilise la partie supérieure du corps.

Le pied du spina bifida est une leçon d'humilité. – Il faut savoir faire simple. La récidive est malheureusement fréquente, même après les chirurgies les mieux conduites. Des troubles trophiques sont la conséquence du moindre vice morphologique. Pour obtenir un pied plantigrade aussi mobile que possible, est un objectif minimum. La rigidité du pied obtenue après une arthrodèse est souvent un pis-aller. Il faut, aussi longtemps qu'on le peut, préserver la mobilité de la sous-astragalienne. Il n'y a pas de place, dans cette chirurgie, pour l'allongement tendineux. Seules les résections tendineuses sont efficaces. La stratégie n'est pas de transplanter un muscle, mais d'éteindre les déséquilibres musculaires, quitte à obtenir un silence musculaire total.

Le pied de l'arthrogrypose est en général impliqué dans une attitude vicieuse complexe du membre inférieur, le membre pouvant être en flexion ou en extension. Le pied ne détient pas la clé de la verticalisation ou de la locomotion. Dans le groupe des arthrogryposes, il faut différencier deux situations orthopédiques :

– La première se caractérise par un membre inférieur avec un genou en extension. Ces enfants peuvent espérer une ambulation même précaire.

– La seconde situation est caractérisée par un membre inférieur déformé en flexion. Le pronostic locomoteur est mauvais parce que le flexum du genou récidive malgré les libérations tendineuses les plus généreuses.

Le pied est un bloc fibreux qui résiste aux résections tendineuses. L'astragalectomie est une solution de facilité. La chirurgie précoce extensive de libération tendineuse, éventuellement complétée d'ostéotomies, doit être d'abord envisagée. Le conditionnement postopératoire par manipulations et attelles est essentiel. Toute démobilisation conduit à la récidive. Malgré ces précautions, malgré les orthèses, malgré la mobilisation passive, la récidive est souvent fréquente.

Le pied du dysraphisme spinal s'installe de façon insidieuse. L'atteinte est en général unilatérale, le plus souvent il s'agit d'un pied creux, rarement d'un pied bot varus équin, quelquefois d'un pied convexe. La chirurgie médullaire s'impose pour stabiliser les déformations du pied, mais après chirurgie, il ne faut pas espérer une restauration de la force musculaire. Malheureusement, ce qui est perdu est définitivement perdu.

RECOMMANDATIONS

Sur le fond, quelle que soit la pathologie, le pied de l'enfant paralysé doit être intégré dans une stratégie globale qui obéit à ***10 principes fondamentaux*** :

1. Restaurer l'alignement du membre inférieur pour améliorer le bras de levier.
2. Maintenir la mobilité des articulations et surtout celle de l'arrière-pied, pour faciliter l'absorption énergétique.
3. Préserver l'anatomie pour assurer la stabilité pendant la phase d'appui. Le pied doit être plantigrade.
4. Préserver la force de propulsion du triceps pendant la phase de décollage.
5. Équilibrer les forces musculaires restantes pour optimiser la marche.
6. Éviter l'installation d'autres déformations.
7. Simplifier le schéma de marche en organisant la force motrice restante de façon cohérente.
8. Utiliser des appareillages ou des orthèses légères pour remplacer la fonction musculaire perdue. Éviter que ces appareillages soient des carcans.
9. Le chirurgien doit toujours se souvenir que la majeure partie de la force nécessaire pour la déambulation, provient de la hanche et du pied, et que par conséquent, la chirurgie doit éviter de sacrifier ce pourvoir de génération énergétique.
10. La marche nécessite une stabilité du pied pendant la phase d'appui, suffisamment de flexion dorsale pendant la phase oscillante, un positionnement approprié du pied pendant la phase d'atterrissage, une longueur adéquate du pas et un coût énergétique raisonnable.

LE PIED POLIOMYÉLITIQUE

A. DIMÉGLIO[1]

La poliomyélite reste une maladie d'actualité en Asie, en Amérique Latine, en Afrique. Les efforts accomplis par l'O.M.S, et les campagnes de vaccinations à grandes échelles se sont heurtés aux dysfonctionnements internes, et à la désorganisation des structures sanitaires des pays concernés. Des obstacles administratifs et culturels se sont ajoutés aux difficultés rencontrées.

Les déformations sont variables

Elles dépendent des déséquilibres musculaires et du rapport de force qui persiste après la maladie paralysante entre les muscles épargnés et les muscles détruits. De tous les pieds paralytiques le pied de la poliomyélite reste le pied le plus facile à traiter parce que le déficit moteur est isolé. Il n'y pas de trouble sensitif comme dans le myéloméningocèle. Il n'y a pas de contraction parasite ou de spasticité comme dans l'I.M.O.C.

Le pied paralysé reste dépendant de l'atteinte du genou et de la hanche

Son traitement s'inscrit dans une stratégie d'ensemble. La chirurgie de correction doit être impérativement synchronisée par rapport à celle de la hanche et du genou. La chirurgie au niveau du pied suppose impérativement le maintien de la correction par des attelles pour lutter contre les récidives.

La stabilité du pied dépend de 2 facteurs

La *morphologie osseuse* et l'*intégrité des surfaces articulaires* d'une part; l'*étendue de la paralysie* et la *force musculaire* d'autre part. Toute action chirurgicale repose sur la stabilisation de l'arrière-pied et la restauration de l'équilibre musculaire. Une parfaite connaissance des forces en présence est utile pour définir la stratégie.

- Les muscles péronniers sont en balance avec les muscles jambiers,
- Le triceps sural est en balance avec les extenseurs dorsaux,
- Le jambier antérieur est en balance avec le long péronnier latéral,
- Le jambier postérieur est en balance avec le court péronnier latéral.

L'analyse des déformations

L'équin (fig. 1) isolé peut être providentiel et verrouiller un genou faible. Il doit être respecté si le quadriceps est faible. L'équinisme s'accompagne souvent d'une

1. Service d'Orthopédie Pédiatrique, Hôpital Lapeyronie, 371, Avenue Gaston-Giraud, 34295 Montpellier Cedex 5, France.

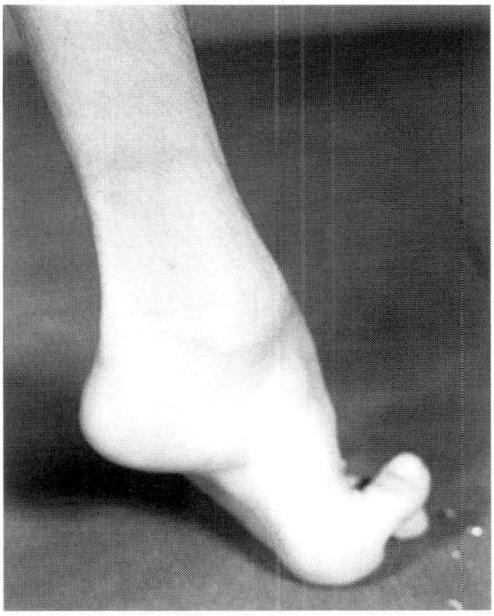

FIG. 1. – *Enfant porteur d'une poliomyélite.* Equinisme sévère du pied. Griffe d'orteils. Rétraction plantaire.

rétraction plantaire. La libération de l'équin nécessite souvent une libération des muscles plantaires.

Le pied varus équin si l'enfant est jeune avant l'âge de 10 ans, peut justifier une libération postéro-interne plantaire et une transplantation du jambier postérieur sur le dos du pied. Quand la supination est très prononcée, et si la paralysie des muscles péroniers portent essentiellement sur le long péronier latéral, le jambier antérieur, muscle antagoniste peut être transplanté sur le dos du pied ou sur le bord latéral du pied pour corriger la déformation. Quand l'enfant est vu en fin de croissance, et si les déformations osseuses sont trop prononcées, une double arthrodèse s'impose.

Le pied valgus vu avant l'âge de 10 ans, justifie la stabilisation de la sous-astragalienne par une intervention de Grice, et un rétablissement de l'équilibre musculaire. Néanmoins, l'intervention de Grice est une indication de plus en plus rarement pratiquée. *Le sacrifice de la mobilité de la sous-astragalienne est toujours invalidant.* L'amélioration morphologique de l'arrière-pied peut justifier d'autres alternatives comme, une ostéotomie du calcanéum qui peut être déplacée en dedans, ou encore une ostéotomie d'addition de la colonne externe suivant la technique de Dwillin-Evans, remise à la mode récemment par Mosca.

L'analyse du valgus de l'arrière-pied doit être très précise. Il faut prendre en compte la tibio-tarsienne et son interligne. Il n'est pas rare qu'un valgus de l'arrière-pied soit aggravé par une obliquité de l'interligne tibio-tarsien. Le péroné étant trop court par défaut de poutre composite et paralysie des muscles péroniers. Une ostéotomie tibiale de correction doit alors compléter la chirurgie de l'arrière-pied.

Le pied talus est toujours invalidant, car le triceps est le muscle le plus fort du pied. L'abstention est souhaitable si le pied talus est bien toléré. Aucun muscle transplanté ne peut réellement suppléer au triceps. Une ostéotomie postérieure du calcanéum peut améliorer l'aplomb de l'arrière-pied. Si le jambier postérieur est épargné, sa transplantation sur le triceps peut renforcer ce muscle et stabiliser la situation. La double arthrodèse avec ostéotomie de fermeture postérieure dans la sous-astragalienne est une indication à envisager en fin de croissance.

La double arthrodèse

La double arthrodèse est théoriquement possible vers 14 ans d'âge osseux chez le garçon, et 12 ans d'âge osseux chez la fille, quand la croissance du pied s'arrête. C'est un geste chirurgical difficile qui nécessite une technique rigoureuse pour déroter correctement le bloc calcanéo-pédieux et rétablir un équilibre entre la colonne interne et la colonne externe. La fixation doit être solide par vis et par agrafes. Les ostéotomies dans la sous-astragalienne doivent tenir compte des déformations à traiter. Une double arthrodèse ne s'envisage pas de la même façon suivant qu'il s'agit d'un pied varus équin, d'un pied talus, ou d'un pied valgus.

Quatre principes doivent être respectés :

1. L'objectif est d'obtenir un pied plantigrade et chaussable.
2. Mieux vaut un pied court et corrigé, qu'un pied long et déformé. Ce qui veut dire qu'éventuellement la double arthrodèse peut s'envisager vers l'âge de 11 ans, ou plus précocement si les déformations sont trop importantes, et si le pied n'est pas chaussable. En effet, il n'y a pas lieu d'attendre le pic pubertaire et d'assister à une aggravation incontrôlable de la déformation, mieux vaut anticiper.
3. La double arthrodèse peut être accompagnée d'une libération tendineuse, ou d'une libération plantaire pour éviter des sacrifices osseux trop étendus. L'état de l'interligne tibio-tarsien doit être pris en compte.
4. La double arthrodèse est un procédé de sauvetage, il faut l'envisager en dernier ressort après avoir épuisé toutes les techniques de corrections indirectes, d'ostéotomies du calcanéum, et de la colonne externe. L'instauration de l'équilibre musculaire est une correction fondamentale.

LE PIED ET L'ARTHROGRYPOSE MULTIPLE CONGÉNITALE

A. DIMÉGLIO[1]

LE CONDITIONNEMENT À LA NAISSANCE

L'arthrogrypose multiple congénitale (A.M.C.) est une affection rare caractérisée par des rétractions articulaires et musculaires. L'atteinte intéresse souvent les membres supérieurs et les membres inférieurs. L'étiologie de ce syndrome n'est pas clairement établie. ***Il s'agit d'un cadre nosologique en voie de démembrement***.

1.Service d'orthopédie pédiatrique, hôpital Lapeyronie, 371, avenue Gaston-Giraud, 34295 Montpellier Cedex 5, France.

Deux éléments positifs singularisent l'arthrogrypose multiple congénitale : tout d'abord *l'intelligence* préservée de ces enfants, leur grande motivation, et ensuite *l'intégrité de la sensibilité.*

TABLEAU I. – ATTEINTE DES DIFFÉRENTES ARTICULATIONS : 43 ENFANTS AVEC DÉFORMATIONS DES PIEDS

	Nombre de patients
Poignet et articulation des doigts	24
Coude	20
Épaule	13
Hanche	34
Genou	29
Colonne vertébrale	5

(*in Södergard J :* Foot deformities in arthrogryposis multiplex congenita. *J. Pediatr Orthop* 1994, 14 : 768-772.)

TABLEAU II. – CAPACITÉS AMBULATOIRES CHEZ 43 ENFANTS PORTEURS D'ARTHROGRYPOSE AVEC DÉFORMATIONS DES PIEDS

	Nombre de patients
Ambulation normale	17
Ambulation avec restriction mineures	8
Ambulation avec aide occasionnelle	5
Ambulation avec cannes	5
Ambulation assise	5

(*in Södergard J :* Foot deformities in arthrogryposis multiplex congenita. *J. Pediatr Orthop* 1994, 14 : 768-772.)

Les pieds sont souvent touchés par les rétractions. Södergard a recensé sur 52 malades porteurs d'arthrogrypose, 43 atteintes des pieds. L'atteinte est en général bilatérale. La déformation la plus commune est le pied bot varus équin. Le traitement des déformations du pied est très controversé. Il n'y a pas de consensus pour le traitement néonatal. Le traitement des autres déformations de la hanche et du genou entre en ligne de compte dans le conditionnement des pieds de ces enfants. Les résultats sont souvent mauvais, et les déformations ont une tendance à récidiver. L'objectif est toujours le même, obtenir un pied plantigrade, si possible mobile et chaussable. Les déformations sont toujours caractérisées par une grande rigidité.

Le traitement du pied de l'arthrogrypose est moins ingrat que le traitement du pied du Spina bifida, la sensibilité qui est conservée est un atout majeur. Les troubles trophiques sont moins fréquents que dans le spina bifida. ***Le traitement est une urgence.*** Il est important de commencer la physiothérapie et la mise en place d'attelles. La rééducation est rendue difficile par la rigidité des pieds. Il ne faut pas se décourager. La mobilisation quotidienne permet d'éviter l'aggravation des déformations, et d'améliorer l'état cutané pour se mettre dans les meilleures dispositions chirurgicales.

Södegard a proposé une intervention chirurgicale précoce pendant les 3 premiers mois de la vie. Nous ne partageons pas cette attitude. En effet la correction des pieds ne nécessite pas une intervention précoce. L'objectif de la première année de la vie est de préciser le diagnostic par des examens électro-myographiques, des examens biopsiques, et d'organiser le programme de verticalisation. Il faut tenir compte des autres déformations et suivre attentivement les grandes étapes de la maturation neurologique. Les interventions au niveau du pied ne se justifient, que lorsque une ébauche de verticalisation s'amorce.

Palazzi, a proposé, dès les premiers mois de la vie, des corrections progressives par plâtres suivant la technique de Ponseti, et complétée par une section percutanée du tendon d'Achille. Ces traitements par plâtres sont quelquefois rendus difficiles par les déformations du genou. Si le genou est déformé en extension, le maintien par plâtre est quasi impossible, si le genou est déformé en flexion, le plâtre a tendance à entériner les déformations du genou, et à contrarier ainsi la rééducation ultérieure. Néanmoins, certaines formes modérées peuvent éventuellement bénéficier de ce type de correction plâtrée.

LE CONDITIONNEMENT ENTRE 1 ET 2 ANS

Les manipulations au niveau des pieds doivent être quotidiennes. La déformation la plus fréquente est la déformation en varus équin. Les pieds déformés sont à opérer dès que la verticalisation se précise. La chirurgie de la déformation du pied bot varus équin comporte une libération postérieure, une libération interne, médiotarsienne et éventuellement calcanéo-cuboïdienne.

Dans cette chirurgie, il n'y a pas de place pour les allongements des tendons. Il faut au contraire les réséquer quand ils s'inscrivent dans des forces déformantes. La résection du tendon d'Achille, la résection du jambier postérieur sont toujours nécessaires. ***Il n'y pas de place dans cette chirurgie pour des transplantations***. La réduction chirurgicale doit s'attacher à obtenir une bonne divergence entre l'astragale et le calcanéum, entre la colonne interne astragalo-dépendante et la colonne externe calcanéo-dépendante. La fixation par broche de la colonne interne et éventuellement de la colonne externe pour maintenir la correction est indispensable. Pour éviter toute désunion cutanée, nous préférons utiliser deux voies d'abord, une voie d'abord postéro-externe, et une voie interne. La libération calcanéo-cuboïdienne est quelques fois nécessaire. Une incision sur la face externe du pied est alors justifiée.

Les incisions fragmentées ont considérablement réduit les risques de désunions. L'incision de *Cincinnati* donne une excellente vision des déformations, mais elle expose à de gros troubles cutanés. Le conditionnement postopératoire par plâtre est fondamental dans les premières semaines, 2 ou 3 mois de plâtre sont nécessaires. Il faut savoir refaire le plâtre pour améliorer les corrections chirurgicales. Si le pied bot varus équin est vu tardivement, à l'âge de 2 ou 3 ans, il ne faut pas hésiter à sacrifier l'abducteur du gros orteil s'il est très rétracté, ou éventuellement à pratiquer des ostéotomies de la colonne externe, calcanéo-cuboïdienne, ou encore, l'évidement du cuboïde pour obtenir la correction du pied.

La chirurgie n'est donc qu'une étape dans un conditionnement qui doit être continu. Le maintien postopératoire par attelle est fondamental pour éviter les déformations posturales, et pour éviter que le pied ait de mauvaises habitudes pendant le sommeil. L'attelle doit être maintenue la nuit. Les chaussures à contrefort solide sont indiquées.

LA RÉCIDIVE ET L'ASTRAGALECTOMIE

La récidive est classique : 60 % des pieds opérés présentent des imperfections morphologiques ou justifient une seconde chirurgie. En respectant tous les principes édictés, on peut diminuer la fréquence de ces récidives. Un nouvelle libération capsulaire postérieure interne ou externe est souvent très hasardeuse, mais doit être néanmoins tentée. Les résections tendineuses, les ostéotomies de la colonne externe peuvent contribuer à rattraper ce pied déformé.

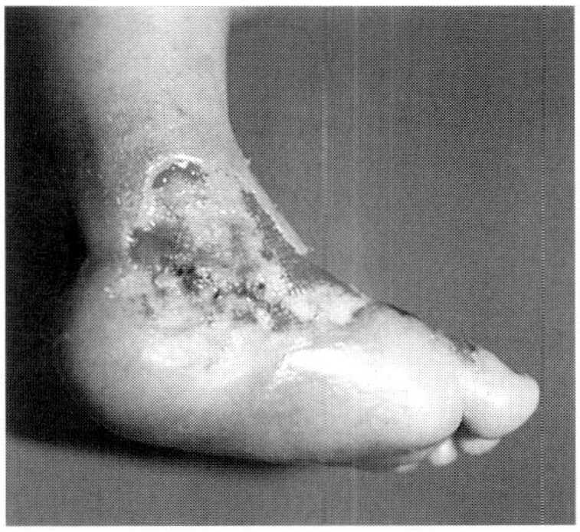

FIG. 1. – *Désunion cutanée massive après chirurgie de libération interne, sur un pied d'arthrogrypose.*

Une seconde chirurgie justifie une technique très précise pour ne pas s'exposer à des troubles vasculaires. ***L'astragalectomie est une décision qu'il faut envisager en dernier recours***, elle donne en général des résultats très modestes. La technique chirurgicale la plus élégante est celle décrite par Verbelyi-Ogston. Elle consiste à évider l'astragale, tout en respectant sa coque pour garder une certaine hauteur de l'arrière-pied. L'astragalectomie n'est pas toujours facile. Il est en effet difficile dans la fibrose de retrouver les interlignes articulaires. Quelle que soit la technique choisie l'astragalectomie doit comporter un recul du calcanéum, une fixation calcanéo-tibiale par broche maintenue pendant 2 ou 3 mois. L'astragalectomie ne corrige pas les déviations de l'avant-pied, il faut souvent la compléter par des ostéotomies de la colonne externe pour pouvoir corriger la déviation en abduction. Pendant plusieurs mois les attelles postopératoires sont nécessaires.

La chirurgie du pied doit tenir compte des autres déformations des genoux et des hanches. Fixsen recommande d'opérer les pieds avant d'opérer les déformations en flexion du genou. Il pense que le traitement chirurgical des pieds nécessite un conditionnement par plâtre avec genou en flexion, et que par conséquent cette immobilisation est incompatible avec les déformations que l'on veut corriger au niveau du genou. Les déformations des pieds ne doivent pas être opérées trop précocement. La verticalisation doit être éminente avant d'envisager des interventions chirurgicales au niveau des pieds.

D'autres déformations du pied, comme le pied creux, ou comme le pied talus valgus sont exceptionnelles. Le traitement suppose le respect des grands principes : résection tendineuse plutôt qu'allongement, chirurgie extensive, réduction de la médio-tarsienne et des 2 colonnes du pied, fixation par broches, maintien plâtré pendant plusieurs mois, attelles de posture pendant plusieurs années.

LE PIED DU SPINA BIFIDA

A. DIMÉGLIO[1], A. PRESEDO

Il ne faut jamais oublier qu'un enfant porteur d'un spina bifida est un enfant poly-handicapé. De multiples problèmes doivent être résolus en même temps : l'hydrocéphalie, la cyphose, la scoliose, la syringomyélie, l'insuffisance rénale. L'atteinte du pied apparaît comme marginale et secondaire. L'objectif fondamental est de hiérarchiser les priorités.

Les déformations sont complexes : elles varient selon le niveau lésionnel. Il peut s'agir d'un pied équin varus, d'un pied déformé en talus, d'un pied en supination, d'un équin pure, ou encore d'un pied valgus convexe.

Le risque de troubles trophiques est très élevé. Les exigences orthopédiques ne sont pas les mêmes suivant qu'il s'agit d'un enfant ambulant extérieur, ambulant intérieur, qui vivra assis ou condamné à l'alitement.

Les indications chirurgicales au niveau des pieds s'inscrivent donc dans une stratégie cohérente qui prend en considération toute la pathologie.

Les premières expériences du spina bifida ont été marquées par de nombreux transferts musculaires en s'inspirant des interventions qui étaient faites chez l'enfant poliomyélitique. Les transferts tendineux chez l'enfant porteur de spina bifida doivent avoir une indication exceptionnelle. Lindseth en 1992 a bien écrit que les tendons chez l'enfant porteur d'un spina bifida doivent être réséqués plutôt qu'allongés, et que les interventions de rééquilibration musculaire sont toujours accompagnées de mauvais résultats.

LES DÉFORMATIONS

La déformation en varus équin

Le pied bot varus équin du spina bifida est bilatéral, sévère, très rigide; il s'agit d'un pied pseudoarthrogryposique. L'atteinte est en général une atteinte lombaire, haute, ou moyenne. La stratégie est toujours la même : manipuler le pied depuis la naissance, et éventuellement combiner manipulations et plâtres; le but à obtenir est un pied plantigrade. Si l'équin est trop sévère, le tendon d'Achille doit être purement et simplement réséqué pendant les 3 premiers mois de la vie, et éventuellement on peut aussi sectionner le muscle tibial antérieur qui pourrait être responsable d'un déséquilibre musculaire. La correction obtenue doit être préservée par des plâtres correcteurs, et par des attelles. Quand on a décidé d'opérer la totalité de la déformation, et de réaliser une chirurgie extensive, il faut choisir avec précision la date de l'intervention.

Cette intervention n'est possible que si la verticalisation est imminente, que si l'enfant est libéré des autres problèmes, en particulier neurochirurgicaux. Quand on

1. Service d'orthopédie pédiatrique, hôpital Lapeyronie, 371, Avenue Gaston-Giraud, 34295 Montpellier Cedex 5, France.

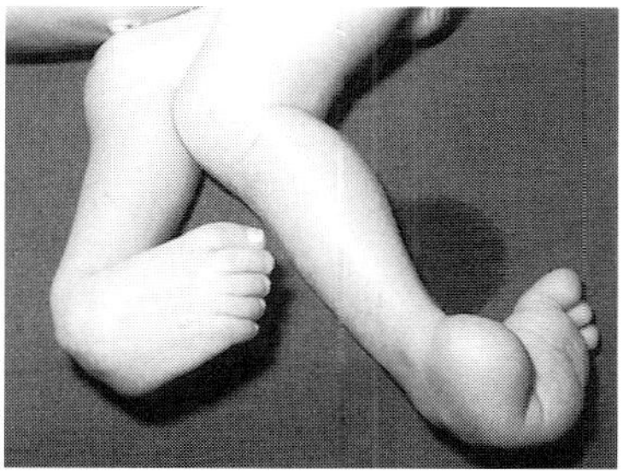

FIG. 1. – *Enfant porteur d'une myéloméningocèle.* Pieds bots varus équins sévères, la rigidité est totale.

opère le pied, il faut avoir suffisamment de temps, et de liberté pour continuer après l'intervention les manipulations et les attelles sans que ce travail de fond ne soit contrarié par de nouvelles hospitalisations pour des problèmes urologiques ou pour des problèmes neurochirurgicaux. La surveillance postopératoire doit donc être sans relâche et parfaite. Le risque de récidive est très élevé. *70 % des pieds varus équin qui ont été opérés seront réopérés.* L'intervention chirurgicale doit être pratiquée entre le 12e et le 20e mois. La libération doit être massive et circonférentielle.

Certains auteurs préfèrent utiliser l'incision de Cincinnati pour avoir une visibilité totale sur les nœuds fibreux. Nous préférons utiliser des incisions fragmentées : une incision postéro-externe, une incision interne, une incision latérale. Cette stratégie nous permet d'avoir très peu de désunion cutanée. Dans tous les cas l'intervention chirurgicale doit suivre les principes suivants :

– Libération postérieure avec capsulectomie de l'articulation tibio-astragalienne, et sous-astragalienne,
– Chirurgie de libération interne avec excision du muscle jambier-postérieur,
– Section du jambier antérieur,
– Large libération plantaire, et éventuellement si l'abducteur du gros orteil est rétracté, ne pas hésiter à l'exciser,
– Réduction de la colonne externe par une ostéotomie dans le calcanéum ou dans le cuboïde si l'adduction est trop prononcée

La fixation de la réduction doit être précise, utiliser 2 broches, une sur la colonne externe, une sur la colonne interne.

La réduction est un objectif, le maintien de la réduction pose un autre problème. Les soins postopératoires doivent être méticuleux, le risque d'escarre est très élevé. Après 3 ou 4 semaines de plâtre, la rééducation doit être reprise, quotidienne, intensive. Quelquefois l'enfant est vu tardivement avec des déformations très prononcées vers l'âge de 3 ou 4 ans. Dans ce cas la chirurgie doit être extensive, postérieure, interne et latéral-externe calcanéo-cuboïdienne, avec toujours un raccourcissement de la colonne externe par une ostéotomie.

Quand les pieds sont très déformés, quand ils ont été pluri-opérés, que les rétractions sont sévères, une astragalectomie peut être envisagée, c'est un procédé de sauvetage; nous évitons personnellement de réaliser cette astragalectomie car ses résultats sont modestes. L'astragalectomie dans tous les cas doit comporter un recul du calcanéum et éventuellement une ostéotomie de l'articulation calcanéo-cuboïdienne pour corriger l'adduction de l'avant-pied. La meilleure technique est la technique indirecte d'astragalectomie suivant la technique de Verbelyi.

À la fin de la croissance une arthrodèse est toujours possible : les principes suivants doivent être respectés :

– Les objectifs sont toujours modestes, il faut obtenir simplement un pied plat, plantigrade, qui sera toujours insensible.

– Il est préférable d'avoir un pied court arthrodésé qu'un pied long déformé.

– L'arthrodèse de la sous-astragalienne est toujours inquiétante, car l'absence de sensibilité est responsable d'escarre sur un pied rigidifié.

– L'excision des tendons sur le plan chirurgical est préférable à l'allongement des tendons.

– Il faut trouver le juste milieu dans la libération. Une libération excessive peut entraîner un pied flottant responsable de compression externe, et donc d'escarre.

– La chirurgie ne peut s'envisager que si la verticalisation est possible ou imminente.

– Ne jamais oublier que le pied du spina bifida est un pied sans sensibilité, et que le risque trophique est toujours élevé. Le déséquilibre musculaire est un élément de la déformation : les contraintes de postures, les interventions non suivies de soins postopératoires sont responsables d'aggravation, et d'une morbidité iatrogène surajoutée.

La déformation en talus

C'est une déformation qui est vue chez les enfants qui ont une atteinte sacrée et dont le potentiel de locomotion est relativement bon. Les transferts tendineux des extenseurs sur le calcanéum peuvent atténuer la déformation mais ne peuvent pas évidemment provoquer l'impulsion du pas. Au fur et à mesure que les enfants deviennent grands, et qu'ils prennent du poids, notamment pendant l'adolescence, des escarres peuvent survenir au niveau du talon. Une intervention chirurgicale peut être envisagée par déplacement postérieur du calcanéum telle que l'a décrit Mitchell en 1977. Cette intervention peut être utile pour améliorer la position verticale du calcanéum et limiter les risques d'escarre. Si une ulcération se déclenche, il faut absolument corriger la morphologie du calcanéum et exciser l'escarre. Il est important éventuellement d'utiliser un lambeau de rotation après avoir corrigé le calcanéum pour avoir un excellent matelassage du calcanéum.

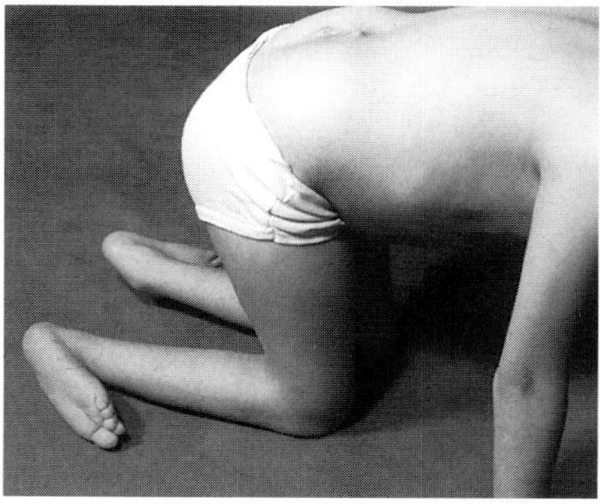

FIG. 2. – *Myéloméningocèle.* Atteinte distale sévère des membres inférieurs. Pieds talus valgus bilatéraux, aggravés par les postures.

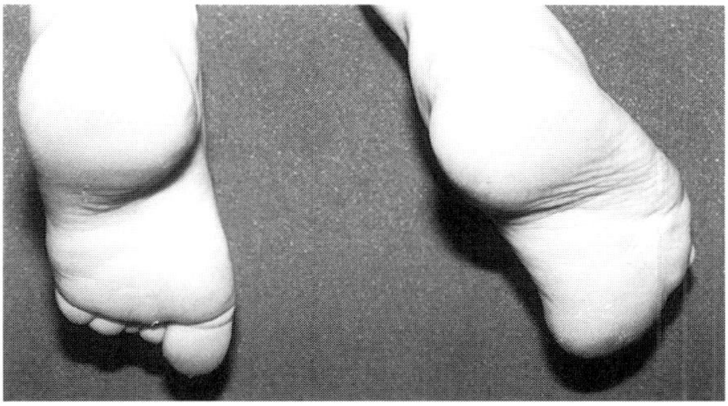

FIG. 3. – *Pied creux talus bilatéral chez un enfant porteur de spina bifida.* Enfant spina bifida multi-opéré. Noter la chute de l'avant-pied et du premier rayon du côté droit.

La déformation en valgus

La déformation en valgus de l'arrière-pied est fréquente, notamment lorsqu'il existe un pied talus (fig. 2). Ce valgus de l'arrière-pied peut être du à une atteinte de la sous-astragalienne qui devient instable; il peut être du à une obliquité de la cheville avec une rotation externe progressive du tibia. Quelquefois l'atteinte est dans la sous-astragalienne, et dans la cheville. Il est donc nécessaire de réaliser un bilan radiographique très précis, pour évaluer correctement les déformations. La déformation en valgus de la sous-astragalienne peut être améliorée par un déplacement interne du calcanéum, à condition que la tête de l'astragale soit bien orientée par rapport à la partie antérieure du calcanéum. Si la tête de l'astragale est en équin, et instable sur la partie supérieure et antérieure du calcanéum, alors il est préférable d'envisager une arthrodèse pour stabiliser l'astragale sur le calcanéum.

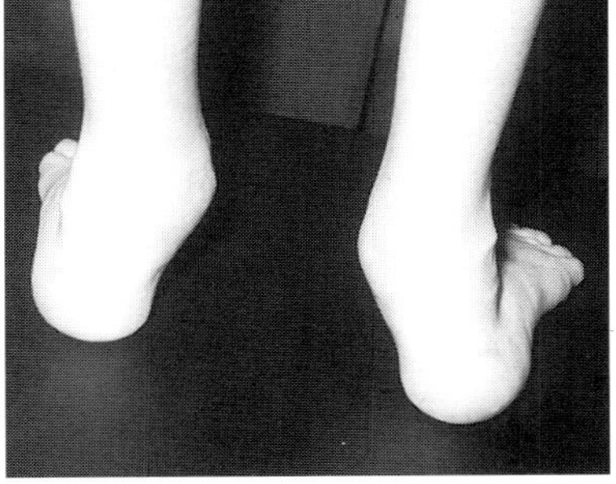

FIG. 4. – *Pied paralytique talus valgus chez un spina bifida.* L'interligne tibio-tarsien est oblique. La malléole interne est exposée aux contraintes de la chaussure : gros risque d'escarre.

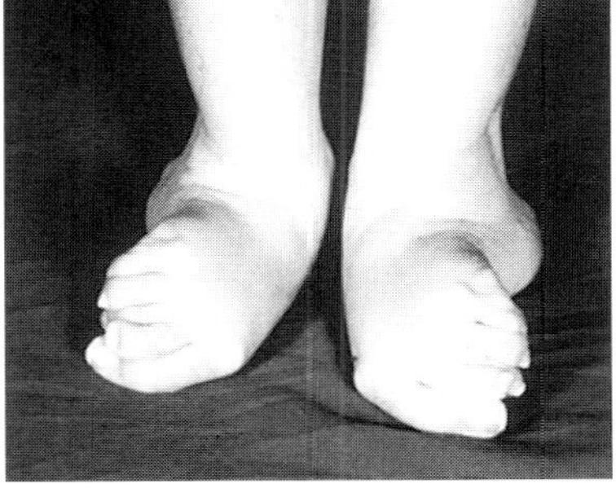

FIG. 5. – *Pied convexe sévère chez un enfant porteur d'un myéloméningocèle.*

La fixation de cette double arthrodèse, si elle est nécessaire, doit être solide, et éventuellement accompagnée d'un greffon iliaque pour accélérer la fusion. Cependant la réalisation d'ostéotomies chez le spina bifida reste soumise à des conditions osseuses toujours médiocres avec une grande ostéoporose. Le valgus de la cheville peut s'accompagner d'une rotation externe du tibia. Il y a une croissance insuffisante du péroné. Certains ont recommandé une épiphysiodèse par agrafes de la malléole interne. Nous préférons en ce qui nous concerne réaliser à la demande en fin de croissance une ostéotomie supra malléolaire pour corriger à la fois le valgus et la rotation externe. Cette ostéotomie peut être quelquefois difficile à consolider; il est nécessaire de maintenir par un plâtre postopératoire cette ostéotomie souvent longue à consolider.

La déformation en pied creux

Le pied creux peut être associé à un varus équin et à un pied talus valgus. Il peut être traité en même temps qu'une déformation de l'arrière-pied. La meilleure méthode pour corriger un pied creux est d'envisager théoriquement une ostéotomie du tarse; cependant il faut autant que faire se peut éviter de rigidifier le pied d'un enfant porteur d'une myéloméningocèle. Dans certains cas il est possible de réaliser une ostéotomie du 1er et du 2e rayon pour corriger la pronation de l'avant-pied, et de compléter ce geste par une grande libération plantaire; certains auteurs recommandent de décaler de principe l'ostéotomie sur les métatarsiens et éviter de rigidifier la partie moyenne du pied.

LES ULCÈRES CUTANÉS DU PIED

L'ulcère par pression, encore appelé ulcère de décubitus, est une nécrose ischémique. Celle-ci est causée par une augmentation de la pression tissulaire dans les zones d'appui, surtout dans les zones où il existe des protubérances osseuses avec une couverture cutanée fragile. Dans ces zones où la concentration des forces est élevée sur une petite surface cutanée, le poids du corps entraîne une pression qui bloque la circulation et produit une zone d'ischémie. Si cette ischémie se prolonge, il se produit alors un infarctus.

La douleur est le mécanisme de défense contre l'ischémie. Malheureusement, chez le myélomeningocèle, l'insensibilité du pied est un handicap majeur. Si l'appui se maintient pendant très longtemps, par exemple pendant plus de trois heures, il se produit une nécrose irréversible.

Deux théories expliquent la progression du phénomène

– La première, celle de l'école française, dit que la mort cellulaire dans les couches les plus superficielles de la peau, libère des substances telles que les quinines et les thromboxanes. Ces substances produisent la mort d'autres cellules et l'aggravation de la lésion. Cette théorie explique le phénomène de progression de l'escarre jusqu'à la découverte du plan osseux.

– La deuxième théorie considère que la nécrose commence près de l'os. C'est la zone qui supporte la plus grande pression et qui est la moins vascularisée. Cette théorie explique pourquoi il n'y a en règle qu'un érythème et pas d'escarre : l'infarctus se produit dans le tissu cellulaire sous-cutanée et la peau reste intacte.

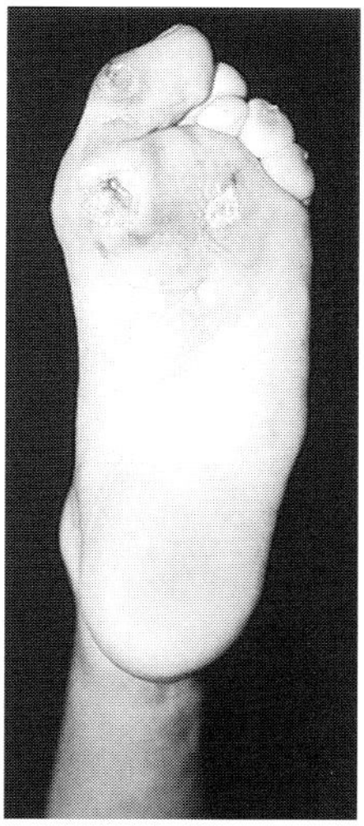

FIG. 6. – *Ulcérations plantaires multiples de l'avant-pied d'installation progressive.*

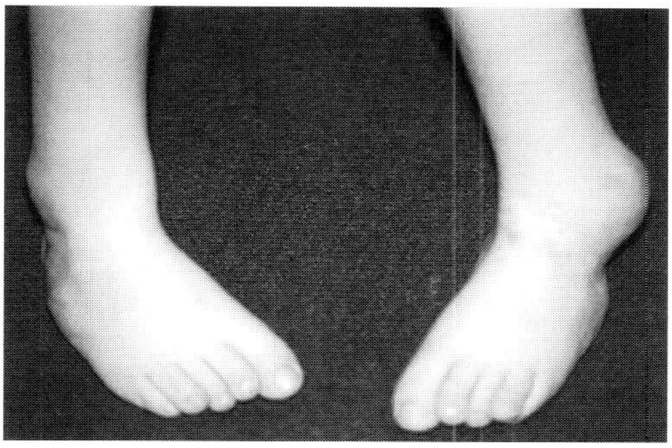

FIG. 7. – *Pieds de spina bifida. Instabilité sévère de la cheville après libération postérieure et interne massive.* Malléole externe protubérante et exposée aux ulcérations et aux agressions de la chaussure.

Les ulcères par pression passent par les étapes suivantes : tout d'abord une nécrose suivie d'une escarre, d'abord dure et puis molle ; ensuite une détersion avec élimination progressive du tissu nécrotique ; enfin une contraction, les cellules du tissu de granulation ayant tendance à fermer la plaie. Le processus, laissé à son évolution naturelle, dure quelques mois.

Pendant la phase initiale, les ulcères sont rapidement contaminées par des germes à Gram positif (Staphylococcus ou Streptococcus). L'escarre molle, particulièrement pour les malades hospitalisés, se laisse contaminer par des germes à Gram négatif (entérobactéries) qui aident à éliminer le tissu nécrotique et ils sont responsables d'une mauvaise odeur caractéristique. Pendant la phase de contraction l'ulcère est de nouveau contaminée par des germes à Gram positif.

Le traitement des ulcères par pression chez le myélomeningocèle doit obéir aux principes suivants :

1. La base du traitement est d'éviter l'appui et d'avoir une bonne hygiène des plaies. Les pansements sophistiqués et coûteux n'ont montré aucun avantage par rapport aux traitements classiques.
2. Il faut, s'il existe une déformation osseuse, absolument la corriger. Par exemple, s'il existe un pied talus et une ulcération au niveau du calcanéum il faut pratiquer une ostéotomie du calcanéum pour corriger la déformation. De même que s'il existe une ulcération d'appui sous le cinquième rayon il faut corriger cette déformation du pied si l'on veut absolument obtenir la cicatrisation.
3. La simple mise en place d'un plâtre pendant plusieurs semaines permet d'obtenir la cicatrisation.
4. Les pommades, les teintures et les substances antiseptiques, en théorie efficaces, ne peuvent pas réellement éviter l'infection.

5. Il faut éliminer le tissu nécrosé en faisant des soins répétés; c'est une partie importante du traitement. Il est plus facile d'éliminer l'escarre pendant la phase d'escarre dure que pendant la phase d'escarre molle.

6. L'apparition inopinée d'une ulcération au niveau du pied doit immédiatement faire vérifier l'état médullaire et rechercher une syringomyelie.

7. Chez certains malades qui ont des troubles neurologiques incomplets et un certain potentiel de déambulation on peut envisager éventuellement des transferts de lambeaux cutanés. Le meilleur moment pour réaliser ces transferts est de les faire pendant la phase de contraction quand les micro-organismes sont Gram positif; le risque de complications étant moins élevé.

Dans certains cas les lésions se compliquent et aux ulcères s'ajoutent des lésions invalidantes et surtout une ostéomyélite. Le risque d'amputation est loin d'être négligeable; il faut tout faire pour le différer.

L'escarre au niveau du pied chez l'enfant porteur d'un myélomeningocèle est souvent tenace et justifie une longue hospitalisation dont le coût financier est très élevé.

Avant d'envisager de traiter localement l'escarre il est important de corriger la déformation osseuse. L'attention est essentielle; une simple inattention de trois heures et une mauvaise posture peut entraîner une escarre d'installation rapide dont les soins seront compliqués et coûteux.

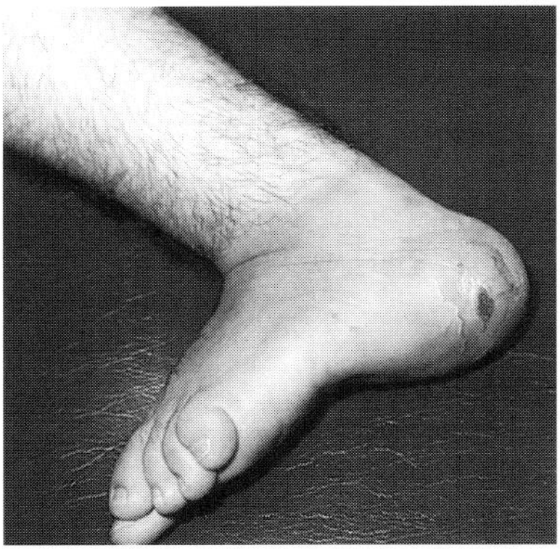

FIG. 8. – *Ulcération du talon chez un enfant porteur d'un spina bifida avec pied talus sévère.* Une ténotomie des extenseurs complétée par une ostéotomie du calcanéum de fermeture a permis d'améliorer la morphologie du pied.

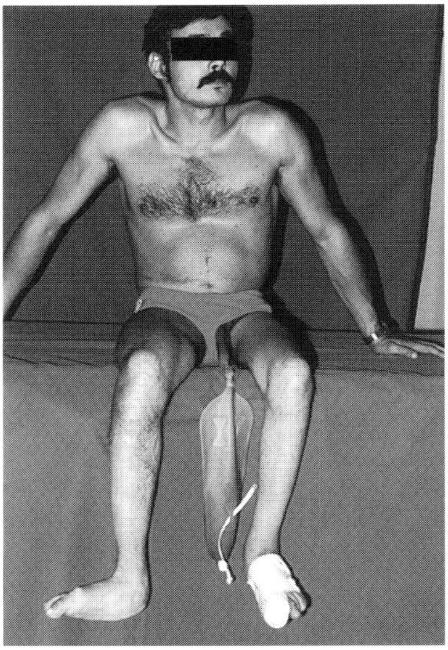

FIG. 9. – *Ulcération désespérément chronique chez un myéloméningocèle adulte.* Ce malade a accepté son handicap mais reste gêné dans sa vie quotidienne par son incontinence et par les troubles trophiques du pied qui empêchent tout chaussage.

RECOMMANDATIONS

L'atteinte neurologique dans le myéloméningocèle est complexe; l'atteinte est souvent mixte, elle intéresse le neurone moteur central et périphérique. Les troubles sensitifs jouent un rôle important dans le pronostic.

Le niveau d'atteinte sensitive est souvent plus haut que le niveau d'atteinte motrice. La sensibilité proprioceptive, la sensibilité à la température et à la douleur sont très affectées. Les pieds du spina bifida s'apparentent aux pieds diabétiques, ils sont exposés aux ulcérations et aux escarres. Il faut prendre soin des moindres excoriations cutanées, se préoccuper de l'infection la plus limitée. Les ulcérations peuvent survenir rapidement, et entraîner des détériorations considérables. Chez les enfants qui gardent un potentiel de marche, il faut tout faire pour obtenir un pied plantigrade, éventuellement il faut apprécier les contraintes plantaires pour voir quelles sont les zones qui subissent des pressions trop fortes, qui sont exposées à des ulcérations. Chez les enfants qui ne marchent pas, il est aussi important de corriger les déformations du pied, car les pieds ont besoin d'être confortablement appareillés. Même assis un enfant a besoin d'avoir sur la plate-forme de son fauteuil des pieds plantigrades correctement chaussés.

LE DYSRAPHISME SPINAL

A. DIMÉGLIO[1], T. BENTAHAR

Le pied peut s'intégrer dans la symptomatologie d'un dysraphisme spinal. Des déformations rachidiennes peuvent passer inaperçues. L'atteinte du pied peut faire l'objet d'une erreur diagnostique comme, par exemple, simuler un pied bot varus équin idiopathique ou une atteinte poliomyélitique. Beaucoup d'enfants ont bénéficié d'interventions chirurgicales au niveau du pied, sanctionnées par une récidive pour le moins surprenante. C'est secondairement que l'atteinte médullaire a été découverte. ***Pour toute récidive d'un pied opéré, il faut donc vérifier le rachis, son contenant et son contenu.***

Lichtenstein a été le premier à utiliser le terme de dysraphisme spinal. Il a décrit des anomalies diverses de la partie médiane de la région thoracique qui résultaient d'erreurs embryonnaires après la fermeture du tube neural pendant les premiers mois de la vie intra-utérine. En réalité l'atteinte survient plus fréquemment dans la région lombaire. Le terme de dysraphisme spinal recouvre des anomalies diverses et peut toucher aussi bien la moelle que la queue de cheval, ou encore les méninges,

1.Service de chirurgie orthopédie pédiatrique, hôpital Lapeyronie, 371, Av. Doyen-Gaston-Giraud, 34295 Montpellier Cedex 5, France.

les éléments osseux de la colonne vertébrale, les muscles et la peau. La manifestation la plus évidente d'un dysraphisme spinal consacré est la myéloméningocèle ou le spina bifida ouvert.

Rasool a revu 16 enfants porteurs d'anomalies des pieds rattachées à un dysraphisme spinal ou à des anomalies rachidiennes. Cela représente 2,4 % de la totalité des déformations du pied observées dans cet hôpital (Université de Natal, Congella, République Sud-Africaine). Le plus jeune enfant était âgé de 6 mois et le plus âgé avait 12 ans. Dans le lot des déformations, on retrouve avec une fréquence élevée des pieds bots varus équins.

Toutes les anomalies sont possibles comme des pieds creux, des ulcérations trophiques du gros orteil, des pieds valgus ou des pieds varus ou encore de simples asymétries de taille des pieds. Les lésions cutanées sont fréquentes mais peuvent être absentes; elles se caractérisent par des angiomes de la partie médiane, par des cicatrices atrophiques congénitales, par des lipomes sous-cutanés, par des fossettes dans le pli anal ou encore par un naevus pileux.

La symptomatologie peut s'enrichir de troubles sensitifs au niveau du pied, de faiblesses musculaires, d'atrophies du membre inférieur ou d'inégalités de longueur, et d'incontinence urinaire. La radiographie conventionnelle peut attirer l'attention sur des malformations banales comme un spina bifida L5-S1 ou L4-L5. Mais s'il existe une symptomatologie au niveau du pied, la présomption s'accroît lorsque l'on retrouve un élargissement de la distance inter-pédiculaire.

Le myéloscanner permet aujourd'hui d'identifier des malformations très diverses comme une diastématomyélie, des élargissements ou des rétrécissements de la colonne vertébrale, des lipomes intra-médullaires avec plus ou moins extension extra durale, des épaississements du filum terminale ou encore des moelles attachées. Ces enfants sont en général porteurs d'autres malformations qu'il faut rechercher avec insistance, en particulier des malformations urinaires.

Quelquefois, le dysraphisme spinal se complète d'anomalies plus ou moins prononcées du sacrum. Quand l'anomalie médullaire n'est pas évidente, le pied peut être le premier signe d'appel et motiver ainsi la consultation d'orthopédie pédiatrique; il peut s'agir d'un trouble de la marche ou de l'installation progressive d'un pied creux.

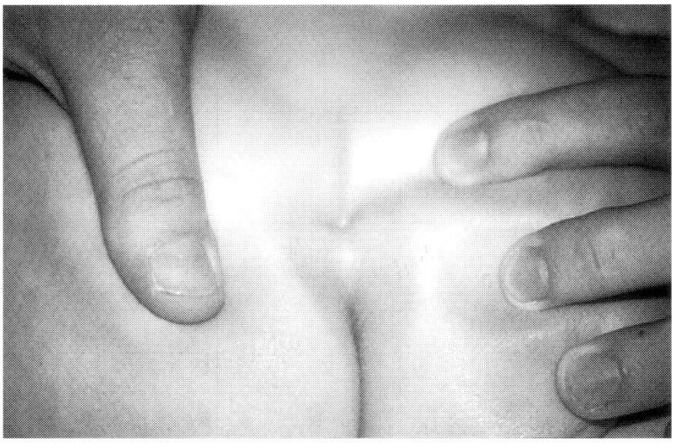

FIG. 1. – *Devant toute malposition des pieds : pied creux, pied convexe, pied bot...* Surtout si l'atteinte est unilatérale... Il faut examiner le pli anal... Et penser à un dysraphisme spinal.

L'examen clinique du rachis doit faire l'objet d'une enquête systématique devant toute anomalie du pied surtout lorsqu'elle est unilatérale. Le diagnostic est relativement facile s'il existe des manifestions cutanées qui attirent l'attention, dans la région lombaire ou dorsale. Les anomalies peuvent être évicentes ou plus discrètes comme une simple fossette dans la région anale.

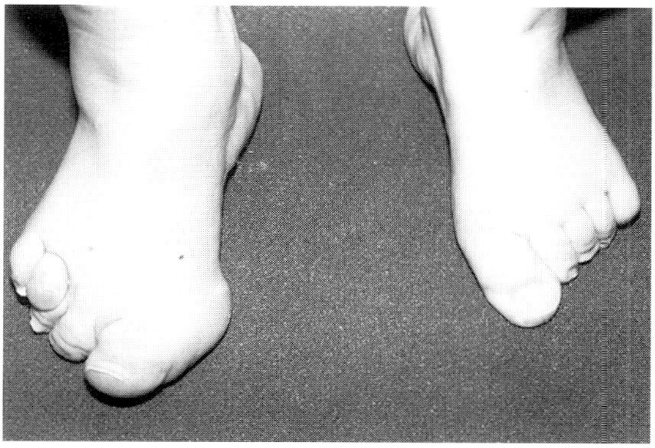

FIG. 2. – *Griffe des orteils chez un enfant présentant un dysraphisme spinal.*

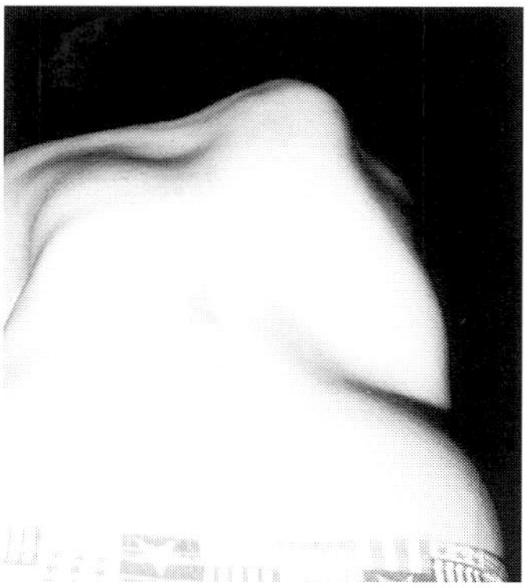

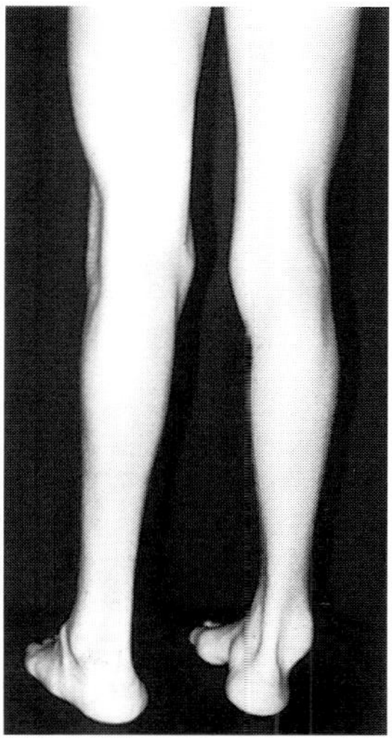

FIG. 3 et 4. – *Enfant porteur d'une scoliose congénitale, d'une moelle attachée, et de deux pieds creux sévères.*

L'incontinence n'est pas toujours facile à diagnostiquer chez un enfant de moins de 3 ans mais des tests uro-dynamiques ont permis d'authentifier de véritables vessies neurologiques à cet âge.

Certains enfants plus âgés peuvent présenter uniquement des ulcérations tenaces, récidivantes, des orteils; il faut savoir penser à vérifier la moelle. La résonance magnétique est un moyen non invasif d'authentifier un dysraphisme spinal. La radiographie conventionnelle ne montre de signe osseux que dans 60 % des cas.

Le diagnostic différentiel de la déformation du pied se pose avec une poliomyélite, une maladie de Friedreich, une arthrogrypose localisée, une polynévrite. Devant tout pied creux atypique, devant toute asymétrie du pied, devant tout trouble trophique, devant toute déformation progressive et récidivante, il faut penser à un dysraphisme spinal.

L'orthopédiste doit rester vigilant, vérifier le rachis, ne pas hésiter à demander des explorations complémentaires comme un myéloscanner ou une résonance magnétique et à confier cet enfant à un neurochirurgien pour le traitement des lésions médullaires. Néanmoins, notre expérience nous a démontré que lorsque les lésions au niveau du pied étaient installées, elles étaient irréversibles et que la chirurgie du pied ne pouvait être que palliative : le traitement des lésions médullaires mettant seulement à l'abri des récidives.

10

PIED DE L'IMOC

CLASSIFICATION DES DÉFORMATIONS DU PIED DANS L'INFIRMITÉ MOTRICE D'ORIGINE CÉRÉBRALE

G. PENNEÇOT[1]

Les déformations du pied chez l'enfant dans l'infirmité motrice d'origine cérébrale sont fréquentes, elles peuvent être diverses. Les déformations envisagées ici intéressent essentiellement l'enfant IMOC spastique. Les athétosiques et les dystoniques ont des déformations mais ces déformations sont rarement fixées.

Les déformations du pied chez l'enfant IMOC sont acquises et sont le résultat d'un déséquilibre musculaire. Elles s'aggravent avec la croissance alors que la lésion cérébrale est stable. Les déformations du pied affectent les autres articulations du membre inférieur et compromettent leur marche. Il y a différentes déformations chez l'IMOC au niveau du pied, elle dépendent du type de la lésion cérébrale.

Les déformations les plus fréquentes sont : **l'équin, le varus, le valgus**. Très souvent ces déformations sont combinées.

Dans le souci de rendre cette classification plus lisible, nous avons de façon artificielle dissocié les déformations de l'arrière-pied et de l'avant-pied, dans le plan sagittal et dans le plan frontal. Chacune de ces déformations sera décrite sur le plan clinique, radiographique et analysée sur les courbes du cycle de marche. L'objectif est d'insister surtout sur les conséquences de ces déformations du pied sur la fonction.

EXAMEN DE LA DÉFORMATION DU PIED

L'examen nécessite un bilan clinique et radiologique, une analyse de la marche, surtout si l'on envisage une intervention chirurgicale.

1. Service d'orthopédie pédiatrique, hôpital Robert-Debré, 48 boulevard Sérurier, 75019 paris.

Bilan clinique. – Il faut observer l'enfant marcher avec et sans appareil. Durant le cycle de marche, il faut voir si cette déformation est permanente ou transitoire. Il faut ensuite observer le pied pendant la phase d'appui et pendant la phase oscillante. L'examen doit se pratiquer sur un enfant calme ; il commence par apprécier la déformation, sa tonicité, l'amplitude de mouvement de chaque articulation et une évaluation des lésions cutanées.

Au niveau de la cheville, l'amplitude de mobilité est quantifiée, genoux en flexion et genoux en extension pour faire la différence entre le soléaire et le muscle gastrocnémien. Il faut utiliser le stretch réflexe pour mettre le pied brutalement en flexion dorsale, en varus et en valgus. Puis examiner l'avant-pied, observer l'arche interne, la mobilité de la médio-tarsienne et ne pas oublier d'examiner le gros orteil souvent porteur d'un hallux valgus.

Pour chaque muscle, il faut essayer d'évaluer sa force et le contrôle volontaire. Il est important aussi d'apprécier les empreintes plantaires, leur forme et si possible la pression dynamique qui s'exerce sur le pied au cours de la marche. À la fin de cet examen, il est indispensable de faire le point entre les déformations *réductibles* et les déformations *fixées*, entre les déformations *primitives* et les déformations *secondaires*, entre les déformations par spasticité et les déformations par rétraction.

Bilan radiographique. – Il faut faire des radiographies de profil et frontale sur un enfant debout si possible. Il est important de tracer l'axe de l'astragale, du calcanéum, du premier et du cinquième métatarsien.

Examen en laboratoire de marche. – Si l'enfant est capable de marcher, il est préférable de l'évaluer sur un laboratoire de marche. Cet examen permet de mieux comprendre les déformations, de suivre l'enfant et d'apprécier les conséquences sur le membre inférieur. Nous pensons que des examens dynamiques, électromyographiques sont nécessaires si l'on veut réaliser une intervention chirurgicale de façon rationnelle.

Examen sous anesthésie générale. – Si une intervention chirurgicale est réalisée, il ne faut pas oublier d'examiner l'enfant sous anesthésie générale, pour faire la différence entre spasticité et contracture.

DÉFORMATION DE L'ARRIÈRE-PIED

Dans le plan sagittal :

Pied équin. – L'équin peut être dynamique ou fixé. La déformation dynamique est la conséquence d'une spasticité du soléaire ou du gastrocnémien. **L'équin fixé** est la conséquence d'une rétraction musculaire. L'examen physique durant la simple phase d'appui : toutes les déformations en équin peuvent induire non seulement des tableaux cliniques différents mais aussi peuvent avoir des amplitudes différentes. L'équin peut être par exemple relativement stable pendant toute la phase d'appui, l'équin peut être plus important à la phase initiale de contact qu'à la fin, l'équin peut être plus discret à la phase initiale qu'à la fin. Ces éléments sont très bien analysés par l'examen sur piste de marche. L'examen clinique a aussi l'intérêt d'apprécier le tonus et la mobilité au niveau de la cheville, genoux étendus, genoux fléchis.

Le bilan radiographique n'a pas d'intérêt si l'équin est isolé. Il peut être plus intéressant si l'équin s'associe à une autre déformation. L'équin fixé ou dynamique conduit à une limitation de la flexion dorsale. Le contact initial se fait par l'avant-pied tout d'abord mais quelquefois le total contact, deuxième temps de la phase d'appui, manque et le moment externe est inversé.

Ce dysfonctionnement a des conséquences sur la longueur du pas qui a tendance à décroître et sur la vitesse de marche. Il entraîne de plus une instabilité pendant la phase d'appui et quelquefois même peut avoir un retentissement sur la phase oscillante, par défaut de dégagement du pied.

Pied talus. – Le pied talus se définit comme étant une trop grande flexion dorsale de la cheville. Il est exceptionnel chez l'enfant porteur d'une infirmité motrice cérébrale. Le plus souvent, il est la conséquence d'un allongement excessif du tendon d'Achille. Le pied talus conduit inévitablement à l'effondrement en triple flexum. La flexion plantaire survient trop rapidement après le contact initial. Le tendon d'Achille a un rôle freinateur pendant la phase d'appui, le tibia a tendance à progresser en avant trop rapidement. Les réactions des forces au sol ont tendance à se déplacer vers l'arrière par rapport à l'axe du genou. Dans les formes sévères d'infirmité motrice cérébrale, surtout chez les enfants qui ne marchent pas, les pieds talus valgus prononcés peuvent survenir. Quelquefois ces déformations peuvent avoir des conséquences sur la peau qui est blessée dans les chaussures.

Déformation du pied dans le plan frontal :

De nombreux tendons traversent l'articulation sous-astragalienne sur son versant interne et son versant externe. Le déséquilibre musculaire conduit soit au pied valgus, soit au pied varus. La rétraction des tendons d'Achille accroît l'effet de déséquilibre musculaire.

Pied varus. – La déformation en varus entraîne une rotation interne du calcanéum. Ce varus peut être **actif** ou **fixé**, il est souvent combiné à un équin. Cette déformation est fréquente dans l'hémiplégie mais plutôt rare chez le diplégique ou le tétraplégique. Durant la phase d'appui, le pied est donc sur son bord latéral externe, il est important de savoir si le varus est permanent ou s'il survient seulement pendant une partie du cycle de marche. Il est important de savoir si la déformation est réductible et fixée, s'il existe un réflexe de stretch au niveau du muscle tibial postérieur ou jambier antérieur. Si l'équin se combine au varus, l'importance de l'équin doit être évaluée quand on a corrigé le varus. Il faut observer l'aspect de l'arche interne, le creux du premier métatarsien; un pied creux au niveau du premier métatarsien est souvent associé. Il est important de reconnaître une malrotation du tibia.

L'examen des empreintes plantaires peut montrer que la pression est excessive sur les bords latéraux du pied. Dans l'infirmité motrice cérébrale, la déformation en varus est d'abord réductible puis se fixe secondairement.

Le bilan radiographique évalue les rapports entre le calcanéum et l'astragale qui sont souvent superposés sur la face et le profil.

Le bilan électromyographique n'est pas toujours décisif pour comprendre les raisons du varus. Les muscles inverseurs sont trop profonds et difficiles à explorer. En général, il existe une spasticité ou une rétraction du muscle jambier postérieur ou du jambier antérieur. Un varus, qu'il soit dynamique ou fixé, conduit inévitablement à une instabilité pendant la phase d'appui et aussi à un défaut de dégagement du pied pendant la phase oscillante.

Chez l'enfant qui ne marche pas, le pied en varus a des conséquences purement morphologiques et entraîne des difficultés de chaussage.

Pied valgus. – C'est de loin la plus fréquente chez le diplégique et le tétraplégique. La déformation en valgus est souvent associée à un équin et une abduction de l'avant-pied et à un hallux valgus. Le calcanéum est en rotation externe. Durant la phase d'appui, le pied est en rotation externe et le contact premier est sur le bord interne du pied, ce qui a tendance à accroître la rotation externe de la jambe. Ce pied valgus peut être le résultat d'une spasticité des péroniers, d'une rétraction des muscles ou d'une torsion tibiale externe.

Au début, la mobilité de la sous-astragalienne est totale et la déformation est réductible mais secondairement le valgus se fixe.

L'examen clinique du pied est fondamental. En position debout, le calcanéum est en valgus, la tête de l'astragale plonge en dedans et est pratiquement au contact du sol. Il est important d'évaluer le valgus de l'arrière-pied, sa réductibilité, de rechercher une spasticité des muscles péroniers et de noter une rotation externe.

Le bilan radiographique objective sur la face et sur le profil, un angle entre le calcanéum et l'astragale qui est augmenté. Il y a quelquefois une abduction de l'avant-pied et un hallux valgus.

Il est important d'analyser les conséquences de ce valgus au laboratoire de marche. Dans cette déformation, le bras de levier des muscles du mollet a tendance à décroître. Le tibia progresse trop rapidement en avant. La déformation en valgus et en rotation externe du tibia conduit inévitablement à une déformation en triple flexum.

Chez l'enfant qui ne marche pas, le valgus est une déformation morphologique, il peut simplement poser des difficultés de chaussage, notamment lorsque l'astragale est saillie dans la plante.

DÉFORMATION DE L'AVANT-PIED

Les déformations de l'avant-pied surviennent tardivement dans l'évolution de l'infirmité motrice cérébrale : cela s'explique parce que les articulations de l'arrière-pied sont longtemps mobiles et que cette mobilité protège l'avant-pied. Quand les déformations des orteils s'installent, elles sont souvent associées à des déformations prononcées de l'arrière-pied.

Les déformations de l'avant-pied sont dans les trois plans de l'espace, **frontal**, **sagittal** et **horizontal**.

Dans le plan sagittal, l'hyper-extension de l'avant-pied survient quand il y a un équin. Si cette hyper-extension est importante, le pied a tendance à rappeler un pied bot. Lorsque l'on observe soigneusement le pied pendant la phase d'appui, on peut se rendre compte que le contact initial est sur l'avant-pied et que le talon n'a pas de contact avec le sol, tandis que le tibia progresse de façon trop rapide vers l'avant. Cette déformation peut s'associer avec un équin valgus de l'arrière-pied.

Dans le plan frontal, l'adduction ou l'abduction de l'avant-pied survient avec un varus ou un valgus de l'arrière-pied. Ces déformations sont particulièrement nettes au milieu de la phase d'appui et à la fin de la phase d'appui. Dans l'hémiplégie, l'adduction de l'avant-pied est fréquemment associée à un varus équin de l'arrière-pied. Chez le diplégique, l'abduction de l'avant-pied est souvent associée à un pied valgus et ce pied valgus s'accompagne d'une rotation externe. Avec le temps et la croissance, la rotation externe et le pied plat valgus s'accentuent.

L'hallux valgus est une déformation qui survient en relation avec le pied plat valgus. Sa correction est quelquefois nécessaire pour éviter les douleurs sur le bord interne du premier rayon.

LE PIED DANS L'INFIRMITÉ MOTRICE CÉRÉBRALE : PIÈGES ET ERREURS

A. DIMÉGLIO[1], A. PRESEDO

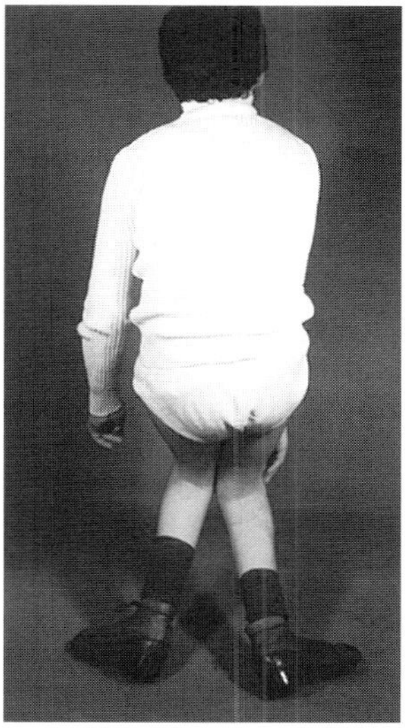

FIG. 1. – *Triple flexum et pied talus valgus chez un infirme moteur d'origine cérébrale.* Rotation externe sévère des tibias.

PRINCIPES DE BASES

1 – Chaque situation est une situation difficile. Le dosage subtil de faiblesse musculaire, de spasticité, de rétraction et d'automatisme, qui entrent dans la composition d'une déformation, rend chaque malade spécifique.

2 – Le tableau clinique évolue avec l'âge. Les problèmes ne sont pas les mêmes avant l'âge de 5 ans, à 10 ans ou après la puberté. Le poids du malade joue un rôle important. Avant l'âge de 5 ans l'enfant est léger; ses déformations sont bien

1.Service d'orthopédie et de traumatologie pédiatrique, hôpital Lapeyronie, 371, Avenue Doyen-Gaston-Giraud, 34965 Montpellier Cedex 5.

tolérées, et compromettent rarement ses aptitudes fonctionnelles. À l'âge de 5 ans un enfant pèse 20 kg, à 10 ans 30 kg, mais à 16 ans il pèse 60 kg ! La croissance et le temps travaillent donc contre l'enfant porteur d'une infirmité motrice cérébrale. Avec le temps le poids de l'enfant s'accroît, et le coût énergétique de la marche augmente. Un enfant qui marche avec difficultés a tendance à ralentir et à préférer un fauteuil roulant. Cette notion de poids est fondamentale chez un diplégique, spécialement quand la verticalisation est précaire.

3 – Nous devons différencier l'hémiplégique, le diplégique, et le quadriplégique, 3 mondes qui sont complètement différents avec des aptitudes fonctionnelles très diverses. L'hémiplégique marchera, parlera et ne se luxera pas. Le diplégique concentre tous les problèmes et tous les risques. Le quadriplégique, ou l'enfant dit alité n'a pas réellement de problèmes avec ses pieds.

4 – Il faut garder à l'esprit l'importance du facteur-temps. Un bon résultat chirurgical à 5 ans peut devenir un mauvais résultat à 15 ans. Les indications chirurgicales reposent essentiellement sur le potentiel locomoteur. Les indications ne sont pas les mêmes suivant que l'enfant est un ambulant extérieur, un ambulant d'appartement, avec ou sans cannes.

5 – L'obsession de vouloir tout normaliser peut conduire à des complications. La morbidité iatrogène aggrave l'handicap.

6 – Le pied doit être pris en compte dans une analyse globale. Les déformations distales ne sont jamais isolées. Il faut avoir une vision stratégique d'ensemble dans cette maladie.

7 – Deux recommandations doivent toujours guider les chirurgiens :

– L'hyper-correction est souvent une impasse irréversible.
– L'hypo-correction est récupérable.

Finalement il vaut mieux faire moins que trop.

8 – L'arthrodèse de l'arrière-pied est une solution de facilité. Elle stabilise définitivement la déformation, mais rigidifie le pied; chez un enfant paralysé ce pied peut devenir douloureux.

9 – Il faut savoir accepter des déformations mineures ou compatibles avec une bonne fonction d'adaptation. L'obsession normalisatrice est une cause fréquente d'échecs.

10 – *La force propulsive du triceps est l'élément fondamental du pied, et doit être préservée à tout prix.* On doit toujours éviter un allongement dans la portion blanche du triceps. Il vaut mieux choisir un allongement dans les aponévroses suivant la technique de Vulpius. Il ne faut jamais oublier que la correction d'un équin n'est pas obligatoire et qu'elle peut être bien tolérée.

11 – Un examen clinique précis, rigoureux est fondamental. Comme le disait Eggers, s'il ne fallait retenir qu'une seule chose de l'examen d'un infirme moteur d'origine cérébrale, l'inspection et la vision d'un enfant montant, descendant les escaliers, marchant, est porteuse d'une information irremplaçable. De toute évidence aucune décision chirurgicale ne peut être prise, sans avoir réalisé auparavant un examen sous anesthésie générale.

12 – Quand on dispose d'un matériel sophistiqué, comme un laboratoire de marche, l'information obtenue est précieuse. Certains muscles, par exemple le muscle tibial antérieur, peuvent avoir un effet parasite et se contracter au mauvais moment; il est important d'analyser le comportement de ces muscles avant d'envisager une transplantation. De même l'évaluation de la marche permet l'approche tridimensionnelle des déformations et matérialise les interactions entre le pied et le genou,

entre le pied, le genou et la hanche. L'examen sur piste de marche avant intervention chirurgicale et après intervention chirurgicale est un document objectif indiscutable.

LE PIED HÉMIPLÉGIQUE

Toutes les déformations sont possibles depuis les plus imperceptibles jusqu'aux plus sévères.

1 – Une déformation mineure, telle qu'une rotation interne du pied, peut être la première raison pour une consultation. Le piège fréquent est de méconnaître l'hémiplégie. La recherche d'un équin devant toute démarche en rotation interne doit être systématique. Il faut regarder l'enfant marcher dans une pièce spacieuse pour repérer un certain degré d'atteinte du membre supérieur. C'est cette marche particulière de l'hémiplégique qu'il faut essayer de saisir. Ce piège est fréquent en consultation. Le risque est de sous-estimer le diagnostic neurologique et de s'en remettre à une inquiétude maternelle.

2 – *Un équin modéré est souvent bien accepté et ne justifie aucune intervention chirurgicale*. À l'opposé il faut donner au pas une certaine forme d'élasticité tout à fait providentielle.

3 – La propulsion du triceps est toujours un élément décisif. Quand l'équin nécessite une chirurgie, parce qu'il est trop important et qu'il crée un handicap fonctionnel; nous préférons dans tous les cas l'allongement dans les aponévroses suivant la technique de Vulpius. Le procédé de Vulpius évite l'hyper-correction, et même en cas de récidive, il peut être recommencé. L'allongement du tendon d'Achille est donc une intervention illogique, qui ne résout pas le problème d'un muscle court. On peut éventuellement utiliser en cas de spasticité des injections de toxine botulinique ou des injections d'alcool. Mais leur effet reste très transitoire.

4 – Quand l'équin est dû seulement à une spasticité, et si cette spasticité crée les conditions d'un handicap fonctionnel, des indications de rhizotomie sont aussi possibles; en général nous préférons attendre que le muscle se rétracte et d'envisager alors une intervention de type Vulpius.

L'hémiplégique présente 4 types de marche anormale. Il faut différencier ces différentes anomalies pour éviter des erreurs chirurgicales grossières.

– *Type 1* caractérisé par un pied tombant pendant la phase oscillante du pas. Le pied devient plantigrade pendant la phase d'appui. Le jambier antérieur est faible, et le seul traitement est de mettre en place une attelle articulée correctement placée dans le soulier.

– *Type 2* caractérisé par un équin persistant durant la phase d'appui, et durant la phase oscillante. L'examen clinique révèle une rétraction. Si l'équin est modéré, il faut attendre que l'enfant soit âgé au moins de 5 ans. Quand l'équin est plus sévère, l'intervention de Vulpius est alors recommandée. Certains auteurs prônent un plâtre correcteur porté pendant 2 ou 3 mois pour corriger l'équin. Mais leur effet reste transitoire. S'il existe une spasticité une injection d'alcool ou de toxine botulinique est recommandée. Nous n'avons jamais utilisé dans notre expérience la toxine botulinique ou l'injection d'alcool.

– *Type 3* caractérisé par un équin qui persiste pendant la phase d'appui et qui est aggravé par une participation indiscutable du genou. Les déformations du genou s'accompagnent en général d'une limitation de la flexion pendant la phase oscillante, et d'une augmentation de la flexion durant la phase d'appui. Cette situation est appelé « genou raide » stiff-knee gait, elle est due à un déséquilibre musculaire entre le droit antérieur et les ischio-jambiers; le traitement consiste avant tout à réaliser une ténotomie des ischio-jambiers, secondairement un transfert du droit antérieur sur le couturier est envisageable. Une aponévrotomie du triceps selon la technique de Vulpius est indiquée.

– *Type 4* plus complexe. La déformation du genou s'associe à une déformation de la hanche, avec une spasticité et une rétraction en adduction, et en flexion de hanche. Le traitement bien sûr consiste à allonger éventuellement les adducteurs, ou le muscle psoas-iliaque.

Les indications sont mieux précisées après un examen clinique rigoureux et un examen sur piste de marche. L'erreur consiste à méconnaître toutes ces déformations associées, elle peut conduire à de véritables désastres. Par exemple dans un type 1 un allongement du tendon d'Achille n'apportera aucun bénéfice et il est important de ne pas confondre un type 3 et un type 4, car cela peut entraîner des complications redoutables. ***La chirurgie en un temps est un objectif***, après une analyse globale de toutes les déformations des membres inférieurs, un examen clinique soigneux sous anesthésie générale, il vaut mieux traiter toutes les déformations en même temps.

Le pied équin doit être corrigé car il est souvent mal toléré. Seul un examen clinique précis complété par un examen sur piste de marche permet de choisir le bon traitement. Le transfert du muscle tibial antérieur sur le bord latéral du pied peut être une option. Le transfert du muscle tibial postérieur à travers la membrane osseuse reste une indication rare.

Il faut éviter simultanément d'allonger le triceps sous peine de courir le risque d'avoir un pied talus. Toute chirurgie de tendons, et particulièrement une chirurgie de transplantation doit être mûrement réfléchie; il faut analyser avec précision l'équilibre des forces. Le triceps doit être comparé à la force des muscles extenseurs, et les muscles varisants doivent être comparés aux muscles valgisants. Il ne faut jamais oublier qu'à la puberté, avec le temps, compte tenu de la continuité musculaire qui existe entre le triceps et les muscles plantaires le pied équin s'accompagne le plus souvent d'un pied creux.

La double arthrodèse est une indication «désespérée», elle ne peut s'envisager qu'après avoir épuisé toutes les autres ressources de chirurgie indirecte sur le calcanéum. Il faut respecter le plus possible la mobilité de la sous-astragalienne. Chaque fois que possible il faut agir sans neutraliser une articulation, par exemple en combinant ostéotomie sur le calcanéum ou sur la colonne externe, ou interne, libération plantaire, et libération du tendon d'Achille dans les aponévroses. Cependant lorsqu'on est confronté à des déformations majeures, il faut se résigner à une double arthrodèse qui peut s'envisager l'âge de 13 ans d'âge osseux.

LE PIED DIPLÉGIQUE

Le terme diplégique concerne des enfants qui ont une atteinte prédominante aux membres inférieurs, mais qui en réalité ont aussi une atteinte très discrète des membres supérieurs. La situation n'est pas toujours aussi tranchée entre hémiplégique, diplégique, triplégique et tétraplégique; dans un même esprit on peut dire qu'il y a de larges différences au sein du groupe des diplégiques. Il y a ceux qui marchent presque normalement, ceux qui ont une tendance à marcher de façon précaire et ceux qui marchent avec difficultés uniquement à domicile. Il y a des diplégiques

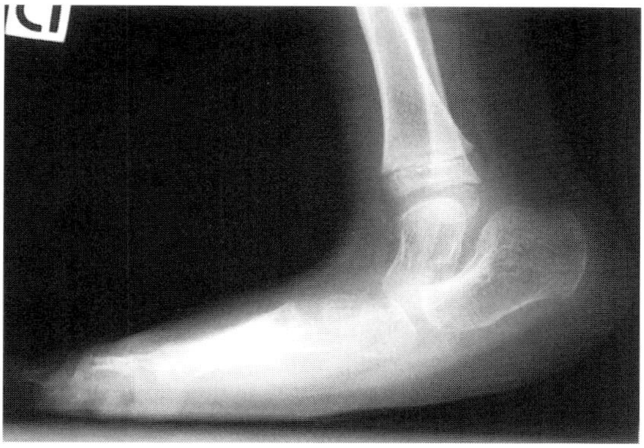

FIG. 2. – *Équinisme prononcé avec cassure dans la médio-tarsienne chez un diplégique ambulant précaire.*

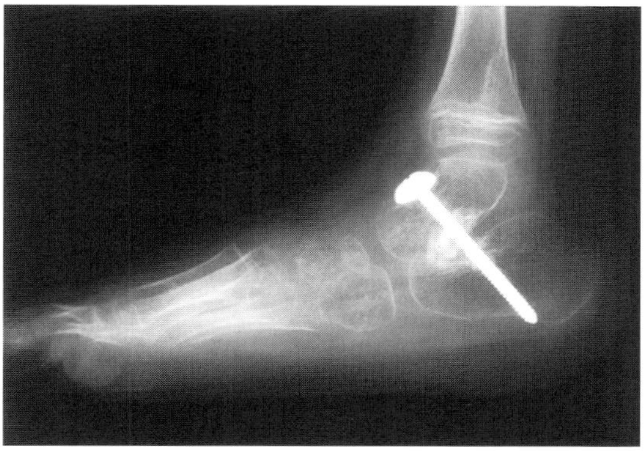

FIG. 3. – *Réduction par intervention de Grice : greffon péronier + vis.*

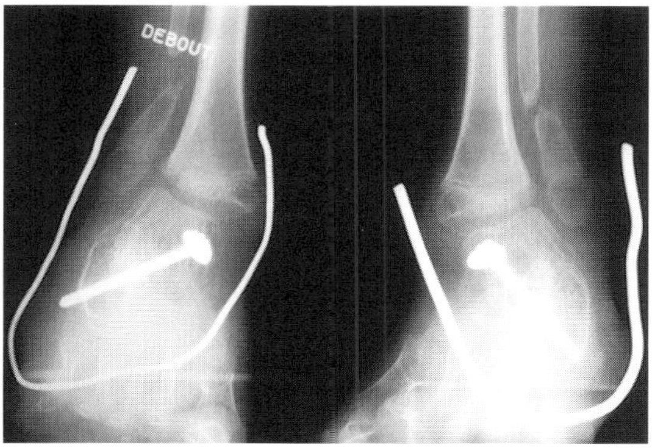

FIG. 4. *Pseudarthrose du péroné.* Celle-ci a contribué à l'obliquité de la tibio-tarsienne.

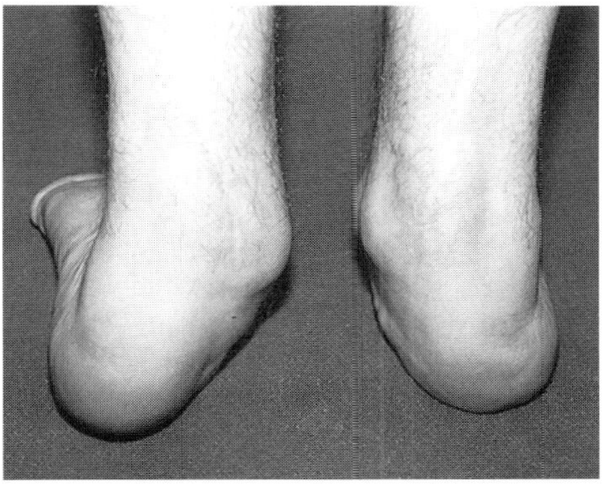

FIG. 5. – *En fin de croissance, pied plat valgus bilatéral, après intervention de Grice et allongement du tendon d'Achille.*

symétriques et des diplégiques asymétriques. ***De nombreuses erreurs sont généralement commises***.

– ***La première erreur***, la plus fréquente est de se concentrer sur les déformations évidentes et d'ignorer les déformations cachées. En réalité les déformations sont diffuses; il y a une interaction, et une interférence entre le genou, le pied et la hanche, entre un membre et un autre membre.

– ***La deuxième erreur*** est de réaliser des interventions fragmentées, de commencer par le pied par exemple, puis de continuer quelques mois après par le genou et enfin d'opérer la hanche. L'idéal est d'analyser toutes les déformations et de traiter au cours d'une seule intervention chirurgicale la totalité des déformations de toutes les articulations.

– ***La troisième erreur*** est d'opérer trop précocement, avant l'âge de 5 ans. Il est faux de croire que les déformations du pied sont un obstacle à la verticalisation. Il faut savoir patienter quand un enfant présente un équin dans le jeune âge ou un pied plat valgus, et attendre une certaine décantation neurologique.

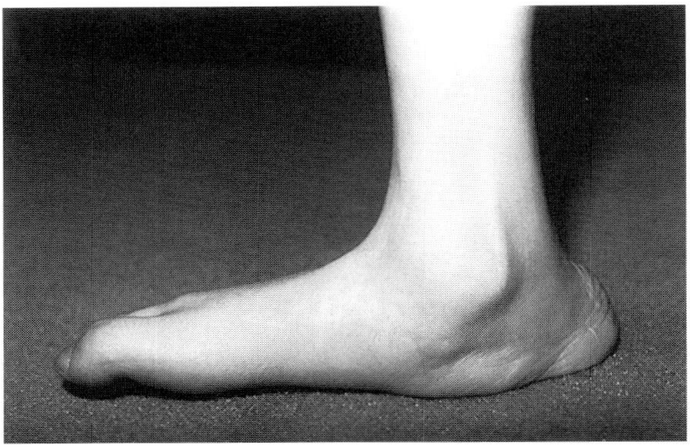

FIG. 6. – *Pied plat valgus majeur, enfant IMOC*. Noter la griffe du gros orteil en hallux valgus.

– ***La quatrième erreur*** est de croire que l'intervention de Grice a des effets durables. Nos indications pour cette intervention ont été radicalement modifiées. La déformation en valgus est la plus fréquente chez le diplégique. Le valgus est heureusement mieux toléré que le varus. ***L'intervention de Grice bloque la sous-astragalienne, c'est en fait une semi-arthrodèse déguisée***. Beaucoup d'auteurs préfèrent compléter la greffe osseuse avec une vis. Cette intervention ne peut s'envisager que dans des circonstances particulières, lorsqu'on est confronté à un pied plat valgus sévère entre l'âge de 5 et 10 ans, et lorsque la déformation est réductible. Actuellement nous préférons envisager une ostéotomie de la colonne externe, ostéotomie d'allongement du calcanéum suivant la technique de Mosca, ou ostéotomie de translation interne de la tubérosité postérieure. Ces ostéotomies nécessitent d'être combinées à des ténotomies ou des allongements tendineux pour rétablir l'équilibre des forces. Après intervention de Grice il y a un risque d'hypercorrection. De toute façon l'intervention de Grice a un effet temporaire, et la plupart des interventions de Grice à l'âge adulte se compliquent d'une arthrose de l'interligne sous-astragalien. La famille doit être informée que cette intervention de Grice doit être complétée en fin de croissance par une double arthrodèse.

L'intervention de Grice a longtemps été considérée comme une banalité ; chaque fois que possible il faut renoncer à son indication.

– ***La cinquième erreur*** est de croire qu'une double arthrodèse est une intervention facile, elle peut s'envisager au début de la puberté car le membre inférieur s'arrête de grandir au tout début de la puberté. La double arthrodèse doit être complétée par une intervention d'équilibre musculaire. Si le valgus du pied est très sévère, la double arthrodèse doit être soutenue par des greffons iliaques ; cette ostéotomie d'ouverture dans la double arthrodèse a été proposée par Menelaus. La double arthrodèse doit être éventuellement préparée par des ténotomies et des libérations plantaires pour atténuer l'importance de l'ostéotomie. Durant le traitement du pied on a tendance à ignorer les déformations de la cheville, du tibia, et du fémur, il est important de corriger la position des hanches, la position des genoux. Une déformation en valgus du pied peut être aggravé par un valgus de la cheville du à une différence de longueur entre le tibia et le péroné. Il peut y avoir aussi une rotation interne du pied aggravée par une antéversion de hanche. Seule une analyse précise permet de diagnostiquer les troubles de rotation de tout le membre inférieur.

– ***La sixième erreur*** est de méconnaître toutes les déformations et de ne pas les corriger. Le rétablissement de l'axe mécanique dans le plan frontal, et dans le plan sagittal est nécessaire si l'on veut avoir des actions chirurgicales durables au niveau du pied.

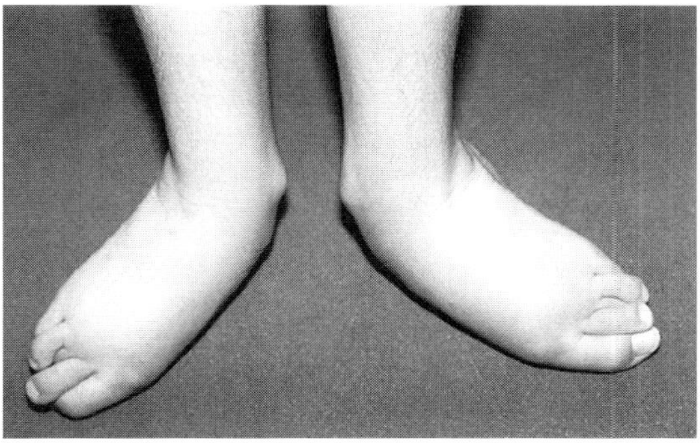

FIG. 7. – *Pied plat valgus majeur chez un infirme moteur d'origine cérébrale.* Hallux valgus bilatéral avec griffe d'orteil.

– ***La septième erreur*** est d'ignorer les déformations de l'avant-pied : griffe d'orteil, hallux valgus qui peuvent être responsables de douleurs. Les griffes d'orteil peuvent être traitées par ténotomie ou arthrodèse interphalangienne. Le gros orteil peut être traité en respectant 3 grands principes :

1 – réaligner l'axe de la première colonne par une ostéotomie du premier rayon.
2 – libérer l'adducteur du gros orteil.
3 – stabiliser l'articulation métatarso-phalangienne par une arthrodèse.

PIED ET TÉTRAPLÉGIE

Généralement ces enfants ne marchent pas, et le pied a moins d'importance. Il faut néanmoins corriger les déformations du pied pour améliorer l'image sociale de l'enfant, et le chaussage. Ces enfants sont souvent confinés au lit et au fauteuil. Leurs problèmes sont ailleurs : la scoliose et la luxation de hanche sont des priorités.

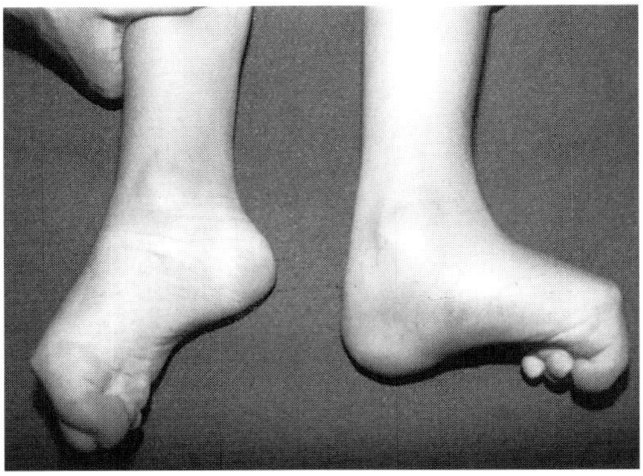

FIG. 8. – *Griffes d'orteils très sévères chez un tétraplégique.*

RECOMMANDATIONS ET PRÉVENTION

1 – Accorder une préférence à une approche fonctionnelle plus qu'à une approche morphologique.

2 – Accorder une préférence à l'analyse globale plutôt qu'à une analyse segmentaire se focalisant sur le pied.

3 – Considérer les complications iatrogènes dont les conséquences fonctionnelles peuvent être sérieuses.

4 – Ne pas oublier qu'un enfant porteur d'une infirmité motrice cérébrale présente une maladie diffuse dans laquelle les problèmes moteurs ne sont pas isolés; les troubles de l'équilibre ou la comitialité peuvent constituer un grave handicap à la verticalisation plus qu'un pied.

5 – Un examen préopératoire est essentiel. Il doit être rigoureux et exigeant. Quand on dispose d'une piste de marche les déformations peuvent être analysées de façon plus précise. Si une intervention est programmée, un examen sous anesthésie générale peut donner d'ultimes et précieuses informations.

6 – La libération d'un muscle par allongement ou par ténotomie peut engendrer un déséquilibre musculaire et déclencher des déformations encore plus sérieuses.

7 – L'intervention chirurgicale doit entraîner une amélioration fonctionnelle. Elle doit donner au pied une meilleur stabilité, un meilleur support, et un chaussage plus facile.

8. – Les chaussures orthopédiques doivent être esthétiques en s'inspirant des chaussures de sport. Elles doivent être légères. *Les chaussures de l'infirme moteur cérébral ne doivent pas être des carcans.*

9 – La prescription de la rééducation et des attelles doit être mûrement réfléchie. La physiothérapie postopératoire est essentielle pour éviter une récidive.

10 – Ne jamais perdre de vue que la priorité des priorités est l'enfant handicapé. Nous devons être capables d'en faire un adulte autonome et d'éviter d'en faire un adulte à temps plein.

11 – Ne jamais oublier que la chirurgie n'est qu'un stade dans une stratégie complexe où l'appareillage, la rééducation, la disponibilité de la famille jouent un rôle essentiel.

12 – Le traitement d'un infirme moteur cérébral est une bataille quotidienne, les résultats ne peuvent s'apprécier qu'à la fin de la puberté quand l'enfant a atteint son poids définitif c'est-à-dire 60 à 70 kg.

L'erreur fatale est de croire qu'un enfant porteur d'une infirmité motrice d'origine cérébrale peut être rebâti par la chirurgie; cette maladie est malheureusement incurable, et la chirurgie ne peut être que palliative. Vis-à-vis des parents il faut garder un certain réalisme et une certaine franchise. Il serait impardonnable d'envisager un traitement chirurgical non indiqué ou de réaliser imparfaitement cette intervention chirurgicale, et ainsi d'aggraver le handicap.

LE PIED DE L'INFIRME MOTEUR CÉRÉBRAL

J. U. BAUMANN[1]

Les enfants atteints d'infirmité motrice cérébrale sont régulièrement nés sans déformations du système moteur périphérique, squelettique ou musculo-tendineux. Des dégâts dans le système nerveux central, surtout situés dans la région périventriculaire, qui se produisent dans la période pré- ou périnatale, deviennent manifestes par une série de désordres de l'activité neuro-musculaire. L'existence de dommages devient clairement décelable vers l'âge post-natal de 4 mois (4). Spasticité, rigidité, athétose, ataxie et hypotonie se développent ensuite, quelquefois isolées mais plus souvent combinées. Ces troubles de coordination neuromusculaire empêchent le développement global de l'enfant. Les conséquences du système neuromoteur sont souvent plus accentuées aux membres inférieurs. Ils affectent la stabilité et la mobilité des pieds de manière particulièrement importante et peuvent conduire à des déformations secondaires.

Les défiences fonctionnelles à surmonter consistent d'une part dans la réduction de la stabilité des pieds pour effectuer le transfert des forces d'appui et de locomotion sur le sol. Il faut souvent augmenter la stabilité pour permettre ces fonctions.

---

1. Orthopädische Chirurgie FMH, Felix Platter-Spital, Pavillon E, Burgfelderstrasse 101, CH-4055 Basel.

D'autre part les pieds représentent des organes sensorielles qui dépendent de la mobilité articulaire qui, pour cette raison, doit être restreinte aussi peu que possible par des actes thérapeutiques.

Les examens fonctionnels dans le Laboratoire de Kinesiologie de la Clinique Orthopédique Universitaire de Bâle et de l'Hôpital des Enfants de Bâle, continués depuis 1975, ont fournis beaucoup d'informations sur les déficiences fonctionnelles liés à la spasticité des patients IMC.

Les particularités de la kinématique des mouvements de marche typiques pour les enfants diplégiques sont visibles à œil nu :

– Flexion plantaire des pieds continue (pied équin), flexion des genoux augmentée, surtout avant et durant le début de l'appui du pied. Les patients tombent sur leurs pieds («jump gait»).

– Même en marchant lentement, les jambes assument des positions typiques pour la course des enfants normaux.

Les résultats des enregistrements du transfert de force (kinétique) avec des plaques dynamométriques tridimensionnelles exécuté par les pieds sont de grande importance pour le choix et le contrôle de la qualité du traitement :

– L'augmentation du choc normal au début de l'appui du pied est à attendre de la Cinématique.

– Un autre phénomène typique consiste aussi dans la diminution de l'intensité, la prolongation de durée et l'oscillation des forces de propulsion transférées au sol. Cela s'explique par les cocontractions musculaires typiques de la spasticité. Une action forte et rapide des muscles de propulsion, surtout des gastrocnémiens et des ischio-jambiers, stimule l'activité concurrente des muscles antagonistes ce qui empêche leur effet de manière mesurable. *Pour que le pas puisse avancer, il faut donc que les muscles propulseurs soient plus forts que leurs antagonistes.*

Par conséquent la musculature responsable pour la propulsion a besoin de support et de renforcement et ne doit pas être inhibée par le traitement.

Les contrôles des interventions thérapeutiques ont démontré l'amélioration importante du transfert des forces de propulsion par la stabilisation des chevilles avec des orthèses pour pied et jambe en matière plastique spéciale et par des méthodes particulières de physiothérapie (1). Ces résultats de recherche sur la marche sont une base importante pour les décisions thérapeutiques.

L'insuffisance fonctionnelle et la spasticité affectent la croissance musculaire et squelettique en relation avec leur sévérité et avec la vitesse de croissance osseuse. En raison de la haute vitesse de croissance dans les trois premières années de vie, les développements fonctionnels et physiques dans cette période sont particulièrement importants pour le futur du patient. Ils demandent des interventions préventives et thérapeutiques précoces.

LOCALISATION NEUROLOGIQUE ET FORMES TYPIQUES DES DÉFORMATIONS DES PIEDS SPASTIQUES

Les diverses localisations anatomiques des lésions centrales et de la spasticité musculaire produisent des déformations associés typiques :

Diplégie spastique : – pied équin, – pied équin avec éversion et abduction de l'avant pied, hallux valgus, – pied plat avec convéxité plantaire (pied en bascule).

Hémiplégie spastique : – pied varus-équin du coté spastique.

Tétraplégie spastique (encephalopathie) : pied calcanéo-valgus, pied calcanéo-cavo-varus-adductus, pied équin-varus, pied équin-valgus.

Chez ces patients, des déformations imprévisibles et difficiles à traiter peuvent se produire à la suite d'allongements musculaires à l'âge jeune.

MESURES PRÉVENTIVES ET PLAN DE TRAITEMENT POUR LES PIEDS DE L'ENFANT IMC AVEC POTENTIEL DE MARCHE

Les pieds des petits enfants avec IMC sont de forme normale. Pour le développement moteur, l'importance d'une bonne fonction des pieds est nécessaire. L'évolution morphologique des pieds dépend d'une fonction aussi physiologique que possible, malgré les problèmes produits par la spasticité. *Toutes les interventions doivent donc se concentrer sur la fonction.* Cela inclut la correction d'attitudes vicieuses des pieds qui empêchent la prise en charge plantaire équilibrée. Des bonnes mesures orthopédiques peuvent y contribuer beaucoup.

Les matériaux synthétiques disponibles pour orthèse sont légers : ils doivent être élastiques, peu encombrants. Ils ont ouvert de nouvelles possibilités pour résoudre des problèmes insolubles en utilisant le cuir et le métal du passé. C'est un art difficile de réaliser un bon modèle (moule) plâtré. Les produits en série ne sont pas encore satisfaisants à présent.

Le plan de traitement doit s'adapter à l'âge et aux capacités fonctionnelles de l'enfant. À cause de leurs effets incalculables sur la croissance des tissus sous l'influence de la pathologie neurologique, les interventions chirurgicales ne peuvent pas les remplacer.

Le plan de traitement initial

Les enfants avec atteinte importante d'IMC sont aidés dans leur développement moteur par des exercices qui maintiennent une mobilité musculaire et articulaire normale, suivant les stades physiologiques. À l'âge de 8 à 12 mois, les symptômes neuromusculaires sont souvent modestes et permettent des *exercices d'appui plantaire, de prise en charge en stimulant les réactions d'équilibre* en position debout. Des *étirements musculaires* adaptés doivent maintenir la longueur musculaire normale des gastrocnémiens et du soléaire.

La théorie que des muscles trop faibles pour leur tâche doivent augmenter leur tension pour réussir quand même, paraît logique. Entraîner la force musculaire peut donc réduire la tension et permettre la décontraction (3).

Entre l'âge de 18 mois et deux ans, les intentions de se mettre debout et de marcher sont souvent empêchées par une insuffisance de la stabilisation musculaire des pieds. C'est alors que des souliers bien choisis, stables mais non-rigides, munis de coins spécifiques, avec appui sous le calcanéum interne médiale haut, un appui latéral sous le cuboïde ainsi que rétrocapitale pour les métatarsiens sont souvent efficaces pour compenser l'instabilité en cas de diplégie.

À cause de la croissance rapide, pour des raisons psychologiques et d'efficacité, une stabilisation tibio-tarsienne par orthèse en matériel synthétique (polypropylène) est rarement indiqué avant l'âge de trois à quatre ans, bien qu'elle serait utile en principe.

Les orthèses fonctionnelles pour pied et jambe («Ankle-Foot-Orthosis» = AFO) doivent stabiliser les articulations tibio-tarsiennes et sous-astragaliennes en position physiologique. Elles sont faites au moule en incluant les régions de support plantaire prononcé et des supports pour les orteils. Si possible la tibio-tarsienne est tenue en position neutre. Il faut laisser la flexion plantaire nécessaire, si cela est inévitable pour le maintien des voûtes plantaires normales. En règle, les attelles sont portées seulement 6 heures par jour, alternant avec des *souliers de série stabilisés avec moulage plantaire bossu*. Certaines théories attribuent un effet neuro-stimulant important à ce moulage plantaire qui s'ajouterait à l'influence stabilisatrice.

Orthèse dynamique pour tibio-tarsienne et pied (DAFO), «Dynamic Ankle-Foot Orthosis» : Les progrès dans l'emploi des matériaux synthétiques ont permis la production d'orthèses pour pieds à élasticité différenciée qui stabilisent surtout les articulations sous-astragaliennes. Comme les orthèses pour pied et jambe AFO, elles permettent aussi d'ajuster la position des orteils pour éviter les réflexes de griffe qui gênent le déroulement des pieds en marchant de manière importante.

Allongement musculaire par immobilisation en distraction, moulée en pansement rigide (synthétique, fibres de verre) : Pour corriger les rétractions fréquentes du M. triceps suralis avec prépondérance aux gastrocnémiens, la stabilisation en pansement rigide bien moulé à la surface plantaire permet de gagner 10° de flexion dorsale dans l'articulation tibio-tarsienne. Il est fait en diverses couches à surface interne molle. Le pansement est laissé en place pour deux semaines. Il permet la station debout et la marche. Le plus souvent il est employé comme préparation à la fabrication d'une nouvelle orthèse.

Le plan de traitement à long terme

Durée du traitement fonctionnel par exercices et moyens orthopédiques. – Les actions décrites doivent être continuées, si possible à intervalles, jusqu'à la fin de la période de croissance et au delà. Après la fin de la croissance osseuse, ils s'ouvrent des possibilités nouvelles pour obtenir un allongement relatif des muscles en relation avec les dimensions du squelette. Ces efforts sont régulièrement supportés par une motivation plus forte du patient devenu adulte. *Il est illusoire de croire que les interventions chirurgicales peuvent diminuer la nécessité d'exercer la musculature spastique*. Au contraire, pour de bons résultats à long terme, les opérations demandent en plus un traitement postopératoire de kinésithérapie prolongée et l'emploi des moyens de technique orthopédique.

CORRECTION CHIRURGICALE DES DÉFORMATIONS SECONDAIRES

Parce que l'évolution des déformations est liée à la vitesse de croissance, les déformations neurogènes ont tendance à progresser jusqu'à la fin de la période de croissance. *Dans la vie du patient, l'état à l'âge adulte compte le plus*. L'indication pour une intervention chirurgicale est la plus simple vers la fin de la croissance. Les vœux personnels du patient si importants pour un bon résultat peuvent entrer en compte.

Interventions pour corriger les rétractions musculaires. – Les raccourcissements musculaires des enfants ambulants affectent les muscles les plus employés. Ce sont aussi les muscles les plus importants pour la locomotion. Ils ont besoin d'allongement, mais il faudrait maintenir ou mieux encore augmenter leur force.

L'idée de l'équilibration des forces musculaires par affaiblissement de ces muscles déjà insuffisants paraît illogique, mais elle est répandue.

Allongement d'aponévroses musculaires. – Comme beaucoup d'auteurs, nous avons trouvé les allongements par incisions multiples des aponévroses intramusculaires efficaces s'ils sont effectués vers ou après la fin de la croissance. Le danger de récidive est élevé si les interventions sont faits avant ou au début de la poussée de croissance rapide de la puberté. L'allongement aponévrotique permet de mobiliser le membre opéré quelques heures après. La station debout produit un étirement physiologique. Le maintien des mouvements dans la période postopératoire aide à éviter des adhésions perimusculaires.

Nous employons régulièrement des attelles de positionnement durant la nuit durant une année afin de compenser les effets de cicatrisation. Des orthèses fonctionnelles sont portées selon la situation individuelle.

Les muscles allongés le plus souvent sont le jambier postérieur, les ischio-jambiers et les gastrocnémiens, isolément ou combinés avec le soléaire. Pour le triceps sural nous avons développé une méthode personnelle (2); elle a prouvé sa valeur depuis.

Le traitement fonctionnel commence tôt et est suivi jusqu'à la fin de la croissance, il a permis d'éviter largement les opérations pour pied-équin en cas d'hémiplégie congénitale. L'hyper-activité du jambier postérieur des hémiplégiques peut pourtant rester ennuyeuse et incontrôlable sans attelle. Cela peut représenter une des rares indications pour un allongement d'un muscle raccourci mais hypertrophié.

Les allongements aponévrotiques se sont aussi trouvés favorables pour faciliter ou éliminer l'emploi d'orthèses à la longue pour patients jeunes avec tétraplégie spastique. L'indication selon leur localisation est individuelle. Les raccourcissements, les hyper-activités spontanées peuvent affecter les péroniers, l'extenseur commun des orteils, le jambier antérieur, ainsi que les muscles cités ci-dessus.

Interventions osseuses

Malgré les déformations secondaires neurogènes, les pieds spastiques doivent maintenir leur mobilité. Il est régulièrement possible d'obtenir une bonne forme fonctionnelle et esthétique par une ostéotomie sans recourir à l'arthrodèse. Dans ce groupe de patients nous avons exécuté presque uniquement des ostéotomies de valgisation de la tubérosité calcanéenne selon Dwyer. Les résultats sont régulièrement bons et aucune complication n'est survenue jusqu'à présent avec cette intervention simple.

*
* *

La spasticité qui se développe chez les enfants IMOC affecte des pieds de forme normale. Avec un traitement fonctionnel commencé tôt et continué à long terme, leur forme peut rester aussi normale que celle des pieds des enfants non-spastiques jusqu'à l'âge adulte. Les examens de contrôle final doivent tenir compte des résultats en fin de croissance.

Les méthodes appliquées ont changé peu à peu avec l'expérience et les matériaux nouveaux.

BIBLIOGRAPHIE

[1] BAUMANN J.U. – *Wirkungsnachweis manualmedizinischer Behandlung bei Zerebralparesen.* Manuelle Medizin, 1996, 34 : 127-133 (Springer Verlag). [2] BAUMANN J.U., KOCH H.G. – *Lengthening of the anterior aponeurosis of musculus gastrocnemius through multiple incisions.* Orthopaedics and Traumalogy, 1992, 4 : 278-282. [3] DAMIANO D.L., VAUGHAN C.L., ABEL M.F. – *Muscle respons to heavy resistance exercise in children with spastic cerebral palsy,* Dev. Med. Child. Neuro., 1995, 37 : 731-739. [4] PRECHTL H.F.R., EINSPIELER C., CIONE G., BOS R.F., FERRARI F., SONTHEIMER D. – *An early marker for neurological deficits after perinatal brain lesion.* Lancet, 1997, 349 : 1361-1363.

LE PIED DE L'ENFANT POLYHANDICAPÉ

D. MOULIES[1]

Lorsque l'enfant polyhandicapé a perdu la marche, ou n'a jamais atteint une locomotion autonome sur ses membres inférieurs, ou même de verticalisation, le pied est alors souvent abandonné, considéré comme exclu de tout projet thérapeutique et de tout espoir de réhabilitation.

Le pied du polyhandicapé, n'ayant aucune fonction, peut perdre tout son intérêt aux yeux des soignants alors que la demande des familles reste toujours importante.

Faut-il alors considérer cela comme une préoccupation esthétique, une simple précaution, un vêtement, ou même un projet thérapeutique de correction d'une attitude fixée ?

Nous avons observé une population de 148 enfants lourdement handicapés, tétraplégiques spastiques, parmi lesquels 29 avaient marché (déambulation avec aide), la plupart des enfants avaient subi une ou plusieurs interventions chirurgicales : 37 interventions sur une ou deux hanches (ténotomies, ostéotomies de varisation, ostéotomies de Salter, repositions sanglantes), 18 interventions sur le rachis (arthrodèses), 9 interventions sur les pieds (5 allongements tendineux, 1 arthrorise de type Grice, 1 translocation tendineuse, 2 arthrodèses sous-astragalo-médio-tarsiennes).

L'évolution de chaque patient est particulière. Nous ne pouvons dégager de cette série, une sémiologie d'évolution précise. Toutefois, les constatations cliniques, les difficultés des soignants et surtout l'attention qui a pu être portée sur l'efficacité et la tolérance des soins des pieds, nous permet de dégager quelques idées simples.

1. Service de chirurgie pédiatrique, CHU Dupuytren, 2 avenue Martin-Luther-King, 87042 Limoges Cedex.

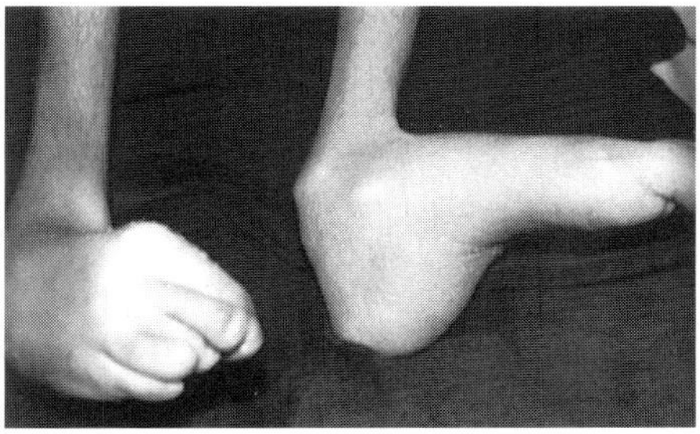

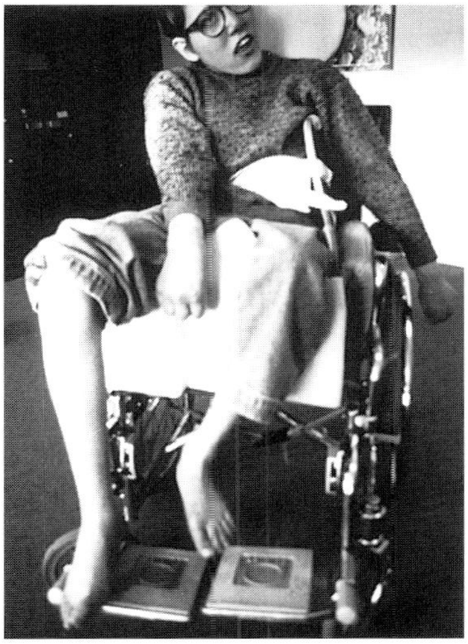

FIG. 1. – *Les deux pieds placés en déclivité chez cet enfant très spastique sont une très grande source d'inconfort.* Pourquoi négliger ces deux pieds rétractés, raides et très sensibles, prêts à rentrer en conflit avec le plan du lit, sans aucune possibilité de correction et témoignant des déformations sus-jacentes ?

SÉMIOLOGIE ET MORPHOLOGIE : QUELQUES STÉRÉOTYPES

La morphologie habituelle de ces pieds « vieillis » et « non utilisés », en fin de maturation osseuse, est assez reconnaissable.

La déformation est fixée, le plus souvent en miroir, le pied est enroulé en supination, avec un creux interne, ou inversement en talus valgus ou en pronation

Une grande amyotrophie caractérise le membre inférieur, intéressant à la fois, les muscles intrinsèques du pied, mais aussi tout le segment jambier sus-jacent. Le pied se trouve donc en harmonie morphologique par rapport à un genu flessum et une anomalie de torsion, en rotation externe ou en rotation interne, suivant les rotations sus-jacentes qui peuvent l'entraîner en position symétrique ou en coup de vent.

La déformation irréductible de l'avant pied est quasi constante. Les orteils se chevauchent, en complète anarchie. L'avant-pied est souvent déformé en tuile à concavité inférieure avec parfois une érection permanente du premier orteil paradoxale, ou un « dorsal bunion » (ou bunion dorsal).

La peau est toujours très fine, avec des troubles vasomoteurs, un œdème rétromalléolaire et surtout un grande risque d'escarre annoncé par des rougeurs, aux points d'appui, que l'enfant soit laissé en position couchée ou en position assise.

POURQUOI S'INTÉRESSER AUX PIEDS DE CET ENFANT ?

Une seule raison peut motiver une attention particulière : la douleur. – Les pieds sont en effet très sensibles, parfois même au simple toucher, ou au contact d'un drap, d'un vêtement. Leur morphologie rend le chaussage difficile, sans aucune certitude de la bonne installation des orteils. De plus, ces pieds prolongeant des membres inférieurs spastiques ou rétractés, sont le plus souvent mal installés, surtout en position assise, et mal protégés par rapport aux points d'appui s'ils existent. Abandonnés souvent sans support, en pleine déclivité par rapport à un fauteuil coquille, ils souffrent en permanence de cette déclivité sur un terrain très mal vascularisé.

Les complications sont mineures et souvent négligées : Des points d'appui rouges, sous les malléoles, les saillies osseuses, la base du cinquième, la tête du cinquième, la malléole interne, les durillons, les orteils en marteau. Elles témoignent d'un inconfort permanent que l'on peut imaginer chez un enfant ne pouvant réagir à la mauvaise position et souvent parasité par des mouvements non contrôlables. De plus, ces appuis sont réveillés par le jeu de la spasticité ou d'une contraction. Rappelons que ces enfants n'ont aucun changement de position efficace, ils doivent tolérer, de nombreuses heures, ces problèmes de positionnement.

Ainsi, ces phénomènes douloureux s'auto entretiennent et ouvrent à nouveau le cercle des mouvements réflexes accompagnés de rétractions inefficaces augmentant l'instabilité d'ensemble de ces enfants.

Le plus souvent, il s'agit d'un équin douloureux, d'une sensation de gonflement, de froid, d'un ongle incarné en conflit dans une chaussure, d'un positionnement permanent des pieds pendants, sans reposoir, voire même d'une mauvaise position couchée avec appui préférentiel sur une saillie osseuse.

QUE FAIRE OU PLUTÔT NE PAS FAIRE ?

Le caractère inéluctable de l'étiologie démotive souvent les équipes pour ce point de «détail». Mais l'orthopédiste doit rechercher les traitements antérieurs, conduits par excès ou par défaut, et pouvant avoir une part de responsabilités. En réalité, dans notre série, nous n'avons pas trouvé de différence significative entre les pieds ayant été manipulés, chaussés, corrigés, appareillés en anti équin et contraints, et, ceux laissés à leur déformation. Seule une intervention de «Grice» est à regretter car elle semble avoir aggravé l'évolution en pronation après arthrorise. Dans la plupart des cas, la force de rétraction prime sur tous les gestes, toutes les précautions et le pied finit par se modeler dans ses structures métaphysaires et articulaires, devenant un bloc irréductible. C'est cette morphologie caricaturale et inutile qui est le pire des pièges, car ce pied est mécaniquement très fragile et reste toujours un récepteur nociceptif très efficace.

QUE PEUT-ON PROPOSER

Rester prudent. – Il faut éviter tout jugement par rapport au passé et au mode de prise en charge, même si celui-ci peut paraître aujourd'hui totalement obsolète. Un édifice de confiance construit par une famille et des soignants, peut s'écrouler par une simple moue dubitative perçue par l'entourage. Il convient d'être très attentif à toutes les informations qui sont fournies par ceux qui vivent en permanence avec l'enfant, parents, soignants. Même les intervenants les plus humbles connaissent les réactions au toucher, au changement de position, à l'habillage.

Vigilance des détails : l'installation. – Il s'agit d'un problème de pur confort. À ce stade, toute ambition de correction est bien sûr dépassée. Seule l'arthrodèse peut se justifier pour repositionner un pied par rapport à une mauvaise position d'ensemble entraînant un conflit permanent, mais elle est exceptionnelle d'autant que les lois mécaniques de rétraction des membres restent les mêmes après cette intervention.

Il faut donc protéger, contre toutes les agressions :

Le froid, qui est éminemment perçu par ces enfants, du fait de la mauvaise vascularisation distale, des difficultés de vêtir ces pieds, du serrage trop important de certaines chaussures, etc.

La gravité : L'enfant est trop souvent laissé assis dans sa coquille avec des appuis à la face postérieure des cuisses, gênant la circulation de retour, le pied sans appui plantaire. Les sièges-coquilles, même bien faits, n'échappent pas à ce reproche et nous avons tous observé des enfants restant parfois toute une demi-journée, sans changer de position et sans mobilisation efficace pouvant « soulager » leur douleur inexprimable.

Contre l'appui contraignant : Une orthèse peut être bien placée par celui qui la met en place, mais ne reste pas longtemps en position de correction. À ce stade, elle n'a plus sa place. Toute chaussure cherchant à corriger la morphologie, doit laisser la place à un chaussage, épousant la forme du pied, « véritable vêtement » sans aucun souci de correction, le plus léger possible et posé sur un appui plantaire, socle ou sangle, pour la position assise. En position couchée, le pied doit être aussi habillé, pour être réchauffé, protégé, et, c'est très régulièrement qu'il doit être surveillé, mais aussi manipulé, massé, pour apporter ce confort que l'enfant ne peut demander.

QUELQUES PRINCIPES SIMPLES

À ce stade, soigner, ne signifie plus du tout corriger et pour certains d'entre nous ce comportement peut ne pas paraître assez positif. Il faut aussi réaliser qu'un organe, même non utilisé, n'est pas isolé du corps. Enfin, nous ne sommes pas toujours assez attentifs à la douleur du polyhandicapé, l'installation de ces pieds participe beaucoup à l'inconfort permanent et souvent responsable de contractions musculaires incontrôlables.

11
PIED MALFORMÉ

LE PIED MALFORMÉ

A. DIMÉGLIO[1]

LES GRANDS CONCEPTS

La période intra-utérine est marquée par une croissance exponentielle. Les deux premiers mois de la vie intra-utérine sont décisifs. Le concept **déformation-malformation** centre l'analyse des **anomalies morphologiques du pied.**

Les malformations sont secondaires à une anomalie du développement survenu avant la fin du deuxième mois. Elles sont intrinsèques, souvent irréductibles, invalidantes, plus ou moins graves, plus ou moins associées à d'autres malformations des membres mais aussi à des atteintes cachées au niveau du cœur, du rein ou de la face.

Les déformations sont acquises et surviennent après une embryogénèse normale. En réalité, la frontière entre malformation et déformation n'est pas toujours aussi nettement définie. Par exemple, une malformation qui ait un vice morphologique intrinsèque peut se voir aggraver au cours de la vie intra-utérine par des contraintes extérieures et par conséquent par une déformation.

Un principe est fondamental : devant toute malformation congénitale du pied, il faut rechercher des malformations latentes, par exemple une hypoplasie loco-régionale du membre inférieur ou encore un syndrome polymalformatif main-pied-bouche, main-pied-utérus, main-pied-cœur.

La période de grande vulnérabilité se situe entre la 4e semaine et la fin du 2e mois, les bourgeons des membres inférieurs apparaissent vers le 26e jour. À 5 semaines, le pied est en forme de palette. À la 7e semaine, la segmentation des rayons du pied est constituée. Les premières structures articulaires apparaissent vers la 8e semaine et dès cette date, les malformations congénitales sont parfaitement visibles à l'échographie.

---

1. Service d'orthopédie pédiatrique, hôpital Lapeyronie, 371, avenue du Doyen-Gaston-Giraud, 34295 Montpellier Cedex 5.

LE PIED MALFORMÉ FAIT PARTIE D'UN ENSEMBLE MALFORMATIF LOCO-RÉGIONAL

Le pied attire l'attention, suscite des inquiétudes mais des anomalies sus-jacentes sur le péroné, sur le tibia, sur le fémur peuvent être associées et vont modifier radicalement la stratégie. L'hypoplasie peut être discrète ou évidente. Le bilan radiographique peut objectiver un tibia court exceptionnel, un péroné court plus fréquent. L'agénésie d'un ou des deux rayons externes du pied doit faire immédiatement rechercher une atteinte du péroné. Une incurvation tibiale est suspecte. Une agénésie des rayons internes doit faire examiner avec beaucoup d'attention le tibia. Quand les malformations siègent au niveau de l'avant-pied, des malformations plus discrètes, plus subtiles, peuvent siéger au niveau de l'arrière-pied, surtout des synostoses. Mais la radiographie conventionnelle est malheureusement incapable de dépister ces synostoses latentes car elles ne sont pas encore ossifiées. L'examen clinique est ici décisif, prioritaire.

La radiographie est insuffisante. Un examen méthodique permet de retrouver un blocage de l'arrière-pied, une raideur de la sous-astragalienne qui fait suspecter ces

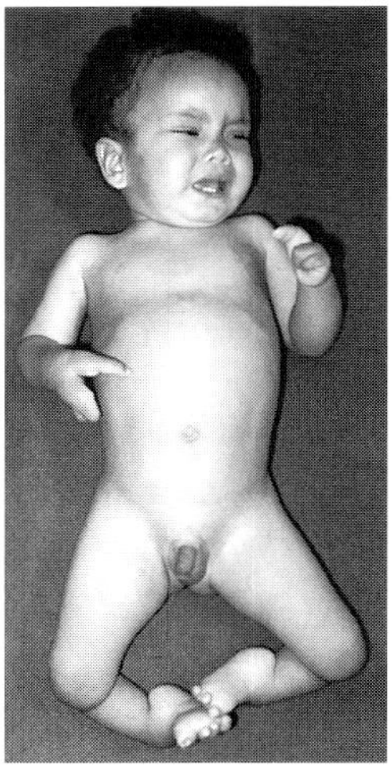

FIG. 1. – *Agénésie bilatérale des tibias, pieds varus sévères.* Noter les anomalies des mains.

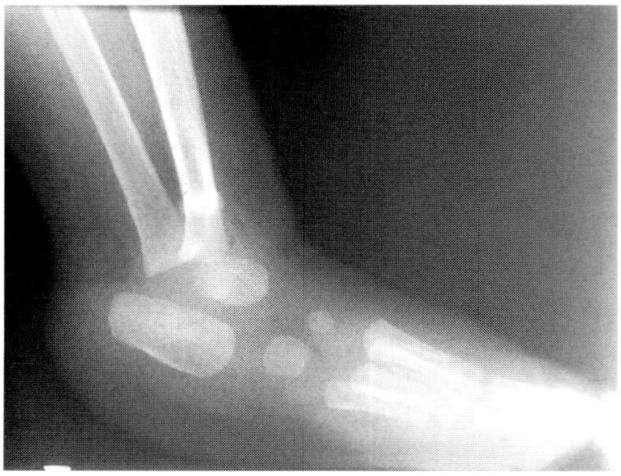

FIG. 2. – *Malformation complexe de la cheville.* Avec malformation du tibia, équinisme irréductible et synostose probable entre le calcanéum et l'astragale.

synostoses. Dans ce contexte d'hypoplasie régionale, le pronostic dépasse largement le cadre de la malformation du pied. Il dépend finalement de plusieurs facteurs : d'abord la continuité du squelette sus-jacent; ensuite le pronostic d'inégalité de longueur.

Dans les malformations, le pourcentage par rapport au membre sein reste constant. La situation du pied malformé reste cependant décisive car un bon appui au sol est indispensable avant de s'engager dans un programme d'allongement ambitieux ou avant de rétablir la continuité osseuse au niveau du tibia ou au niveau du péroné.

LA MALFORMATION EST ISOLÉE

Le pied malformé prolonge un membre normal, tant par sa longueur que par sa fonction, l'ambition est alors double :
- assurer un pied chaussable avec un bon appui plantigrade,
- obtenir un résultat cosmétique acceptable.

Les malformations de l'arrière-pied échappent souvent à la radiographie néo-natale. Elles sont essentiellement dominées par les synostoses tarsiennes. Ces synostoses touchent préférentiellement le scaphoïde et le calcanéum. Elles peuvent être plus ou moins étendues, elles peuvent donner une déformation de l'astragale en forme de ballon, c'est ce que l'on appelle « Ball and Socket Joint ».

Pappas a rapporté 51 observations d'enfants présentant ces astragales en dôme, il a pu constater les points suivants :
- ces enfants étaient souvent suivis pour des inégalités de longueur des membres inférieurs discrètes,
- aucun de ces enfants n'avaient réellement de trouble fonctionnel en rapport avec les anomalies du pied,
- l'âge moyen du diagnostic était de 4 ans.

Les enfants ont été suivis avec un recul moyen de 17 ans. Il n'y avait pas de signe d'arthrose précoce au niveau de la cheville.

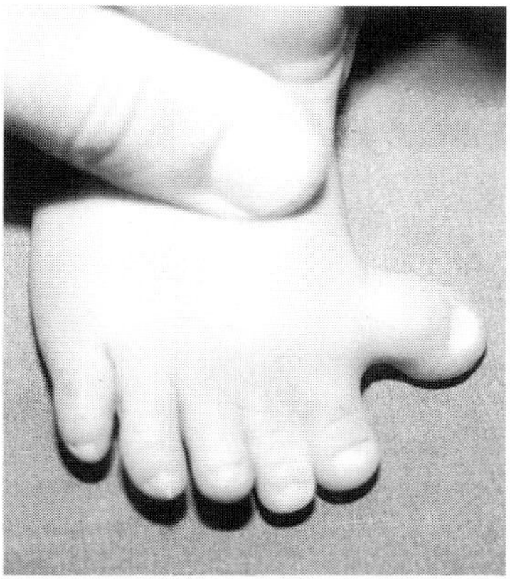

FIG. 3. – *Polydactylie avec hallux varus.*

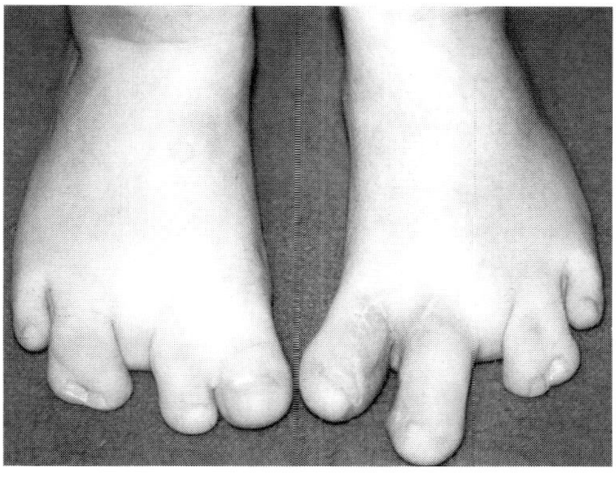

FIG. 4. – *Malformation sévère des orteils avec syndactylies complexes et multiples.*

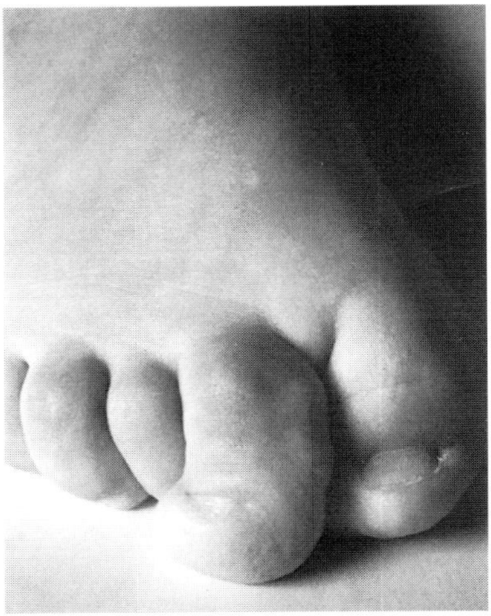

FIG. 5. – *Macrodactylie;* les stigmates en faveur de la neurofibromatose n'ont pas été retrouvés.

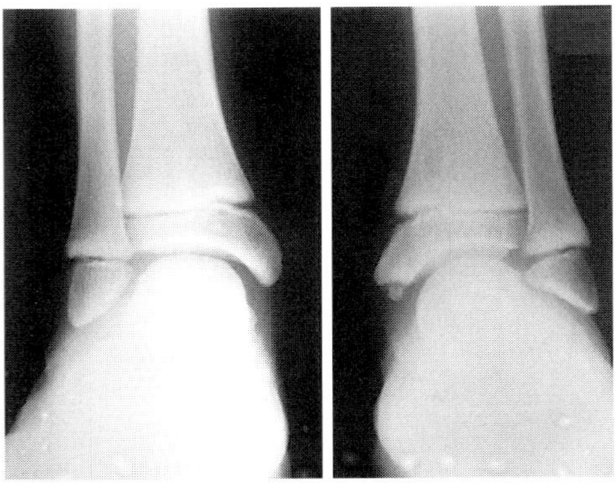

FIG. 6. – *Astragale en dôme.* Découvert à l'occasion d'entorses à répétition. Le pied est en réalité porteur d'une synostose astragalo-calcanéenne étendue.

Les inégalités de longueur étaient très modestes, 2 cm en moyenne. 80 % des enfants avaient un *genu valgum* fémoral. 78 % des enfants avaient des anomalies du pied évidentes. Les constatations radiographiques ont fait apparaître un retard d'ossification du noyau astragalien. L'aspect en dôme de l'astragale n'est visible que vers 5 ou 6 ans. Tous les enfants ont des anomalies de la malléole externe qui devient trop petite et trop haute. De même, le plafond de la mortaise tibio-péronière devient de plus en plus arrondi. Il existe très souvent des synostoses du tarse postérieur.

40 enfants présentaient des synostoses étendues de l'arrière-pied. La mobilité tibio-tarsienne est en règle sub-normale en flexion et en extension.

Pour Pappas, ces anomalies font partie d'un ensemble qui conjugue des anomalies globales congénitales de l'arrière-pied et une hémi-atrophie loco-régionale. C'est dire que le diagnostic de malformation isolée, devant un astragale en dôme, doit être porté avec beaucoup d'esprit critique.

Les malformations de l'avant-pied ont un large éventail, très diverse, aux conséquences fonctionnelles très variables. Même si elles paraissent isolées, il faut rechercher avec obstination un syndrome malformatif ostéo-articulaire ou viscéral, latent ou insidieux, vérifier le cœur, vérifier le rein.

La malformation en pince de homard est en réalité une ectrodactylie des 2e et 3e rayons. Souvent le premier métatarsien est plus large et connecté avec deux cunéiformes, ce qui signe sa fusion avec le deuxième métatarsien. L'arrière-pied est en général normal. L'atteinte est souvent bilatérale, elle répond à une transmission autosomique dominante, à pénétrance variable. L'association avec des déformations analogues des mains et avec une fente palatine est possible.

La polydactylie doit faire rechercher des anomalies des mains pouvant s'inscrire par exemple dans un syndrome d'Ellis Van-Creveld ou alors dans un syndrome de

Laurence Moon, qui va se manifester plusieurs années après par une arriération mentale et une obésité.

La duplication est appelée pré-axiale si elle ne siège que sur le premier orteil. Elle est centrale sur les rayons intermédiaires et post-axiale si elle atteint le cinquième orteil.

L'hallux varus congénital. – Dans cette malformation, le gros orteil est dévié en dedans au niveau de la métatarso-phalangienne.

Deux types de situation sont à envisager :

– l'hallux varus est isolé, sans autre malformation. Le plus souvent la lésion est une fibrose rétractile de la capsule articulaire et du court abducteur.

– l'anomalie est associée à un métatarsus adductus ou à un premier métatarsien court ou malformé.

La macrodactylie. – L'hypertrophie d'un orteil peut se rencontrer dans le cadre d'une neurofibromatose, d'une anomalie lymphatique, d'une fistule artério-veineuse. La cure chirurgicale est complexe, il faut agir sur les parties molles et le squelette. L'amputation est malheureusement le plus souvent la seule issue.

Quintus varus supraductus ou *infraductus*, cette malformation très fréquente, souvent familiale, se caractérise par une sub-luxation dorsale dans la métatarso-phalangienne avec rétraction de la capsule et du tendon extenseur. Les petits moyens de type bandage ou sparadrap sont souvent inefficaces et une intervention chirurgicale est souvent nécessaire.

Les autres anomalies, microdactylies, syndactylies, déviations divergentes ou convergentes, sont tout à fait bénignes. La plupart de ces malformations de l'avant-pied ne compromettent pas la fonction. Des gestes simples peuvent éventuellement améliorer l'aspect cosmétique mais il faut résister à la tentation d'opérer les syndactylies du pied.

PIED ET MALFORMATIONS CONGÉNITALES

D. PILLIARD[1]

Sans vouloir faire un catalogue exhaustif de toutes les anomalies que l'on peut rencontrer au niveau du pied, on est amené à distinguer :

– les malformations du pied qu'elles soient positionnelles ou congénitales.

– et les problèmes posés par le pied sous une malformation congénitale d'un membre inférieur.

Les malpositions sont bénignes, régressives et accessibles à un traitement simple : bandages, manipulations. Certaines d'ailleurs régressent spontanément.

1. Service d'orthopédie et traumatologie pédiatrique, hôpital national de Saint-Maurice, 14, rue du Val-d'Osne, 94415 Saint-Maurice Cedex.

Certaines malformations ont été largement discutées : pied bot varus équin, pied convexe… Il faut toujours tenter par un traitement conservateur la réduction ou l'amélioration, la chirurgie s'impose en dernier ressort.

LES MALFORMATIONS CONGÉNITALES MORPHOLOGIQUES DES PIEDS

Elles sont nombreuses et tout peut se voir :
- aplasie d'un ou plusieurs orteils,
- malformation ou synostose des os du tarse,
- duplication,
- gigantisme,
- amputation partielle.

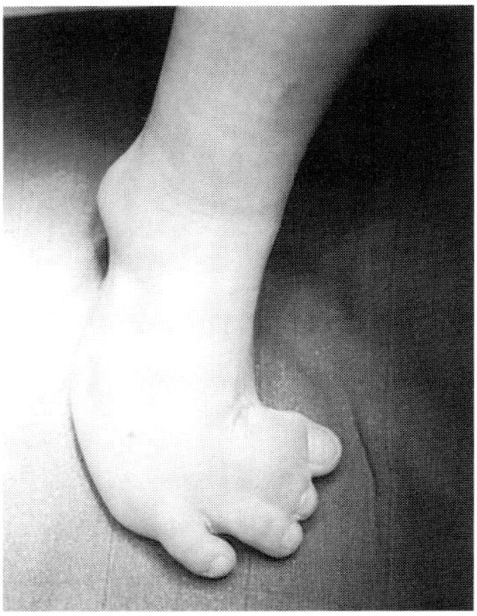

FIG. 1. – *Malformations multiples du pied.* Avec syndactylies complexes. Synostoses de l'arrière-pied. Équinisme fixé.

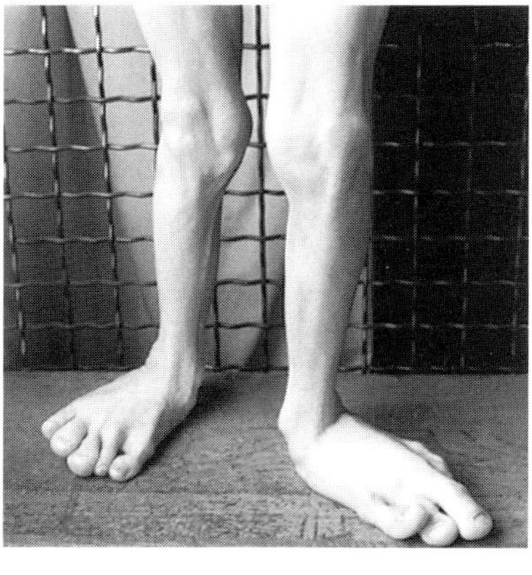

FIG. 2. – *Gigantisme des deux pieds.*

Le traitement est fonction de la qualité de l'appui du pied au sol : orthèses plantaires, chaussures orthopédiques permettent certaines compensations.

La chirurgie se fera « à la demande » : réalignement par ostéotomie dans les métatarsiens ou le médio-pied, arthrodèse chez l'enfant plus âgé en cas de récidive ou de défauts d'appui gênant la marche.

PIED ET MALFORMATION DU MEMBRE INFÉRIEUR

Ils s'inscrivent souvent dans le cadre d'une malformation du membre sus-jacent.

Si parfois il existe un pied « normal » sous une malformation, le plus souvent la malformation ou ectromélie inclut le pied dans l'ensemble de l'atteinte du membre inférieur.

Le traitement du pied doit donc être envisagé dans un contexte plus global.

Si l'enfant doit être appareillé par une orthoprothèse, le pied pourra peut-être trouver une position autorisant un appui talonnier.

Il sera parfois nécessaire de recourir à la chirurgie si la position du pied empêche ou rend difficile l'appareillage au cours de la croissance. Parfois même une amputation partielle ou complète du pied peut être nécessaire.

Si il est envisagé un traitement chirurgical de la malformation du membre inférieur, celui-ci ne peut être étudié que si il est possible de rendre le pied plantigrade. Dans le cas contraire il est inutile d'envisager des ostéotomies ou des allongements et il faudra alors se résoudre à un appareillage par orthoprothèse, parfois même une amputation.

Pour conclure, il faut bien distinguer :

– ***Les malpositions*** du pied bénignes, métatarsus varus et pied varus, justifiant peu ou pas de traitement et régressant en général totalement.

– ***Les malformations*** positionnelles : pieds bots, pieds convexes, nécessitant une prise en charge rigoureuse et précoce par des kinésithérapeutes spécialisés : manipulations, immobilisation de tous types. Dans la moitié des cas la chirurgie sera quand même nécessaire.

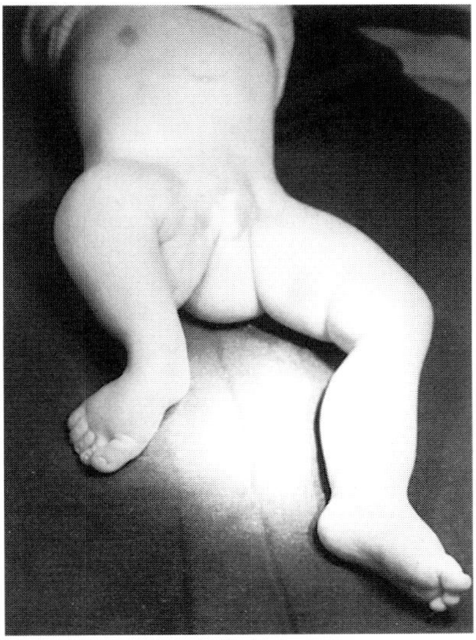

FIG. 3. – *Fémur court congénital avec intégrité du pied.*

– Les malformations congénitales isolées du pied.
– Les malformations congénitales de l'ensemble d'un membre inférieur, pied compris.

Dans ces deux derniers cas, le traitement du pied s'intègre dans la prise en charge de l'ensemble de la malformation.

TRAITEMENT DES MALFORMATIONS DU PIED DANS LES HYPOPLASIES DES MEMBRES INFÉRIEURS

M. DUTOIT[1]

L'état du pied est l'un des éléments importants qui conditionne la réussite du contrat lors de chirurgie d'allongement des membres inférieurs. En effet, les anomalies du pied sont très variables dans leur gravité, allant de la simple asymétrie de taille aux déformations les plus caricaturales, rendant le chaussage particulièrement difficile, voire impossible, en particulier chez les sujets de sexe féminin (fig. 1). Il ne semble pas y avoir de relation entre la gravité des déformations du pied et la sévérité du raccourcissement du membre inférieur. Ainsi, une déformation qualifiée de légère peut, après un allongement important, difficile ou grevé de complications,

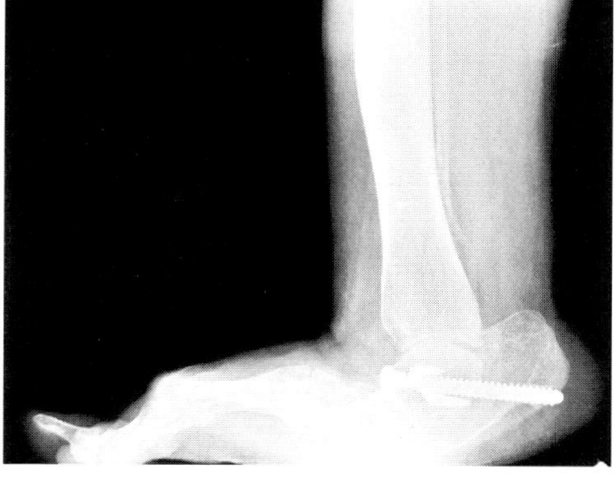

FIG. 1. – *Ectromélie externe.* Pied adulte après repositions, allongements et arthrodèse. La déformation résiduelle est sévère, le chaussage difficile.

1. Hôpital orthopédique de la Suisse romande, avenue Pierre-Decker 4, CH 1005 Lausanne.

déboucher sur un piètre résultat fonctionnel au niveau du pied en raison de désaxations et de raideurs (3, 45).

ANATOMIE PATHOLOGIQUE

Il existe essentiellement deux groupes d'hypoplasie des membres inférieurs : les hypoplasies par ectromélies externes, les plus fréquentes, et les hypoplasies ou agénésies internes plus rares, posant des problèmes thérapeutiques particulièrement difficiles, pour lesquelles l'amputation d'emblée est encore un traitement assez largement pratiqué.

Le péroné peut être plus ou moins sévèrement hypoplasié, voire, ce qui est loin d'être exceptionnel, absent, entraînant alors une instabilité et une déviation en valgus de la cheville. On observe alors fréquemment, de plus, une absence de un ou plusieurs rayons externes, rendant encore l'appui et le chaussage plus difficiles. Ainsi, s'il manque plus de 3 rayons, l'amputation réalisée si possible avant l'âge de 2 ans, selon la technique de Syme, doit être sérieusement envisagée. Cette amputation donne en effet de bons résultats à long terme et paraît bien supportée (2). Pour les autres cas, la stabilisation chirurgicale avant acquisition de la marche permet une chirurgie d'allongement dans les meilleures conditions possibles. Cette chirurgie de stabilisation, dans les déformations sévères, peut être très difficile, ses résultats à moyen terme aléatoires en raison de l'absence complète de malléole externe, et l'on peut assister à une récidive de la déformation en valgus équin (Fig. 2), pouvant faire l'objet d'une prise en charge secondaire lors de la chirurgie d'allongement (7).

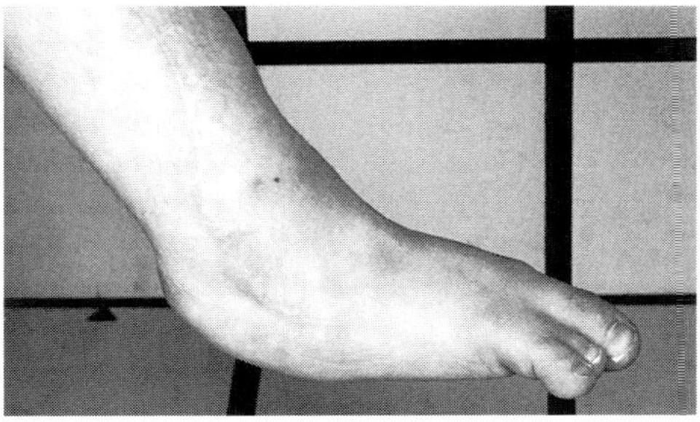

FIG. 2. – *Ectromélie externe après reposition du pied dans les premiers mois de vie.* Récidive de l'équin de l'arrière-pied susceptible d'être pris en charge lors de l'allongement.

Selon Achtermann et Kalamchi, les déformations sont divisées en trois groupes, selon leur gravité (4). Nous nous cantonnerons à l'étude des hypoplasies moyennes (I b) et aux aplasies complètes du péroné. Dans le type II, l'amputation selon Syme est encore assez largement conseillée. Pour les cas où il subsiste un péroné, fut-il hypoplasié, des problèmes de désaxation en cours d'allongement peuvent survenir. Ces problèmes potentiels sont assez faciles à prévenir, il suffit de stabiliser le pied, mais on peut alors observer des raideurs définitives gênantes de la tibio-astragalienne, au dessus d'un arrière-pied souvent raide, porteur de synostoses, et dont le pronostic à très long terme demeure encore inconnu, en particulier à cause du retentissement possible sur l'avant-pied, le genou, voire la hanche.

Les agénésies du rayon interne sont caractérisées par des déformations encore plus importantes touchant les tendons, qui sont fréquemment fusionnés ou malformés, tout comme le squelette de l'arrière-pied qui est le siège de coalitions étendues. De plus, l'interligne de la cheville est en position quasi sagittale car le pied se trouve en supination sévère entraînant des perturbations importantes de la cheville. La brièveté du paquet vasculo-nerveux rend difficile la correction du pied sans raccourcissement très important du péroné. De plus, l'étendue de la malformation tibiale assombrit le pronostic marqué et l'amputation reste à notre avis dans de nombreux cas l'intervention de choix. En effet, les tentatives de correction et d'égalisation, souvent encore mal systématisées, entraînent de trop nombreuses interventions avec un résultat fonctionnel final largement inférieur à celui d'une amputation (3, a).

Mentionnons encore, pour être complet, les agénésies ou hypotrophies des rayons moyens dont le pronostic fonctionnel est bien meilleur. Il s'agit de pieds stables souvent parfaitement fonctionnels. Néanmoins, certains de ces pieds peuvent, tout comme dans les déformations plus sévères, gêner l'appareillage en cas d'hypoplasie sévère non égalisable. Il faut également savoir procéder, dans ces cas à une amputation qui rend l'appareillage plus facile et fonctionnel. Ceci peut s'observer dans les hypoplasies fémorales prédominantes sévères.

Ainsi, le pied reste, malgré les progrès réalisés dans la chirurgie d'allongement, un handicap majeur au terme du programme d'égalisation. Il est souvent raide, laid. Les troubles trophiques sont fréquents, rendant le chaussage difficile. On peut craindre avec le temps que ces pieds, dont la vascularisation est occasionnellement précaire, causent des soucis trophiques plus importants à l'âge adulte et être responsable d'amputation secondaire (5, 6).

Tous ces éléments doivent être mis en balance avec les résultats fonctionnels excellents et durables de l'amputation selon Syme dans les dysmélies, rapportés par Anderson (2).

TRAITEMENT CHIRURGICAL

Est-il cependant possible, chez ces enfants à pieds déformés ou récidivés, de conduire simultanément une reposition chirurgicale du pied et un allongement? Notre expérience porte sur huit cas d'ectromélie externe de type I b et II. Il s'agit donc de patients qui ont subi de façon simultanée un allongement tibial et une reposition du pied. Il s'agit de trois filles et cinq garçons âgés de 3 ans 9 mois à 15 ans 4 mois. Tous ces enfants avaient subi avant acquisition de la marche une reposition du pied par interventions souvent mixtes (parties molles et os). L'indication opératoire est fonction des difficultés de chaussage, de la progression ou de la récidive de la déformation par aggravation de l'équin calcanéen entraînant une importante cassure du médio-pied. Ces enfants présentent en outre une importante inégalité de longueur des membres inférieurs portant sur le segment jambier, une déformation marquée, souvent progressive du pied par aggravation non seulement de l'équin mais aussi du valgus, plus rarement du varus.

Le pied a toujours été réopéré lors de la mise en place du fixateur par ténotomie, larges sections capsulo-ligamentaires, et pour quatre cas, par ostéotomie dans la synostose. La technique d'Ilizarov permet dans ces cas, par sa versatilité, une correction optimale. Tous nos montages comportent un anneau tibial proximal, un demi anneau calcanéen, un demi anneau trans-métatarsien, et pour deux cas, un demi anneau supplémentaire au niveau du médio-pied. Les broches à olive permettent d'assurer une stabilité satisfaisante au montage et d'éviter les dérapages, les torsions et latéralisations parasites. La planification préopératoire joue bien entendu un rôle très important : en particlier la position et le nombre de rotules qui déterminent les axes et plans de correction. Les anneaux en fibre de carbone sont particulièrement utiles car ils permettent de meilleurs contrôles radiologiques.

Lors de l'intervention, nous tentons déjà, par mise en tension du fixateur, une correction optimale de la déformation. Durant les 10 à 15 premiers jours après l'intervention, nous poursuivons la correction en abaissant d'abord le calcanéum, tout en corrigeant son orientation, puis la correction des déformations du médio et de l'avant-pied sont entreprises. La vitesse de distraction est au début en tout cas de 4 x 1 mm par jour. Dès le 8-10e jour, nous commençons l'allongement tibial à la vitesse habituelle de 4 x 1/4 de mm par jour en poursuivant si nécessaire la correction du pied.

Le fixateur a été laissé en place pendant en moyenne 5,8 mois (4,5 à 8 mois). Il est remplacé alors par une botte plâtrée de protection pendant 4 à 6 semaines. Le pied est ensuite appareillé par une chaussure montante équipée d'une semelle orthopédique.

Le nombre de complications n'est pas très important : 5 ruptures de broche, 3 surinfections traitées conservativement et, plus ennuyeuses, 2 consolidations précoces de la corticotomie tibiale nécessitant une reprise avec une évolution favorable chez un enfant (allongement total de 6 cm), défavorable chez un autre (perte de l'allongement par pseudarthrose du cal d'allongement nécessitant une ostéosynthèse et une greffe).

Il faut souligner la puissance de la distraction et de la correction par la technique d'Ilizarov; la surveillance régulière rapprochée s'impose sous peine de voir survenir des distractions épiphysaires à la cheville : le cartilage de croissance pouvant être moins résistant que les tissus capsulo-ligamentaires rétractés !

RÉSULTATS

Globalement, pour ces huit malades, nous avons pu conduire simultanément la reposition du pied et l'allongement tibial. Néanmoins, pour les trois malades avec la déformation la plus sévère, ce contrat n'a pu être réalisé que partiellement (fig. 3). En effet, nous obtenons un succès (abaissement-reposition réussi), un demi succès (abaissement de l'arrière-pied réussi mais échec de la correction de l'avant- pied entraînant une cassure du médio-pied), et un échec complet avec récidive d'un équin important du calcanéum (fig. 4). Il s'agissait des enfants les plus jeunes de notre série à déformation sévère du pied et avec une inégalité de longueur déjà importante.

Pour les cinq enfants les plus âgés (au-delà de 8 ans), le programme de reposition-allongement a toujours été mené sans trop de difficultés, permettant d'obtenir un pied indolore, sensible, plantigrade, souvent un peu enraidi, ainsi qu'une égalisation des membres inférieurs.

*

* *

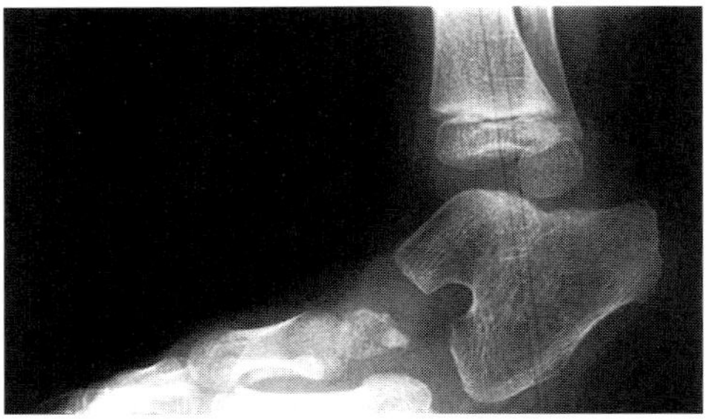

a

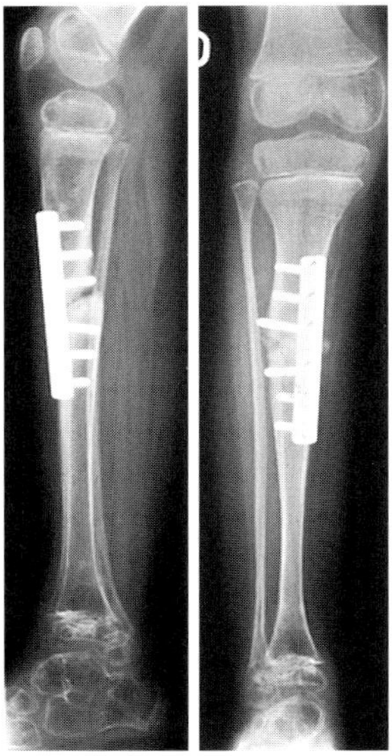

b

FIG. 3 a et b. – *Ectromélie externe avec synostose astragalo-calcanéenne en équin.* Correction par ostéotomie dans la synostose, reposition progressive du pied avec allongement tibial de 7 cm pseudarthrosé nécessitant une ostéosynthèse par plaque.

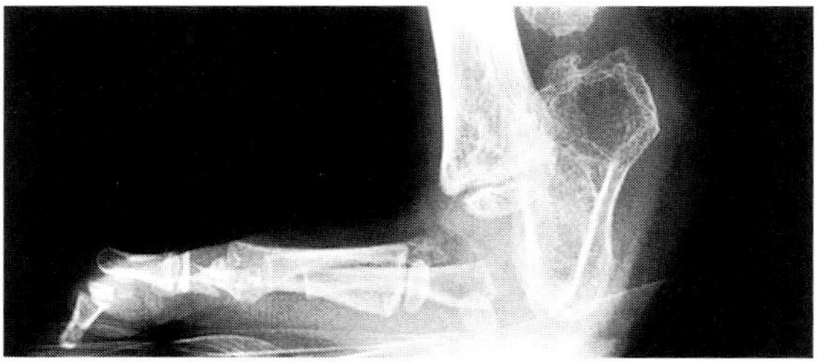

FIG. 4. – *Récidive massive de l'équin du calcanéum après abaissement simultané à un allongement tibial.*

Ce type de traitement simultané doit donc être réservé plutôt à des enfants âgés, à déformation pas trop marquée; chez l'enfant plus jeune, il doit être proposé et conduit avec beaucoup de prudence car il est difficile, entraîne souvent une importante surcharge psychique chez ces très jeunes enfants et leurs parents. Il s'agit par ailleurs de cas où, à posteriori, une amputation de type Syme, précoce, aurait peut-être dû être réalisée.

La décision reste toujours difficile à prendre et finalement, *l'indication thérapeutique doit faire l'objet d'un vrai dialogue entre les parents et les différents intervenants.* La chirurgie de conservation implique de multiples séjours hospitaliers. Elle est grevée d'un pourcentage de complications et d'échecs relativement importants (2, 6). Elle a certainement un coût psychologique et financier qu'il importe de mieux analyser que par le passé. La décision reste finalement très difficile à prendre; elle repose sur l'analyse de multiples facteurs allant de la sévérité de la déformation et de l'importance de l'inégalité de longueur et des éventuelles lésions associées, aux conditions socio-psychologiques et à l'environnement familial.

L'amputation est une solution bien entendu sans retour avec un impact psychologique important qui peut régler le problème de façon simple avec peu de complications. L'appareillage de ces jeunes enfants est bien supporté. La conservation du pied devient une aventure que l'on peut cependant encore privilégier dans la majorité des cas.

BIBLIOGRAPHIE

[1] ACHTERMAN C., KALAMCHI A. – Congenital deficiency of the fibula. *J. Bone Jt Surg.*, 1 979, 6113: 133-136. [2] ANDERSON L., WESTIN G.W., OPPENHEIM W.L. – Syme amputation in children: indications, results and long term follow-up. *J. Ped. Orthop.*, 1984, 4: 550-554. [3] BRONFEN C., RIGAULT P., CHAUMIER J.P., PADOVANI J.P. – Les malformations du pied dans les agénésies des membres inférieurs. *Rev. Chir. Orthop.*, 1991 suppl. 1, p. 137-138. [4] DIMÉGLIO A., CATON J., HÉRISSON C., SIMON L. – Les inégalités de longueur des membres inférieurs. *Collection de pathologie locomotrice 28*. Masson éd. Paris, Milan, Barcelone, 1990. [5] DUTOIT M., RIGAULT P, PADOVANI J.P., FINDORI G., TOUZET Ph., DURAND Y. – Le devenir des enfants opérés d'allongement pour hypoplasie congénitale des membres inférieurs. *Rev. Chir. Orthop.*, 1990, 76: 1-7. [6] JAWISH R., CARLIOZ H. – La conservation du pied dans le traitement de l'ectromélie longitudinale externe. *Rev. Chir. Orthop.*, 1991, 77: 115-120. [7] MOENS P., ZACHEA P., LAMMENS J., FABRY G. – Ostéotomie en chevron pour reconstruction d'une malléole externe. *Rev. Chir. Orthop.*, 1993, 76: 666-669. [8] TACHDJIAN M.O. – Pediatric orthopaedics 1990, 2nd edition, Saunders 620-651. [9] ITUKER R., MENDELSON S.. ACKERMANN J., LUDICKY J.P. – Anatomic considerations of the foot and leg in tibia hemimelia. *J. Ped. Orthop.*, 1996, 16: 445-449.

LES MALFORMATIONS D'ORTEILS

CH. MULLER[1], A. DIMÉGLIO[2]

Les malformations des extrémités sont fréquemment rencontrées en orthopédie pédiatrique. Elles génèrent toujours chez les parents de multiples interrogations et de pesantes angoisses. Alors que les anomalies de la main semblent avoir cristallisé la littérature, peu de rapports sont consacrés exclusivement aux problèmes du pied.

Les malformations d'orteils (MO) sont souvent évidentes à la naissance ou peu après. Le nombre, la taille et l'orientation des orteils du bébé préoccupent généralement les parents. L'examen des orteils est une étape importante du bilan néo-natal, et un indicateur précieux en consultation courante. Ses dix principes en sont parfaitement détaillés par ce second auteur (1986). Le risque de polymalformation occupe constamment le premier plan. L'aide du radiopédiatre est essentielle pour réaliser la mise au point du problème.

1. Service d'orthopédie pédiatrique, les cliniques Saint-Joseph, B-4420 Montegnée (Liège).
2. Service d'orthopédie pédiatrique, hôpital Lapeyronie-CHU, 34295 Montpellier Cedex 5.

Beaucoup d'anomalies sont simplement cosmétiques et ne nécessitent aucun traitement. Certaines cependant deviennent source de douleur, de gêne fonctionnelle et/ou de difficultés de chaussage. Elles débouchent alors sur des indications chirurgicales dans les premières années de vie, avant l'âge de scolarisation. Une parfaite connaissance de l'histoire naturelle de ces MO permet à l'orthopédiste pédiatre d'exposer une stratégie thérapeutiques aux parents dès la première consultation.

Trois séries récentes démembrent quelque peu ce groupe hétérogène d'anomalies : Masada et coll. en 1986 (523 patients), Minguella et Escola (143 patients), et ces auteurs en 1992 (53 enfants). Quelques idées-forces se dégagent de ce triptyque. La classification décrite par Swanson et coll. (1983) pour la main reste le travail de référence et distingue les défauts de formation, les échecs de différentiation, les problèmes de taille (hyper- ou hypo-croissance), la maladie amniotique, et les dysostoses syndromiques. Ainsi décrites, les MO appartiennent à trois groupes nosologiques : accident isolé d'un bourgeon de membre, malformation associée à une anomalie localisée à distance (« *hand-foot-uterus* syndrome »), manifestation locale d'un trouble généralisé de la croissance squelettique. Il s'agit souvent de premiers enfants. Aucune prédominance sexuelle globale n'est notée, mais les arrêts de développement affectent préférentiellement les garçons. Une forte tendance à la bilatéralité se dessine, sans qu'il n'y ait de prépondérance de côté dans les atteintes unilatérales. Une histoire familiale de malformations des extrémités se retrouve dans 3 à 15 % des dossiers. L'isolement d'un facteur environnemental reste difficile et rare. Un à trois enfants sur cinq présentent des malformations associées, par ordre de fréquence décroissante : mains, segments osseux en amont de la malformation, extrasquelettiques. Le calendrier d'acquisition de la verticalisation et de la marche n'est pas significativement perturbé. Un geste chirurgical localisé sanctionne une MO sur deux, principalement dans les défauts de différentiation, en général avant l'âge de 5 ans. Le but de l'intervention se décompose en trois volets : un avant-pied de largeur normale et chaussable; un pied plantigrade, indolent, stable et fonctionnel; un résultat cosmétique acceptable.

DÉFAUT DE FORMATION

Oligodactylies

L'agénésie par aplasie longitudinale terminale donne quatre tableaux, en fonction de sa topographie : *médiale*, elle s'associe à l'exceptionnelle hémimélie tibiale; centrale, elle réalise le pied en fourche ou ectrodactylie, souvent syndromique; *latérale*, elle rentre en général dans le cadre de l'hémimélie fibulaire; *globale* ou aplasie terminale transverse. Le bilan radiographique (RX) des membres inférieurs et du bassin est essentiel, les anomalies proximales étant souvent subtiles à la naissance. L'atteinte la plus fréquente, l'absence des rayons latéraux, associée ou non à une coalition ou une aplasie du tarse, peut dans les cas extrêmes nécessiter une amputation de type Syme. L'absence d'un ou plusieurs rayons périphériques compromet la taille, l'alignement et la stabilité du pied. Elle ne nécessite généralement pas de traitement chirurgical, en dehors d'un éventuel programme d'égalisation de longueur des membres, mais impose des orthèses moulées et des chaussures sur mesure pour accommoder l'étroitesse du pied. Les problèmes thérapeutiques, plastiques et orthopédiques, posés par les pieds en fourche, dans leur forme typique bilatérale ou atypique sporadique, sont abordés ailleurs dans le livre.

Couplage épiphysaire longitudinal (longitudinal epiphyseal bracket)

Cette malformation rare affecte les petits os longs à physe proximale, surtout au niveau de la première phalange des 1er et 3e orteils et du 1er métatarsien (MT). L'os tubulaire, élargi par ce prolongement souvent médial de l'épiphyse proximale, adopte une forme trapézoïdale (« MT ou phalange delta »). Il peut être le site d'origine d'un rayon surnuméraire. L'effort asymétrique de croissance se solde par une désaxation progressive de l'orteil, comparable à un effet épiphysiodèse. L'anomalie existe soit isolément, soit associée à une polydactylie, soit dans un cadre syndromologique (Apert, Rubinstein-Taybi, nanisme diastrophique, nail patella syndrome). Les problèmes sont liés à la brièveté du MT, à l'hallux varus et aux métatarsalgies. Le bilan RX est incontournable. Le traitement chirurgical fait appel, en fonction de l'os atteint et du handicap, à une ostéotomie d'ouverture, à un allongement, à une syndactylisation ou à la séduisante technique de physiolyse centrale décrite par Mubarak (1993). Pour restaurer la croissance longitudinale et éviter le pont osseux, ces derniers auteurs couvrent la zone réséquée par de la graisse, du silicone ou du ciment. Parmi les 5 pieds opérés chez 4 enfants à l'âge moyen de 3 ans, la dynamique de croissance est parfaitement relancée au recul de 5 ans 1/2.

DÉFAUT DE DIFFÉRENCIATION

Polydactylie

Ce groupe hétérogène de MO, caractérisé par la présence d'un ou plusieurs orteils surnuméraires (jusqu'à 12 dans un même pied), est une des plus fréquentes anomalies orthopédiques congénitales, avec une prévalence de 2 cas pour 1 000 naissances. Les noirs sont plus fréquemment affectés que les blancs. Les 2 sexes sont également atteints avec 50 % de bilatéralité. L'atteinte de la main, souvent préaxiale, est deux fois plus fréquente qu'au pied où elle est plutôt post-axiale. La polydactylie du pied se présente souvent isolément, dans un contexte d'histoire familiale dans 30 % des cas : la transmission est généralement autosomique dominante avec une pénétrance variable. Elle se voit aussi en association avec la polydactylie de la main, réalisant la polydactylie croisée, ou dans le cadre d'une trisomie 21, 13 ou 18, d'un syndrome de Laurence-Moon-Bardet-Biedl, ou d'un syndrome d'Ellis-Van Creveld. Les fréquentes anomalies métatarsiennes sont bien démembrées dans le travail de Venn-Watson (1976). Temtany et McKusick (1969) distinguent d'une part les formes pré-axiale (gros orteil), post-axiale (5e orteil) et centrale, d'autre part les types A (orteil articulé bien formé) et B (orteil rudimentaire), plus rare et exceptionnel en topographie pré-axiale. Sur 194 duplications d'orteils chez 125 patients revus par Phelps et Grogan (1985), 79 % sont post-axiales, dont 84 % de type A, 15 % pré-axiales et 6 % centrales. Robertson en 1987 adapte les 7 types de la classification de Wassel aux duplications de l'hallux. Nogami (1986) étudie 46 hexadactylies post-axiales chez 37 patients : 24 % sont bilatérales, en majorité symétriques; la duplication au niveau de la 2e phalange est plus fréquente. Trois groupes sont individualisés : polydactylie (26 %), polysyndactylie (28 %), polysyndactylie fusionnée au 4e orteil (46 %). En 1988, Blauth et Olasson proposent une classification radiomorphologique synthétique. Dans un travail récent, Watanabe (1992) recensent 330 pieds chez 265 enfants : 25 % de bilatéralité, 10 % d'histoire familiale, duplication plus fréquente au niveau du métatarsien ou de la 1re phalange.

Parmi les 86 % de formes post-axiales, ils séparent 2 groupes en fonction du schéma d'ossification et de l'alignement osseux. Les 8 % pré-axiales sont souvent bilatérales, avec une grande variabilité morphologique et une forte incidence d'anomalies associées. Les 6 % de topographies centrales touchent principalement le 2e orteil, de manière unilatérale et avec retard d'ossification. Le bilan RX, par 2 incidences en charge objective le type de duplication et l'anomalie métatarsienne. Les revues à long terme montrent que 75 % des polydactylies non traitées donnent lieu à de sérieux problèmes de chaussage, en raison de la largeur excessive de l'avant-pied, et à 20 % de douleurs. Les ébauches digitiformes de type B doivent être enlevées très tôt après la naissance. Une ligature dans les premiers jours se solde rapidement par une auto-amputation. Dans les formes de types A, le traitement est adapté aux besoins de l'enfant. Il est réalisé quand le squelette est bien individualisé, idéalement avant la marche chaussée, mais parfois plus tard pour faciliter le bilan fonctionnel et anatomo-radiologique et diminuer le risque anesthésique. Les gestes d'excision et de reconstruction doivent respecter les principes de Venn-Watson, en privilégiant l'aspect fonctionnel mais sans négliger le versant esthétique : intervention précoce, conservation de l'orteil avec le meilleur alignement axial, résection de l'orteil symptomatique dévié, réparation capsulo- ligamentaire et équilibration des tissu mous, suppression de toute proéminence métatarsienne et traitement des anomalies métatarsiennes dans le même temps. La forme pré-axiale relève généralement d'une résection de l'orteil médial et d'une reconstruction des parties molles. Dans l'atteinte centrale, une incision dorsale en raquette à la base de la duplication permet d'exciser l'orteil surnuméraire et de rapprocher les têtes des MT pour lutter contre l'élargissement de l'avant-pied. En post-axial, l'excision intéresse habituellement l'orteil latéral; toutefois, une syndactylie de l'orteil dupliqué avec le 4e orteil peut imposer la résection de l'orteil médial. Les résultats fonctionnels de la réduction chirurgicale de la polydactylie sont en général très satisfaisants même si l'aspect n'est pas tout à fait normal. Phelps et Grogan (1985) rapportent 95 % d'excellents et bons résultats chez 61 patients opérés (97 duplications) au recul de 15 ans. Les moins bons résultats sanctionnent les polydactylies pré-axiales qui se soldent par un hallux varus résiduel. C'est pourquoi ils recommandent dans ces cas un embrochage temporaire de 3 semaines, combinée à une immobilisation de 6 semaines.

Hallux varus congénital

Tachdjian en distingue *3 formes* : 1/ primaire, isolé, très rare, unilatéral dans 80 % des cas, dû à une corde fibreuse entre la base du MT1 et de l'hallux ; 2/ associé à d'autres anomalies congénitales de l'avant-pied (metatarsus primus varus, MT1 delta, polydactylie pré-axiale fruste); 3/ dans le cadre d'une dysostose développementale extensive (nanisme diastrophique). Cliniquement, le gros orteil présente une déviation en adduction, parfois jusqu'à 90°. Généralement, la désaxation se passe dans l'articulation MP, rarement dans l'IPP. Les problèmes fonctionnels résident dans la perte de la suprématie du 1er rayon et l'impossibilité de chaussage. Le bilan RX est essentiel. Le choix thérapeutique dépend du type d'anomalie. Le traitement conservateur est inefficace. L'option chirurgicale gagne parfois à être différée de manière à évaluer correctement les éléments squelettiques du 1er rayon, mais doit être réalisée suffisamment tôt pour éviter l'aggravation de la contracture. Le juste compromis semble se situer entre les âges de 1 et 2 ans. Les techniques de McElvenny (1941), Farmer (1958) ou Kelikian (1961) permettent une correction satisfaisante. Une capsulotomie MP médiale complète l'excision du verrou, fibreux ou ostéo-cartilagineux de la déformation. Le brochage axial de 3 semaines, voire la syndactylisation chirurgicale, met à l'abri du risque de récidive.

Syndactylie

MO relativement fréquente, sa prévalence rapportée est de 69 cas par 52 000 naissances. L'histoire familiale est fréquemment retrouvée, témoignant d'une transmission autosomique dominante. La bilatéralité apparaît une fois sur 2 à une fois sur 3, avec une préférence masculine et une répartition égale main/pied. Parmi les 50 patients de la série de Davis et German (1930), 11 présentent des syndactylies isolées d'orteils : l'atteinte du 2e espace est la plus fréquente du pied. Embryologiquement c'est à ce niveau que l'indépendance des orteils par disparition du pont interdigital est acquise en dernier lieu. Leur classification sépare des formes complètes ou partielles, simples (isolées chez un enfant sain) ou complexes (syndromiques), et combinées. Du travail de Temtany et McKusick, 3 groupes s'appliquent au pied : la zygodactylie correspond à une palmure cutanée, complète ou non, souvent du 2e espace, bilatérale, asymptomatique et non justifiable d'un traitement; la polysyndactylie décrit une duplication post-axiale syndactylisée au 4e orteil, uni- ou bilatéral, parfois associée à une anomalie semblable au niveau de la main; la syndactylie associée à une synostose métatarsienne. Le bilan RX doit être systématique et est essentiel au planning préopératoire. Bedouelle distingue *un type banal,* partiel ou complet, pouvant nécessiter un raccourcissement de l'orteil long plutôt qu'une désyndactylisation, *un type malformatif* souvent associé à une malformation des extrémités ou un syndrome d'Apert (toujours priorité à la fonction avec un minimum de cicatrices surtout commissurales ou plantaires), et *un type cicatriciel* possédant une fente ou un orifice. Mondolfi (1983) résume parfaitement les principes de la désyndactylisation : création d'un espace interdigital de profondeur et de largeur identiques aux voisins par des lambeaux cutanés locaux; recours à des plasties en Z pour gérer la cicatrisation et la rétraction cutanée, utilisation de greffes de peau épaisse, en limitant la morbidité par un choix judicieux des sites donneurs, pour couvrir les défects résiduels. Le problème de la zygosyndactylie est principalement cosmétique et le traitement en reste exceptionnel. En revanche la polysyndactylie pose un problème fonctionnel : avec la croissance apparaissent des douleurs et des difficultés de chaussage par élargissement disproportionné de l'avant-pied, ainsi que des inflammations itératives dues aux synonychies. Réalisé vers l'âge d'un an, le traitement chirurgical consiste en une excision de l'orteil dupliqué latéral, ou médial. Les résultats sont tout à fait satisfaisants en terme de largeur d'avant-pied et de chaussage. Les complications les plus fréquentes, lâchage de lambeau ou de greffe, se soldent par des cicatrices rétractiles ou des resyndactylisations.

Quintus varus supradductus

Dans plus de 50 % des cas, cette anomalie familiale, souvent bilatérale, procure des douleurs et des problèmes de chaussage. Cette MO combine une adduction et un chevauchement du 5e orteil sur le 4e. Le déplacement du 5e orteil en dorsiflexion-adduction-rotation externe entraîne un raccourcissement et une médialisation du système extenseur. Cette rétraction en extension intéresse également la peau du 4e espace. Au début la déformation se corrige passivement et reste souvent asymptomatique chez le jeune. Toutefois elle peut dépasser le simple problème cosmétique et provoquer des douleurs et un durillon dorsal inconfortable chez l'adolescent. Le traitement devient alors chirurgical. Si les techniques opératoires diffèrent, les avis concordent quant à l'inefficacité du traitement orthopédique. Toutefois Giannestras, Viladot et Bracq défendent les étirements et les orthoplasties chez le nourrisson. Malgré des résultats inconstants, ces mesures conservatrices peuvent gagner certaines déformations. Les RX ne sont pas nécessaires. Dans son traité, Tachjian passe en revue les multiples techniques chirurgicales décrites, allant des procédés plastiques jusqu'à l'amputation en passant par les gestes osseux. Les indications en sont bien précisée dans le travail de Gourmet et Banquel (1983). Chez l'enfant, les méthodes reconstructrices de première intention regroupent les techniques plastiques de Hulman (1964), Butler (1964) ou de plastie en Z. Face à une récidive ou à une cicatrice rétractile, les techniques de sauvetage combinent une syndactylisation à une résection osseuse ou une phalangectomie. Les résultats à long terme de la technique de Butler sont bons à excellents chez 34 cas sur 36 revus par Black (1985) et chez 16 des 17 enfants opérés par DeBoeck (1993). Mettant à l'abri du risque de cicatrice rétractile ou du compromis vasculaire, la plastie en Z garde la faveur de l'équipe de Saint-Maurice (Tawil 1992). Alors que la plupart des auteurs recommandent d'intervenir entre 8 et 10 ans, Chrestian attend la maturité squelettique en raison de la fréquence des récidives. Mais pour Tawil, plus que l'âge de l'opéré c'est la qualité de la correction et son maintien spontané en fin d'opération qui garantissent le résultat à terme.

Clinodactylie

Cette MO est la plus fréquente anomalie d'orientation des orteils. Généralement familiale (trait dominant), bilatérale, symétrique et asymptomatique, elle atteint préférentiellement les 3e et 4e orteils. À la déformation en flexion de l'IPP s'associent une rotation latérale et un varus, résultant d'un chevauchement par l'orteil voisin. Initialement la brièveté du système fléchisseur ne s'accompagne d'aucune rétraction capsulaire, de sorte que la dorsiflexion passive du pied aggrave la déformation alors que la flexion plantaire l'amende. D'abord souple et asymptomatique, l'orteil en crosse s'enraidit avec le temps et donne lieu à des callosités ou des cors douloureux. La RX est superflue. L'enfant jeune ne demande qu'une simple observation. Il n'existe pas de cas rapporté de correction spontanée, mais avec un recul moyen de 13 ans, 24 % s'améliorent avec la croissance, tandis que les autres présentent rarement une aggravation développementale (Sweetnam). Bien que le traitement conservateur soit décrié par la plupart des auteurs, Bracq et certains autres s'avouent satisfaits par les bandages adhésifs ou les orthoplasties à condition d'une application très précoce. L'indication chirurgicale réside dans une déformation modérée ou sévère chez un enfant jeune vu le risque de symptômes ultérieurs. Réalisée en période préscolaire, vers l'âge de 3 à 4 ans, la simple ténotomie plantaire du système fléchisseur procure une amélioration immédiate et permet un supplément de correction avec la croissance (Hamer 1993). Une banale syndactylisation postopératoire par bandage adhésif suffit. Les résultats des gestes plus lourds type Girdlestone ou syndactylisation chirurgicale, sont comparables à la simple section (Hamer 1993). Parmi les 62 enfants opérés de 188 clinodactylies et revus par Ross et Menelaus (1984), les 5 % de mauvais résultats font suite à un mauvais placement de l'incision ou à une rétraction cicatricielle. Chez l'adolescent ou l'adulte, la déformation rigidifiée relève d'une résection ou d'une arthrodèse de l'IPP.

Camptodactylie

Cette anomalie sagittale est proche de la clinodactylie mais sans malrotation. Elle est également souvent familiale, bilatérale et symétrique, mais atteint préférentiellement le 2e orteil. Dans ce cas elle s'associe souvent à un 2e métatarsien long. Bien tolérée chez l'enfant jeune la déformation devient raide et source de cor douloureux chez l'enfant plus âgé et l'adolescent. La RX est inutile. Le traitement conservateur, véritable « exercice de futilité » pour de nombreux auteurs, est rarement efficace. Toutefois l'utilisation précoce d'une orthoplastie en élastomère de silicone « apparaît très intéressante » à Bracq. Réalisée entre 4 et 10 ans face à une déformation sévère ou symptomatique, la simple ténotomie des fléchisseurs donnent 95 % de bons résultats (Hamer 1993). Après l'âge de 10 ans, la rigidité et les adaptations secondaires imposent le recours à des gestes osseux.

HYPERCROISSANCE : MACRODACTYLIE

Une soixantaine de cas de gigantisme d'un ou plusieurs orteils sont rapportés dans la littérature, la race noire semblant moins affectée. Cette MO rare est responsable de gêne fonctionnelle, de difficultés de chaussage et de problèmes cosmétiques. Sporadique, elle affiche une légère préférence masculine. Bilatérale dans moins de 10 % des cas, son expression est généralement asymétrique. Les séries récentes témoignent d'une égalité d'atteinte membre supérieur-membre inférieur, mais les localisations combinées restent rares. De distribution en général préaxiale, 50 % des cas présentent une atteinte de plusieurs orteils. La croissance souvent asymétrique de l'orteil, avec atteinte surtout distale, lui confère un aspect de poire. La macrodactylie est qualifiée de *vraie* en cas d'hyperplasie de tous les tissus (idiopathique ou associée à un hémi-hypertrophie) et de *fausse* face à l'hyperlasie prédominante d'un seul tissu (neurofibromatose, phacomatose vasculaire, dystrophie lipomateuse). Alors que l'histopathologie est bien établie et acceptée par la plupart des auteurs, les hypothèses étiopathogéniques restent multiples (Feriz, Kelikian, Moore, Pellerin). Barsky (1967) distingue 2 formes : d'une part statique, plus fréquente à la main avec au pied une atteinte souvent limitée à un seul orteil qui grandit proportionnellement à la croissance normale; d'autre part dynamique, plus fréquente au pied (atteinte de plusieurs orteils avec extension à l'avant-pied, avance nette de maturation osseuse et rythme de croissance plus rapide que normalement jusqu'à la puberté). L'indication chirurgicale se base sur l'âge, le type, et le profil évolutif de la macrodactylie. Les techniques vont de l'épiphysiodèse thérapeutique, idéale chez le petit enfant, à la réduction de taille soit par dégraissage, raccourcissement ou amputation. Outre leur bénéfice temporaire, les dégraissages multiples se compliquent souvent de désunion, de nécrose cutanée, de problème de cicatrisation d'infection et de raideur (Bedouelle, Dennyson). On réserve plutôt les raccourcissements et épiphysiodèses à la main car au pied ces procédés ne peuvent régler le problème de chaussage de l'avant-pied large. À la désarticulation de l'IPD ou de l'IPP – jamais la MP vu le risque d'hallux valgus secondaire de traitement difficile – il faut préférer l'amputation d'un rayon entier. Toutefois même cette chirurgie radicale ne met pas à l'abri d'une récidive proximale et d'une intervention itérative. Face à ces résultats imprévisibles ou médiocres, le challenge thérapeutique de la macrodactylie impose des ambitions réalistes, un traitement individualisé et une stratégie à long terme (Cavalière 1988).

HYPOCROISSANCE

Microdactylie

Cette anomalie de taille se manifeste isolément ou en association à une hypoplasie du métatarsien correspondant. On la rencontre plus fréquemment dans la maladie des bandes amniotiques. Vu l'absence de symptomatologie et de handicap fonctionnel, cette MO ne débouche sur aucun traitement particulier.

Brachymétatarsien

L'hypoplasie se présente en général isolément au niveau du MT4, affichant une prévalence de 2 à 6 cas par 10 000 naissances. Souvent bilatérale, symétrique et familiale, cette MO affecte préférentiellement le sexe féminin. En cas d'atteinte du MT1, on parle de *metatarsus primus atavicus*. La brachymétapodie correspond à une brièveté de plusieurs métatarsiens. Dans la série d'Urano (1978), le brachyMT4 est associé à d'autres brachyMT (1 ou 3) dans 10 % des cas et à un brachyMC (4 ou 5) chez 15 % des patients. L'anomalie devient cliniquement évidente entre 4 et 15 ans (moyenne : 9 ans) sous forme d'un orteil plus court et déplacé dorsalement. En général la symptomatologie ne se manifeste pas avant la 2e ou 3e décennie (Jenkin 1989) : durillon plantaire et métarsalgie par surcharge des MT voisins; irritation dorsale de l'orteil « flottant », instable, surplombant ses voisins; déviation axiale de ces derniers, difficultés de chaussage; trouble psychologique dû au problème cosmétique. Le brachyMT peut rentrer dans un cadre syndromique : Down, Albright, Turner, dysplasie polyépiphysaire, nanisme diastrophique, myositis ossificans. Le bilan RX est essentiel. Seules les formes symptomatiques relèvent d'un traitement : l'atteinte isolée du MT1 répond bien au traitement orthétique, pour les autres MT, l'allongement est préférable à la chirurgie limitée aux tissus mous ou à la désarticulation MP. Ainsi le rétablissement de la parabole de Lelièvre peut être extemporané, en ne dépassant pas 1 cm d'allongement pour éviter tout problème vasculaire – à ce titre la technique de Jinnaka (1972) semble intéressante –, ou progressif par les méthodes modernes de callotasie. En cas d'atteinte de 3 MT ou plus, l'allongement moins prédictible cède la place au raccourcissement des MT « longs ». L'intervention gagne à être différée jusqu'à la maturité squelettique pour parfaitement apprécier la disparité de longueur des MT et éviter les lésions iatrogènes des cartilages de croissance. Les avantages certains du traitement chirurgical doivent être pondérés par sa morbidité potentielle : risque vasculaire, neurologique, pseudarthrose, cal vicieux, malalignement, enraidissement ou luxation MP, problème de cicatrisation.

MALADIES DES BANDES AMNIOTIQUES (DYSPLASIE DE STREETER)

Rare, cette maladie du fœtus se manifeste avec une prévalence de 1 cas par 5 à 10000 naissances et une légère préférence masculine. Plus de 500 cas sont actuellement rapportés dans la littérature. La fréquence d'atteinte du membre supérieur est double du membre inférieur. Parfois les membres d'un même hémicorps sont affectés. Les 83 cas rapportés par Tada en 1984 présentent 224 membres atteints, plus souvent dans leur portion distale (86 pieds), soit une moyenne de 2,7 membres par patient. Au niveau des orteils peuvent se rencontrer des amputations, des hypoplasies, des syndactylies sont plus fréquentes. Parmi les 50 %

d'anomalies associées, le pied bot varus équin arrive en tête (1 fois sur 3). Peuvent aussi se voir la pseudarthrose, la paralysie périphérique, l'anisomélie. La pathogénie exacte reste un mystère. Une rupture amniotique précoce suivie d'un oligohydramnios temporaire résulterait en une compression fœtale intra-utérine et une constriction des appendices fœtaux par des cordes ou des bandes d'amnion rompu. En 1994 Foulkes et Reinker recensent 60 % d'histoire gestationnelle anormale : maladie maternelle, absorption de drogues durant la grossesse, prématurité, bas poids de naissance. La classification clinique de Patterson (1961) permet une sélection des indications thérapeutiques. Les sillons superficiels isolés ou associés aux hypoplasies ou amputations ne nécessitent aucun traitement actif; ils justifient d'une simple observation car la restriction circulatoire peut progresser avec la croissance. Les 66 anomalies d'orteils chez les 71 patients revus par Foulkes et Reinker n'ont nécessité aucun geste thérapeutique. Les indications chirurgicales sont donc rares au niveau des orteils. L'excision des sillons profonds, responsables de lymphoedème distal, complétée par des plasties cutanées en Z peut être réalisée en un seul temps opératoire (Greene 1993).

BIBLIOGRAPHIE

[1] BARSKY A.J. – Macrodactyly. *J Bone Jt Surg.*, 1967, 49A: 1255-9. [2] BLACK G., GROGAN D., BOBECHKO W. – Arthroplasty of the adducted fifth toe. *J. Pediatr Orthop.*, 1985, 5: 439-41. [3] BOURNE M, KLASSEN R. – Congenital annular constricting bands: review of the literature and a case report. *J. Pediatr Orthop.*, 1987, 7: 218-21. [4] CAVALIERE R.G., MCELGUN T.M. – Macrodactyly and hemihypertrophy: a new surgical procedure. *J. Foot Surg.*, 1988, 27: 226-30. [5] CLAUSTRE J., SIMON L. – *Pathologie des orteils - 6e Monographie de Podolo.* 1985, Masson - Paris. [6] CLAVERT J.M. – Développement embryonnaire des membres et orthopédie, in *Cahiers d'enseignement de la SOFCOT. Conférences d'enseignement*, 1991, 1: 15-28. [7] DEBOECK H. – Butler's operation for congenital overriding of the fifth toe: retrospective 1-7 year study of 23 cases. *Acta Orthop Scand.*, 1993, 64: 343-4. [8] DIMÉGLIO A., CLAUSTRE J. – *Le Pied de l'Enfant - 8e Monographie de Podolo.* 1987, Masson - Paris. [9] DRENNAN J.C. – *The Child's Foot and Ankle.* 1992, Raven Press - New York. [10] DYAL CM *& al.* – Clinical evaluation of the Ruiz-Mora procedure: long-term follow-up. *Foot Ankle Int.*, 1997, 18(2): 94-7.

[11] EZRA E., KHERMOSH O., WIENTROUB S. – Memimetatarsal transfer: a unique solution for postaxial metatarsal duplication. *J. Pediatr Orthop Part B*, 1996, 5: 220-1. [12] FIGURA M.A. – Practical approach to a rare deformity: macrodactyly. *J. Foot Surg.*, 1980, 19: 52-7. [13] FOULKES G.D., REINKER K. – Congenital constriction band syndrome: a 70-year experience. *J. Pediatr Orthop.*, 1994, 14: 242-8. [14] GIORGINI R.J., AQUINO J.M. – Surgical approach to polydactyly. *J. Foot Surg.*, 1984, 23: 221-5. [15] GREENE W.B. – One-stage release of congenital circumferential constriction bands. *J. Bone Jt Surg.*, 1993, 75A: 650-5. [16] GREISS M.E., WILLIAMS D.H. – Macrodystrophia lipomatosis in the foot. A case report and review of the literature. *Arch Orthop Trauma Surg.*, 1991, 110: 220-1. [17 HAMER J., STANLEY D. – Surgery for curly toe deformity: a double-blind, randomised, prospective trial. *J. Bone Jt Surg.*, 1993, 75B: 662-3. [18] HOSOKAWA K., SUSUKI T. – Treatment of multiple brachymetatarsia: a case report. *Br J. Plast Surg.*, 1987, 40: 423-6. [19] KAPETANOS G.A. – Mixed polydactyly. An unusual case of a patient with seven toed feet. *Clin Orth Rel Res.*, 1984, 186: 220-4. [20] KNECHT J.G. – Polydactyly. *J. Foot Surg.*, 1983, 22: 23-29.

[21] LIGHT T., OGDEN J. – The longitudinal bracket: implications for surgical correction. *J. Pediatr Orthop.*, 1981, 1(3): 299-305. [22] MINGUELLA J., CUSI V. – Macrodactyly of the hands and feet. *Int Orthop* 1992, 16: 245-9. [23] MINGUELLA J., ESCOLA J. – Malformation de l'avant-pied. Considérations étiologiques et classifications. *Pésenté à la SFCP*, 1992, Paris. [24] MOULIES D., TANGUY A. – *Chirurgie et orthopédie du pied: enfant, adolescent.* Monographie du GEOP, 1988; Sauramps Médical - Montpellier: 335-56. [25] MUBARAK S.J., O'BRIEN T.J., DAVIDS J.R. – Metatarsal epiphyseal bracket: treatment by central physiolysis. *J. Pediatr Orthop.*, 1993, 13: 5-8. [26] MULLER Ch. *Les malformations d'orteils.* Mémoire de podologie-maladie Montpellier Septembre 1991 (110 références bibliographiques). [27] MULLER Ch., DIMEGLIO A. – Les Malformations d'orteils. Analyse de 53 cas. In *Actualités*

en médecine et chirurgie du pied - 7e série sous la direction de Hérisson C., 1992; Masson - Paris: 173-81. [28] ONIZUKA T. – Surgical correction of lobster claw feet. *Plast Reconstr Surg.*, 1976, 57: 97 102. [29] ROSSILLON R., ROMBOUTS J.J. & *al.* – Congenital ring-constriction syndrome of the limbs: a report of 19 cases. *Br J. Plast Surg.*, 1988, 41: 270-4. [30] TACHDJIAN M.O. – *The Child's Foot.* 1985, W.B. Saunders Company - Philadelphia.

[31] TAWIL H., PILLIARD D., TAUSSIG G. – Le quintus varus supradductus. *Rev Chir Orthop.*, 1992 78: 107-11. [32] THOMPSON G.H. – Bunions and deformities of the toes in children and adolescents. *J. Bone Jt Surg.*, 1995, 77A: 1924-36. [33] TSUGE K. – Treatment of macrodactyly. *J. Hand Surg.*, 1985, 10A: 968-73. [34] WATANABE H., FUJITA S., OKA I. – Polydactyly of the foot: an analysis of 265 cases and a morphological classification. *Plast Reconstr Surg.*, 1992, 89(5): 856-77.

LE PIED EN FOURCHE

D. MOUKOKO, A. DIMÉGLIO[1]

L'ectrodactylie du pied, le pied en pince de homard, en pince de crabe, en fourche, la dysplasie des rayons médians du pied..., sont autant de synonymes employés pour décrire cette malformation congénitale rare. Sa fréquence dans la forme typique est estimée à 1/90 000 naissances.

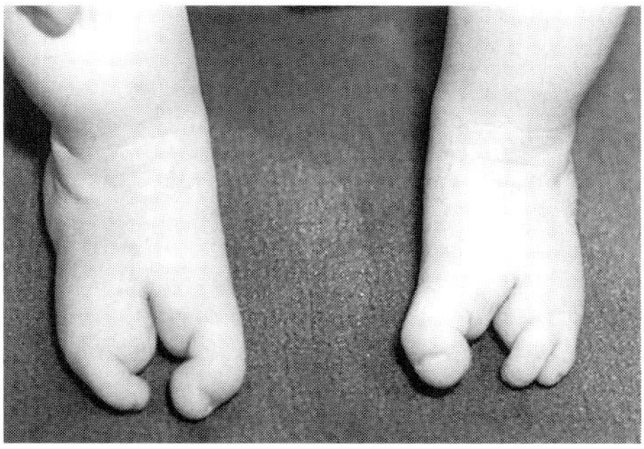

FIG. 1. – *Dysplasie bilatérale sévère des rayons médians.*

1. Hôpital Lapeyronie, 371, avenue Doyen-Gaston-Giraud, 34295 Montpellier Cedex 5.

DESCRIPTION CLINIQUE

• La dysmorphie est caractérisée par :

– L'hypoplasie ou l'absence d'un ou plusieurs rayons centraux de l'avant-pied (métatarsien et phalange)

– Le premier et le cinquième rayon sont en général présents; séparés par un sillon longitudinal plus ou moins profond.

– L'arrière-pied en revanche est normal (9).

• Le degré de sévérité de l'atteinte du pied « en fourche » est très variable allant d'un simple approfondissement d'un sillon commissural inter-digito-plantaire associé à une hypoplasie modérée d'un orteil; jusqu'à un pied monodactyle où seul est présent le premier rayon au niveau de l'avant-pied. La gradation obéit à un schéma stéréotypé sur lequel Blauth en a basé la classification (2).

• On distingue deux groupes de pieds « en fourche » :

– Dans la forme typique la plus fréquente, (1 sur 90 000) l'atteinte des pieds est bilatérale à des degrés de sévérité variable. Celle-ci s'accompagne de malformations équivalentes des mains. L'histoire familiale révèle une transmission autosomique dominante à pénétrance variable.

– Dans la forme atypique, plus rare (1 sur 150 000), l'atteinte du pied est unilatérale sans anomalie des mains. Aucune hérédité n'est dans ces cas mise en évidence.

Dans ces deux groupes, l'association à d'autres malformations congénitales est fréquente :

– fente labio-palatine,

– malformation génito-urinaire (5),

– surdité (7).

CLASSIFICATION

Blauth et Borisch en 1989, proposent une classification en 6 stades de sévérité croissante (2) :

• Stade I : atteinte mineure, hypo ou aplasie des orteils. Le 2e et 3e orteil sont les plus atteints. Le pied présente 5 métatarsiens normaux.

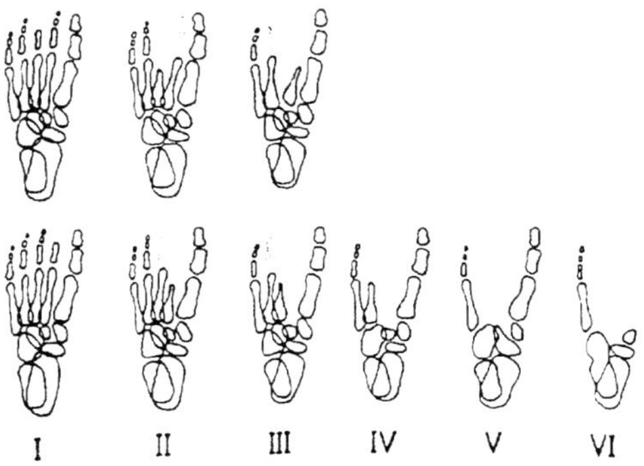

FIG. 2. – *Classification de Blauth et Borrish en 6 stades de sévérité croissante (réf. 2).*

• Stade II : hypoplasie ou synostose du 2e rayon. Le pied présente 5 métatarsiens dont le 2e est hypoplasique.
• Stade III : aplasie de deux rayons. Pied à 4 métatarsiens.
• Stade IV : aplasie des 2e et 3e rayon. Pied à 3 métatarsiens.
• Stade V : aplasie des 2e, 3e et 4e rayon. Pied à 2 métatarsiens.
• Stade VI : pied monodactyle.

ÉVOLUTION

La mise en charge des pieds avec l'acquisition de la marche s'accompagne de l'aggravation des déformations (8). L'avant-pied s'élargit avec adduction des piliers latéraux (métatarsiens) qui s'éloignent de l'axe médian et adduction des phalanges distales qui revenant sur l'axe médian donnent cet aspect caractéristique en « pince de homard ». Le chaussage peut être rendu difficile et s'accompagne de métatarsalgies liées à des points d'hyper-appui (9).

ÉTIOLOGIE

Les hypothèses étio-pathogéniques expliquant la génèse de ces malformations semblent incriminer la coiffe apicale qui induit le développement et la différenciation normale du bourgeon de membre.

L'embryogenèse des membres se déroule de la 4e à la 10e semaine de gestation. Le bourgeon de membre provient de la crête de Wolf. Il est constitué d'un contigent mésoblastique qui va former l'appareil musculo-squelettique, et est recouvert d'un feuillet épiblastique (d'origine ectodermique), qui va former le tissu de recouvrement.

Ce feuillet épiblastique se condense à son extrémité distale pour former la coiffe apicale (3).

Ogino se basant sur des expérimentations animales étudiant l'embryogénèse a montré qu'une atteinte mécanique ou toxique de la coiffe apicale pouvait résulter en une dysplasie du rayon médian des mains et des pieds (6).

Watson (10) propose l'hypothèse suivante : L'atteinte de la coiffe apicale est sélectivement occasionnée au niveau des rayons centraux de l'extrémité du bourgeon de membre.

L'étendue latérale de la lésion déterminerait le nombre de rayons des doigts ou d'orteils concernés.

La date de survenue de la lésion de la coiffe déterminerait le niveau plus proximal si la lésion est précoce ou plus distal si la lésion survient plus tardivement.

TRAITEMENT

Dans les formes de bas grades de sévérité (grade 1 et 2) aucune chirurgie correctrice complexe n'est nécessaire. La libération d'une syndactylie entre deux orteils peut le cas échéant être proposée. Mais ce geste à visée purement cosmétique au niveau d'orteils est loin de faire l'unanimité. Les formes plus sévères (grade 3 à 5) peuvent nécessiter en revanche une correction chirurgicale plus conséquente. Le traitement fait appel à des techniques variées adaptées à la diversité des présentations cliniques. Il répond à deux objectifs :

– s'opposer à l'élargissement de l'avant-pied afin de le rendre chaussable,

– améliorer l'aspect cosmétique en libérant les syndactylies voir en donnant l'aspect d'orteils à des lambeaux cutanés loco-régionaux.

Le geste de fermeture du sillon médian va se concentrer sur la région du médio et de l'avant-pied

La gravité de l'atteinte, l'âge du patient et la réductibilité de la divergence inter-métacarpienne vont déterminer le choix de la technique chirurgicale. Mais une erreur à éviter est de se contenter de syndactyliser les parties molles ne comptant que sur les téguments pour résister aux forces d'appui qui aboutissent dans ce cas à une récidive de la déformation.

Le rapprochement des métatarsiens peut nécessiter :

– Des ostéotomies de leur base.

– L'exérèse de barres osseuses inter-métacarpiennes.

– L'utilisation de bandelettes de fascia lata pour reconstruire un ligament inter-métatarsien.

La syndactylisation du sillon fait appel à des techniques de lambeaux locaux prélevés sur ses berges. Ces divers temps opératoires doivent être réalisés lors de la même intervention.

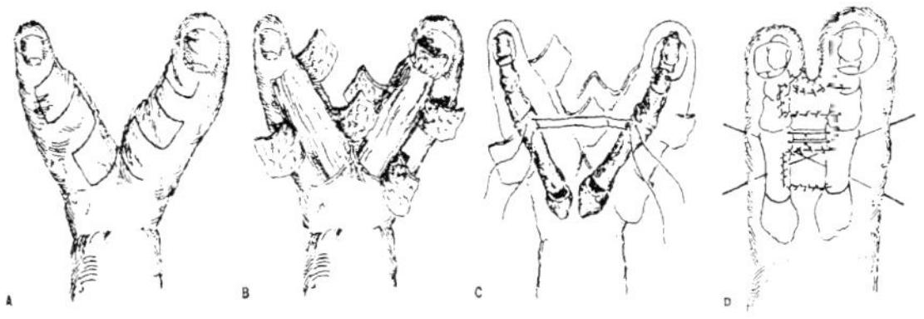

FIG. 3. – *Reconstruction conventionnelle avec ostéotomies de rapprochement des métatarsiens*, reconstruction du ligament inter- métatarsien et syndactylisation cutanée renfermant le sillon (d'après Wood [II]).

L'aspect cosmétique étant une des doléances principales du patient, mérite de ne pas être occulté

Sumiya et Onizuka proposent de reconstruire les orteils manquants par la réalisation de lambeaux locaux à partir des berges du sillon et des orteils restants.

Bien sûr, ces orteils centraux sans squelette, n'assurent aucune fonction dans la marche. Mais l'apparence d'un pied à 5 orteils est nettement améliorée.

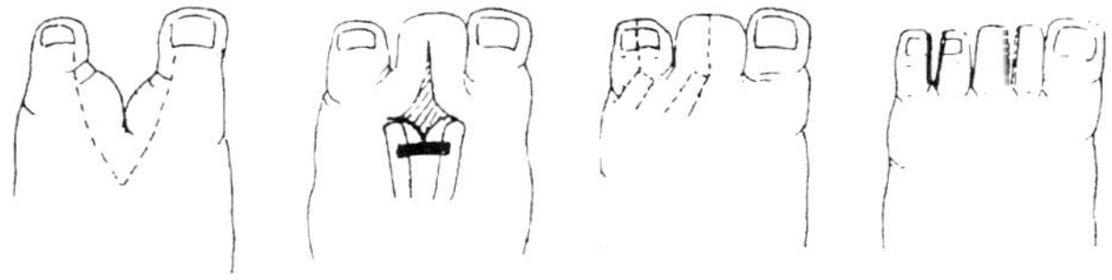

FIG. 4. – *Étapes successives de la reconstruction d'orteil selon Sumiya;* plusieurs temps chirurgicaux sont nécessaires [8].

Cette reconstruction plus complexe nécessite plusieurs procédures chirurgicales dans le temps.

Le choix de la date d'intervention n'est pas consensuel.

Les partisans d'interventions très précoces conseillent d'opérer avant l'âge d'un an (8), voire même dès l'âge de 6 mois (11).

D'autres, au contraire, proposent des interventions réalisées sur les pieds plus matures, vers l'âge de 1 à 2 ans pour Tachdjian, où même uniquement lorsque le pied se sera trop déformé pour rester chaussable (4).

*

* *

L'ectrodactylie du pied s'apparente en de nombreux points à son « homologue » au niveau de la main. Les mécanismes concourant à leur génèse sont tout à fait similaires et souvent concomitants. En revanche, les principes de leur reconstruction ne sont pas interchangeables, leur besoin fonctionnel restant fondamentalement différent.

Au niveau du membre supérieur une préhension de qualité avec première commissure large et puissante est prioritaire.

L'aspect cosmétique participera pour une grande part à l'intégration « psychosociale » du porteur de cette malformation.

La reconstruction du pied reste souvent moins ambitieuse, obéissant à une concrète nécessité d'appui plantigrade, indolore et si possible chaussable sans adaptation particulière.

BIBLIOGRAPHIE

[1] BARSKY A.J. – Cleft hand: Classification, incidence and treatment. *J. Bone Jt Surg.*, 1964, 46A: 1707. [2] BLAUTH W., BORISCH N.C. – Cleft feet: proposals for a new classification based on roentgenographic morphology. *Clin Orthop.*, 1990, 258:41-48. [3] CLAVERT J.M. – Développement embryonnaire des membres et orthopédie. In: *Cahiers d'enseignement de la SOFCOT. Conférences d'enseignement,* 1991, p. 15-28. [4] COLEMAN W.B., ARONOVITZ D.C. – Surgical management of cleft foot deformity. J. Foot Surg., 1988, 27:497-502. [5] EPPS C.H., DIAMOND L.S.,Grant R.E. – Generalized genetic disturbances involving the foot. In *Disorders of the foot and ankle*. W.B. Saunders company, Philadelphia, 1991, 654-666. [6] OGINO T., KATO H. – Cleft hand without absence of a finger. Handchirurgie, 1988, 20: 184. [7] PHILLIPS R.S. – Congenital split foot (lobster claw) and triphalangeal thumb. *J. Bone Jt Surg.*, 1971, 53:247. [8] SUMIYA N, ONIZUKA T. – Seven years survey of our new cleft foot repair. *Plast Recons Surg.*, 1980, 65:447-459. [9] TACHDJIAN M.O. – The foot and leg. In: *Pediatric Orthopedics, vol 2.* Philadelphia: 1972: 2638- 2642. [10] WATSON A.G., BONDE R.K. – Congenital malformations of the flipper on three West Indian manatees, Tricheus manatus, and a proposed mechanism for develo ectrodactyly and cleft hand in mammals. *Clin Orthop*, 1986, 202:294.

[11] WOOD V.E., PEPPERS T.A., SHOOK J. – Cleft-foot closure: A simplified technique an the literature. *J. Pediatr Orthop.*, 1997, 17: 501-504.

PIED ET SYNDROMES

A. DIMÉGLIO[1]

Il est rare qu'un enfant porteur d'un syndrome ne présente pas d'anomalies des pieds. Il suffit de parcourir les grands classiques : le livre de Maroteaux, celui de Beighton, de Wynne Davies, de Mc Kusick, de Salmon, de Goldberg, de Canepa, pour se persuader de la diversité des déformations rencontrées.

Les petits pieds avec de petites mains sont caractéristiques du **syndrome de Willi-Prader**. L'arachnodactylie est typique du **syndrome de Marfan**. L'**arthrogrypose**, cadre nosologique complexe, est considéré comme un syndrome.

Le pied varus équin du **nanisme diastrophique** est souvent sévère, avec un équinisme majeur. Il a une tendance à la récidive. Déçus par les interventions de libération tendineuse, nous avons finalement renoncé à les opérer et nous préférons appareiller les enfants.

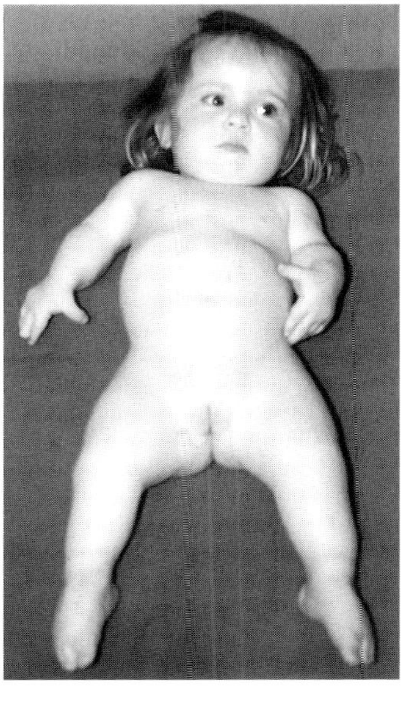

FIG. 1. – *Nanisme diastrophique :* noter le pouce adductus et les pieds bots varus équins.

L'**achondroplasie** peut s'accompagner d'un pied bot varus équin. Son traitement n'est pas différent du traitement conventionnel, néanmoins, le genu varum a tendance à déformer la cheville et à créer les conditions d'un arrière-pied en varus et d'un avant-pied en supination.

1. Service de chirurgie orthopédique pédiatrique, hôpital Lapeyronie, 371, avenue Doyen-Gaston-Giraud, 34295 Montpellier Cedex.

Le **syndrome de Larsen,** caractérisé par des dislocations multiples peut présenter des déformations du pied. L'aspect du calcanéum bifide est tout à fait typique. Toute chirurgie des membres inférieurs, et particulièrement la chirurgie des pieds, doit être précédée d'un bilan radiographique soigneux du rachis pour ne pas méconnaître une luxation cervicale, capable de se décompenser au cours de l'intubation.

Même précaution dans la **trisomie 21** où la luxation C1C2 est souvent latente et asymptomatique. Le pied bot varus équin est classique, en général bénin. Il faut résister à la tentation de l'opérer. Avec la décantation neurologique qui se produit pendant la première année de la vie et la disparition des réflexes archaïques, avec l'hyperlaxité qui accompagne le syndrome, le pied a tendance à s'améliorer. Il ne persiste souvent que l'équin vers l'âge de 18 mois, il faut alors le traiter avec prudence par une intervention de Vulpius. Le pied plat, le métatarsus adductus, sont régulièrement rencontrés dans cette maladie chromosomique; nous avons vu dans notre expérience, pour un deuxième avis des familles très déçues par des interventions de Grice pratiquées abusivement dans cette affection. À cause de l'hyperlaxité, la déformation en pied plat récidive.

Même attitude aussi, dans la **fragilité osseuse constitutionnelle :** il ne faut pas opérer le pied plat ostéoporotique. Eviter l'intervention de Grice ou la double arthrodèse.

Le **syndrome de Turner** peut se révéler par un œdème caricatural du dos du pied.

Les **faux pieds bots** sont classiques : syndrome du siffleur, syndrome ongle-rotule. Il n'est pas rare que dans le nail-patella syndrome, le diagnostic soit fait secondairement après que le pied bot ait été manipulé ou opéré; d'où la nécessité d'examiner avec rigueur un pied bot et de procéder à une observation approfondie des orteils ou encore des ongles. L'interrogatoire conduit avec diplomatie auprès des familles souvent conscientes du syndrome, et souvent culpabilisées, permet de poser le diagnostic.

Le pied bot de la **maladie amniotique** est classique. La priorité des priorités est d'exciser les sillons agressifs par des plasties en « Z » pour préparer la peau et de réaliser secondairement des gestes chirurgicaux. Le taux de mauvais résultat est élevé. Les récidives sont fréquentes.

Les ostéochondromes de la **maladie exostosante** affectent souvent la cheville, entraînant des troubles de l'arrière-pied. La maladie d'Ollier peut toucher le pied.

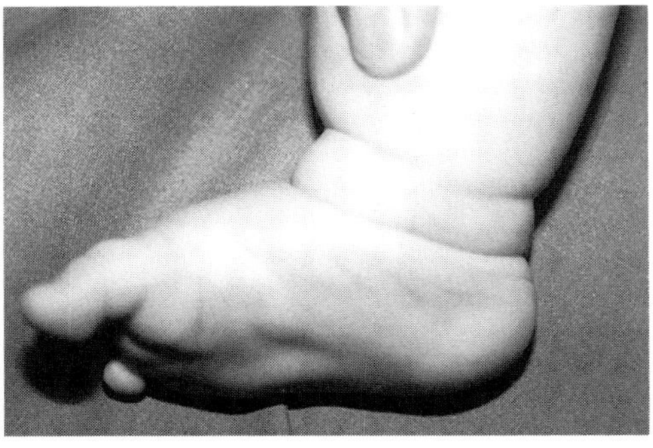

FIG. 2. – *Pied bot varus équin.* Double sillon sus-tibial, évoquant une maladie amniotique.

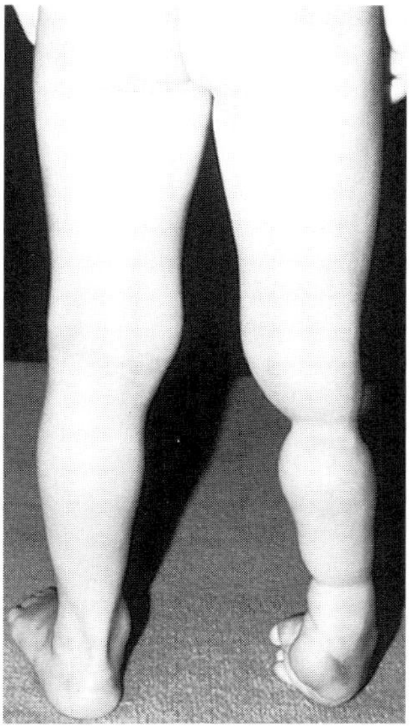

FIG. 3. – *Maladie amniotique;* pied bot varus équin sévère avec sillons très prononcés de la jambe. L'intervention de libération au niveau du pied a été précédée d'une chirurgie plastique visant à libérer la jambe de ses sillons.

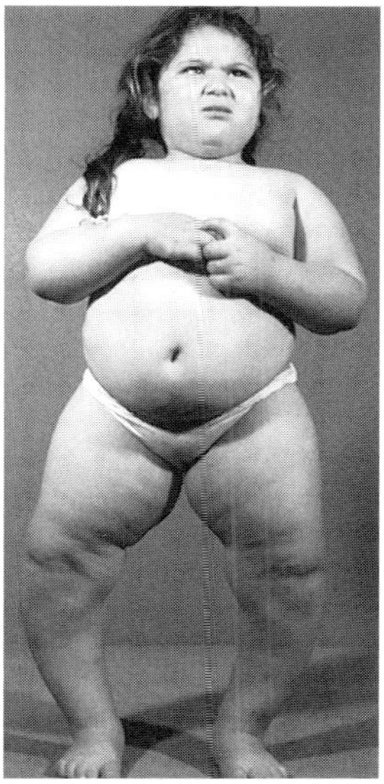

FIG. 4. – *Syndrome de Laurence-Moon.* Avec aniération mentale, *genu varum.* À la naissance, cette enfant a présenté une polydactylie qui a été opérée sans investigation préalable, le syndrome a été découvert ultérieurement.

La **myosite ossifiante diffuse** est l'exemple le plus sémiologique. Souvent l'enfant consulte au début pour des raideurs ou des calcifications singulières et topographiquement surprenantes. L'examen du pied révèle une déformation typique du gros orteil. Le gros orteil est court, avec une seule phalange. L'anomalie existe à la naissance. Le pouce de la main présente la même déformation. Ce signe pathognomonique doit être connu, car les calcifications ne se développent pas toutes pendant les premières années de la vie.

Le pied est touché de façon très variable dans la **neurofibromatose :** une macrodactylie peut enrichir la symptomatologie. La pseudarthrose congénitale se complique souvent de troubles de croissance de la cheville. L'enclouage trans-plantaire sacrifie les plaques de croissance de la cheville, de l'astragale et du calcanéum. L'asynchronisme de croissance entre le tibia et le péroné entraîne des valgus redoutables de la cheville avec forte instabilité.

Le syndrome **proteus** est caractérisé par des macrodactylies, des naevi pigmentaires, une scoliose et des asymétries de croissance des membres et du visage. Souvent, des macrodactylies, notamment au niveau des orteils, sont à ce point grotesques qu'elles justifient des amputations. Il n'est pas rare aussi que l'arrière-pied soit porteur de synostose.

Le syndrome de **Laurence-Moon-Biedl-Bardet,** se caractérise par une polydactylie ou quelquefois par un cinquième et un sixième orteil court. La polydactylie à la naissance peut être le premier témoin de cette affection.

Le syndrome de **Sotos,** souvent confondu avec le syndrome de Marfan, est caractérisé par un crâne volumineux, un front protubérant, un retard intellectuel. La cyphose thoraco-lombaire est due à l'hypotonie. On trouvera dans le livre de **M. Goldberg** une excellente description. Des pieds bots ont été décrits, mais le pied plat valgus avec hallux valgus est classique.

Le syndrome d'**Apert** se caractérise par des syndactylies complexes au niveau de pieds.

Ainsi, les syndromes constituent pour le pied une zone sémiologique très variée. L'attention est attirée par une synostose, par une polydactylie, par un pied bot varus équin, par un pied plat valgus, par des orteils trop courts ou trop longs.

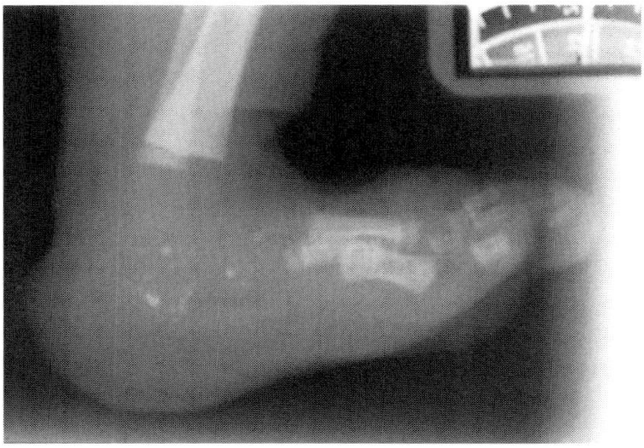

FIG. 5. – *Trouble de l'ossification de l'arrière-pied à la naissance, enfant porteur d'une maladie des épiphyses ponctuées.*

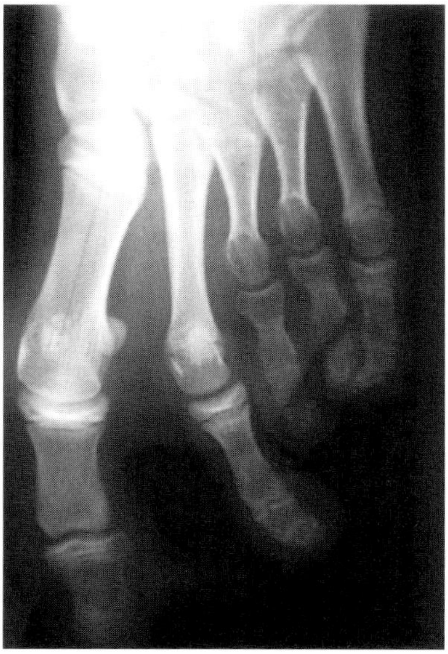

FIG. 6. – *Anomalies des orteils.* Avec un premier et un deuxième métatarsien longs; un troisième, quatrième et cinquième métatarsien courts, dans un syndrome *Proteus*.

12

TRAUMATOLOGIE DU PIED

LES TRAUMATISMES DU PIED CHEZ L'ENFANT

H. BRACQ[1], M. CHAPUIS

Les traumatismes du pied sont souvent sous-estimés dans leur gravité immédiate et future et leur prise en charge aux urgences est donc souvent insuffisante, résumée en un plâtre antalgique. Même si la plupart des lésions graves sont relativement rares en pratique quotidienne, il ne faut pas surestimer les capacités cependant réelles de récupération plastique propre au jeune enfant, expliquées par l'importance et le nombre des cartilages de croissance.

LES LÉSIONS OSSEUSES

Elles sont dominées en fréquence par les lésions distales, mais en gravité par les lésions proximales.

Les fractures du talus

Le talus est un os de croissance sphérique. Le noyau est visible dès la naissance au sein d'une maquette cartilagineuse dont la forme est identique à celle de l'adulte; ce noyau prend une allure ovoïde dès le 6e mois, puis la trochlée se condense, les faces se modèlent, les tubercules apparaissent. Après l'âge de 6 ans les modifications sont mineures. Sans insertion musculaire ou tendineuse, cet os est peu recouvert de périoste. Par ailleurs sa vascularisation par trois pédicules si elle est bonne au niveau de la tête et du corps, est par contre précaire au niveau du col (3).

Cet aspect rend compte des difficultés à faire un diagnostic précis chez le très jeune enfant : plusieurs publications font en effet état de fracture dite «occulte» au

1. Service de chirurgie pédiatrique CHR, 35033 Rennes Cedex.

moment de l'acquisition de la marche (1, 12). Cependant dans la grande majorité des observations l'énergie lors du traumatisme est élevé avec lésions concomitantes de la cheville (Fig. 1).

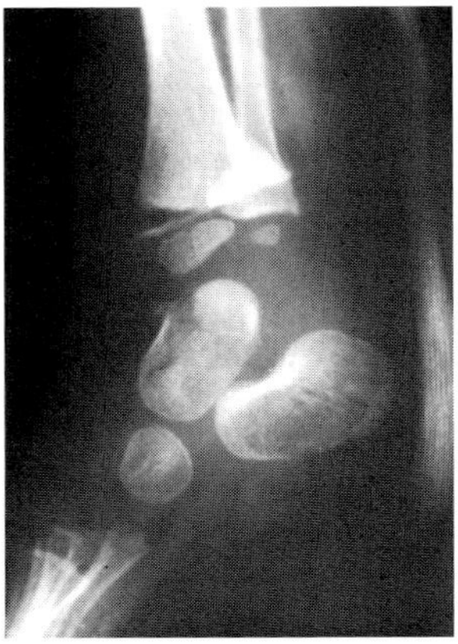

FIG. 1. – *Traumatisme de la cheville et du pied (chute d'un étage).* Fracture Salter 2 du tibia, fracture multifragmentaire du talus. Traitement orthopédique. Pied valgus à 15 ans, inégalité de longueur de 2 cm, douleurs climatiques.

Mazel (13) oppose la lésion complète, surtout au niveau du col, du jeune enfant avant 6 ans (Fig. 2), aux lésions des plus grands, plus souvent partielles, classées selon Butel et Witvoet (3).

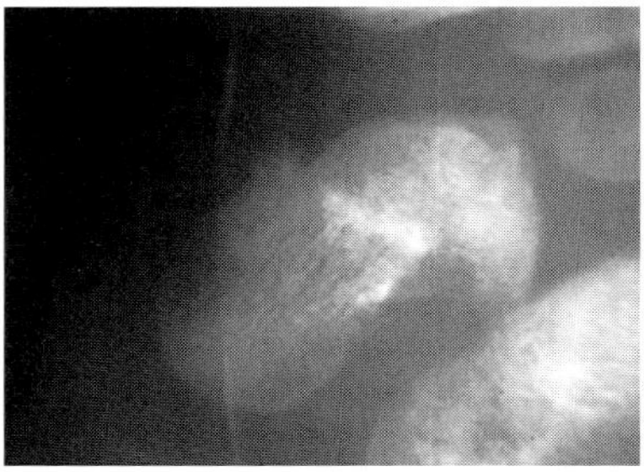

FIG. 2. – *Fracture complète du col du talus chez un enfant de 3 ans.* Traitement orthopédique. Nécrose au 8e mois. Très peu de troubles à 12 ans.

Le traitement orthopédique avec plâtre en léger équin suffit si la fracture n'est pas déplacée. Dans tous les autres cas une réduction chirurgicale avec fixation par broche ou vis est nécessaire car il y a peu de remodelage, même si les cals vicieux semblent rares (13).

La fréquence de la nécrose est diversement appréciée : rare pour Hahn (10), 1 fois sur 4 pour Mazel (13) qui insiste sur la gravité vasculaire des lésions associées. Agnew présente l'observation d'une nécrose survenue chez un enfant de 2 ans dont la réduction était imparfaite. Le diagnostic précoce repose sur la scintigraphie et surtout sur l'IRM.

Par contre l'arthrose est une complication qui semble à terme fréquente (50 % des cas). Zwipp (29), revoyant 8 fractures avec un recul moyen de 9 ans, insiste sur la nécessité de bien restaurer la longueur de la colonne médiale pour éviter l'effondrement de l'arche interne du pied et ainsi une arthrose rapide.

Soulignons le cas particulier des fractures de l'os trigone : souvent associées à une lésion ligamentaire ou à une hyper-sollicitation pied en extension (danseuse) elle peut parfois nécessiter une exérèse chirurgicale en cas de gêne chronique (Fig. 3).

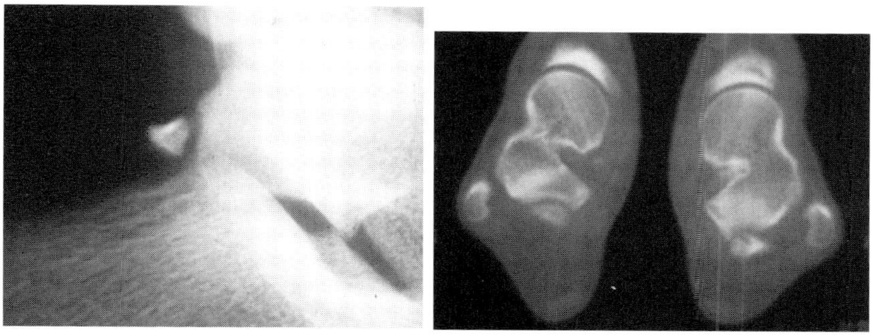

a b

FIG. 3a et b. – *Fracture de l'os trigone chez une adolescente sportive.* (a) Traitement initial orthopédique, mais demande de scanner devant la persistance des troubles fonctionnels. (b) Exérèse chirurgicale à 12 mois. Très bon résultat clinique.

Les fractures ostéochondrales sont bien différentes : elles intéressent surtout le garçon (70 %) après 10 ans, sont de topographie interne et souvent postérieure, et surviennent après une inversion de la cheville avec fréquemment entorse latérale, mais ce traumatisme est souvent ancien et répétitif. Le diagnostic radiographique n'est pas toujours facile : il faut savoir demander une rotation interne de l'axe bi-malléolaire d'environ 15° pour éviter la superposition du dôme talien et des malléoles (Fig. 4). La fracture récente, fraîche, a une trame conservée, à la différence de l'ostéonécrose avec fragment séquestré. Les formes géodiques sont différentes et sans relation avec un éventuel traumatisme. Scanner et IRM précisent au mieux des lésions parfois difficilement visibles sur les clichés standards. Quelque soient les traitements (plâtre, chirurgie) l'image initiale persiste au plus long recul avec apparemment pas de dégradation arthrosique (20).

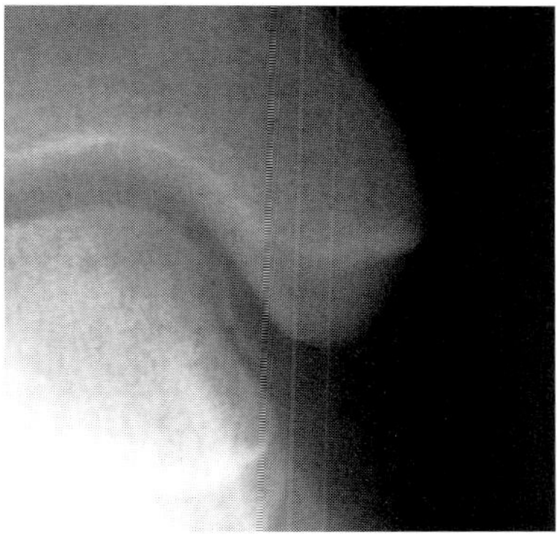

FIG. 4. – *Fracture médiale du bord du talus, après mécanisme en inversion.* Traitement orthopédique après bilan par IRM ne mettant pas en évidence de rupture articulaire cartilagineuse.

Les fractures du calcanéus

Le calcanéus est, chez l'enfant, un os dense, bien vascularisé et donc peu sensible aux traumatismes habituels : il faut une haute énergie pour entraîner des lésions presque toujours thalamiques chez l'adolescent. Le diagnostic en est aisé : douleurs vives, exagérées à la pression latérale ou à la mobilisation en pronation de l'avant-pied, œdème et hématome souvent importants. Il faut demander outre le cliché classique de profil (appréciation de l'enfoncement thalamique sur l'angle de Boehler qui est normalement de 30°), une incidence rétro-tibiale pour visualiser les fractures sagittales et une incidence pré-tibiale dorso-plantaire pour analyser la propagation du trait en avant. Mais actuellement on aura la meilleure analyse en demandant des coupes scanographiques (Fig. 5).

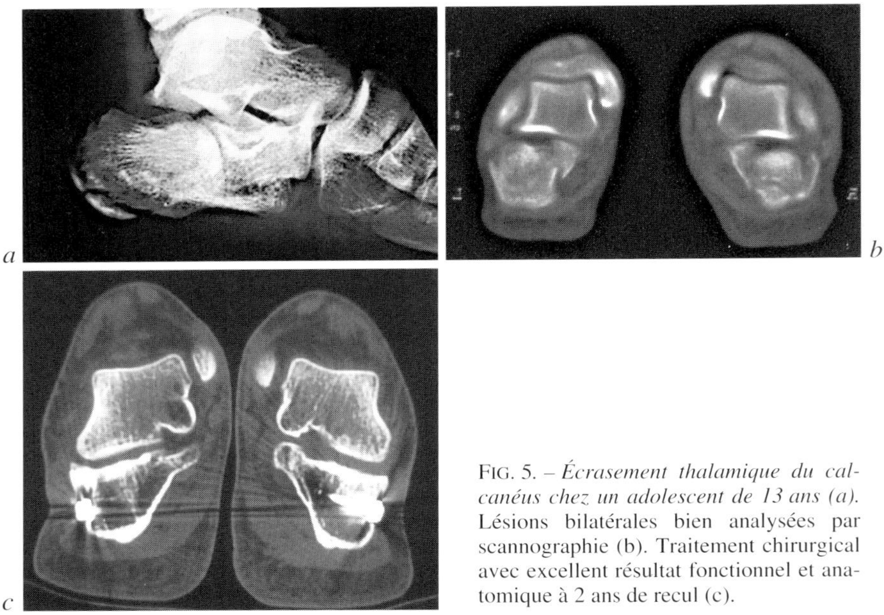

FIG. 5. – *Écrasement thalamique du calcanéus chez un adolescent de 13 ans (a).* Lésions bilatérales bien analysées par scannographie (b). Traitement chirurgical avec excellent résultat fonctionnel et anatomique à 2 ans de recul (c).

Le traitement est chirurgical dans les cas les plus fréquents d'enfoncement thalamique de l'adolescent : indications et techniques rejoignent celle de l'adulte. Chez les plus jeunes on sera surtout orthopédique plutôt que fonctionnel.

Comme pour le talus, il est vraisemblable que l'on sous-estime la réelle fréquence des fractures chez le jeune enfant : Starshak (24) analyse les observations survenues sur une année de 10 enfants âgés de 20 à 40 mois se présentant avec une boiterie aiguë. Les lésions ont été détectées par scintigraphie mettant en évidence des lésions horizontales postérieures et que l'on retrouvait sur des clichés standards plus tardifs.

Il faut ajouter le cas particulier des fractures des synchondroses, surtout calcanéo-naviculaires, après traumatisme sportif (9). Le diagnostic est affirmé sur l'association d'une douleur à la supination du pied, l'aspect trop long du bec calcanéen sur la radio de profil et enfin l'existence d'un trait de fracture au sein du pont osseux souvent très dense, bien vu sur un cliché en déroulé oblique du pied et mieux sur des coupes scannographiques.

Les fractures du médio-pied

Les lésions du naviculaire sont rares, souvent associées à une sub-luxation médiale (Fig. 6). La chirurgie doit essayer de rétablir l'anatomie articulaire, mais l'arthrose et les douleurs fonctionnelles sont fréquentes. Tout traumatisme en inversion, toutes les douleurs médiales du pied et plus particulièrement au niveau de l'insertion du tibialis posterior doivent faire rechercher une lésion d'arrachement à bien différencier de l'ossification médiale, régulière, surnuméraire, ou d'un simple retard d'ossification d'un noyau secondaire du naviculaire.

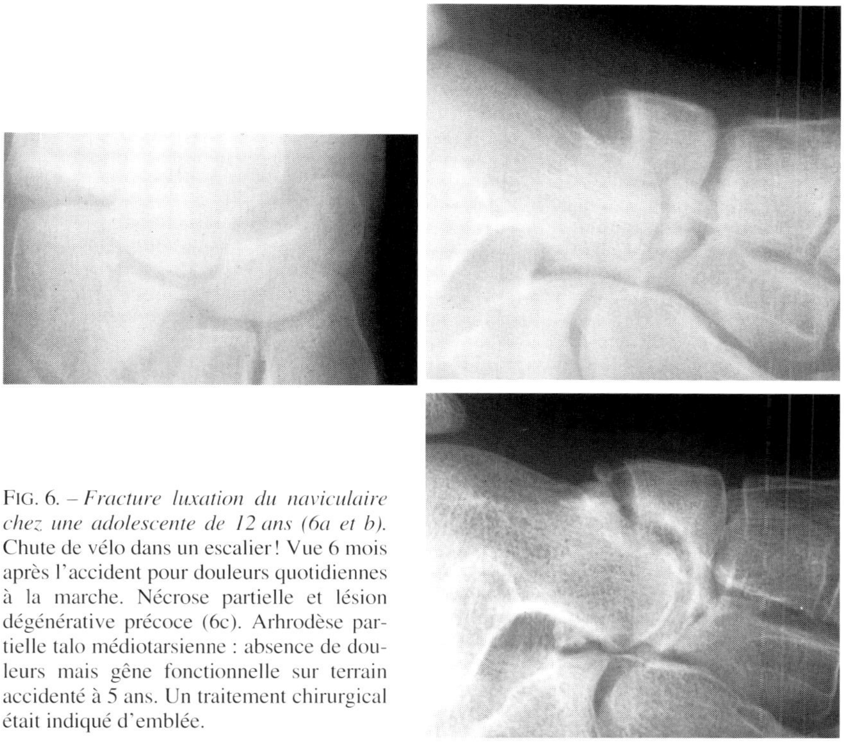

a *b* *c*

FIG. 6. – *Fracture luxation du naviculaire chez une adolescente de 12 ans (6a et b).* Chute de vélo dans un escalier ! Vue 6 mois après l'accident pour douleurs quotidiennes à la marche. Nécrose partielle et lésion dégénérative précoce (6c). Arhrodèse partielle talo médiotarsienne : absence de douleurs mais gêne fonctionnelle sur terrain accidenté à 5 ans. Un traitement chirurgical était indiqué d'emblée.

Les lésions du cuboïde peuvent survenir sans traumatisme important retrouvé, en particulier chez le très jeune enfant de moins de 4 ans. Le diagnostic est rarement suspecté car s'il y a refus de l'appui, la douleur est parfois rapportée à la jambe et la radiographie initiale en général normale : Simonian (22) a proposé de faire un scanner, Blumberg (2) une scintigraphie, mais l'absence de séquelles, même en l'absence de traitement, nous fait opter soit pour une surveillance en cas de gêne légère, soit pour une botte plâtrée.

L'association de fracture du cuboïde et de lésions du naviculaire a été décrite (11) à la suite de traumatisme à haute énergie. De même l'existence d'une fracture de la base du premier métatarsien doit faire rechercher une disjonction cunéo-métatarsienne.

Les fractures de l'avant-pied

Les fractures des métatarsiens s'observent dans plus de 15 % des traumatismes du pied (15). Le premier rayon est intéressé surtout chez les moins de 5 ans (73 % dans l'étude d'Owen), à l'inverse c'est le 5ᵉ rayon au delà de 10 ans : c'est d'ailleurs ce dernier qui est le plus fracturé puisque représentant 45 % de la totalité des fractures des métatarsiens (Fig. 7). Owen (15) insiste sur le taux important (20 %) d'erreurs de diagnostic sur les radios initiales : mauvaise lecture des clichés, souvent de mauvaise qualité, et surtout difficulté de visualiser le trait qui est très fin, véritable fracture «en cheveux» et qui est évidente 15 jours plus tard en raison de la présence d'un cal périosté. L'arrachement de la base du 5ᵉ métatarsien est parfois secondaire à un mécanisme d'entorse de cheville par adduction avec mise en tension brutale du court péronier latéral. Mais il faut savoir la différencier du noyau d'ossification normal, avec une physe longitudinale, alors que les fractures sont le plus souvent transversales. Les fractures de fatigue intéressent surtout le rayon externe et s'observent dans les pieds en supination, séquelle de pied bot varus équin ou pied neurologique (17).

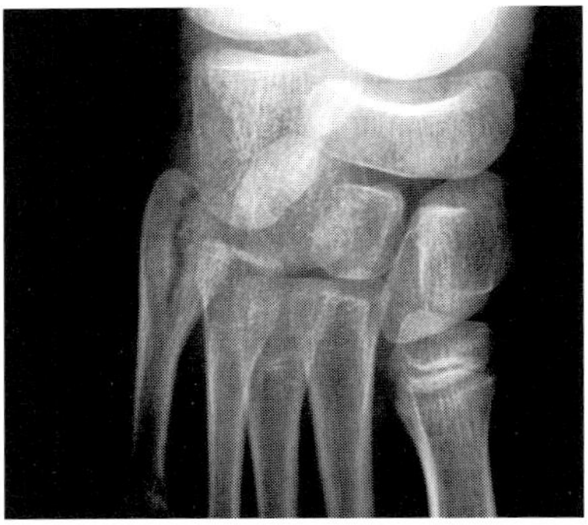

FIG. 7. – *Fracture non déplacée de la base de M5 chez un enfant de 12 ans (traumatisme en inversion).* Excellent résultat après plâtre.

L'atteinte des rayons médians est plus rare, souvent basale, avec un déplacement souvent modéré. On doit rechercher avec soin la lésion, guidé par l'examen clinique associant douleur et gonflement des parties molles.

Nimkin (15) analysant les mains et les pieds de 11 enfants battus retrouve 6 fractures des métatarses chez 5 enfants, intéressant surtout le premier rayon. Il insiste sur la nécessité de demander en cas de suspicion de syndrome de Silverman de bons clichés des extrémités.

Les fractures des orteils sont banales, mais soulignons la fréquence des décollements épiphysaires fractures (Salter type 2).

Le traitement de ces fractures est essentiellement orthopédique : botte plâtrée maintenant un avant-pied en position neutre, contrôlant l'arche plantaire (10) pour éviter des cals vicieux pouvant entraîner défaut d'appui lors de la marche, durillons, métatarsalgies et parfois arthrose. En effet le remodelage est important même en cas de fracture articulaire de la tête des métatarsiens (29).

Les luxations

Les luxations isolées sont exceptionnelles, en dehors du premier orteil (4, 12). Mais on retrouve dans la littérature des observations de luxation talo-calcanéenne (5), du médio-pied (7), isolée ou associée à des fractures du cuboïde (11), du médio-tarse (Fig. 8) ou des orteils (14). Il est vraisemblable que les sub-luxations soient méconnues devant un pied traumatique souvent très oedématié et douloureux après hyper-flexion plantaire : Wiley (28) insiste sur la bonne analyse des articulations du médio-pied surtout lorsqu'on met en évidence une fracture de la base du second métatarsien.

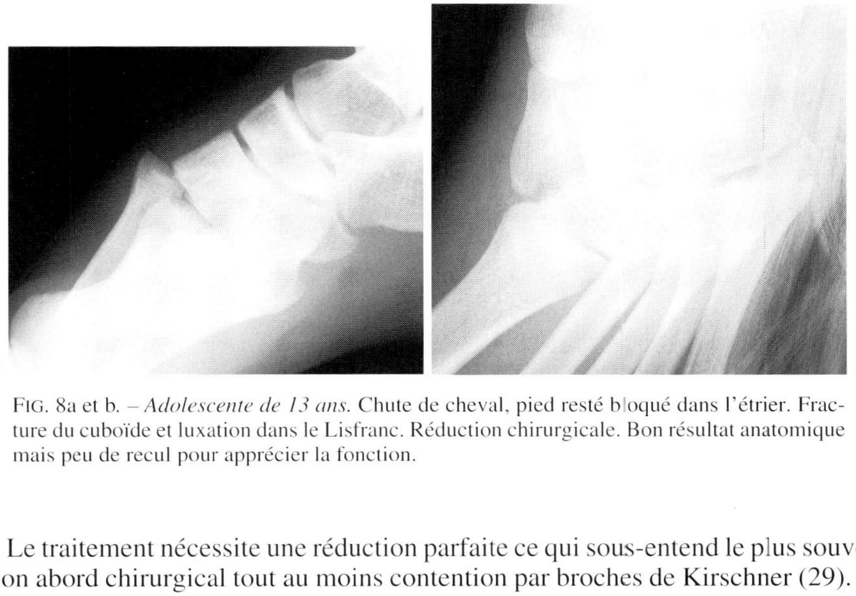

a *b*

FIG. 8a et b. – *Adolescente de 13 ans.* Chute de cheval, pied resté bloqué dans l'étrier. Fracture du cuboïde et luxation dans le Lisfranc. Réduction chirurgicale. Bon résultat anatomique mais peu de recul pour apprécier la fonction.

Le traitement nécessite une réduction parfaite ce qui sous-entend le plus souvent sinon abord chirurgical tout au moins contention par broches de Kirschner (29). En effet le pronostic à terme dépend directement de la qualité des surfaces articulaires (Fig. 9).

LES LÉSIONS DES PARTIES MOLLES

Le syndrome des loges (22) est souvent oublié en traumatologie pédiatrique comme complication d'un écrasement du pied. Dans son article Silas (22) insiste bien sur le gonflement souvent majeur, la douleur à la mobilisation, mais aussi sur l'absence de déficit neuro-vasculaire sur les 7 enfants analysés. Seuls 2 d'entre eux avaient une fracture. La mesure des pressions était toujours trop importante d'environ 40 mm de mercure. Tous ont bénéficié d'aponévrotomies multiples, suivies de suture cutanée vers le 5e jour, sans avoir recours à une greffe cutanée. Le résultat à terme est excellent.

Les plaies et les avulsions cutanées sont souvent secondaires à un écrasement ou à une section plus ou moins franche par une tondeuse à gazon (Fig. 10). Après excision des tissus nécrosés, il faut réparer ligaments et tendons déchirés plus que sectionnés (Fig. 11), ostéosynthéser les fractures en tenant compte de la fréquente

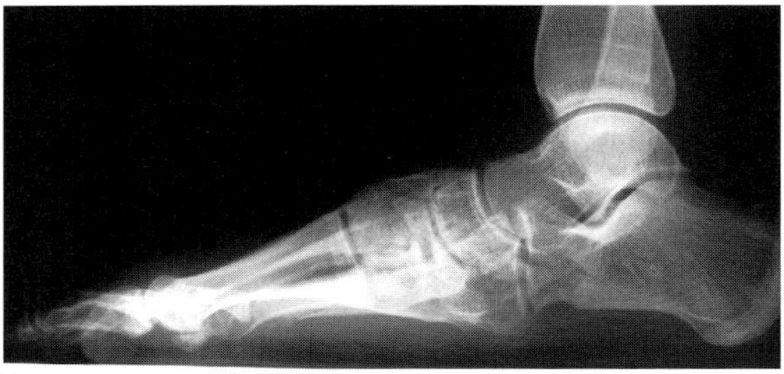

a

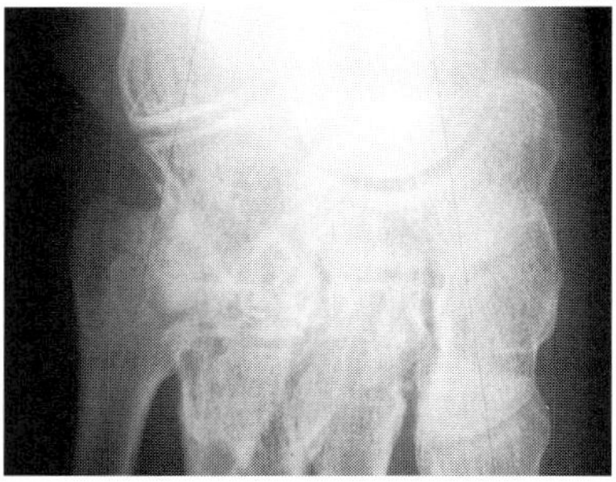

b

FIG. 9a et b. – *Fracture-luxation dans le Lisfranc (adolescente de 14 ans, pied écrasé par un car).* Traitement chirurgical avec un bon aspect anatomique, mais raideur et gêne fonctionnelle quotidienne.

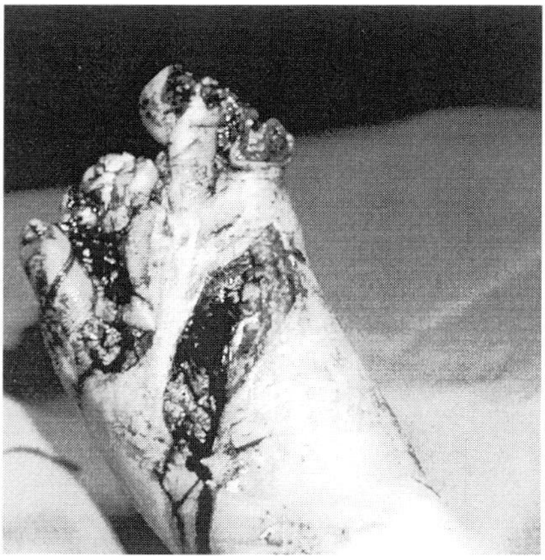

FIG. 10. – *Lésion traumatique de l'avant-pied chez un enfant de 5 ans par tondeuse à gazon.* Amputation des 3e et 4e orteils, réparation des extenseurs. Pas de séquelle fonctionnelle à 3 ans de recul.

perte de substance osseuse (Fig. 12), enfin se pose fréquemment le problème des pertes de substances cutanées. De nombreux lambeaux ont été proposés, mais Rajacic (18) propose plutôt un lambeau fascio-cutané peu épais. Les infections secondaires sont de l'ordre de 10 à 15 % qu'il y ait eu suture primitive ou non (6).

Il faut insister sur la prévention des accidents domestiques et en particulier sur les trop fréquents accidents des tondeuses à gazon qui occasionnent tous les ans des mutilations graves et parfois des amputations mettant en jeu le pronostic fonctionnel de la cheville et occasionnent des coûts sociaux importants (8).

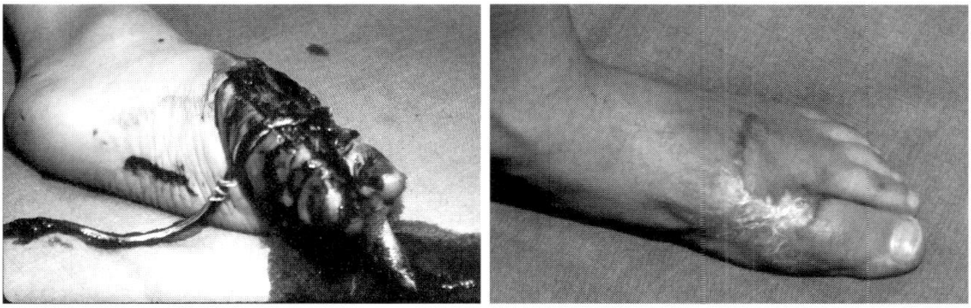

a b

FIG. 11. – *Accident par tondeuse à gazon chez un enfant de 8 ans (a)*. Bon résultat fonctionnel après un parage et ténodèse de l'extenseur du gros orteil sur les extenseurs communs (b).

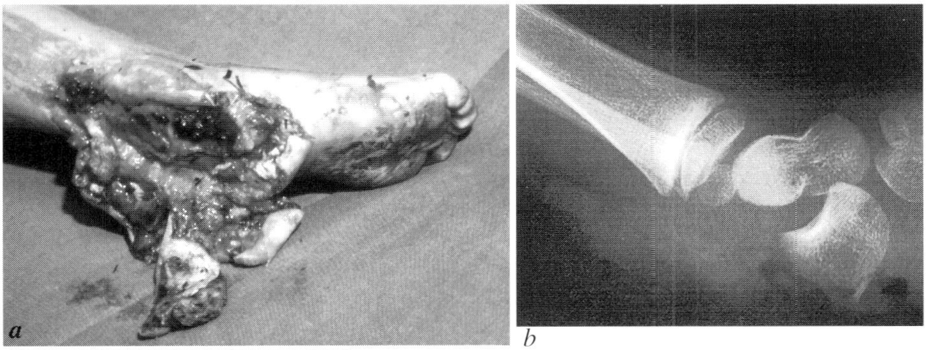

a b

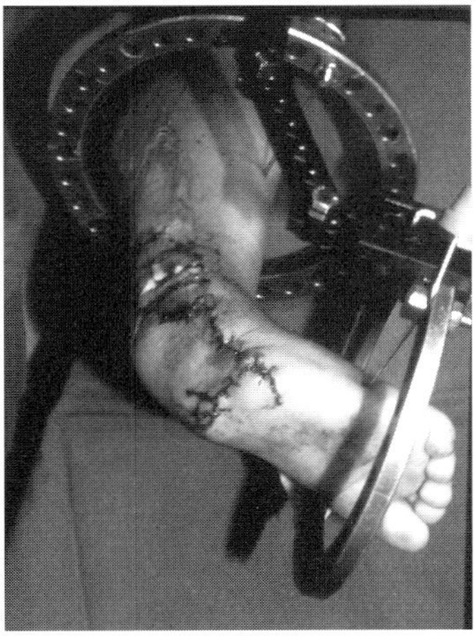

c

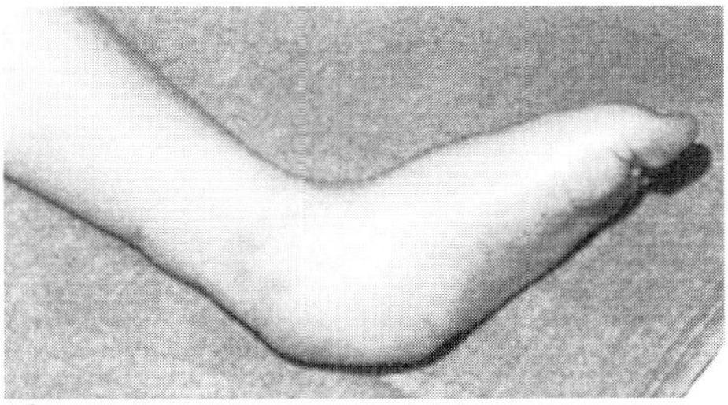

d

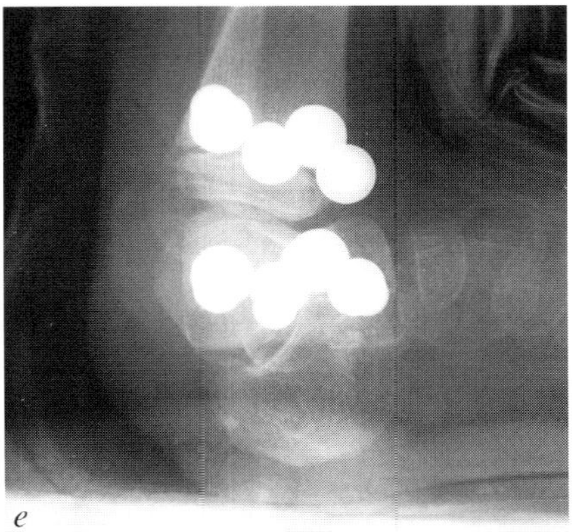

e

FIG. 12. – *(a, b) Amputation traumatique de l'arrière-pied.* (c) Réinsertion sur le talus du tendon d'Achille, utilisation d'anneaux d'Illizarov pour immobiliser le pied et surveiller l'état local. (d) Très bon résultat fonctionnel (marche sur la pointe des pieds possible). (e) Aspect radiographique dans une chaussure du commerce (les projections métalliques correspondent au système de fermeture de la chaussure).

LES SÉQUELLES

Mécaniques

Les cals vicieux entraînent des troubles d'appui responsables de douleurs : Trott (26) insiste sur les troubles de croissance osseux induits par les lésions séquellaires des parties molles, et sur la prévention par une réduction aussi parfaite que possible des lésions osseuses. Wiley (28) revoyant avec un recul de un an 18 enfants ayant présenté des lésions des articulations tarso-métatarsiennes insiste sur la rapidité de constitution de lésions arthrosiques chez 4 d'entre eux avec gêne fonctionnelle.

Les amputations de l'avant-pied sont souvent bien tolérées avec une fonction étonnante, nécessitant une compensation par une prothèse distale dans une chaussure du commerce, par contre celles de l'arrière-pied sont plus difficiles à appareiller, fonction des possibilités d'accrochage au moignon : on pourra utiliser soit un chausson moulé soit une orthoprothèse prenant appui sur la jambe.

Le syndrome algo-neuro-dystrophique

Certainement sous-estimé, ce syndrome douloureux intéressant la cheville et le pied apparaît dans les semaines suivant le traumatisme : il faut rechercher avec soin une hyperesthésie cutanée, une difficulté à l'appui, parfois des troubles trophiques (diminution de la température locale plus souvent que l'inverse, l'hypersudation n'est pas habituelle). L'ostéoporose radiographique n'est pas constante, de même la scintigraphie osseuse peut être trompeuse surtout en cas d'hypofixation qui peut être expliquée par la non-utilisation du pied. Tous les auteurs soulignent l'importance du contexte psychologique et familial : enfant inquiet dans un milieu hyperprotecteur. Le traitement doit d'abord être simple : bains écossais, rééducation douce, prise en charge psychologique; en cas d'échec, stimulation électrique, calcitonine, bloc à la guanéthidine.

*
* *

Il faut insister sur la moindre gravité des lésions distales par rapport aux lésions proximales, plus rares, la bonne efficacité du traitement orthopédique dans la plupart des cas, la sous-estimation vraisemblable d'un certain nombre de lésions ostéo-cartilagineuses, la sous-estimation de la gêne fonctionnelle à moyen terme en cas de fractures articulaires ou d'écrasement (fréquence des douleurs climatiques, difficulté du chaussage...).

BIBLIOGRAPHIE

[1] AGNEW P.S. – *Avascular necrosis of the talus in a toddler.* J Foot Ankle Surg., 1995, 34 (2), 132-134. [2] BLUMBERG K., PATTERSON RJ. – *The toddler's cuboid fracture.* Radiology, 1991, 179 (1), 93-94. [3] BRACQ H., CHAPUIS M. – *Séquelles des fractures de l'astragale.* In *Les traumatismes de l'enfant et leurs séquelles*, Masson éd., 1993, 187-191. [4] BRUNETJ.A., TUBIN S. – *Traumatic dislocation of the lesser toes.* Foot Ankle Int., 1997, 18 (7), 406-411. [5] CHAPELLE S., GOGUIN J.P., ROSOUX P. – *La sub-luxation astragalo-calcanéenne chez l'enfant.* Acta Orthop Belg., 1996, 62 (4), 236-237. [6] CORCORAN J., ZAMBONI W.A., ZOOK E.G. – *Management of lawn mower injuries to the foot and ankle.* Ann Plast Surg., 1993, 31 (3), 220-224. [7] DIMENTBERG R., ROSMAN M. – *Peritalar disloca-*

tions in children. J Pediatr Orthop., 1993, 13 (1), 89-93. [8] FARLEY F.A., SENUNAS L., GREENFIELD M.L., WARSCHAUSKY S., LODER R.T., KEWMAN D.G., HENSINGER R.N. – *Lower extremity lawn-mower injuries in children.* J Pediatr Orthop., 1996, 16 (5), 669-672. [9] GRIFFIN L.Y. – *Common sports injuries of the foot and ankle seen in children and adolescents.* Orthop Clin North Am., 1994, 25 (1), 83-93. [10] HAHN M., STOCK H.J. – *Fractures of the tarsus and metatarsus in children – diagnosis, treatment, results.* Zentralbl Chir., 1984, 109 (1), 23-28.

[11] HUNTER J.C., SANGEORZAN B.J. – *A nutcracker fracture : cuboid fracture with an associated avulsion of the tarsal navicular.* Am J Roentgenolm., 1966, 166 (4), 888. [12] JOHN S.D., MOORTHY C.S., SWISCHUK L.E. – *Expanding the concept of the toddler's fracture.* Radiographics, 1977, 17 (2), 367-376. [13] MAZEL C., RIGAULT P., PADOVANI J.P., TOUZET PH. – *Les fractures de l'astragale de l'enfant.* Rev Chir Orthop., 1986, 72, 183-195. [14] NEUBAUER T., WAGNER M., QUELL M. – *Interphalangeal dislocation of the fourth toe with avulsion-fracture in a child : report of a case.* Foot Ankle Int., 1997, 18 (3), 175-177. [15] NIMKIN K., SPEVAK M.R., KLEINMAN P.K. – *Fractures of the hands and feet in child abuse : imaging and pathologic features.* Radiology, 1997, 203 (1), 233-236. [16] OWEN R.J., HICKEY F.G., FINLAY D.B. – *A study of metatarsal fractures in children.* Injury, 1995, 26 (8), 537-538. [17] PIETRON K., KOZLOWSKI K., BORUCH Z. – *Fractures de stress des métatarsiens chez l'enfant.* Ann Radiol, 1972, 15 (1), 149-152. [18] RAJACIC N., LARI A.R., KHALAF M.E., KERSNIC M. – *Free flaps for the treatment of avulsion injuries in the feet* J Pediatr Orthop., 1994, 14 (4), 522-525. [19] RIGAULT P., PADOVANI J.P., KLISZOWSKI H. – *Les fractures du calcanéum chez l'enfant (à propos de 26 cas).* Ann Chir Infant., 1973, 14, 115-134. [20] ROGEZ J.M. – *Conduite à tenir devant une image de type « O » avec cartilage de croissance ouvert.* In *Lésions ostéochondrales du dôme astragalien.* Ann Orthop Ouest, 1995, 27,181-182.

[21] SCHMIDT T.L., WEINER D.S. – *Calcaneal fractures in children. An evaluation of the injury in 56 children.* Clin Orthop., 1982, 171, 150-155. [22] SILAS S.I., HERZENBERG J.E., MYERSON M.S., SPONSELLER P.D. – *Compartment syndrome of the foot in children.* J Bone Joint Surg Am, 1995, 77 (3), 356-361. [23] SIMONIAN P.T., VAHEY J.W., ROSENBAUM D.M., MOSCA V.S., STAHELI L.T. – *Fracture of the cuboid in children. A source of leg symptoms.* J Bone Joint Surg Br, 1995, 77 (1), 104-106. [24] STARSHAK R.J., SIMONS G.W., STY J.R. – *Occult fracture of the calcaneus - another toddler's fracture.* Pediatr Radiol., 1984, 14 (1), 37-40. [25] SULLIVAN C.R., JACKSON S.C. – *Fracture dislocation of the astragalus in children.* Acta Orthop Scand., 1958, 90, 302-309. [26] TROTT A.W. – *Fractures of the foot in children.* Orthop Clin North Am., 1976, 7 (3), 677-686. [27] WALLING A., GROGAN D., CARTY C., OGDEN J. – *Fractures of the calcaneum apophysis.* J Orthop Trauma., 1990, 43, 349-355. [28] WILEY J.J. – *Tarso-metatarsal joint injuries in children.* J Ped Orthop., 1981, 1, 255-260. [29] ZWIPP H., RAUFT T. – *Malunited juvenile fractures in the foot region.* Orthopade, 1991, 20 (6), 374-380.

LES GRANDS DÉLABREMENTS DU PIED

D. MOUKOKO, A. DIMÉGLIO[1]

Parmi ces traumatismes sévères, un des exemples les plus typiques, bien que heureusement rare chez l'enfant, regroupe les lésions du pied par tondeuse à gazon motorisée.

Une bonne connaissance de leur évolution ainsi qu'une prise en charge adéquate sont les seuls moyens d'en minimiser les séquelles multiples. Ces traumatismes

1. Service d'orthopédie pédiatrique, hôpital Lapeyronie, CHU, 34295 Montpellier Cedex 5.

engendrent non seulement des fractures ouvertes mais surtout s'accompagnent de lésions de «blast» engendrées par l'énergie libérée lors de l'impact de la lame, rapprochant ces lésions des traumatismes balistiques des plaies de guerre.

ÉPIDÉMIOLOGIE

Les données épidémiologiques permettent d'insister sur l'intérêt de la prévention de ces accidents domestiques. En effet, parmi les traumatismes liés à l'emploi des tondeuses à gazon :

– 25 % des accidents graves surviennent avant l'âge de 15 ans,
– Ce groupe d'âge représente 30 % de la mortalité liée à ce type d'accident (5),
– Les blessés, se répartissent en 2 groupes :

• Les victimes actives : manipulant la tondeuse avec insouciance et parfois maladresse,
• Les victimes passives échappent au contrôle visuel de celui qui est au commande de la tondeuse (8). Ils sont souvent les passagers imprudents des tondeuses «tracteur» dans 75 % des cas selon Vosbourgh (10).
• La prédominance masculine est significative : 75 % des blessés sont des garçons.
• Aux États-Unis ces accidents représentent un véritable problème de santé publique (1) : – 7 millions de tondeuses motorisées y sont vendues chaque année, – 30 millions de tondeuses sont régulièrement utilisées, – 160000 personnes par an sont blessées lors de cette activité par projections et chocs directs, dont 75000 présentent des lésions graves du pied, – le coût financier de la prise en charge initiale de ces lésions a été évalué à 120000 F par blessé. Le coût total, comprenant les interventions secondaires de chirurgie reconstructrice serait de 400000 F par blessé (4).

ANATOMIE PATHOLOGIQUE

Selon la position de l'enfant au sol lors de l'accident, deux schémas lésionnels distincts sont individualisés :

– L'enfant en position debout ou assise sur le sol expose son avant-pied dont les lésions se solderont classiquement par des amputations d'orteil ou du médio-pied (10, 9).

– En revanche, en position allongée à plat ventre l'enfant présentera des lésions de la plante du pied et de la partie postérieure de la cheville et de la jambe avec habituellement des lésions du tendon d'Achille.

Vosburgh constate que dans ce second groupe, les résultats fonctionnels à long terme sont significativement moins bons que dans le premier (10).

Plus qu'une fracture ouverte, il s'agit d'un traumatisme ouvert à haute énergie. La lame de tondeuse peut émettre des projectiles extrêmement vulnérants mais surtout libère lors de l'impact une partie de son énergie cinétique aussi bien à l'os en contact qu'aux parties molles avoisinantes.

Anger (2) rappelle que l'énergie libérée lors du choc peut être de 3000 joules correspondant à celle accumulée par une masse de 10 kg tombant de 30 mètres.

Par analogie à un traumatisme balistique, compte tenu de la vitesse linéaire de l'extrémité de la lame, cette énergie correspond à 3 fois celle libérée lors de l'impact d'une balle de 357 magnum (2). Cette énergie est alors partagée entre l'os, avec des fractures comminutives hautement dévascularisées, et les parties molles avoisinantes, entraînant une confusion loco-régionale majeure. Ce «blast», en créant des lésions pariétales artério-capillaires, va aggraver la dévascularisation tissulaire de proximité.

D'autre part, la contamination locale est considérable, les débris telluriques étant projetés eux-mêmes à l'intérieur des parties molles, parfois à grande distance de la plaie. Les prélèvements bactériologiques systématiques révèlent la présence de 3,1 germes pathogènes en moyenne (de 1 à 9 selon les séries) posant des difficultés d'adaptation de l'antibiothérapie de couverture. Gustillo et Anderson, dans l'élaboration de leur classification des fractures ouvertes, considèrent que la large contamination tellurique associée à la dévascularisation locale placent ces fractures au plus haut rang de sévérité, c'est-à-dire au plus haut risque de complication (tableau 1).

TALEAU I. – CLASSIFICATION DES FRACTURES OUVERTES (D'APRÈS GUSTILLO ET ANDERSON)

Type	*Description*
I	Plaie inférieure à 1 cm de longueur
II	Lacération supérieure à 1 cm de longueur
III	Dommages extensifs des parties molles
III A	Grand décollement cutané
III B	Grand décollement périosté ou comminution
III C	Plaie d'un ou plusieurs gros vaisseaux
III D	Fracture par arme à feu
III E	Accident agricole, souillures telluriques

PRISE EN CHARGE INITIALE

Ainsi la prise en charge initiale de ces traumatismes doit prendre tous ces éléments en considération (1).

1° Elle impose en urgence un parage minutieux et agressif. Tous les tissus de vitalité douteuse seront voués à la nécrose et doivent être, sans état d'âme, excisés.

2° Les prélèvements bactériologiques doivent être réalisés en routine. Les résultats des antibiogrammes en sont parfois déconcertants et montrent qu'une antibiothérapie de couverture probabiliste est habituellement mise en défaut (2). Une triple antibiothérapie IV doit être immédiatement mise en place.

3° La prévention antitétanique doit être mise en œuvre.

4° Un second parage doit être programmé entre la 24e et 72e heure, accompagné de nouveaux prélèvements bactériologiques.

Attitude vis-à-vis de l'amputation

Si le parage est agressif, il faut cependant se garder de pratiquer une amputation réglée en zone saine. En effet, passée la phase précoce de détersion où le risque septique est majeur, les possibilités de granulation des tissus mous vont permettre de recouvrir l'ensemble de la plaie et ceci d'autant plus que l'enfant est jeune. Les débridements répétés, à la demande, limitent les complications infectieuses qui restent rares 5 à 9 % des cas selon les séries (1, 2, 4, 8, 10).

Attitude vis-à-vis de la couverture

Dormans (4) distingue deux types de lésions cutanées : – les lacérations (plus rares), – les déchirures (plus fréquentes et plus graves).

Dans le premier cas il est préférable de résister à la tentation de refermer la plaie à l'issue du premier parage. La fermeture secondaire limite le risque de complication infectieuse.

Dans le cas de perte de substance et de déchirure tissulaire, le problème de couverture se pose alors. La simplification du traitement doit être un objectif prioritaire. Vosburgh (10) constate que les greffes de peau totale, même au contact direct du calcanéum en zone plantaire donnent de très bons résultats à long terme. L'auteur ne retrouve que 10 % de cicatrices instables avec ulcérations sévères répétées. Le sous-sol tissulaire a, chez l'enfant, un très haut potentiel de bourgeonnement. La greffe est conseillée dès l'obtention du bourgeon charnu vers le 15e jour d'évolution.

La décision d'envisager le recours aux techniques micro-chirurgicales est lourde de conséquences : – les besoins transfusionnels sont multipliés par 3, – le temps d'hospitalisation est doublé, – le nombre total d'intervention chirurgicale est également doublé (8), – le retentissement psychologique et familial n'en est que plus sévère.

CONSIDÉRATIONS PSYCHOLOGIQUES

La situation de l'enfant se présentant aux urgences avec un pied mutilé par une tondeuse est vécue comme un drame familial qui doit être éteint au plus vite. L'accident se solde fréquemment par une amputation distale et au mieux par des mutilations cosmétiques sévères. Les parents se culpabilisent habituellement de l'accident car c'est eux qui étaient aux commandes de la tondeuse.

Le soutien psychologique du patient et des familles s'avère nécessaire dans un cas sur trois (8). Cet impératif va se majorer au fur et à mesure que le temps d'hospitalisation va se prolonger. Alonso (1), étudiant une série de 40 cas, retrouve dans les moyens termes 20 % de divorce des parents. Farley (5) analyse les séquelles psycho-sociales du traumatisme chez l'enfant et chez leurs mères. Il constate trois cas sur dix-huit des troubles de concentration à l'école nécessitant une éducation spéciale. Les parents notent une modification de l'activité para-scolaire dans 33 % des cas, et des relations entre camarades dans 40 % des cas. Un enfant sur deux prétend avoir modifié ses projets d'avenir depuis l'accident. Enfin, 50 % des enfants âgés de plus de 10 ans lors de l'accident décrivent des douleurs de « membre fantôme ».

De toute façon, le remords et l'attribution des responsabilités sont tels que l'amputation même d'un orteil isolé reste ressentie comme un préjudice majeur par 80 % des familles qui s'avouent déçues du résultat de la chirurgie.

*

* *

Ces traumatismes sévères du pied de l'enfant représentent dans les pays anglo-saxons un véritable problème de santé publique de part leur fréquence, le coût élevé de la prise en charge initiale et la nécessité habituelle de recourrir à une chirurgie reconstructrice secondaire.

Les études multicentriques motivées par ces raisons, ont l'intérêt d'insister sur l'absolue nécessité d'une campagne active de prévention, car il est admis qu'environ 85 % de ces accidents auraient pu être évités en interdisant la présence d'un enfant de moins de 14 ans dans la proximité de la zone de tonte, et d'autre part en leur interdisant la manipulation des tondeuses.

L'amputation des orteils reste de peu de conséquence fonctionnelle à long terme grâce aux possibilités d'adaptation de l'enfant, qui poursuit normalement ses activités sportives avec habituellement très peu de boiterie compte tenu des désordres anatomiques. Même les pertes complètes du tendon d'Achille non reconstruites donnent lieu à une excellente récupération car la fibrose cicatricielle peut tenir le rôle de «tendon physiologique».

En revanche les mutilations neuro-vasculaires et articulaires des cas les plus sévères restent des contre-indications relatives aux reconstructions complexes et ambitieuses. La fonction reste, dans ces cas, définitivement compromise, et impose souvent une amputation secondaire tardive (4).

Le chirurgien devra garder à l'esprit les possibles désordres de croissance évolutifs liés à des atteintes directes des cartilages de conjugaison, à de possibles troubles neurologiques, ou à des traumatismes indirects consécutifs à la haute énergie libérée lors de l'impact vulnérant.

Bibliographie

[1] ALONSO J.E., SANCHEZ F.L. –*Lawn mower injuries in children : A preventable impairment.* J Pediatr Orthop, 1995; 15 : 83-89. [2] ANGER D.M., LEDBETTER B.R., STASIKEIS P.J., CALHOUN J.H. – *Injuries of the foot related to the use of lawn mowers.* J Bone Jt Surg A, 1995; 77 : 719-725. [3] CORCORAN J., ZAMBONI W.A., ZOOK E.G. – *Management of lawn mower injuries to the foot and ankle.* Ann Plast Surg, 1993; 31 : 220-224. [4] DORMANS J.P., AZZONI M., DAVIDSON R.S., DRUMMOND D.S – *Major lower extremity lawn mower injuries in children.* J Pediatr Orthop, 1995; 15 : 78-82. [5] FARLEY F.A., SENUMAS L., GREENFIELD M.L., WARSCHAUSKY S., LODER R.T., KEWMAN D.G., HENSINGER R.N. – *Lower extremity lawn-mower injuries in children.* J Pediatr Orthop, 1996; 16 : 669-672. [6] GAGLANI M.J., FRIEDMAN J., HAWKINS E.P., CAMPBELL J.R. – *Infections complicating lawn mower injuries in children.* Pediatr Infect Dis J, 1996; 15 : 452-455. [7] JOHNSTONE B.R., BENNETT C.S. – *Lawn mower injuries in children.* Aust New Zealand J Surg, 1989; 59 : 713-718. [8] LODER R.T; BROWN K.L.B., ZELESKE D.J., JONES E.T. – *Extremity lawn-mower injuries in children : Report by the Research Committee of the Pediatric Orthopedic Society of North America.* J Pediatr Orthop, 1997; 17 : 360-369. [9] ROUGRAFF B.T., KERNEK C.B. – *Lawn mower injury resulting in chopart amputation in a young child.* Orthopedics, 1996; 19 : 689-691. [10] VOSBURGH C.L., GRUEL C.R., HERNDON W.A., SULLIVAN J.A. – *Lawn mower injuries of the pediatric foot and ankle : Observations on prevention and management.* J Pediatr Orthop, 1995; 15 : 504-509.

ENTORSES DE LA CHEVILLE

P. CHRESTIAN[1], B. DE BILLY, Y. TALLON, B. LEVY, A. POUSSOU

Lésion fréquente, extrêmement invalidante. Où la conduite thérapeutique est par trop divergente ou mal codifiée, où en est-on ? L'entorse de l'enfant et de l'adolescent diffère-t-elle fondamentalement de l'adulte et en quoi ? Quelle conduite pratique doit-on adopter ?

L'entorse de la cheville de l'enfant et de l'adolescent à cartilage ouvert est une lésion fréquente et méconnue. C'est une lésion extrêmement banale mais aussi négligée ; pourtant, la fréquence des séquelles, de l'invalidité temporaire, de l'interférence des lésions sur les performances sportives représentent une incitation à développer le traitement le plus rigoureux et le plus efficace possible.

L'ambiguïté de cette lésion tient à son histoire médicale passée. L'utilisation de quelques aphorismes l'ont fait disparaître de la pathologie. Pendant longtemps, il était admis qu'il n'existait pas d'entorse chez l'enfant. Il n'existait que des «*fractures décollements épiphysaires*» et/ou des «*ostéomyélites*» (Salmon). La traumatologie moderne nous a appris à ne pas méconnaître cette lésion.

Enfin, il existe une autre ambiguïté qui est nosologique : l'entorse est souvent confondue avec l'hyper-élasticité ligamentaire, ou son expression articulaire : la laxité articulaire ; l'entorse chronique s'accompagne d'instabilité de la cheville ; l'hyper-élasticité ligamentaire, ou la laxité articulaire, s'accompagne d'une instabilité des *deux* chevilles.

LE COMPLEXE ARTICULAIRE DE LA TIBIOTARSIENNE

La particularité anatomique de la cheville de l'enfant et de l'adolescent par rapport à la cheville de l'adulte réside dans la présence des cartilages de croissance et leur situation par rapport aux ligaments latéraux et péronéo-tibiaux.

Cette disposition ligamentaire à laquelle s'ajoutent : la particularité physiologique de la cheville serrée ou laxe, l'âge de l'enfant et de l'adolescent avec la cinétique de fermeture des plaques de croissance, la nature du sport pratiqué, l'adéquation du type de chaussage au terrain de jeu, conditionne le type de pathologie rencontrée : décollement épiphysaire, fracture du péroné, Mac Farland, la fracture de Tillaux, la triplane, l'entorse ligamentaire ou les associations pathologiques : fracture + entorse.

LES LÉSIONS ANATOMIQUES

Les lésions anatomiques élémentaires de l'entorse ligamentaire de la cheville sont : l'élongation, la rupture du plein corps du ligament, soit une désinsertion

1. Clinique «Résidence du Parc», Marseille.

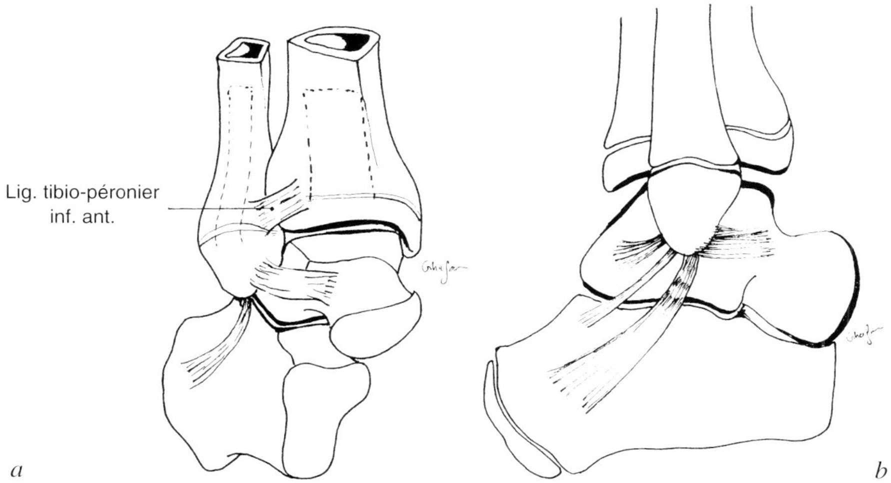

FIG. 1 – *Le complexe articulaire de la tibiotarsienne chez l'enfant. a) Vue de face. b) Vue de profil.*

osseuse d'accompagnement aux extrémités (pastille osseuse) quelquefois minime, qu'il faudra savoir mettre en évidence (importance des clichés de 3/4).

L'entorse externe de la cheville de l'enfant et de l'adolescent se caractérise par une *désinsertion du plan capsulo-ligamentaire antéro externe*, c'est-à-dire : décollement du plan capsulaire antérieur et de l'appareil ligamentaire externe qui perd sa valeur fonctionnelle de frein, articulaire antérieur et externe, et s'amincit au fur et à mesure des épisodes d'instabilité. Cette lésion se traduit par une instabilité rotatoire, le pied se couchant sur le côté. Aux lésions initiales de la tibiotarsienne, se surajoutent alors des lésions de distension ligamentaire de la sous-astragalienne. (À rapprocher d'une instabilité antéro-interne de l'épaule et de sa chambre capsulaire de luxation).

La cicatrisation des lésions ligamentaires au point de vue anatomopathologique est obtenue en 21 jours si les deux fragments du ligament rompu *sont en contact*.

Le tout est alors de disposer d'un moyen d'exploration pour préciser la nature de la lésion. L'échographie comble cette lacune et établit une *corrélation anatomo-clinique immédiate*. Le tout est de disposer d'un examen échographique fiable.

Les lésions du complexe articulaire de la cheville surtout chez l'adolescent doivent être intégrées dans un contexte pathologique plus vaste et faire rechercher des lésions de la médiotarsienne au niveau de la face dorsale, et de la face plantaire ; il faut interpréter la cinétique des lésions en fonction du mécanisme pathologique : nature du traumatisme flexion dorsale, flexion plantaire associée, au varus, valgus, position du pied lors de la réception au sol.

EXAMEN CLINIQUE

En urgence

Le tableau initial est celui d'une «grosse cheville traumatique». – L'interrogatoire essaiera de préciser le mécanisme qui est le plus souvent : en varus rotation interne. La perception par le sujet d'un «crac» audible est un signe de gravité. L'examen clinique à ce stade est limité. La palpation minutieuse des point douloureux s'efforcera de préciser les atteintes ligamentaires : externe, antérieure, médiane, interne.

Si le point douloureux est situé à 1 cm de la pointe du péroné, il s'agit d'un *décollement épiphysaire.*

Le reste de la palpation du pied, notamment au niveau de l'interligne astragalo-scaphoïdien et cunéo-métatarsien ainsi que la douleur de la base du Ve métartasien permettent de situer cette entorse dans une pathologie plus complexe de l'ensemble de l'arrière et du médio-pied.

Pour certains auteurs, la radiographie systématique de la tibiotarsienne doit être effectuée devant des signes de gravité (nous la conseillons, surtout à visée médico-légale). Avant le plâtre, si une échographie est réalisable, elle peut éclairer sur la nature des lésions anatomiques. Elle est souhaitable. L'immobilisation plâtrée dans une botte avec interdiction d'appui permet de calmer la douleur et les esprits. L'examen sera reconduit 8 jours plus tard.

Le tableau initial de grosse cheville ne résume pas toute la symptomatologie; il peut s'agir au début d'une douleur exquise qui s'accompagnera secondairement d'une impotence fonctionnelle.

Huit jours après. – Au déplâtrage, la cheville demeure oedémateuse. La recherche des points douloureux s'accompagne de recherche de mouvements anormaux : tiroir antérieur, tiroir rotatoire externe, sensation de décoaptation articulaire. La sensation tactile est irremplaçable, et a plus de valeur que toute exploration paraclinique. L'examen du sujet à plat ventre, genou fléchi, permet de détendre le triceps et d'optimiser la recherche de la laxité en empaumant l'arrière-pied et en le faisant jouer au sein de la mortaise : c'est le *ballottement astragalien.*

La pratique des clichés en varus forcé et valgus est intéressante. Elle est effectuée par le chirurgien et/ou le radiologue.

À la troisième semaine. – La cheville est indolore. La recherche de mouvements anormaux est alors facilitée. C'est le moment de ne pas oublier de rechercher la mobilité de la cheville controlatérale et notamment les mouvements de flexion dorsale, à la recherche d'une brièveté du triceps qui est un des mécanismes causals de l'entorse.

En dehors du cadre de l'urgence

Le sujet vient consulter. – pour les douleurs externes ou du médiopied, pour une sensation d'instabilité et de dérobement, pour des difficultés lors de la pratique sportive avec un pied qui «ne tient pas» ou des douleurs du genou. L'épisode initial au niveau de la cheville ayant été parfois oublié.

La recherche des points douloureux s'accompagne alors de nouveau, d'une *recherche des mouvements anormaux.*

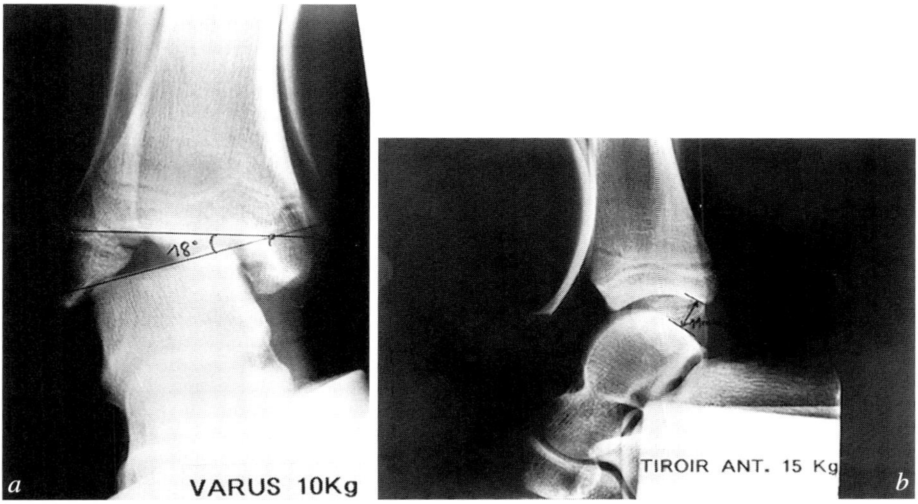

FIG. 2 – *Les clichés en varus forcé (a) et tiroir antérieur (b) objectivent la décoaptation articulaire.*

Il faut penser aux fausses entorses. – La luxation ou la subluxation des péroniers latéraux. Elle est mise en évidence par un mouvement de circumduction qui permet de voir les péroniers enjamber la malléole externe, surtout en fin de mouvement.

La recherche de synostose astragalo-calcanéenne ou calcanéo-scaphoïdienne. C'est l'impossibilité de «roulement» de la sous-astragalienne, ou le fait que le calcanéum ne se varise pas lorsque le sujet se met sur la pointe des pieds qui doit faire évoquer le diagnostic.

Faut-il entreprendre d'autres examens complémentaires ?. – L'arthrographie, couplée à un arthroscanner ou des arthrotomographies, a l'avantage : de visualiser parfaitement l'interface articulaire (présence d'ostéochrondrite), de préciser l'existence d'un conflit péronéo-astragalien, d'évaluer l'état du ligament en haie et l'état de la sous-astragalienne.

L'IRM peut être mise en concurrence avec l'arthroscanner. Cependant, l'arthroscanner a notre préférence pour la précision de l'état des surfaces cartilagineuses. Il est souvent plus facilement réalisable suivant les conditions d'exercice.

LE TRAITEMENT

Dans le cadre de l'urgence

Y a-t-il une place chez l'enfant et l'adolescent pour un traitement dit «fonctionnel» ?. – La grande vogue de ce traitement chez l'adulte doit nous interroger. L'indiscipline de l'enfant nous incite à proposer une contention rigide, initialement sans appui, puis si besoin plâtre avec semelles moulées, selon la technique de *Peypin*.

L'utilisation d'attelle pneumatique ne doit être, à nos yeux, qu'un complément thérapeutique en fin de traitement devant un sujet indiscipliné, ou devant un sujet présentant des problèmes de déambulation pour sa scolarité. Le plâtre doit être laissé en place trois semaines au moins ; la surélévation du membre est souhaitable au repos.

Faut-il prescrire de la rééducation à ce stade et à quel rythme ?. – La rééducation au déplâtrage est, dans notre pratique, très souvent prescrite. L'importance du nombre de séances est fonction de l'importance des lésions. Elle a surtout une action de renforcement des péroniers et une action proprioceptive. L'examen au podoscope est systématique devant toute entorse. Les désordres statiques du pied doivent être corrigés par des orthèses.

Reste le problème majeur du traitement chirurgical en urgence. – Les écoles nordiques (Finlande, Suède, Norvège, Allemagne) sont très souvent chirurgicales d'emblée, préconisant une suture ligamentaire simple suivie de plâtre. L'attitude des autres écoles est plus volontiers orthopédique de principe ; cependant, cette attitude doit être nuancée.

La chirurgie nous paraît conseillée : s'il existe une écaille externe de désinsertion ou si à l'échographie, il existe une rupture manifeste du ligament péronéo-calcanéen.

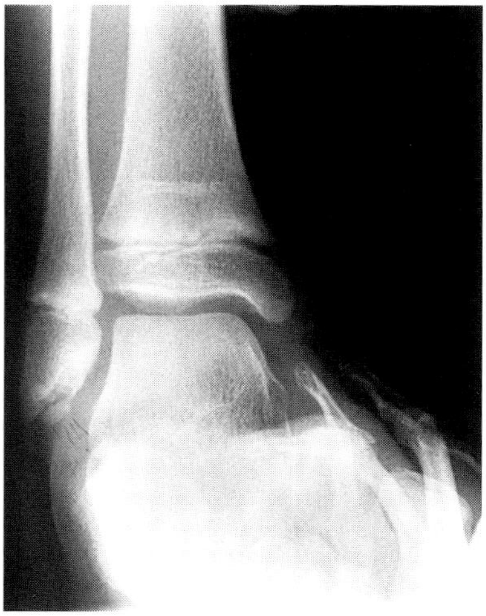

FIG. 3 – *Particularité de l'ossification de la pointe de la malléole externe qu'il ne faut pas confondre avec une écaille osseuse. Le recours au cliché en varus forcé permettra de trancher.*

C'est dire l'importance d'une échographie de qualité qui représentera une des clés de l'indication opératoire dans le futur.

En cas d'entorse chronique

Trois problèmes se posent : L'heure de l'indication opératoire, la nature de l'intervention proposée, la nature des gestes complémentaires à effectuer.

L'heure de l'indication opératoire. – Ne jamais proposer une intervention dans la précipitation. Il faut attendre : plusieurs récidives d'entorse, une sensation très nette d'instabilité, le sentiment d'une invalidité sportive.

Elle repose sur : une objectivité clinique, une *concordance* des éléments cliniques et paracliniques, une période d'observation d'au moins 6 mois durant lesquels un traitement de rééducation et de podoorthèse a été correctement conduit.

La nature de l'intervention. – Le but de l'intervention est de restaurer la statique et la dynamique de la tibiotarsienne. Pour cela, la technique chirurgicale s'efforcera de faire disparaître la poche capsulaire et s'efforcera de restaurer l'anatomie en renforçant les ligaments à l'aide du périoste sans altérer l'appareil musculaire péronier.

C'est pour cela que cette technique a notre préférence.

Conduite de l'intervention type :

– *Le choix de la voie d'abord :*

• Soit une voie pré-péronière – simple – se portant d'emblée sur la lésion, respectant l'innervation, présentant l'inconvénient de moins bien exposer le ligament péronéo-calcanéen.

• Soit une voie rétropéronière : plus large, exposant à des nécroses cutanées, meilleure pour le péronéo-calcanéen.

– *Le temps de réparation :*

• Les gisements de tissu de substitution pour la capsule sont : les périostes tibiaux et péroniers, le ligament frundiforme.

• Les moyens de fixation ont été révolutionnaires par l'utilisation des ancres de fixation, évitant de forer de multiples tunnels osseux. On pratique une suture capsulaire en paletot renforcée par des lambeaux périostés qui remplaceront les ligaments péronéo-astragalien ou péronéo-calcanéen. Ce qui paraît important, c'est la reconstitution capsulaire. Il faut impérativement *ne pas désinsérer la virole périchondrale* +++ lors du prélèvement périosté (donc ne pas descendre trop bas sur la malléole péronière).

– *Le temps de fermeture et les soins postopératoires.* – La fermeture doit être soigneuse, sans tension excessive, avec des points intradermiques. Le drainage est souvent recommandé ; un plâtre de type botte pédieuse est réalisé pour une semaine. Il sera renouvelé ensuite pour *45 jours*.

Les autres types d'interventions – Les gestes complémentaires. –

– La plastie tendineuse utilisant la moitié du péronier latéral ne sera retenue qu'en cas de forte corpulence ou pour traiter une instabilité de la sous-astragalienne associée.

– L'arthrographie peut révéler un *conflit* péronéo-astragalien au niveau de la joue externe de l'astragale par interposition du faisceau péronéo-astragalien avec un fragment osseux. Celui-ci sera réséqué, une plastie du périoste de substitution sera ensuite réalisée pour refaire le ligament.

– La présence d'un os sous-péronier implique la résection de celui-ci, s'il existe une instabilité avec reconstitution de l'appareil ligamentaire du périoste. La simple résection de l'os est insuffisante.

– En cas de brièvement du tendon d'Achille, une aponévrotomie des jumeaux doit être associée, voire un allongement du tendon d'Achille.

La rééducation et les thérapeutiques complémentaires. – La conduite de la rééducation aura pour objectif : d'obtenir l'indolence, de restaurer la mobilité articulaire dans ses amplitudes, de renforcer les péroniers, de pratiquer la rééducation

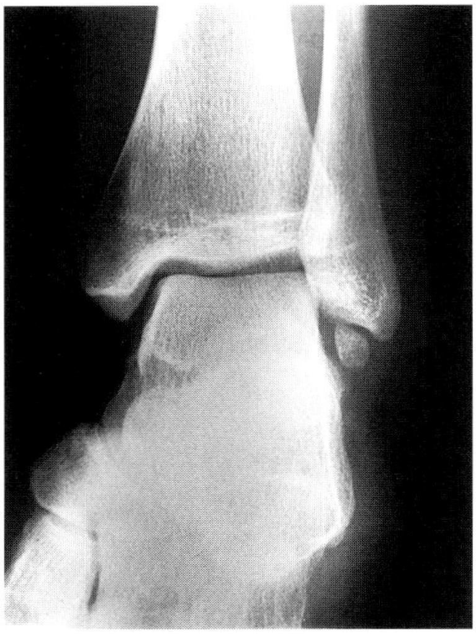

FIG. 4 – *Os sous-péronier.* L'insinuation du produit de contraste entre la malléole externe et l'os péronier objective une sorte de pseudarthrose. C'est le cliché en varus qui mettra en évidence la fuite du produit de contraste.

proprioceptive, de remettre l'adolescent dans les conditions de sa pratique sportive sur le terrain.

– L'utilisation d'une podoorthèse de type *orthèses plantaires moulées* nous apparaît une nécessité en cas de vice architectural du pied constitué. Correction des varus et des valgus. Le choix des orthèses plantaires apporte un *calage* latéral et sollicite moins la tibiotarsienne.

Loin d'être une entité négligeable, l'entorse de la cheville de l'enfant et de l'adolescent réclame une prise en compte globale, seul moyen d'éviter les séquelles et d'opérer la pratique sportive.

BIBLIOGRAPHIE

Il existe un contraste majeur entre l'abondance de la littérature concernant l'entorse chez l'adulte et chez l'enfant. La mise au point la plus récente pour la chirurgie de l'adulte est : – *Lésions ligamentaires récentes du coup de pied de la péronéo-tibiale à la médio-tarsienne.* 14e Journée de Traumatologie du Sport de la Pitié Salpétrière. Masson. Novembre 1996. On y trouvera de nombreux éléments à appliquer à l'enfant et à l'adolescent.

Plus spécifiques à l'enfant :

[1] CHAUMIEN J.P., RIGAULT P., TOUZET PH., PADOVANI J.P. – *Les entorses graves de la cheville chez l'enfant et l'adolescent.* SOFCOT Réunion Annuelle Nov. 1985. (suppl. II – Rev. Chir. Orthop. 1986, 72) (fait le point sur la question.) [2] CHRESTIAN P., LEVY B., GHAFFAR A. *et Coll. – Séquelles des entorses de la cheville de l'enfant et de l'adolescent.* In *Les traumatismes de l'enfant et leurs séquelles.* Sous la direction de A. DIMÉGLIO, C. HÉRISSON et L. SIMON. Collection de Pathologie Locomotrice n° 25. MASSON 1995. (Nombreux schémas de techniques chirurgicales.) [3] EHREN SPERGER I. – *Arthrography of the ankle joints in injuries of the fibular ligament system in children and adolescents.* Z. KINGERCHIR. 1985, 40 (4), 203-208. [4] VAHVANEN V., WESTERLUNG M., NIKKU R. – *Lateral ligament injury of the ankle in children. Follow up results of primary surgical treatment.* Acta Orthop. Scand. 1984, 55 – 21-25. Exposé d'une position de principe.

AUTRES PATHOLOGIES TRAUMATIQUES

A. DIMÉGLIO[1]

LES LÉSIONS OSTÉOCHONDRALES DU DÔME ASTRAGALIEN

Les concepts de base

– Les lésions ostéochondrales sont une cause fréquente de douleurs de la cheville. Le traumatisme est souvent à l'origine de cette lésion mais certaines nécroses ischémiques, certains troubles génétiques, certains désordres endocriniens peuvent jouer un rôle dans l'installation de cette affection. Les lésions internes sont en général situées en arrière du dôme astragalien tandis que les lésions externes sont plus fréquemment localisées à la partie antérieure.

– La classification de Berndt et Harty est la plus populaire, néanmoins elle ne semble pas refléter de façon précise les lésions et ne s'intéresse pas à l'intégrité restante du cartilage articulaire. Certaines lésions très discrètes peuvent être présentes malgré un aspect rassurant ou normal à la radiographie conventionnelle. La scintigraphie peut authentifier une hyperfixation. La résonance magnétique est un examen extrêmement sensible et elle peut même révéler d'autres lésions passées inaperçues. Elle est facile à répéter. Le scanner, éventuellement l'arthroscanner est un moyen d'investigation très précis, surtout lorsque l'on redoute qu'un fragment soit susceptible de se détacher dans l'articulation.

– La limitation des activités est recommandée dans les formes modérées. Il n'est pas sûr que l'immobilisation telle qu'elle a été proposée par de nombreux auteurs, soit forcément nécessaire.

– Le traitement chirurgical est partagé entre le curetage, la greffe, la perforation, la fixation d'un gros fragment ou l'ablation pure et simple sous arthroscopie.

– Le terme d'ostéochondrite disséquante a été proposé par Köning pour une lésion qui intéressait initialement le genou. Cappis a décrit la lésion au niveau de la cheville. Aucun de ces deux auteurs n'a pu véritablement préciser les causes de cette lésion. *Le terme d'ostéochondrite est mauvais car il sous-entend une inflammation.* Il faut lui préférer le terme de lésion ostéochondrale.

Causes – épidémiologie

La plupart des auteurs pensent qu'un traumatisme est à l'origine de cette lésion. En 1959, Berndt a rapporté 54 cas. Il était persuadé qu'il s'agissait d'une fracture transchondrale du dôme de l'astragale. En réalisant des mouvements forcés en inversion et en dorsiflexion, il a pu reproduire sur le cadavre, des lésions authentiques. Les lésions du dôme interne ont été réalisées après inversion en flexion plantaire et rotation forcée de la cheville.

1. Service d'orthopédie pédiatrique, hôpital Lapeyronie, 371 avenue du Doyen-Gaston-Giraud, 34235 Montpellier Cedex.

Berndt pensait que les lésions externes du dôme astragalien étaient dues à l'impact du péroné quand la cheville est en dorsiflexion. Il pensait que lorsque la cheville est en flexion plantaire, c'est le bord postéro-interne du dôme qui subit l'impact du tibia.

Canale a rapporté 31 cas de lésions astragaliennes : un traumatisme était retrouvé dans tous les cas d'atteinte externe. Dans les atteintes internes, le traumatisme était retrouvé dans 64 % des cas.

Flick (1985) a revu 500 fractures ostéochondrales. Les lésions externes sont retrouvées dans 98 % des cas après un traumatisme et dans 70 % des cas pour les lésions internes.

Ces lésions externes sont donc indiscutablement traumatiques et sont la conséquence probable d'une fracture ostéochondrale. Comme le traumatisme n'est pas toujours retrouvé sur la partie interne de l'astragale, on peut considérer qu'une cause non-traumatique est possible. Certains enfants ont une atteinte de plusieurs articulations. Des formes familiales ont été décrites. Les lésions externes sont différentes des lésions internes. Les lésions internes apparaissent plus profondes. L'atteinte de la partie centrale du dôme astragalien est exceptionnelle.

Classification

La classification de Berndt est la plus connue. Néanmoins cette classification n'est pas toujours en adéquation avec les découvertes arthroscopiques.

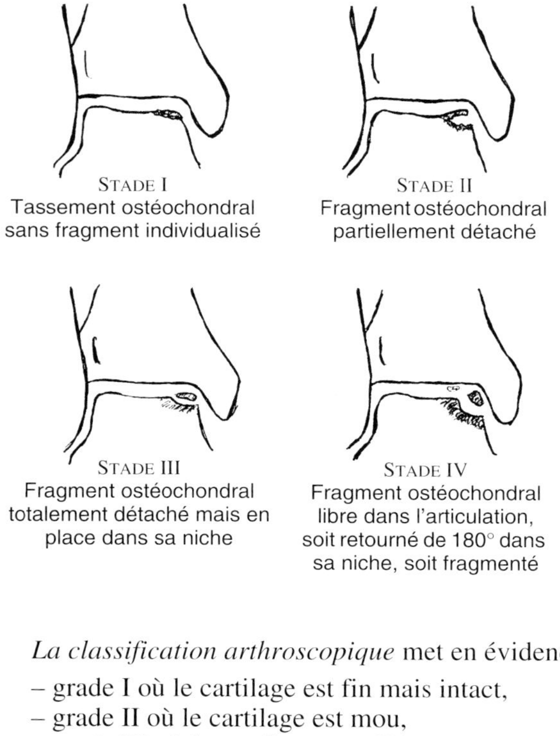

FIG. 1 – *Stades lésionnels des fractures ostéochondrales selon Berndt et Harty (1959).*

La classification arthroscopique met en évidence plusieurs stades :
- grade I où le cartilage est fin mais intact,
- grade II où le cartilage est mou,
- grade III où le cartilage est effrité.

Pritsch pense qu'il n'y a pas nécessairement corrélation entre le stade radiographique et le risque de fragmentation ou de détachement du fragment. Par exemple, il a constaté des lésions radiographiques de stade IV avec une découverte arthroscopique qui était de grade I c'est-à-dire des lésions où le cartilage en superficie paraissait intact. Pauset a fait les mêmes constatations : certaines lésions radiographiques de grade II avait une apparence arthroscopique sévère avec un cartilage effrité. Pritsch pense qu'il vaut mieux baser ses indications sur l'état du cartilage articulaire que sur des radiographies.

Grâce au scanner et à la résonance magnétique, on peut aujourd'hui apprécier de façon plus précise les lésions. La résonance magnétique notamment permet de définir l'atteinte des parties molles : elle a l'avantage aussi de pouvoir être répétée. Desmet pense que la résonance magnétique donne les informations les plus précises. Elle est en mesure de prédire l'intégrité du cartilage articulaire.

Un malade qui se présente aux urgences avec un traumatisme de la cheville, des douleurs et une forte suspicion d'hémarthrose, doit bénéficier d'une radiographie. Si une lésion ostéochondrale est notée, on peut envisager de réaliser un scanner pour définir avec précision la forme, la taille et les contours de cette fracture. Si des douleurs persistent et qu'il n'y a pas de lésion visible sur le plan radiographique, on peut envisager une résonance magnétique ; elle a l'avantage aussi d'informer sur les parties molles, les ligaments et les tendons.

Évaluation clinique

Un enfant porteur d'une lésion ostéochondrale se plaint en général de douleurs de la cheville. Ces douleurs sont des douleurs d'instabilité ou bien de gêne à l'intérieur de l'articulation avec impression de blocage.

Le bilan clinique est en général pauvre. Une lésion postéro-interne peut être retrouvée à la palpation en regard de la malléole interne quand la cheville est en flexion dorsale. De même une lésion antéro-externe peut être retrouvée quand on passe la cheville en flexion plantaire.

Les radiographies sont un temps essentiel de l'examen. Des radiographies contro-latérales révèlent dans 10 % des cas une atteinte. Cette lésion est souvent asymptomatique. Une lésion ostéochondrale peut s'accompagner d'hyperlaxité. Il est important de réaliser des clichés dynamiques de la cheville.

Traitement

Les indications sont difficiles à codifier. Une certaine controverse existe. Le bilan arthroscopique reste de loin le bilan lésionnel le plus précis. La résonance magnétique nucléaire apporte néanmoins des informations très précieuses.

Canale sur 31 fractures ostéochondrales, a montré que le traitement conservateur avait d'aussi bons résultats que le traitement chirurgical dans les lésions internes de stade III. Par contre, dans les lésions externes de stade III, il pense que le traitement chirurgical est meilleur. Il recommande le traitement dans les formes de stade IV.

Dans tous les cas, il faut savoir différer la chirurgie pendant un an et essayer par un traitement conservateur d'obtenir une diminution de la symptomatologie. Le traitement conservateur peut avoir des formes très variées, cela peut aller de l'immobilisation par plâtre au défaut d'appui. Il faut résister à la tentation de vouloir instiller des corticoïdes dans l'articulation.

La prescription exacte du traitement conservateur n'est pas véritablement bien établie. On ne peut pas savoir quel est le rôle de l'appui, de l'appui léger ou de l'absence d'appui, ni non plus quelle est l'efficacité d'une immobilisation. Beaucoup d'auteurs sont de plus en plus sceptiques sur l'intérêt d'une immobilisation.

Le traitement chirurgical est très variable : il peut comporter des perforations du cartilage, une fixation interne par une vis quand un fragment à tendance à se détacher ou encore un curetage suivi de greffes. Ces procédés peuvent être réalisés soit par arthrotomie, soit par arthroscopie.

L'arthrotomie est relativement facile quand il s'agit d'une lésion externe. La lésion est facilement accessible quand on met la cheville en flexion plantaire. Quand la lésion est interne, l'exposition est plus difficile et dans certains cas il faut réaliser une véritable ostéotomie de la malléole interne, ce qui n'est pas commode chez un enfant qui n'a pas finit sa croissance. Il faut calculer l'ostéotomie avec précision pour ne pas compromettre le plafond tibial. La technique n'est pas sans risque. Il y a des risques de pseudarthrose de la malléole interne et de traumatisme du jambier postérieur.

Quelquefois, la fracture ostéochondrale peut s'accompagner de lésions ligamentaires. Dans ce cas, nous recommandons de traiter d'abord la fracture ostéochondrale avant d'envisager le traitement de la lésion ligamentaire.

L'arthroscopie permet aujourd'hui une approche complète de l'articulation et évite les inconvénients de l'arthrotomie. Toutes les lésions peuvent être abordées, même les lésions postéro-internes. L'arthroscopie de la cheville reste difficile compte tenu des structures ligamentaires très serrées qui verrouillent cette articulation. On dispose aujourd'hui d'arthroscopes de plus en plus légers, de moins en moins encombrants et surtout d'arthroscopes qui permettent d'avoir une vision angulaire de 70 ou de 30°. Les moyens qui permettent de distracter l'articulation du genou sont de plus en plus sophistiqués, ce qui facilite l'arthroscopie.

La perforation du cartilage articulaire intact est recommandée par certains auteurs. Il n'y a pas de preuve scientifique que ces perforations puissent entraîner la guérison de la fracture ostéochondrale. Le but des perforations est d'ouvrir quelques espaces à la vascularisation et de favoriser ainsi la guérison.

Les lésions antéro-externes sont faciles à perforer. Les lésions postéro-internes pour être perforées justifient une ostéotomie de la malléole interne. Les lésions très avancées peuvent bénéficier d'un débridement c'est-à-dire que l'on peut détacher le fragment complétant un habillement de la surface laissé libre par une petite curette. Certains fragments très gros peuvent être replacés par des vis.

Heureusement, la plupart des lésions chez l'enfant vont guérir sans technique invasive, sans immobilisation importante, sans restriction d'appui. Les lésions sont plus préoccupantes chez l'adulte ou chez l'adolescent.

Le but du traitement est finalement de récupérer la mobilité de la cheville en combinant une rééducation par mouvements actifs et passifs et de retrouver la force musculaire autour de la cheville. Il faut que l'adolescent puisse retrouver toutes ses sensations proprioceptives et qu'il puisse éventuellement reprendre ses activités sportives.

Les indications actuellement peuvent se résumer de la façon suivante :

– Surveillance des formes modérées, en limitant autant que possible l'activité sportive, en attendant une éventuelle cicatrisation. La surveillance par résonance magnétique est très utile.

– Ablation pure et simple des petits fragments quand ils se détachent dans l'articulation.

– Fixation si possible des gros fragments.

– Ni les greffes, ni les excisions, ni les perforations ne nous ont apporté les résultats escomptés.

LA NÉCROSE AVASCULAIRE DE L'ASTRAGALE

Les fractures de l'astragale sont moins fréquentes chez l'enfant que chez l'adulte, probablement parce que les autres structures osseuses sont plus vulnérables aux traumatismes que l'astragale. Gross a rapporté 30 cas de fractures de l'astragale; il a noté que la dorsi-flexion forcée était souvent le mécanisme initial du traumatisme.

La vascularisation de l'astragale chez l'adulte a été étudiée par Windenaur en 1915 et une mise au point a été faite par Mulfinger en 1970.

L'astragale reçoit trois courants vasculaires :

– Un courant dorsal provient de l'artère pédieuse et irrigue le corps et le col,

– Une vascularisation plantaire, à partir du sinus du tarse et qui contribue aussi à la vascularisation du corps et du col,

– Une troisième vascularisation plantaire et postérieure, elle provient de l'artère tibiale postérieure et vascuralise essentiellement le dôme de l'astragale et la partie postérieure du corps.

Au cœur de l'astragale, il y a de nombreuses anastomoses. La nécrose avasculaire de l'astragale est une complication bien connue. Hawkins a classé les fractures de l'astragale en 3 formes : peu déplacée, type I, sub-luxée ou luxée, type II, complètement luxée, type III. Il a démontré qu'il y avait une relation très étroite entre le type de fracture et la nécrose de l'astragale. Canale et Kelley ont confirmé cette notion. Sur 71 fractures de l'astragale, ils ont retrouvé une incidence de 52 %, nécrose avasculaire. Les fractures peu déplacées (type I) ont un faible risque, de l'ordre de 15 %. Le risque de nécrose dans le type II, forme sub-luxée, est de 50 %. Ce chiffre est de 84 % pour les formes complètement luxées ou comminutives. Canale a retrouvé 2 cas de nécrose de l'astragale dans des fractures de type I sur 15 fractures recensées. Il suggère dans le traitement de suspendre l'appui pendant une période très prolongée. Il s'agissait d'enfants âgés de 5 ans. L'astragale s'est revascularisé, le résultat final a été excellent.

Mazel et Rigault ont rapporté 23 cas de fractures de l'astragale chez des enfants âgés entre 2 et 16 ans, ils ont nettement séparé les enfants âgés de moins de 6 ans et les enfant âgés de plus de 6 ans. Les enfants âgés de moins de 6 ans, en général présentaient ce traumatisme de l'astragale à la suite de chute d'une hauteur variable, d'écrasement du pied ou d'accident de circulation. Ils insistent pour dire que le déplacement est souvent difficile à identifier et souvent surestimé. Il ne faut pas méconnaître un déplacement en rotation. Il est essentiel de réaliser des clichés de 3/4. Néanmoins, aujourd'hui grâce à la tomodensitométrie et la reconstitution tri-dimensionnelle, il est possible d'avoir une vision très précise des lésions.

Ils pensent que les fractures chez l'enfant de moins de 6 ans sont aussi exposées à la nécrose qu'après 6 ans. Pour eux, les fractures après l'âge de 6 ans doivent être traitées avec la même exigence qu'une fracture de l'adulte. Ils insistent lourdement sur la susceptibilité de ces fractures avant l'âge de 6 ans et sur la nécessité d'une réduction anatomique précise.

Une fois constatée, la nécrose de l'astragale conduit inévitablement à l'aplatissement du dôme astragalien avec une incongruence tibio-tarsienne. Cette nécrose peut aussi retentir sur l'articulation sous-astragalienne. Le traitement doit se contenter de soulager la douleur et éventuellement il faut se résigner à une arthrodèse.

Néanmoins, la nécrose avasculaire de l'astragale est de meilleur pronostic chez l'enfant compte tenu de son potentiel de croissance restant et d'une meilleure vascularisation que chez l'adulte.

SYNDROME DES LOGES

Le syndrome des loges au niveau du pied n'est pas un problème pédiatrique généralement évoqué. Cependant le diagnostic doit être envisagé chez tout enfant qui a un traumatisme grave de la cheville. Les conséquences peuvent être importantes, des douleurs chroniques peuvent persister, de même qu'une perte de la sensibilité de protection.

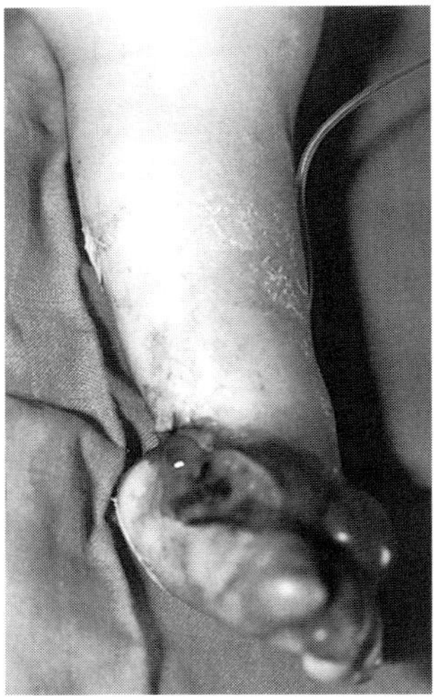

FIG. 2 – *Désunion cutanée massive,* hématome diffus et syndrome des loges au niveau du pied. Pied d'arthrogrypose.

Silas a rapporté 7 observations d'enfants et d'adolescents porteurs de ce syndrome. L'âge moyen du diagnostic était de 10 ans, certains enfants étaient âgés de 4 ans. La plupart du temps, la cause était un traumatisme par écrasement. Tous les enfants ont présenté un gonflement et des douleurs à la mobilisation passive du pied. Il n'y avait pas de trouble neurovasculaire. Tous les enfants avaient des pressions très élevées dans les loges plantaires.

Des libérations extensives des loges plantaires ont été nécessaires, soit par voie dorsale, soit par voie interne, soit par voie médiane.

Certains auteurs ont recensé sur le plan anatomique 9 loges possibles, 1 interne, 1 externe, 3 centrales et 4 inter-osseuses. Certains auteurs pensent que dans les formes les plus sévères, il faut savoir combiner libération interne des loges et libération externe. Quand la décompression est adéquate, l'évolution est très favorable.

LE SYNDROME ALGODYSTROPHIQUE

C'est une affection rare qui survient après traumatisme du pied. Elle peut s'installer après n'importe quel traumatisme et même après une contusion mineure. Nous en avons colligé une dizaine de cas en vingt ans. Peut-être avons-nous méconnu le diagnostic, faute de vigilance.

Chutzer et Gaussling ont définit le syndrome comme étant une réponse excessive ou exagérée à un traumatisme caractérisé par une :

- Une douleur intense prolongée,
- Des perturbations motrices récentes,
- Une guérison fonctionnelle retardée,
- Des troubles trophiques divers.

La définition de ce syndrome reste floue. Il est probablement dû à un dysfonctionnement des transmissions sensitives normales jusqu'au pied. La responsabilité respective du système nerveux périphérique et du système central n'a pas été clairement élucidée. Une fois posé le diagnostic le syndrome algodystrophique reste à traiter ! Il vaut mieux agir précocement en anticipant que de traiter un syndrome algo-dystrophique constitué. Il faut redouter un syndrome algodystrophique lorsqu'il y a un traumatisme nerveux, par exemple une souffrance du nerf sciatique poplité externe ou du nerf tibia externe. Il est nécessaire, au tout début, d'immobiliser de façon adéquate le pied pour le protéger de toute action novice. Une fois que la guérison cutanée est obtenue, il faut commencer doucement la mobilisation de l'articulation. Le patient doit être tranquillisé. Le terrain psychologique sur lequel survient ce syndrome algodystrophique est toujours particulier. Pour contrôler l'évolution du syndrome, la rééducation est nécessaire. Il faut retrouver progressivement une mobilisation active de la cheville et du pied. Les manipulations passives peuvent être utiles. La glace, les massages, la stimulation électrique font partie du traitement.

Certains auteurs, comme Kokin, ont proposé un traitement corticostéroïde à haute dose. Cette prescription massive peut avoir des effets pervers, surtout chez les enfants. D'autres auteurs ont proposé de bloquer le système sympathique, soit par des injections de la chaîne lombaire, soit par une sympathectomie chirurgicale.

Nous ne sommes pas partisans de cette chirurgie majeure et nous pensons que le traitement médical par anti-inflammatoires, tranquillisants et rééducation finit par contrôler le syndrome algodystrophique.

13

SPORT ET MICROTRAUMATOLOGIE

LE PIED DE L'ENFANT SPORTIF

A. DIMÉGLIO[1]

Ce chapitre a été largement détaillé dans le livre des traumatismes de l'enfant et le sport publié en 1997, aux Éditions Masson. Ces traumatismes sont dominés par les ostéochondroses, les fractures, les entorses et toute une série de petits troubles : contusions, fractures de stress, durillons, mycoses, verrues qui perturbent l'activité du sportif et ont des conséquences qui sont loin d'être négligeables.

Garrick et Requa ont étudié les traumatismes sportifs chez le skieur et ont trouvé que 2/3 des fractures intéressaient la jambe et la cheville. 12 % des traumatismes de la consultation de sportifs sont à rattacher au pied et à la cheville.

Les origines de cette pathologie sont très variables. Il peut s'agir d'affections congénitales qui se décompensent à la faveur de l'activité sportive, *de macro ou de micro-traumatismes*, de traumatismes chroniques ou aiguës, de conflits os-tendon, d'infections.

Néanmoins lorsque un athlète présente des douleurs et des gonflements au niveau d'une articulation, surtout si cette symptomatologie touche plusieurs articulations, il faut savoir penser à d'autres causes et en particulier à une maladie générale, une arthrite chronique juvénile, une tumeur, une hémopathie ou encore une hémoglobinopathie.

À l'adolescence, les traumatismes rencontrés ne diffèrent en rien des traumatismes de l'adulte. *Le membre inférieur finit de grandir à Risser I* c'est-à-dire à 15 ans 6 mois environ chez le garçon et à 13 ans 6 mois chez la fille. À partir de cet âge, il faut aborder les problèmes du pied avec la même philosophie que celle de l'adulte.

Pendant la période pubertaire, les fractures siègent essentiellement dans la région épiphysaire. Pendant la période pré-pubertaire, les fractures sont surtout diaphysaires. Le cartilage de croissance, pendant la période pubertaire, connait une phase de grande fragilité. Au moment où le cartilage de croissance se ferme, certai-

1. Service d'orthopédie pédiatrique, hôpital Lapeyronie, 371, avenue du Doyen-Gaston-Giraud, 34295 Montpellier Cedex 5.

nes fractures sont très caractéristiques comme la fracture triplane. À tous les âges, les fractures semblent beaucoup plus fréquentes que les ruptures ligamentaires.

Le traumatisme de l'enfant sportif et leur fréquence s'expliquent pour plusieurs raisons :

1° – Les équipements de protection sont moins accessibles chez l'enfant, moins sophistiqués que chez l'adulte. Par exemple, les chaussures de football des enfants coûtent moins chers mais protègent moins bien. Elles sont rarement capitonnées.

2° – Par ailleurs, les enfants ne bénéficient pas, comme les adultes professionnels, d'une véritable préparation musculaire qui met en condition les tendons, les ligaments ou les os avant d'envisager un effort. Les programmes d'étirements ne sont pas institués de façon régulière. Une telle politique diminuerait sûrement les contusions musculaires, les entorses et les ostéochondroses.

Il n'y a pas chez l'enfant d'entraîneurs véritablement compétents ayant des connaissances dans le domaine de la pédiatrie. La plupart des enfants accèdent aux activités sportives de façon improvisée. Une mauvaise maîtrise de certaines techniques peut conduire à un geste inapproprié et donc augmente implicitement le risque de traumatisme. De même, le surdosage des activités sportives est très fréquent pendant la puberté par méconnaissance de la physiologie pédiatrique.

Beaucoup d'entraîneurs n'ont pas l'attention attirée par les petits traumatismes qui préparent les grands traumatismes. L'idéal serait de disposer de médecins sportifs spécialisés en orthopédie pédiatrique pour suivre avec attention les équipes, notamment par la période pubertaire et pendant l'adolescence.

Les synostoses des os du tarse se révèlent à la puberté et prennent souvent le masque d'une instabilité de la cheville, d'une tension au niveau des muscles péroniers ou encore d'une banale entorse. La synostose s'ossifie à la puberté.

L'examen clinique retrouve une limitation de l'articulation sous-astragalienne. La synostose peut être fibreuse, cartilagineuse ou osseuse. Elle peut être bilatérale.

Des clichés de face et de profil ne permettent pas toujours de la détecter. Il faut demander des incidences spéciales, en particulier des 3/4 obliques. Dans le doute, il ne faut pas hésiter à demander un examen tomodensitométrie.

Le traitement premier de toute synostose est d'abord conservateur, proposant une immobilisation plâtrée de 3 ou 4 semaines. La chinurgie s'impose uniquement si la symptomatologie devient invalidante. La chirurgie de la synostose astragalo-scaphoïdienne donne de bons résultats. La chirurgie de la synostose limitée astragalo-calcanéenne est plus aléatoire dans ces résultats. Une fois la synostose libérée, la mobilité retrouvée de la sous-astragalienne peut être douloureuse. La synostose étendue justifie une double arthrodèse.

Le pied creux, surtout lorsqu'il est rigide, entraîne des métatarsalgies et des griffes d'orteils. Le pied a tendance à perdre de sa fonction de ressort et d'absorption. Un pied creux n'est pas en soit une contre-indication à l'activité sportive, néanmoins un examen neurologique très approfondi est nécessaire pour rechercher notamment une neuropathie périphérique ou encore une maladie de Friedreich.

Le pied plat est fréquent pendant les 5 premières années de la vie. Dans la majorité des cas, il s'agit d'une curiosité orthopédique asymptomatique. Quand il est symptomatique et rigide, il faut suspecter une synostose des os du tarse. Le pied plat peut s'inscrire dans une hyperlaxité ou dans des formes frustres de syndrome de Marfan. L'hyperlaxité étant un signe fréquemment retrouvé chez les volleyeurs et les basketeurs. Il peut s'accompagner d'un scaphoïde accessoire, évident à la radiographie. Le traitement doit être symptomatique et il faut résister à la tentation d'exciser ce scaphoïde accessoire.

Les hallux valgus. – Ils peuvent être gênants pour l'activité sportive. Les chaussures trop étroites ont été rendues responsables de ces hallux valgus mais on pense de plus en plus qu'il y a un terrain héréditaire indiscutable. Normalement l'angle entre les deux métatarsiens, le premier et le second, est inférieur à 10°. Tout angle supérieur à 10° doit faire suspecter une forme évolutive d'hallux valgus.

L'indication chirurgicale ne s'impose pas d'emblée. Il faut que l'hallux valgus soit réellement invalidant pour la justifier. La chirurgie doit s'attacher à rétablir un angle correct entre le premier et le deuxième métatarsien. Une ostéotomie du métatarsien proximale ou distale est en général nécessaire. Elle doit être complétée par une chirurgie des parties molles, en particulier sur l'abduction du gros orteil.

Les ostéochondroses. – Elles ont une sémiologie très caractéristique ; *la maladie de Sever* survient en général entre 9 et 12 ans, elle se matérialise par une douleur élective au niveau de la face postérieure du talon, elle ne doit pas être confondue avec une fracture de stress du calcanéum ou avec une infection débutante.

La maladie de Kohler touche le scaphoïde vers l'âge de 6 ou 7 ans. D'autres ostéochondroses ont été décrites au niveau du 2e métatarsien, au niveau du 5e métatarsien. La maladie de Freiberg qui touche la tête du 2e métatarsien est classique chez le danseur. Elle peut justifier une ostéotomie de réorientation de la tête du métatarsien lorsque, la symptomatologie résiste au traitement conservateur.

L'ostéochondrite disséquante de l'astragale. – 43 % des ostéochondrites siègent sur le bord externe de l'astragale au niveau de son 1/3 moyen. 57 % siègent sur le bord interne de l'astragale dans sa partie postérieure. Les petites ostéochondrites localisées, doivent être simplement surveillées par des résonances magnétiques régulières. Les formes plus prononcées peuvent justifier une investigation par arthrographie et scanner. Nous ne pensons pas qu'il soit utile d'immobiliser ces formes dans un plâtre sous peine d'aggraver l'atrophie.

Un ralentissement de l'activité sportive est conseillé. La cicatrisation est d'autant plus probable que l'enfant est immature. Elle est d'autant plus incertaine qu'il s'agit d'un adolescent. Quand le fragment se détache dans l'articulation, nous pensons qu'il est préférable de l'extraire. Cette extraction peut se faire sous arthroscopie. Nous ne pensons pas réellement que les curetages complétés de forages puissent être efficaces dans cette affection.

Les traumatismes de la cheville. – Toutes les fractures de la cheville peuvent être rencontrées. Les fractures les plus fréquentes sont des fractures de type I et II. Les fracture de Tillaux surviennent à la fin de l'adolescence s'apparentent à un Salter de type III.

La fermeture de la plaque de croissance survient dans les six mois qui suivent le traumatisme. En général, l'épiphysiodèse n'a pas le temps de se matérialiser par une déviation axiale. La fermeture de la plaque de croissance au niveau de l'extrémité inférieure du tibia survient très tôt pendant la période pubertaire.

De nombreuses micro-fractures et des fracture-avulsions peuvent siéger au niveau de la cheville. Elles sont souvent méconnues et considérées à tort comme des entorses. Les contusions, des blessures, les ampoules sont très fréquentes chez l'athlète. On leur retrouve très souvent notamment lorsque les chaussures sont trop étroites ou au contraire trop larges. Il est important de les traiter activement pour éviter toute surinfection.

Les entorses. – Les entorses du ligament latéral externe sont les plus fréquentes. Il faut différentier les formes bénignes qui guérissent en quelques jours et les formes graves qui nécessitent plusieurs semaines d'immobilisation. Ces formes qui touchent plusieurs faisceaux ligamentaires sont susceptibles de donner plus tard une instabilité chronique.

Affections diverses

Les souffrances unguéales sont aussi fréquentes et sont dues à des traumatismes aiguës. L'avenir de l'ongle dépend bien entendu de l'état de la matrice.

Les fractures de stress sont classiques au niveau du pied. Hulkko, sur 306 fractures de stress, a retrouvé 4 % de fractures de stress chez l'enfant de moins de 15 ans, 32 % entre 16 et 19 ans et 59 % après 20 ans. Les fractures de stress sont fréquentes sur le 1er, 2e ou 3e métatarsien chez les danseurs. Le traitement est caractérisé essentiellement par la prescription de repos.

Les tendinites sont fréquentes chez le sportif ; on peut les prévenir par un programme de préparation qui vise à étirer les muscles avant tout effort sportif mais il ne faut pas méconnaître une arthrite chronique juvénile.

Les anomalies capsulaires sont surtout chez les jeunes danseurs, chez les joueurs de football, les gymnastes, lorsque les mouvements nécessitent une flexion plantaire prolongée. La partie postérieure de la capsule a tendance à s'invaginer dans l'articulation. Les symptomes prédominants au niveau de la cheville sont des douleurs profondes du tendon d'Achille, aggravées par la flexion plantaire. Ce signe est tout à fait opposé à la tendinite du tendon d'Achille qui survient lorsque l'on augmente la dorsi-flexion. Le traitement est un traitement anti-inflammatoire ; l'activité doit être ralentie. Il faut éviter les flexions plantaires itératives jusqu'à ce que la symptomatologie s'apaise.

La bursite des sésamoïdes est une pathologie fréquente chez les danseurs et les footballeurs. Le repos est le meilleur traitement, les corticoïdes en injection sont strictement contre-indiqués.

La fracture de la partie postérieure de l'astragale au niveau de l'os trigone est une éventualité possible qui entraîne des douleurs chroniques de la cheville. Le traitement est toujours un traitement conservateur.

L'athlète de haut niveau est exposé aux *callosités*, il est exposé aux *verrues plantaires* et aux infections. Il est important qu'il respecte une hygiène cutanée très précise. Le risque de contamination par des champignons est possible. L'utilisation de désinfectant pour toute ampoule, toute callosité est recommandée.

LES OSTÉOCHONDROSES DU PIED

A. DIMÉGLIO[1]

Le pied de l'enfant est souvent le siège de phénomènes douloureux localisés, intéressant très souvent l'insertion des formations tendineuses. *Il faut se méfier du diagnostic* de **tendinite**. Les ostéochondroses se développent au niveau des zones d'ossification secondaire. Ces petits noyaux osseux sont soumis aux sollicitations répétées des tendons. Les ostéochondroses sont très diverses, elles peuvent siéger à la partie postérieure du calcanéum, en regard du scaphoïde, au niveau du cinquième métatarsien.

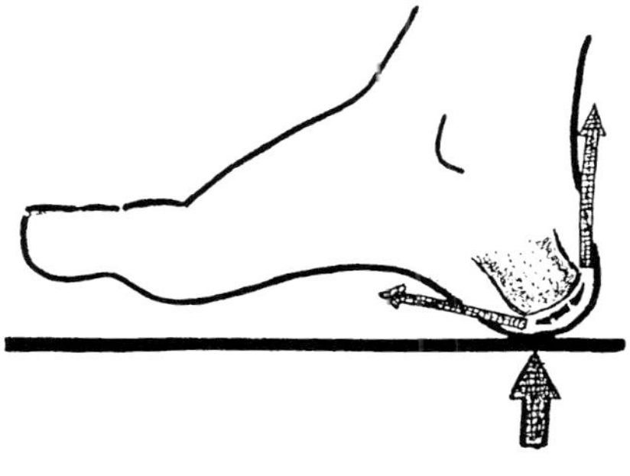

FIG. 1. – *Les hyper-sollicitations en traction et en pression sont coresponsables des ostéochondroses.*

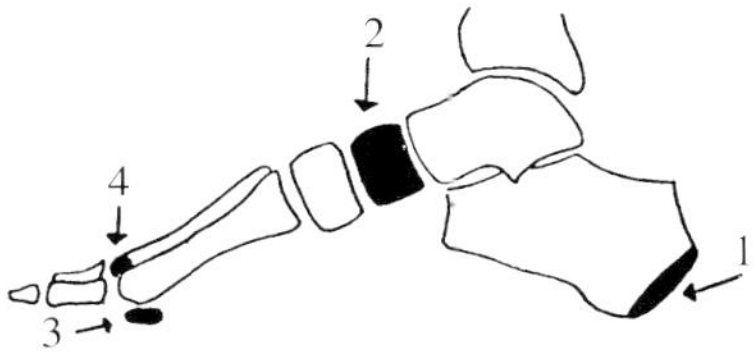

FIG. 2. – *Les principales ostéodystophies de croissance du pied.*
1. Apophysite postérieure du calcanéum ou maladie de Sever.
2. Scaphoïdite tarsienne de Kolher-Mouchet.
3. Maladie de Renander.
4. Maladie de Freiberg.
Noter que l'affection intéresse des formations osseuses, particulièrement sollicitées fonctionnellement.

La maladie de Sever est évoquée chez un enfant entre 8 et 12 ans, le plus souvent un garçon hyperactif, pratiquant de façon intense le sport. Cette maladie peut être uni ou bilatérale, elle s'atténue au repos. À l'examen, on retrouve une douleur exquise à la pression de la partie postéro-inférieure du calcanéum ; on recherche un trouble statique de l'arrière-pied qui est le plus souvent normal et éventuellement une brièveté de tendon d'Achille. Le bilan biologique est normal. L'exploration radiographique est sans spécificité. Le noyau osseux calcanéen peut être fragmenté,

---

1. Service d'orthopédie pédiatrique, hôpital Lapeyronie, 371, avenue Gaston-Giraud, 34295 Montpellier Cedex.

condensé, avec une ligne claire cartilagineuse et des contours réguliers. Ces aspects néanmoins s'observent chez l'enfant normal en dehors de toute symptomatologie douloureuse. Le traitement est simple, il impose l'arrêt temporaire des activités sportives, la correction éventuelle du trouble statique de l'arrière-pied, le port d'une chaussure convenable.

La maladie de Sever a été décrite en 1912. L'auteur pensait qu'il s'agissait d'une affection inflammatoire. La physiopathologie de cette affection est aujourd'hui bien connue, les troubles constatés sont liés à des tractions répétées sur l'apophyse postérieure du calcanéum. La pathogénie de cette affection est tout à fait superposable à celle de la maladie d'Osgood-Schlatter.

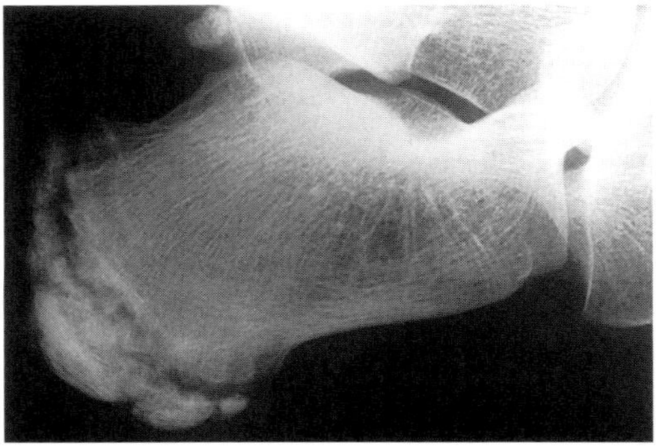

a

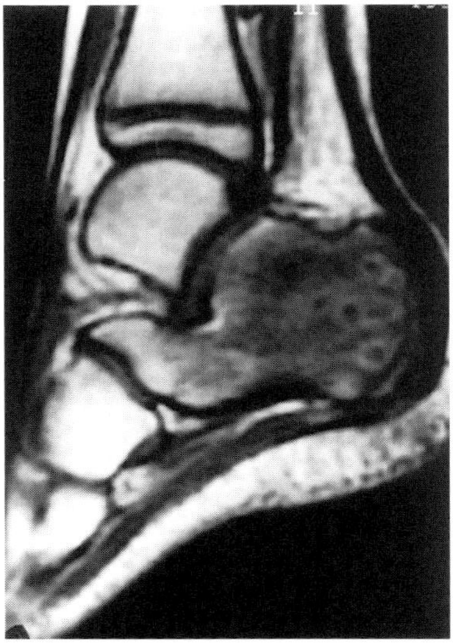

b

FIG. 3. – *a) Enfant âgé de 11 ans suivi pour maladie de Sever. b)* Un examen clinique plus rigoureux et un bilan par IRM ont permis de diagnostiquer une infection diffuse du calcanéum.

Micheli, dans une excellente revue générale, a analysé 97 adolescents athlètes de haut niveau et enregistré 137 atteintes calcanéennes. Il y avait 75 % de garçons, 25 % de filles. L'atteinte était bilatérale dans 71 % des cas. Dans l'atteinte unilatérale, le côté droit était touché dans 28 % des cas et le côté gauche dans 13 % des cas. L'âge moyen chez le garçon est de 10 ans 10 mois avec néanmoins des variations importantes, le plus jeune était âgé de 7 ans 6 mois et le plus vieux de 15 ans 4 mois. Chez la fille, la moyenne d'âge est de 11 ans, la plus jeune était âgée de 8 ans 8 mois et la plus âgée de 13 ans 6 mois. C'est entre 10 et 11 ans que se concentre finalement la majorité des cas. La maladie de Sever est effectivement une maladie de la puberté et plus particulièrement du début de la puberté. Dès que les règles apparaissent chez les filles et dès que le signe de Risser apparaît, l'affection diminue de façon sensible ; en effet, à cet âge, le pied a pratiquement terminé sa croissance, *de tous les organes du corps, le pied est le premier à basculer dans l'adolescence.*

La symptomatologie peut durer 2 ans. La patience est la meilleure arme et il faut trouver un compromis avec l'activité sportive. Le football américain, le basket-ball, la course à pied, la gymnastique sont les sports les plus fréquemment en cause. Dans

20 % des cas, la maladie de Sever n'a aucune relation avec le sport. Tous les malades qui présentent une douleur interne et externe sur le calcanéum doivent être examinés avec beaucoup d'esprit critique. Les premières douleurs peuvent signifier l'installation torpide d'une ostéomyélite qu'il ne faut pas méconnaître.

Dans la statistique de Micheli, 23 enfants sur 85 avaient des défauts d'alignement du pied, en particulier une pronation de l'avant-pied. La présence d'un pied plat dans 3 % des cas et d'un pied creux dans 2 % des cas semble jouer un rôle déterminant.

L'ostéochondrose du scaphoïde survient plus précocement, entre l'âge de 6 et 8 ans. Elle correspond à des perturbations dans le développement du noyau osseux du scaphoïde tarsien. L'enfant se plaint de troubles de la marche et d'une douleur du pied. La douleur est élective, en regard du jambier postérieur à sa terminaison, au niveau du scaphoïde. L'examen recherche des troubles statiques du pied : pied plat, pied creux. Les modifications radiographiques sont caractéristiques, avec un noyau scaphoïdien très dense. L'image est si caractéristique qu'on ne l'oublie jamais (Mouchet). Le noyau est aplati, irrégulier. Il n'y a pas de perturbation biologique. Le traitement se résume en un repos modéré et la guérison est obtenue en quelques mois. La restitution ad integrum du scaphoïde est beaucoup plus lente.

La maladie de Freiberg correspond à une ostéonécrose de la tête du métatarsien, le plus souvent le deuxième. Elle affecte l'adolescent et peut laisser chez l'adulte des séquelles fonctionnelles. L'affection est à prédominance féminine, elle survient à la suite de microtraumatismes sportifs ou sports de combat denses ; elle peut survenir sur un morphotype de type pied ancestral, avec insuffisance du premier rayon. La douleur est élective, centrée sur le deuxième ou le troisième rayon. Elle est réveillée par une pression dorsale de la tête du métatarsien. Souvent, la mobilisation de l'articulation métatarso-phalangienne est indolore. Les lésions radiographiques sont souvent décalées par rapport à l'installation des symptômes. Des déformations de la tête métatarsienne apparaissent secondairement avec un élargissement et un aplatissement. La scintigraphie peut être utile en phase pré-radiologique et montrer une hyperfixation. L'évolution est variable, la guérison complète peut survenir sans aucune séquelle tant clinique que radiographique. Parfois, la symptomatologie est tenace et malgré le repos et les semelles orthopédiques, la douleur persiste. Il faut alors envisager une ostéotomie du deuxième métatarsien pour obtenir un arrêt des douleurs. La maladie de Freiberg doit être différenciée d'une fracture de fatigue ou d'une affection rhumatismale. Les micro-traumatismes sont probablement responsables de cette nécrose.

La maladie de Renander se caractérise par une ostéo-dystrophie des sésamoïdes du premier métatarsien. Elle est très rare, elle se rencontre chez l'adolescente en période pubertaire et elle est favorisée par les micro-traumatismes sportifs, athlétisme et danse, par les longues marches, par la station debout prolongée. Quelquefois, un trouble statique du pied est retrouvé : pied creux interne. La douleur est plantaire, à l'appui de la première articulation métatarso-phalangienne et s'atténue au repos. Elle est responsable d'une marche sur le bord externe du pied. Le traitement comporte l'arrêt temporaire des activités sportives et la confection d'une orthèse plantaire de décharge plaçant la première tête métatarsienne dans une logette. La guérison est alors obtenue en quelques mois.

14
PIED INFECTIEUX, RHUMATISMAL ET TUMORAL

LES INFECTIONS DU PIED CHEZ L'ENFANT

D. LOUAHEM, PH. MAZEAU, A. DIMÉGLIO[1]

Les infections du pied restent relativement rares. Les os à cartilage de croissance circulaire (calcanéum, astragale, scaphoïde) sont plus exposés que ceux à cartilage conventionnel (métatarsien).

Le site initial sur un os du pied est retrouvé chez 10 à 15 % des enfants présentant une ostéomyélite. Ces localisations « atypiques » et l'augmentation de fréquence des formes subaiguës rendent encore plus difficile leur diagnostic.

LES OSTÉOMYÉLITES ET LES ARTHRITES SEPTIQUES

Les garçons sont plus touchés que les filles (sex-ratio 3/1). Les ostéomyélites semblent plus fréquentes en été. L'atteinte du calcanéum est la plus fréquente (5 à 8 %) suivie de celle des métatarsiens, en particulier le premier et le cinquième, puis de l'astragale, du cuboïde, des phalanges et des cunéiformes.

Le germe en cause reste de loin le staphylocoque doré. L'origine hématogène est classique, le traumatisme ne peut avoir qu'un rôle focalisateur selon les données récentes puisque cette notion est retrouvée dans plus de 50 % des infections osseuses chez l'enfant.

À l'opposé, l'exposition continue aux traumatismes directs et les sollicitations répétées du pied expliquent la fréquence des lésions cutanées (irritations, plaies, fissures, « ampoules », ...) donc le risque de surinfection et d'infection profonde par inoculation externe ou contiguïté. Parmi les germes à Gram négatif, le *Pseudomonas æruginosa* est souvent mis en cause, en raison de son omniprésence dans les souliers (tennis en particulier), les sols, l'eau et la peau ; de plus, il semble avoir une affinité pour le cartilage.

Les tableaux cliniques sont variables.

1. Service d'orthopédie pédiatrique, hôpital Lapeyronie, 371, avenue du Doyen-Gaston-Giraud, 34295 Montpellier Cedex.

La forme aiguë, avec un syndrome septique est rare. – Elle se voit chez le jeune enfant. L'inoculation septique, en dehors du test de Guthrie abandonné de nos jours, par abord veineux au dos du pied ou par piqûre répétée du talon est responsable d'ostéomyélite aiguë du calcanéum chez le nouveau-né et le prématuré. L'atteinte de l'astragale est plus rare mais peut se traduire par un tableau d'arthrite ou d'ostéo-arthrite de la cheville.

Chez l'enfant plus âgé, aux signes généraux s'associent des signes locaux : rougeur, chaleur, œdème luisant, abcès au niveau du talon lors d'une atteinte du calcanéum ou du dos du pied dans le cadre d'une atteinte du scaphoïde, du cunéiforme ou des métatarsiens. À un stade très précoce, la douleur et la boiterie restent les maîtres symptômes et sont de courte durée. Dans ce cas, le diagnostic d'infection reste difficile en l'absence de signe infectieux clinique et biologique. Il faut savoir éliminer devant une symptomatologie : *postérieure du talon*, une maladie de Sever, *de la médio-tarsienne* une maladie de Kohler (scaphoïdite), *de la base du 5e métatarsien avec une bursite* (os de Vesale) ou *de l'avant-pied*, une maladie de Freiberg (nécrose de la tête du 2e métatarsien) ou bien une maladie de Renander (nécrose du sésamoïde externe) ou tout simplement une entorse de la cheville ou du pied. L'association de signes inflammatoires locaux doit faire évoquer une mono-arthrite rhumatismale juvénile débutante.

Plus tard, en général 24 à 48 heures après, le diagnostic clinique est plus facile devant l'apparition du cortège classique de signes inflammatoires et infectieux. La notion de porte d'entrée cutanée est souvent retrouvée. Les examens biologiques, les hémo-cultures et surtout la ponction de l'abcès ou de l'os confirmeront le diagnostic d'infection dans 80 à 90 % des cas. Par contre, les images radiographiques ne sont pas parlantes en dehors parfois d'un aspect délavé de l'os, d'une distorsion ou de la disparition du système trabéculaire bien mise en évidence dans les ostéomyélites du calcanéum. Dans les phases précoces, la scintigraphie garde tout son intérêt diagnostique, en objectivant une hyper-fixation dans la zone infectée, avec une sensibilité reconnue de l'ordre de 80 %. Une image froide ou hypo-fixation peut être en rapport avec une nécrose osseuse et ne doit pas éliminer une ostéomyélite.

L'échographie s'avère de plus en plus utile, en particulier au pied où les os sont très accessibles pour l'analyse de la structure osseuse : elle revèle l'existence ou non d'un abcès périosté et des modifications au niveau des parties molles.

À côté de ces examens, l'IRM reste d'utilisation exceptionnelle et ne confirmera que l'étendue des lésions dans le spongieux en plus des abcès intra et extra-osseux.

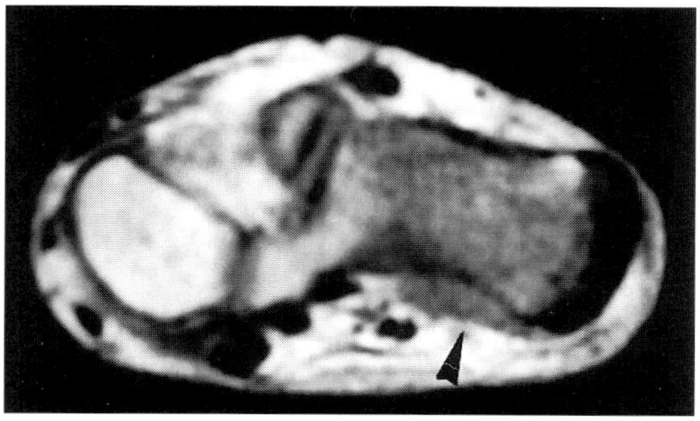

FIG. 1. – *Ostéomyélite du calcanéum visible à la résonance magnétique nucléaire.* Noter la participation des parties molles à la partie inférieure du calcanéum.

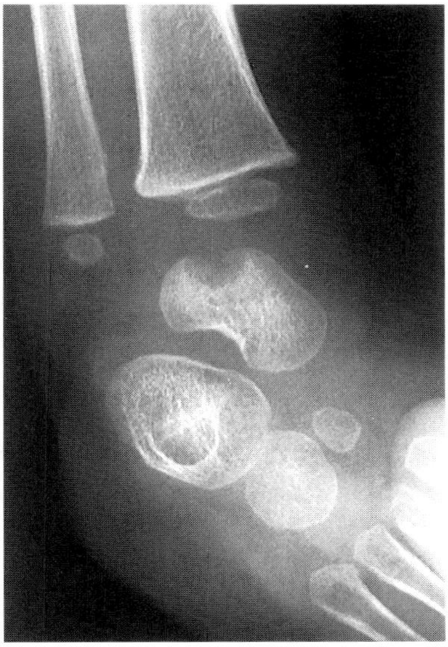

FIG. 2. – *Ostéomyélite sub-aiguë du dôme astragalien.*

La forme subaiguë. – Son augmentation de fréquence est actuellement signalée dans tous les rapports.

Le diagnostic est difficile en raison du début insidieux, de la pauvreté des signes cliniques, biologiques et parfois radiologiques. Il est d'autant plus difficile que l'infection touchera l'astragale dont la manifestation se résume souvent à une douleur à la mobilisation de la cheville ou du pied, un défaut ou refus d'appui chez le jeune enfant. C'est souvent au stade d'abcèdation que le diagnostic est évoqué.

La notion d'infection à distance (ORL, pulmonaire, ...), de traumatisme, de porte d'entrée cutanée ou de prise d'antibiotiques deux semaines à trois mois auparavant sont des paramètres d'orientation non négligeables.

Les caractéristiques de cette forme sont représentées par la douleur souvent légère, de type mécanique, associée à une boiterie mais c'est surtout la contracture réflexe à la mobilisation passive du pied qui garde tout son intérêt.

Les images radiographiques sont parfois parlantes. L'IRM précisera l'étendue des lésions, l'existence de séquestres et d'abcès. Ces signes comportent une résorption osseuse, des séquestres et des érosions corticales. Les abcès avec cavité sont entourés d'un liseré sclérotique fréquent dans les localisations astragaliennes ou calcanéennes.

Les examens biologiques sont normaux ou légèrement modifiés. La ponction de l'abcès ou osseuse peut être positive dans 50 à 60 % des cas.

La forme chronique est l'apanage de certaines infections aiguës ou subaiguës tenaces qui ne répondent pas au traitement antibiotique en raison de l'existence de germes résistants ou de séquestres et de nécrose purulente avant la mise en route du traitement antibiotique ou des formes décapitées par une antibiothérapie non efficace, de courte durée. La fistulisation peut se voir, en particulier au niveau du calcanéum, avec un risque de surinfection par des germes comme le *Pseudomonas pyocyanéus*.

GERMES ET FORMES CLINIQUES

Les infections à Pseudomonas. – Elles sont rares et surviennent après une blessure. Théoriquement, il n'y a pas d'antibiothérapie possible par voie buccale pour traiter le *Pseudomonas*. Les seuls antibiotiques administrés par voie buccale et susceptibles d'être efficaces sont les quinolones. Ces agents sont cependant susceptibles d'avoir des effets nocifs sur le cartilage de croissance. Jarvis a réalisé une étude rétrospective sur quinze ans, comportant 15 infections à *Pseudomonas* après plaie du pied. Tous les enfants étaient des garçons. Tous les traumatismes sont survenus pendant les mois d'été. Certaines blessures se sont produites à travers la chaussure de basket. La moitié des enfants néanmoins était nus pieds au moment du traumatisme. Certaines cultures ont pu être obtenues à partir des chaussures de basket. Le traitement a consisté initialement en un nettoyage de la plaie avec débridement et administration d'antibiotiques. En général, quand les enfants se sont présentés à l'hôpital, la température et les leucocytes étaient normaux. La vitesse de sédimentation était accélérée. Les radiographies étaient souvent normales. La scintigraphie montrait une hyperfixation. 5 enfants avaient des lésions très avancées, avec une lyse importante. L'hospitalisation a été nécessaire dans la plupart des cas et la durée moyenne d'hospitalisation était de 22 jours. Les malades hospitalisés ont reçu des antibiotiques par voie veineuse. La récidive a été constatée dans deux cas : un enfant notamment a présenté une récidive un an après. Nous recommandons une action rapide et efficace avec un nettoyage et un débridement important et généreux, le maintien d'une antibiothérapie jusqu'à ce que toutes les composantes cliniques et biologiques se soient normalisées. Le traitement antibiotique par voie orale n'a pas d'efficacité, le risque de récidive est très élevé.

Les arthrites gonococciques se voient chez le nouveau-né ou l'adolescent avec tous les signes cliniques (rash, érythème, papules, polyarthralgies, ...). L'atteinte des chevilles et des pieds est généralement bilatérale, associée souvent à une ténosynovite. La synoviale est atteinte en priorité.

La tuberculose des os du tarse. – L'atteinte se voit plus souvent au niveau du calcanéum. Les autres os (astragale, scaphoïde, cuboïde) ne sont pas épargnés. Ces lésions peuvent s'apparenter à celles d'une infection à pyogènes ou d'une tumeur. L'atteinte peut débuter dans les parties molles avec un panus non inflammatoire ou abcès froid suivi d'une lésion progressive des cartilages et des articulations du pied ou de la cheville.

Le spina ventosa. – Les phalanges sont plus atteintes que les métatarsiens. Les lésions s'étendent aux parties molles. Les images radiologiques sont constituées de zones kystiques, ostéolytiques, étendues dans la diaphyse avec épaississement des corticales. Elles peuvent détruire le cartilage et être à l'origine de trouble de croissance de ces os.

Les infections osseuses dans les hémoglobinopathies à cellules falciformes se traduisent par des « dactylites » au niveau du pied. Ces infarctus osseux aseptiques caractéristiques de ces affections peuvent se surinfecter et poser le problème de diagnostic avec des ostéomyélites aigües.

Les ostéomyélites des sésamoïdes. – Ils sont exceptionnellement le site d'une ostéomyélite hématogène. L'âge de prédilection est supérieur à 8 ans. La symptomatologie est fruste, rarement aiguë, se traduisant essentiellement par des douleurs de l'avant-pied. L'abcès peut se développer le plus souvent dans la partie interne et dorsale de la tête du premier métatarsien. Les signes radiographiques se traduisent par des sésamoïdes irréguliers, fragmentés, avec évolution vers la séquestration et la migration des fragments d'os mort. Une apposition périostée au niveau de la diaphyse métatarsienne peut se développer et constitue un argument en faveur d'une infection osseuse.

CONDUITE THÉRAPEUTIQUE

Les formes aiguës

La précocité du diagnostic et la mise en route des antibiotiques conditionnent l'évolution et le pronostic de ces infections. La ponction de l'abcès est un bon moyen de diagnostic mais reste insuffisante comme geste thérapeutique.

Il est reconnu actuellement que le débridement chirurgical, outre son effet mécanique de décompression, permet le nettoyage des zones infectées et donc de rompre le cercle vicieux de l'infection osseuse. Par conséquent, seront assurées une meilleure diffusion et action des antibiotiques. De plus, il permet de raccourcir la durée des antibiotiques à trois semaines en moyenne. La voie intra-veineuse pour l'antibiothérapie est préférée au début de l'infection par beaucoup d'auteurs.

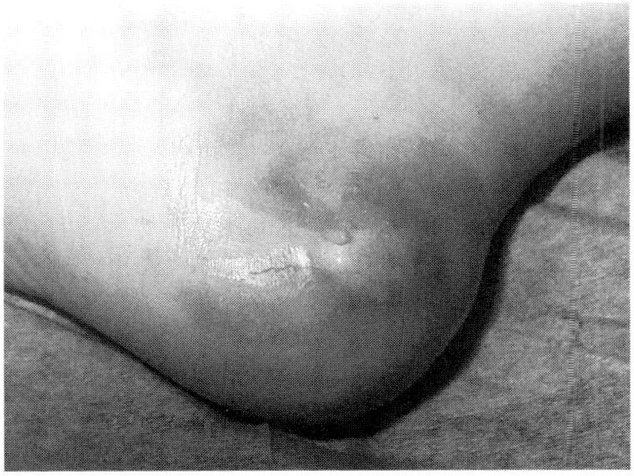

FIG. 3. – *Suppuration massive du calcanéum.* Un débridement a été réalisé en laissant la peau largement ouverte.

Les formes subaiguës

L'existence d'abcès des parties molles ou d'une cavité osseuse entourée d'un liseré doit motiver dans la majorité des cas un débridement large avec curetage des parois et ablation de tous les séquestres. Dans les atteintes du calcanéum, l'excision partielle ou totale de cet os est à proscrire chez l'enfant en raison des troubles de croissance secondaires et la gêne importante au port de chaussure et à la marche.

À l'opposé, certains auteurs sont partisans de la ponction afin de déterminer le germe et traitent cette infection uniquement par des antibiotiques, *per os* le plus souvent.

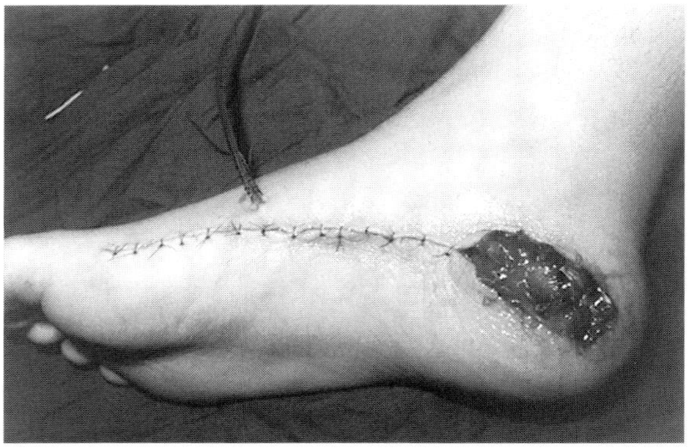

FIG. 4. – *Après assèchement et constitution d'un tissu de granulation,* un lambeau disséqué à partir de l'abducteur du gros orteil a permis de combler la perte de substance. La cicatrisation cutanée a été ensuite facilement obtenue.

L'ostéomyélite chronique, plus fréquente au niveau du calcanéum, peut comporter en plus des fistulisations, un état cutané de mauvaise qualité. Le traitement doit comporter un débridement carcinologique cutané et osseux. Il est important de recourir à une couverture-comblement par lambeau musculaire vascularisé dans les atteintes étendues. L'apport de ce milieu vivant nutritif est le seul garant d'une bonne diffusion et de l'efficacité des antibiotiques.

RECOMMANDATIONS

Les infections du pied chez l'enfant sont de *diagnostic difficile, le plus souvent retardé*. L'examen clinique soigneux, la scintigraphie, l'échographie permettent actuellement d'apporter des arguments en faveur d'une infection mais seule la ponction de la lésion est en mesure de confirmer le diagnostic.

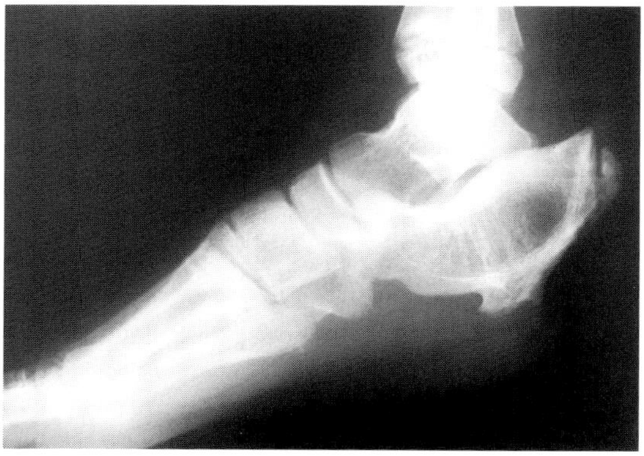

FIG. 5. – *Suppuration néo-natale du talon après test de Guthrie.* Ostéomyélite du calcanéum. Troubles de croissance. Aspect du calcanéum à l'âge de 12 ans. Bonne adaptation fonctionnelle.

La fréquence des inoculations externes et des portes d'entrée surinfectées au niveau du pied doit *inciter à une prévention* plus efficace par la prescription de soins locaux, antiseptiques et antibiotiques qui restent le traitement de choix pour éviter les infections profondes osseuses parfois très graves chez le tout jeune enfant.

L'intérêt de l'IRM dans le diagnostic précoce est indéniable.

Ces infections osseuses, bien traitées, sont réputées de *bon pronostic*. Des troubles de croissance peuvent se voir mais sans retentissement significatif sur la mobilité. Le potentiel de croissance est d'autant plus important que l'enfant est jeune donc le remodelage plus adéquat.

Il faut *éviter les excisions totales ou partielles* des os dont les troubles de croissance pourront être majorés avec retentissement sur la statique et la morphologie du pied.

BIBLIOGRAPHIE

[1] CANALE S.T., MANUGIAN A.H. – Néonatal Osteomyelitis of the Os Calcis: A Complication of Repeated Heel Punctures. *Clin Orthop Rel Res*,1981, 156: 178-182. [2] CHAUMIEN J.P. – Les localisations atypiques de l'ostéomyélite: infections osseuses de l'enfant. *GEOP*, 1994, P: 111-115. [3] DABNEY KIRK W., BOWEN J. R. – Complications of musculoskeleted Infections. Chap. 32, P: 751-787, *Complications Pediatric Orthopaedic Surgery* by C.H. Epps, J.R and J.R. Bowen, edited by JB. Lippincott Compagny, 1995. [4] HAUTEFORT P., BEAUVAIS P., CARLIOZ H. – Arthrites septiques de l'enfant, *EMC, appareil locomoteur*. 14178 A10, 10, 1989, 5 p. [5] JAHSS M.H. – *Disorders of the Foot. Infections of the Foot by Ambrose J.S.P.*, chap. 51, P: 1398-1420. Edited by W.B. Saunders Company, 1982. [6] LARS C. B., HAAKON H. – Growth Disturbance of the Hind Part of the Foot following Osteomyelitis of de Calcaneus in the Newborn. *J. Bone Joint Surg AM*, vol. 68A, 2, February 1986, 302-305. [7] MAZUR J. M. *and coll.* – Usefulness of Magnetic Resonance Imaging for the Diagnostic of Acute Musculoskeletal infections in Children. *JPO* 15, n° 2, 1995, P: 144-147. [8] MORRISSY R.T., WEINSTEIN S.L. – Bone and Joint Sepsis, chap. 16, 579 619, in *Lovell and Winter's Pediatric Orthop.*, vol 1. Fourth Edition, 1996. [9] OGDEN A.J. – Infections. P: 128-132, in *Skeletal injury in the child*, edited by Lea et Febiger, Philadelphia, 1982. [10] OPPENHEIM W.L., GAUTSCH T.L. – Punture Wounds of foot. Chap. 10, 238-242, *Complications in Pediatric Orthopaedic Surgery* by C.H. Epps, J.R. and J.R. Bowen, edited by J.B. Lippincott Compagny, 1995.

[11] ROMBOUTS J.J. – Ostéomyélite: visage habituel et nouveaux aspects. *GEOP*, Sauramps Ed, 1994, P: 87-110. [12] SCOTT RICHARD J. *and Coll.* – Acute osteomyélitis in children: A review of 166 cases. *JPO* 10, n° 2, 1990, P: 649-652. [13] TACHDJIAN – *Infections of the foot*, In *The Child's Foot*. P: 598-603, Edited by W.B. Saunders Company, 1985.

PIED ET AFFECTIONS RHUMATISMALES

F. BELTRAMO[1], I. LEMELLE[2], D. SOMMELET[2], P. LASCOMBES[3]

L'atteinte du pied est une localisation inaugurale fréquente des affections rhumatismales de l'enfant (près d'un cas sur deux) et touche après plus de 5 ans d'évolution 80 % des patients présentant une forme polyarticulaire. Un diagnostic précoce, un traitement médical et physique adapté, une éducation des enfants et de leur famille et certains traitements locaux permettent de prévenir et contrôler l'évolution des lésions et d'optimiser le confort et la fonction. L'analyse des problèmes posés et la conduite de leur traitement sont donc nécessairement multidisciplinaires.

DIAGNOSTIC INITIAL

La localisation du processus inflammatoire au pied peut marquer le début de l'évolution d'une maladie rhumatismale.

L'histoire. *– Marie a 2 ans et demi. Elle n'a pas d'antécédent notable. Elle présente depuis une semaine une boiterie surtout matinale et une tuméfaction de la cheville attribuée par ses parents à un traumatisme bénin. Le diagnostic d'entorse de la cheville est porté et une immobilisation proposée. À la levée de celle-ci, la cheville reste tuméfiée.*

On peut évoquer une affection rhumatismale débutante devant cette tuméfaction d'apparition soudaine, siégeant au niveau de la cheville avec comblement rétro-malléolaire, n'entraînant pas obligatoirement une douleur intense mais

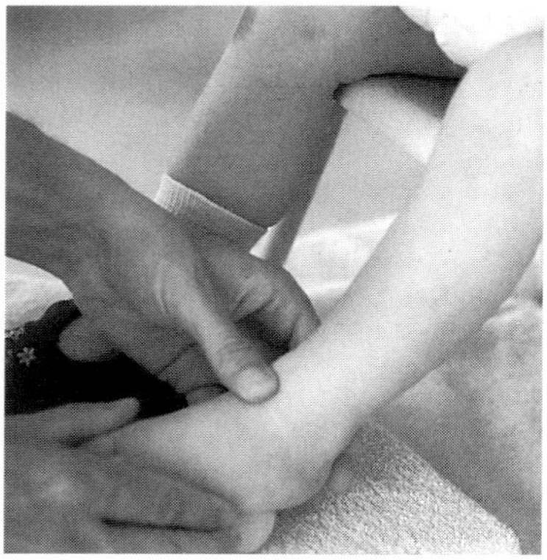

FIG. 1. – *Tuméfaction diffuse de la cheville* chez un enfant porteur d'une arthrite chronique juvénile. Cette tuméfaction a été longtemps considérée à tort comme une entorse.

1. Service de médecine physique et réadaptation 2.
2. Service de médecine infantile II.
3. Service de chirurgie orthopédique, hôpital d'enfants, 54500 Vandœuvre-les-Nancy.

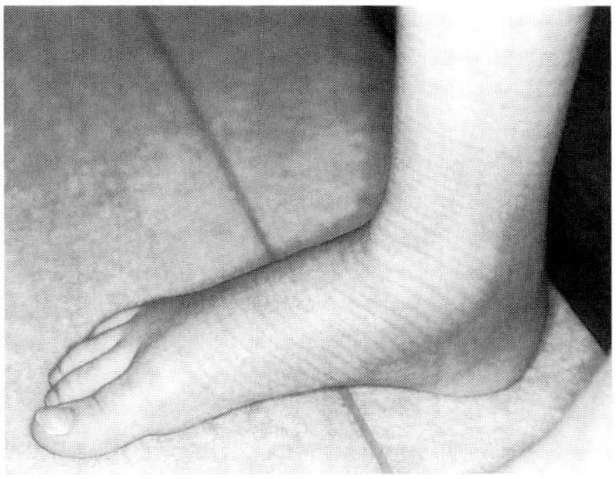

FIG. 2. – *Cheville tuméfiée.* Gonflement de tout le pied dans une arthrite chronique juvénile.

presque toujours une boiterie avec esquive de l'appui. La douleur matinale avec dérouillage traduit le caractère inflammatoire de l'atteinte. La douleur peut être très modérée et n'est parfois mise en évidence qu'à la mobilisation passive de l'articulation (tibio-tarsienne ou sous astragalienne).

Mais ce diagnostic ne doit être évoqué (6) qu'après avoir formellement éliminé :

– une arthrite ou une ostéoarthrite bactérienne,

– un cancer : leucémie, neuroblastome, tumeur osseuse ou articulaire,

– une fracture,

mais également : une arthrite réactionnelle ou médicamenteuse, une vascularite (purpura rhumatoïde, Kawasaki), une connectivite ou une maladie de système, une maladie constitutionnelle (hémostase, hémoglobinopathie, dysplasie squelettique...), une atteinte du cartilage de croissance.

Comment étayer le diagnostic d'affection rhumatismale chronique ?

Il n'y a pas de test spécifique et le diagnostic repose sur un faisceau d'éléments : durée d'évolution supérieure à 3 mois, apparition d'autres localisations inflammatoires (autres articulations ou uvéite), antécédents familiaux de maladie rhumatismale, présence de marqueurs biologiques (anticorps antinucléaires sans spécificité, facteur rhumatoïde), terrain génétique prédisposant à ce type d'atteinte, absence d'apparition de tout autre signe clinique ou paraclinique permettant d'évoquer un autre diagnostic.

Parmi les maladies rhumatismales chroniques, on distingue les arthrites chroniques juvéniles (ACJ) caractérisées par l'atteinte du tissu synovial et les spondylarthropathies avec atteinte des enthèses. L'atteinte du pied est variable selon les formes.

Les ACJ comportent 3 formes selon le mode de début dans les 6 premiers mois

La forme oligo-articulaire est la plus fréquente. Elle touche au maximum 4 articulations. Elle peut guérir, rester localisée au niveau de l'articulation tibiotarsienne et de la sous-astragalienne (oligo-articulaire persistante), ou s'étendre progressivement à plus de 4 articulations (oligo-articulaire étendue). Dans ce cas, on observe fréquemment une extension progressive vers le médio-pied et l'avant-pied.

La forme polyarticulaire touche plus de 4 articulations. La localisation au niveau de l'avant-pied est possible précocement et s'accompagne fréquemment de déformations des orteils.

La forme systémique ou maladie de Still s'accompagne de signes généraux (fièvre, éruption, signes extra-articulaires). L'atteinte du pied peut être secondaire. Elle est généralement diffuse et très inflammatoire. Son évolution peut se faire vers la régression des signes ou vers une atteinte polyarticulaire avec installation de déformations sévères.

Les spondylarthropathies

Ce concept regroupe différentes maladies (spondylarthrite ankylosante, rhumatisme psoriasique, syndrome de Reiter, rhumatisme associé à une entéropathie inflammatoire) dont le point commun est une enthésite. Le terrain génétique est caractérisé par la présence de l'antigène HLA B27 dans 80 à 90 % des cas. Au niveau du pied, l'atteinte se localise soit à l'arrière-pied avec enthésite (douleur à la pression de la grosse tubérosité ou du tendon d'Achille) ou arthrite, soit à l'avant-pied (orteils en saucisse, douleurs à la pression unguéale).

ÉVALUATION DE L'ATTEINTE INFLAMMATOIRE ET DE SES CONSÉQUENCES

Importance et localisation des signes inflammatoires

L'interrogatoire apprécie l'importance et les caractères de la douleur (spontanée, à l'appui, après une marche prolongée, uniquement à la mobilisation), note le temps de dérouillage et les éventuelles limitations d'activité de l'enfant. L'examen clinique précise la topographie des signes inflammatoires : tuméfaction diffuse, masquant les reliefs malléolaires ou comblant les espaces rétromalléolaires, gonflement à la face dorsale du pied, tuméfaction des articulations métatarsophalangiennes ou interphalangiennes. L'atteinte inflammatoire articulaire peut s'accompagner de ténosynovite (jambier antérieur ou postérieur, péroniers latéraux, extenseurs, fléchisseurs des orteils...) avec douleurs aux mouvements contrariés. L'atteinte inflammatoire des enthèses se traduit par des douleurs à la pression.

La radiographie conventionnelle aide peu au diagnostic de l'atteinte inflammatoire. L'échographie est utile pour affirmer l'existence d'un épanchement et d'un épaississement synovial au niveau de l'articulation tibio-tarsienne et/ou d'un épaississement des gaines tendineuses. L'IRM avec injection de produit de contraste paramagnétique (gadolinium) est indiquée pour préciser l'importance et la topographie des signes inflammatoires (5) avant la réalisation d'un traitement local.

Conséquences

La diminution de mobilité articulaire est mesurée au goniomètre. L'atteinte tibio-tarsienne est à l'origine d'une limitation de mobilité en dorsiflexion et surtout en extension, celle de la sous-astragalienne d'une limitation de supination ou de pronation. L'atteinte des métatarsophalangiennes s'accompagne souvent d'une limitation de la flexion, moins fréquemment de l'extension. Cette diminution du jeu articulaire peut être rapportée à différents facteurs : synovite et épanchement, rétractions capsulo-ligamentaires, déséquilibres musculaires avec contraction réflexe de certains muscles (jambier antérieur, péroniers latéraux), anomalies cartilagineuses et pincements articulaires, destructions et déformations osseuses. La radiographie conventionnelle demeure la technique de base de la surveillance (5). Elle permet de déterminer le stade évolutif de la maladie articulaire selon des critères radiologiques classiques (critères de Steinbrocker). L'IRM permet un suivi de l'évolution du processus inflammatoire (importance, diffusion) et dépiste précocement les premiers signes d'atteinte cartilagineuse ainsi que l'apparition de zones de nécrose.

Le déficit musculaire est constant. Il est évident au niveau du triceps où il peut-être mesuré par la résistance maximale statique ou apprécié par l'amyotrophie du mollet. Mais d'autres groupes musculaires peuvent être affaiblis par l'atteinte inflammatoire ou l'attitude vicieuse (jambier postérieur, extenseurs d'orteil...). Le déficit peut s'étendre au delà de l'articulation atteinte (quadriceps, fessiers) du fait des défauts d'appui générés par l'atteinte articulaire.

Les anomalies du schéma de marche sont précoces et attirent souvent l'attention (2). Certains défauts d'orientation du pied au cours de la marche peuvent compenser l'atteinte d'une autre articulation (hanche par exemple). Mais le plus souvent, l'enfant tente de modifier les contraintes de pression sur le pied inflammatoire par une modification du déroulement du cycle de marche : marche avec pied en rotation externe, défaut d'attaque par le talon avec appui sous toute la plante, raccourcissement de la phase d'appui, absence de poussée. . L'évaluation de la marche en laboratoire devrait permettre de mieux objectiver ces anomalies.

Ces schémas de marche anormaux, les déséquilibres musculaires qui les provoquent ou qu'ils induisent, les lésions ostéocartilagineuses et les anomalies de la croissance sont les facteurs à l'origine des *diverses déformations* observées au décours de l'évolution (8). Les radiographies des pieds en charge, l'enregistrement d'empreintes plantaires statiques ou dynamiques objectivent ces déformations et leur évolution. Le pied équin avec rétraction du triceps résulte, le plus souvent, d'une atteinte tibio-tarsienne négligée. Le pied plat valgus complique l'atteinte de l'arrière-pied et particulièrement celle de l'articulation sous-astragalienne. Une contraction réflexe puis une rétraction des péroniers latéraux ou des défauts d'appui destinés à soulager la douleur avec transfert du poids du corps sur le bord interne du pied sont à l'origine de cette déformation. Le pied est en rotation externe, le calcanéum en valgus, l'arche interne affaissée et le premier rayon souvent dévié en hallux valgus. L'inflammation de la tibio-tarsienne et de l'articulation astragalo-scaphoïdienne peut également induire une contraction réflexe du jambier antérieur avec perte progressive de l'amplitude d'extension. Celle-ci est compensée par une flexion de la métatarso-phalangienne du premier rayon qui perd contact avec le sol lors de la phase d'appui avec constitution d'un pied pseudo-creux. L'inflammation du médio-pied entraîne un pied creux varus par contraction réflexe des muscles plantaires avec augmentation de la cambrure de l'arche interne et varus calcanéen secondaire. Une déformation en griffe des orteils avec extension et parfois subluxation plantaire des métatarso-phalangiennes lui est parfois associée. L'arthrite initiale des métatarso-phalangiennes comporte aussi un risque de déformations : orteils en griffe, en marteau, hallux valgus.

Les anomalies de la croissance du pied sont d'autant plus importantes que le début de la maladie est précoce. La radiographie permet de les préciser (1) : accélération de la maturation, raccourcissement et aspect cubique des os du tarse.

Le handicap créé par l'ensemble de ces déficiences doit être évalué dans le contexte de la maladie plus générale avec souvent une atteinte polyarticulaire. En fait, l'atteinte du pied peut entraîner à elle seule des difficultés pour participer aux activités scolaires (trajet, participation aux activités physiques), et une gêne à la montée des escaliers.

TRAITEMENT

Réduire le processus inflammatoire

Divers traitements anti-inflammatoires peuvent être donnés par voie générale pour diminuer les phénomènes inflammatoires, retarder ou empêcher la récidive ou diminuer la douleur. Leur prescription est fonction de l'âge de l'enfant, de la forme de la maladie et de l'importance des signes inflammatoires. En pratique, une forme systémique relève d'un traitement par voie générale par antiinflammatoires non stéroïdiens (AINS) et, en cas d'échec d'une corticothérapie, puis d'un immunosupresseur si l'état est sévère. Une forme polyarticulaire est traitée par un AINS associé dans un second temps à un traitement de fond. Une forme oligoarticulaire requiert seulement un antiinflammatoire.

L'administration de corticoïdes retard par voie intraarticulaire (4) est indiquée lorsque les signes inflammatoires persistent malgré le traitement médical bien conduit. Elle est suivie d'une immobilisation et d'une mise en décharge de 3 jours. Il n'est pas indiqué de réaliser plus de 3-4 injections au total dans ces articulations. Les complications liées à la diffusion du produit dans les parties molles (atrophie sous cutanée) ne sont pas rares.

Une synovectomie chirurgicale peut être discutée lorsque l'inflammation résiste aux traitements précédents ou récidive rapidement (moins de 4 mois). L'IRM préopératoire précise la topographie des signes inflammatoires et permet de prévoir un geste uniquement intra-articulaire (qui, au niveau de la tibio-tarsienne, peut être parfois réalisé sous arthroscopie) ou associé à une ou plusieurs téno-synovectomies. Ce geste doit être réalisé en dehors d'une poussée aiguë de la maladie. Les suites opératoires sont accompagnées d'une rééducation intensive (mobilisation passive continue, mobilisation active, postures) sous couvert, si nécessaire, d'analgésie continue.

Limiter les conséquences

La rééducation (kinésithérapie et appareillage) est prescrite dès le début de l'évolution.

La kinésithérapie comporte selon le bilan, l'étirement des muscles rétractés (y compris les muscles de la plante), la mobilisation spécifique de l'arrière-pied (dorsiflexion, flexion plantaire-pronation, supination) et des métatarso-phalangiennes (extension, flexion), le renforcement musculaire des groupes les plus faibles et surtout le réentraînement du déroulement du pas en décharge partielle puis en charge (attaque du talon, déroulement et poussée). La rééducation proprioceptive est réalisée en dehors de poussées inflammatoires.

L'appareillage a plusieurs objectifs. La prévention des déformations relève de l'orthèse de repos. Quelle que soit la localisation de l'inflammation, elle est postérieure, cheville à angle droit avec maintien du calcanéum en léger valgus, se prolongeant en avant jusqu'à l'extrémité des orteils avec soutien des têtes métatarsiennes. Elle est généralement à port nocturne. La mise en décharge totale (appareil de décharge à appui tibial) ou partielle (cannes) obtient plus rapidement la sédation de l'inflammation et diminue le risque d'attitude vicieuse liée à la mise en charge. Une orthèse courte de stabilisation de l'arrière-pied (3) réduit les contraintes au cours de la marche. Les semelles orthopédiques sont prescrites pour diminuer les douleurs d'appui ou aider à la prévention des déformations : talonnette en silicone pour les talalgies, coin supinateur (correction de valgus) ou pronateur (correction de varus) au niveau du calcanéum, soutien de voûte (affaissement de l'arche interne), appui ou barre rétro-capitale réduisant la déformation en griffe ou les métatarsalgies. La prévention de l'aggravation de l'hallux valgus est obtenue par la mise en place d'une orthoplastie en élastomère de silicone. La correction d'une déformation est plus difficile. Une déformation de l'arrière-pied en équin, varus ou valgus, peut-être corrigée par une orthèse statique renouvelée en fonction de la correction obtenue. Les plâtres en série sont à éviter en raison du risque d'algodystrophie consécutif à une immobilisation prolongée. Les déformations de l'avant-pied répondent mal aux orthèses de correction dynamiques ou statiques (difficultés de fixation – douleurs fréquentes).

Améliorer le confort

Les semelles orthopédiques de confort ou les chaussures orthopédiques sont un recours possible lorsque la déformation est irréductible.

La chirurgie (7) peut corriger une attitude vicieuse rendant le pied difficilement chaussable. En dehors d'un équin résistant au traitement orthopédique, il n'y a pas d'indication d'allongement tendineux au niveau du pied. La correction d'un varus ou d'un pied creux varus relève en fin de croissance d'ostéotomies avec résection de coins osseux (ostéotomie du calcanéum, tarsectomie).

Une arthrodèse globale (sous-astragalienne et médio-tarsienne) ou localisée (articulation astragalo-scaphoïdienne) peut être indiquée pour obtenir l'indolence, la stabilité et le réalignement de ces articulations.

L'arthroplastie prothétique de cheville peut permettre la restauration d'une mobilité et d'une fonction de déambulation perdue du fait d'une atteinte sévère de la tibio-tarsienne surtout si elle est bilatérale.

Aider au maintien de l'indépendance et à la participation aux activités scolaires et physiques

L'aménagement des modes de déplacements de l'enfant (transport en taxi, déplacements en poussette ou en fauteuil) pour se rendre à l'établissement scolaire ou pour se déplacer dans son enceinte permet le maintien d'une scolarité normale malgré une poussée inflammatoire. L'aide porte également sur le choix d'une activité physique adaptée et éventuellement sur l'orientation scolaire et professionnelle.

BIBLIOGRAPHIE

[1] BELTRAMO F., LASCOMBES P., BRETAGNE M.C., BORDIGONI P. – L'atteinte du pied au cours des arthrites chroniques juvéniles. *Orthop traumatol.*, 1991, 1: 91-94. [2] LECHNER D.E., MCCARTHY C.F., HOLDEN M.K. – Gait deviations in patients with Juvenile Rheumatoid Arthritis. *Phys Ther*, 1987, 67: 1335-1341. [3] MILLER C., NASH D. – Foot problems and their conservative treatment in rheumatoid arthritis. *Phys med and rehb Clinics of North America,* 1994, 5: 747-762. [4] PRIEUR A.M., FOUSSET L., TOUZET Ph. – Les synoviorthèses à l'hexacetonide de triamcinolone. À propos de 107 articulations traitées chez 50 enfants. In: Simon L.L. *Acquisitions rhumatologiques.* Paris: Masson, 1986, 47-51. [5] SEBAG G., HERVE-SOMMA C., LALLEMAND D. – Imagerie articulaire chez l'enfant. *Rev. Prat.,* 1994, 44: 2587-2591. [6] SOMMELET-OLIVE D. – Diagnostic d'une atteinte articulaire périphérique chez l'enfant. *Rev. Prat.,* 1994, 44: 2561-2567. [7] TOUZET Ph. – Le pied rhumatismal de l'enfant. In Moulies D, Tanguy A. *Monographies du GEOP.* Montpellier: Sauramps médical, 1988, 391-402. [8] TRUCKENBRODT H., HAFNER R., VON ALTENBOKUM C. – Functional analysis of the foot in juvenile chronic arthritis. *Clinical and experimental Rheumatology,* 1994, 12: 591-596.

LES TUMEURS DU PIED

A. DIMÉGLIO[1]

Les tumeurs du pied sont exceptionnelles. Toutes les tumeurs malignes ou bénignes peuvent avoir une localisation sur l'arrière-pied ou sur l'avant-pied.

LES TUMEURS BÉNIGNES

L'ostéome ostéoïde est classique; son diagnostic différentiel se pose avec l'abcès de Brodie. La douleur est nocturne, insistante, calmée par l'aspirine. Sa localisation peut être délicate, surtout lorsque l'ostéome ostéoïde est caché dans la région sous-astragalienne et que le diagnostic d'entorse récidivante douloureuse est porté à tort. La localisation peut ne pas apparaître sur des clichés conventionnels. La scintigraphie hyperfixante permet de repérer la lésion sur l'arrière-pied ou sur l'avant-pied. Le scanner en coupes très précises identifie le nidus. La neutralisation de la tumeur sous scanner est la technique de choix élégante, économe, efficace.

Le fibrome chondro-myxoïde est une tumeur qui touche électivement le tibia. Au niveau du pied, la tumeur est rare mais 17 % des fibromes chondro-myxoïdes se localisent dans cette région. O'Connor rapporte 4 cas de tumeur de ce type; 3 ont présenté des récidives. L'avant-pied était électivement touché. Dans aucun cas le diagnostic n'a été posé d'emblée; le kyste anévrismal, l'enchondrome, l'ostéomyélite, les tumeurs à cellules géantes ont été les diagnostics d'abord évoqués. L'auteur

1. Service d'orthopédie pédiatrique, hôpital Lapeyronie, 371, avenue Gaston-Giraud, 34965 Montpellier Cedex.

rapporte un cas qui a récidivé 5 fois ! Pour réduire ce risque, une excision carcinologique s'impose. Sur le plan radiographique, la tumeur est en général lobulée, lytique, extensive, cernée par une corticale scléreuse. Les parties molles peuvent être impliquées, avec une érosion corticale. Dans son article, O'Connor rapporte l'observation d'un enfant qui a été suivi pendant un an avec le diagnostic erroné d'ostéomyélite. La chirurgie radicale de l'avant-pied est souvent la seule solution pour éviter la récidive. L'amputation du rayon du pied est quelquefois nécessaire. L'extension dans les parties molles est toujours péjorative. La récidive peut se manifester par uniquement une atteinte des parties molles bien que l'image osseuse radiographique paraisse rassurante. La résonance magnétique est la méthode de choix pour authentifier la tumeur et l'envahissement des parties molles.

Le kyste du calcanéum est classique. En réalité, quand on relit le livre de Keats : « Le normal et le pathologique », il y a de fausses images au niveau du calcanéum qui peuvent en imposer pour un kyste. Le calcanéum n'est pas la localisation unique des kystes essentiels ; ils peuvent siéger sur d'autres os. Les kystes typiques ne doivent pas être biopsiés, les kystes atypiques, agressifs ou aux contours suspects, doivent être biopsiés pour ne pas méconnaître un kyste anévrismal ou un fibrome chondro-myxoïde. Moreau a traité 6 kystes du calcanéum. La symptomatologie était la douleur du talon pendant l'appui, douleur insistante, due en général à des micro-fractures ; malgré les plâtres intermittents, les semelles orthopédiques capitonnées, les douleurs n'ont pas disparu. Un enfant a fait l'objet d'une injection de méthyl-prednisolone sans succès. Le curetage assorti d'une greffe osseuse de banque ou de crête iliaque a été réalisé dans les 6 cas avec succès, sans complication et sans récidive. La greffe iliaque a été utilisée 4 fois, la greffe de banque 2 fois.

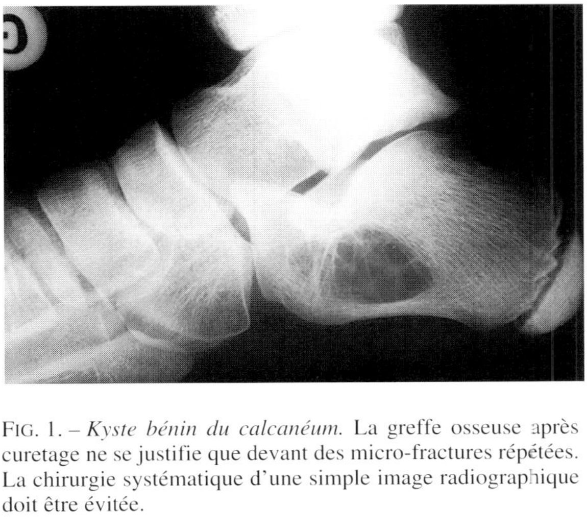

FIG. 1. – *Kyste bénin du calcanéum.* La greffe osseuse après curetage ne se justifie que devant des micro-fractures répétées. La chirurgie systématique d'une simple image radiographique doit être évitée.

D'autres tumeurs, comme le kyste anévrismal ou le chondroblastome sont localisées au pied. L'astragale est le site électif de l'ostéoblastome.

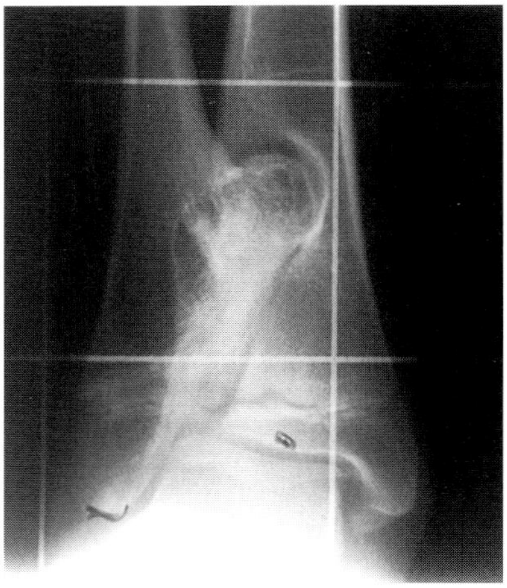

FIG. 2. – *Tumeur cartilagineuse agressive de la face interne du péroné entraînant un trouble de croissance de la tibio-tarsienne.*

LES TUMEURS MALIGNES

L'ostéosarcome peut siéger au niveau du pied.

Le sarcome d'Ewing est plus classique. Adkins rapporte 16 cas d'atteinte du pied à la Mayo Clinic en 38 ans. Les métatarsiens et les phalanges sont plus fréquemment touchés que l'arrière-pied; 7 patients ont présenté des métastases dont seulement 1 a survécu. Tous ceux qui présentaient des métastases pulmonaires sont décédés. Dans la série totale, 8 ont survécu après 5 ans. Le traitement est l'excision de la tumeur, précédée et complétée par de la chimiothérapie. Weissman rapporte l'observation d'une jeune fille de 18 ans qui présentait une sclérose de l'astragale traitée initialement pour nécrose avasculaire. Dans notre expérience, nous avons été confrontés à une tumeur du calcanéum qui s'est avérée être un synovialo-sarcome qui a été traité par chimiothérapie et dont le résultat à long terme a été excellent sans autre procédé chirurgical.

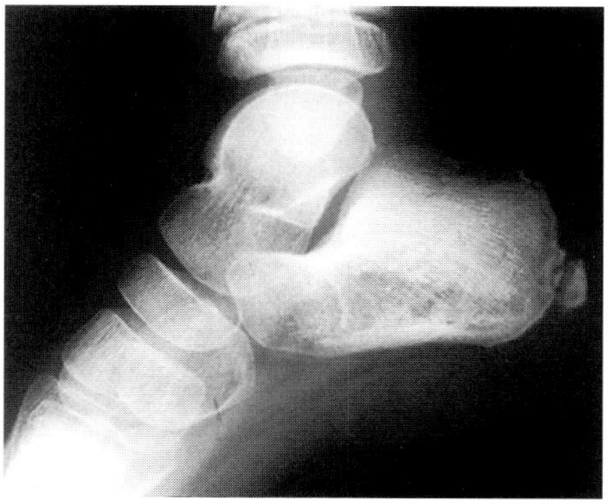

FIG. 3. – *Synovialo-sarcome* révélé par une instabilité de la cheville avec gonflement, considéré à tort comme une entorse. Après traitement par chimiothérapie, l'enfant va bien.

Les tumeurs bénignes et malignes de l'avant-pied peuvent être contrôlées par une amputation plus ou moins étendue. Ce sacrifice permet néanmoins de conserver l'arrière-pied et autorise un appareillage léger. À l'opposé, les tumeurs de l'arrière-pied, quand elles dévorent l'astragale ou le calcanéum, sont plus invalidantes : elles nécessitent un blocage de l'arrière-pied par arthrodèse avec greffe massive ou, dans certains cas de formes malignes, une amputation élargie.

CONDUITE PRATIQUE DEVANT UN PIED DOULOUREUX

A. DIMÉGLIO[1]

1re règle, tout peut conduire à un pied douloureux. L'examen doit être méthodique, l'interrogatoire serré.

2e règle, il faut hiérarchiser les explorations. La radiographie conventionnelle toujours, le bilan inflammatoire toujours, la scintigraphie quelquefois, si la cause n'est pas évidente, la résonance magnétique et le scanner dans des circonstances spécifiques.

3e règle, éviter de tomber dans le piège du diagnostic trop facile et de dire : « maladie de Sever », alors qu'il s'agit d'une arthrite chronique ; « entorse », alors qu'il s'agit d'une synostose.

4e règle, penser à une tumeur localisée, ostéome ostéoïde, sarcome d'Ewing, ou à une maladie généralisée comme une hémopathie.

Le pied douloureux peut être dû à des traumatismes de l'os, du ligament, du tendon, macro-traumatismes ou micro-traumatismes. Certaines malformations congénitales comme les synostoses peuvent se manifester par des douleurs. Les processus inflammatoires, les infections, les hémopathies, les tumeurs, les compressions nerveuses peuvent entraîner des douleurs. L'examen doit s'attacher à une reconstitution de la symptomatologie et de ses modalités et à une observation attentive des régions anatomiques. La liste des causes de pieds douloureux est longue.

ÉVALUATION CLINIQUE

Interrogatoire

L'âge de l'enfant oriente vers certaines étiologies. Plus l'enfant est jeune, plus il a de difficulté pour exprimer sa douleur. Souvent, les parents ont remarqué une boiterie, premier signe d'une infection de l'astragale ou du calcanéum. La sympto-

1. Service d'orthopédie pédiatrique, hôpital Lapeyronie, 371, avenue Gaston-Giraud, 34295 Montpellier cedex 5.

matologie douloureuse a pu s'installer de façon soudaine ou au contraire de façon insidieuse. Elle est souvent rapportée à un événement spécifique, comme par exemple un traumatisme. La durée et la sévérité de la douleur sont à évaluer. Quelquefois, il peut être difficile d'obtenir des informations sur la symptomatologie d'une douleur, de savoir si elle est lancinante, paroxystique, chronique, s'il s'agit d'une douleur à type de brûlure ou de fourmillement.

La douleur peut s'installer dans la journée. La douleur du matin doit faire redouter une arthrite chronique juvénile ou une spondylarthrite ankylosante. La douleur en cours de journée est souvent d'origine mécanique. La douleur nocturne, lancinante évoque un ostéome ostéoïde.

L'activité sportive est responsable de douleurs du pied; il est important de connaître le mécanisme exact des mouvements que le sportif est appelé à réaliser, pour mieux comprendre la symptomatologie constatée. Certains sports sont plus prédisposants que d'autres aux douleurs du pied, comme l'athlétisme ou la danse.

La symptomatologie douloureuse peut s'accompagner d'instabilité ou d'impression de corps étrangers. L'évaluation de l'état général est importante à prendre en considération, il faut savoir palper le foie, examiner la peau, penser à la possibilité d'une affection hématologique, rechercher une porte d'entrée à travers des infections respiratoires répétées. Ne pas oublier de demander si des traitements n'ont pas été déjà engagés : antibiotiques ou anti-inflammatoires.

L'interrogatoire permet ainsi de débrouiller la situation et de se centrer ensuite sur certaines causes possibles.

L'examen clinique

Il doit être systématique et rigoureux, méthodique pour ne pas oublier certains points importants. L'examen de l'enfant peut être difficile car il résiste, surtout lorsqu'il est âgé de moins de 5 ans.

Il faut savoir commencer par le membre sain avant de s'approcher du membre douloureux. L'inspection, en regardant l'enfant marcher ou en station debout, est utile; il faut rechercher une limitation articulaire, une boiterie.

Au niveau de la peau, il faut être sensible à des érythèmes, une ecchymose, une circulation collatérale. Quand l'enfant coopère, l'examen est plus accessible, le pied est une articulation qui se prête facilement à la palpation. Il ne faut pas oublier qu'une pathologie du genou peut se manifester par des douleurs de la cheville. Toutes les amplitudes du pied doivent être évaluées, en particulier la flexion dorsale de la cheville, qui est toujours de l'ordre de 20°, la flexion plantaire, la pronosupination de l'articulation sous-astragalienne, la mobilité de l'avant-pied. La palpation doit s'attacher à rechercher un gonflement au niveau des malléoles péronières, au niveau des différents os du pied. L'analyse globale du membre est importante aussi, en particulier une amyotrophie du mollet peut attirer l'attention sur une localisation précise.

Ainsi, toutes les structures osseuses et tendineuses doivent être méthodiquement passées en revue : il faut palper la tubérosité du cinquième métatarsien, palper l'astragale sur le versant externe du pied, rechercher une douleur en regard du scaphoïde, détecter une synovite sur la gaine du jambier postérieur. En mettant par exemple la cheville en flexion plantaire totale, on peut mieux examiner le dôme astragalien et rechercher une douleur précise. Au niveau de la cheville, il faut différencier ce qui touche à l'articulation et ce qui touche aux cartilages de croissance. Les ligaments aussi doivent être palpés les uns après les autres. Le triceps sural doit faire l'objet, sur un malade en position ventrale, d'un examen approfondi : il faut rechercher par exemple une tumeur dans le triceps sural, une douleur à l'insertion de l'apophyse du calcanéum. Les tendons péroniers peuvent être exposés à des inflammations ou à des subluxations. L'examen du pied doit se faire genou fléchi et genou étendu.

Cet examen doit se terminer par une évaluation vasculaire et neurologique, sans oublier l'examen du rachis et la recherche d'anomalies cutanées : angiomes…

Le bilan radiographique

Un bilan radiographique est essentiel pour apprécier l'intégrité des structures osseuses, pour rechercher, par exemple, une malformation congénitale évidente : radiographie de face et de profil. Une partie du pied est cartilagineuse, notamment avant l'âge de 5 ans. Il faut analyser avec rigueur les centres d'ossification secondaire et ne pas les confondre avec des fractures. L'os trigone peut simuler une véritable fracture ; l'absence de douleur à cet endroit ou aux différents sites suspects de lésion est un argument diagnostique important.

L'examen radiographique doit apprécier aussi les parties molles : rechercher un gonflement, un épanchement dans une articulation. Au moindre doute, il faut savoir s'aider d'une échographie.

Au terme de ce bilan radio-clinique complet, on peut cerner les situations et les différencier en quelques grands groupes :

LES CAUSES TRAUMATIQUES

Il n'y a pas de fracture visible sur les radiographies

Il faut évoquer : une contusion, une entorse, une fissure osseuse encore invisible ou encore une synostose.

– *Dans la contusion*, il n'y a pas de douleur en regard des tendons, la situation va s'améliorer rapidement grâce à une restriction d'activité momentanée.

– *Les entorses* doivent être différenciées entre entorses graves et entorses bénignes. Si le gonflement est modéré et la stabilité bonne, en quelques jours, la situation va se rétablir. Si le gonflement est sévère, il ne faut pas hésiter à immobiliser l'articulation dans un plâtre.

– *Les fractures* occultes ne sont pas rares, elles doivent faire suspecter un traumatisme mineur de la plaque de croissance, il faut savoir refaire des cliché 1 mois après l'accident.

– Les entorses à répétition doivent faire suspecter *une synostose* des os du tarse. Si la radiographie est normale et s'il existe une limitation de la pronosupination, il ne faut pas hésiter à demander une résonance magnétique pour rechercher cette synostose. L'astragale en dôme est classique mais ne se retrouve que dans des formes sévères de synostoses.

La fracture est évidente

Les fractures de la cheville sont tout particulièrement fréquentes, elles peuvent être peu déplacées. Il faut les analyser par rapport à la plaque de croissance, savoir qu'elles peuvent quelquefois revêtir des aspects très particuliers : fractures triplanes et encore fractures de Tillaux.

– Les fractures ostéochondrales posent des problèmes plus préoccupants. Quand elles sont limitées, on peut se contenter de réduire l'activité sportive. La résonance magnétique et l'arthroscanner donnent une idée exacte de l'importance de la lésion. Quand elles sont prononcées, certains auteurs recommandent un abord chirurgical éventuellement sous arthroscopie, pour cureter la lésion, greffer et réaliser des orifices de forage. D'autres auteurs pensent que ces interventions sont sans résultat; ils préfèrent attendre que le fragment tombe dans l'articulation pour l'extraire simplement sous arthroscopie. Une fracture ostéochondrale constatée, reste néanmoins une hypothèque sur la cheville et contribue à restreindre de façon substantielle l'activité de jeunes adolescents souvent en pleine carrière sportive.

– Dans le cadre des micro-fractures et des micro-traumatismes, les ostéochondroses et les fractures avulsions constituent un groupe tout à fait particulier. Les ostéochondroses s'inscrivent dans un conflit os-tendon, elles ont été largement évoquées et prennent le caractère précis d'une maladie de Sever (calcanéum) ou d'une maladie de Mouchet (scaphoïde). D'autres centres d'ossification secondaire peuvent être le siège d'ostéochondroses. La fracture avulsion est possible, notamment la fracture avulsion du cinquième métatarsien et du court péronier latéral.

– Les fractures de stress sont une autre cause de douleurs du pied chez l'enfant : au niveau des métatarsiens chez le danseur ou au niveau du calcanéum.

LES CAUSES INFLAMMATOIRES

Elles sont nombreuses. Quelquefois, l'enfant n'est pas capable de localiser sa douleur, un simple gonflement attire l'attention sur le pied. Le bilan inflammatoire oriente vers une cause. La scintigraphie localise grossièrement la lésion, l'inconvénient est son manque de spécificité. L'information qu'elle donne peut être complétée par un scanner ou par une résonance magnétique nucléaire. L'arthrographie montre bien, dans certaines infections articulaires, l'épanchement.

Une fois que l'on suspecte une infection, il faut, par une aspiration, ponctionner l'os et mettre en culture le produit de la biopsie, avant d'instituer tout traitement antibiotique. Dans les formes sévères, constituées, d'ostéomyélite, une excision et un débridement sont nécessaires.

Des ostéomyélites subaiguës ont été décrites; elles ne justifient pas forcément un traitement. Il faut se contenter d'immobiliser le pied de l'enfant quelques jours, en attendant que sa boiterie passe. Un traitement antibiotique est utile, mais l'excision chirurgicale ne s'impose pas, notamment pour les ostéomyélites localisées au niveau de l'astragale ou du calcanéum.

Chaque fois qu'une infection est suspectée; il ne faut pas hésiter à faire les prélèvements nécessaires avant d'envisager le traitement antibiotique.

Le pied douloureux peut être en rapport avec une arthrite chronique juvénile. Il faut éviter un traitement anti-inflammatoire agressif. Le traitement orthopédique se contente de maintenir le pied en bonne position, pour éviter l'installation d'attitudes vicieuses. Une douleur du tendon d'Achille doit faire rechercher une spondylarthrite ankylosante heureusement rare.

Les hémopathies, les hémophilies, les thalassémies peuvent être responsables de douleurs au niveau du pied. Certaines affections neurologiques, caractérisées par un tendon d'Achille trop court, peuvent entraîner des douleurs au niveau de la cheville.

AUTRES CAUSES

Les compressions nerveuses ne sont pas rares, au niveau du pied, chez l'enfant : le syndrome du canal tarsien existe; l'examen révèle en général un signe de Tinel sur le trajet du nerf. L'électromyogramme est utile; le traitement est en général la neurolyse et l'ouverture des gaines.

Les tumeurs sont rares chez l'enfant : 2 % de toutes les tumeurs, tumeurs bénignes mais aussi tumeurs malignes comme le sarcome d'Ewing. L'ostéome ostéoïde peut en imposer pour une infection ou un abcès de Brodie. Le sarcome d'Ewing peut se manifester sous la forme d'une sclérose osseuse. Toutes les images lytiques ne sont pas à rattacher à des kystes. Le kyste anévrismal et l'ostéoblastome ont été décrits au niveau du pied. De toutes les tumeurs malignes, il faut redouter un synovialo-sarcome. La leucémie peut se manifester par une symptomatologie douloureuse au niveau du pied.

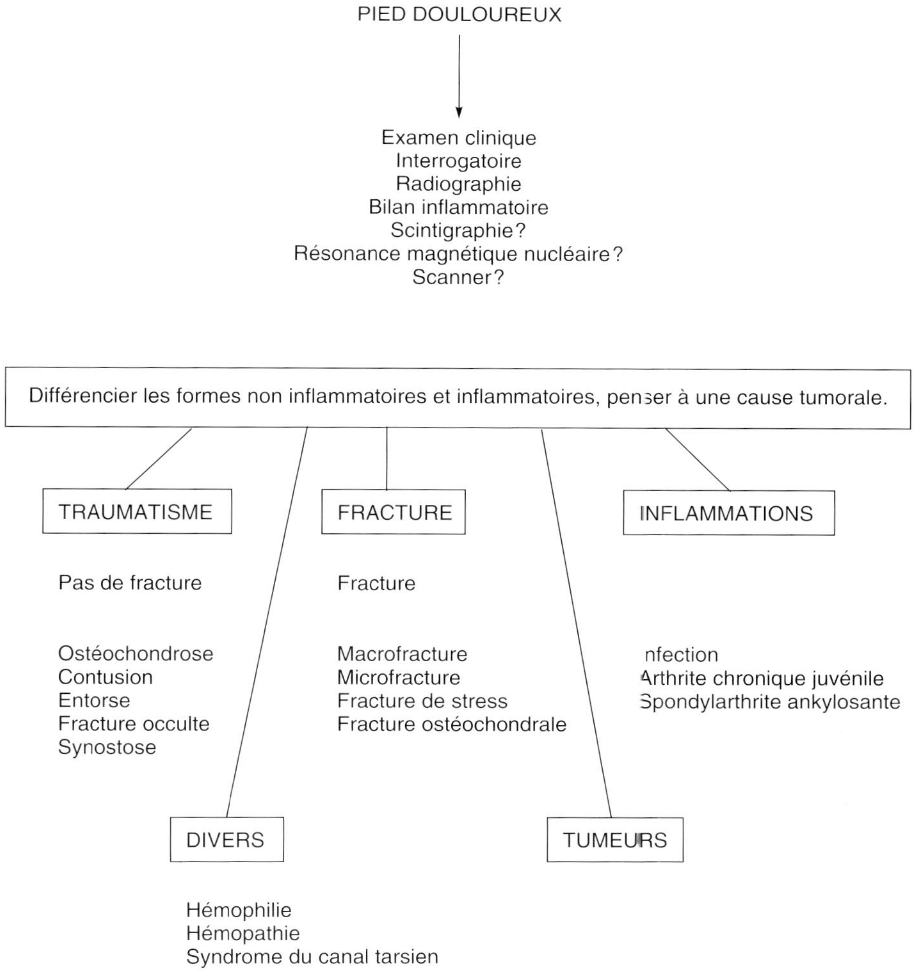

Après cette longue énumération de causes possibles, il faut retenir la nécessité d'une approche rigoureuse et méthodique de la multiplicité des pièges qui peuvent se présenter et de la nécessité de hiérarchiser de façon rigoureuse les différentes explorations : scintigraphie, résonance magnétique et scanner.

15
ORTHÈSES PLANTAIRES ET CHAUSSAGE

INTÉRÊTS, INDICATIONS, NON-INDICATIONS DES ORTHÈSES PLANTAIRES

M. MERCIER, A. DIMÉGLIO[1]

L'intérêt des orthèses plantaires chez l'enfant est très discuté. Il s'agit pourtant d'une demande très fréquente à la consultation d'orthopédie pédiatrique, en dehors de toute pathologie neuro-orthopédique déjà connue. Cette demande recouvre des motifs très variés, qualifiés de façon souvent un peu ironique : inquiétudes maternelles. Il s'agit de pieds qui tournent en dedans ou en dehors, de genoux qui se touchent ou ne se touchent pas, de troubles de la marche de tout type, de chutes, de douleurs diverses, de troubles statiques du rachis...

Il n'y a pourtant pas d'inquiétude maternelle anodine, et il nous semble fondamental d'insister sur l'examen clinique qu'il convient d'effectuer très attentivement quel que soit le motif de consultation.

La prescription ou la non-prescription d'orthèses plantaires sera dans la majorité des cas un problème tout à fait secondaire ; l'intérêt et les conséquences biomécaniques de leur utilisation étant, dans la majorité des cas, très réduite.

La conduite de l'examen sera différente selon l'âge de l'enfant et nous distinguons trois tranches d'âge : le jeune enfant de l'âge de la marche à la scolarisation, l'enfant scolarisé jusqu'à l'apparition des premiers signes pubertaires, la période pubertaire.

DE L'ACQUISITION DE LA MARCHE À LA SCOLARISATION

Les « pieds qui tournent » – qu'il s'agisse de démarches en rotation interne, en rotation externe, de genu varum ou valgum, de pieds plats de l'enfant – deviennent une préoccupation importante dans les familles d'enfants bien portants. Les exagérations du morphotype sont d'une grande fréquence et nous dirons d'une grande

1. Service d'orthopédie pédiatrique, hôpital Lapeyronie, 371, avenue du Doyen-Gaston-Giraud, 34295 Montpellier Cedex 5.

banalité. À cet âge l'interrogatoire minutieux de la famille et l'examen attentif de l'enfant trouve toute leur importance et cherchent à dépister les affections orthopédiques ou neurologiques frustes ou débutantes. Il faut, bien connaître l'évolution naturelle des différents morphotypes physiologiques, porter une attention particulière à l'examen neurologique et au développement psychomoteur.

Jusqu'à 18 mois ou 2 ans, la démarche en rotation interne associée ou non à un genu varum et/ou à des chutes est certainement le motif le plus fréquent. Il s'agit en général d'un enfant normal, présentant un genu varum physiologique. Le pied très laxe de l'enfant compense la morphologie sus-jacente, soit par un valgus calcanéen, soit par une adduction du pied. La mortaise tibio- péronière place naturellement le pied en rotation interne. C'est le cas le plus souvent d'un enfant qui dort à quatre pattes et les fesses en l'air ou qui passe plusieurs heures par jour assis avec les fesses posées entre la plante des pieds.

La démarche en rotation externe est elle aussi très fréquente. Il s'agit souvent d'un enfant discrètement hypotonique qui présente un volant de rotation externe de hanches prédominant, une faiblesse relative des rotateurs internes et qui dort à plat ventre, genoux écartés. Il a acquis la marche le plus souvent entre 12 et 15 mois et présente parfois déjà un genu valgum et des pieds plats valgus. L'examen au niveau des hanches est normal, le volant d'abduction est symétrique, il s'agit de morphologie sensiblement physiologique exagérée par des postures préférentielles sur un terrain hyperlaxe.

Ces enfants ne requièrent aucun traitement particulier, les orthèses plantaires ne sont d'aucun intérêt et ne peuvent à notre avis en aucun cas modifier le morphotype.

Il faudra néanmoins s'attacher à rechercher une dysplasie de hanche passée inaperçue, faire un examen neurologique attentif à la recherche d'une asymétrie du tonus, d'une spasticité fruste trop discrète pour avoir été dépistée plus tôt.

Les hypotonies sont à surveiller avec vigilance pouvant être associées à des pathologies pédiatriques très variées.

Les démarches digitigrades sont toujours très suspectes et peuvent révéler après 15 mois soit une hémiplégie passée inaperçue, soit lorsqu'elles sont bilatérales, une pathologie musculaire ; nous pensons en particulier aux dystrophies musculaires progressives, qui dans notre expérience se sont toujours révélées, dans cette tranche d'âge, par un pied plat avec une discrète rétraction des triceps et un aspect pseudo-athlétique des cuisses et des mollets, discordant avec le niveau moteur de l'enfant.

Les douleurs et les boiteries sont un chapitre particulier. L'enfant qui réveille ses parents la nuit, affole toute la maison en se plaignant de mystérieuses douleurs des jambes et se rendort avec un peu d'aspirine et un gros câlin présente le plus souvent des courbatures après une journée trop active ; le lendemain, l'examen clinique est strictement normal et ne justifie dans ce cas, aucune exploration. La boiterie la plus fréquente revient au « rhume de hanche ». Le diagnostic en est facile lorsque l'échographie montre la synovite ; mais l'enfant doit être surveillé quelques semaines et réexaminer à la recherche d'une asymétrie du volant d'abduction ou d'une amyotrophie, car l'ostéochondrite de hanche peut se révéler dès l'âge de 2 ou 3 ans. Les douleurs au niveau du pied sont à rechercher attentivement, car le petit enfant indique rarement la zone douloureuse. Lors d'une boiterie, nous retrouvons souvent vers 4 ans, chez les enfants un peu turbulents, une maladie de Kohler-Mouchet à la pression du scaphoïde tarsien.

Certaines morphologies, en particulier le genu varum s'il est dysharmonieux et prédomine sur les segments jambiers ou le genu valgum s'il est franchement excessif, doivent faire pratiquer un contrôle radiographique des membres inférieurs en totalité pour éliminer une pathologie osseuse.

Malgré quelques cas particuliers qu'il faut savoir rechercher et dépister, la conduite à tenir dans cette tranche d'âge se résumera donc le plus souvent à donner des conseils de chaussage, expliquer à la famille la morphologie de l'enfant et la rassurer sur son évolution, insister sur la surveillance annuelle ou bisannuelle, mais les cas nécessitant une prise en charge orthopédique sont exceptionnels.

Il est parfois utile de proposer des chaussures thérapeutiques à bord interne rectiligne dans le cas de métatarsus varus résiduel ; mais le plus souvent, de bonnes chaussures du commerce, voire des chaussures de sport sont tout à fait adaptées.

Ce n'est que dans le cas de pression familiale trop forte qu'il pourra être judicieux de proposer le port d'orthèses plantaires. Nous préconisons les semelles de type Lelièvre avec des éléments de petite taille, 3 ou 4 mm pour le coin supinateur postérieur, 2 ou 3 mm pour le coin pronateur antérieur, associé ou non à un soutien plantaire selon la morphologie de l'enfant. Cette prescription, si elle est discutable sur le plan de l'indication médicale aura l'avantage de calmer l'anxiété maternelle, évitera certaines prescriptions inadaptées et permettra une surveillance de l'enfant dans les cas suspects.

L'ENFANT SCOLARISÉ JUSQU'À LA PUBERTÉ

Dans cette tranche d'âge, les « troubles » de la période précèdente vont se corriger spontanément ou parfois s'exagérer. Les motifs de consultation restent sensiblement les mêmes. Leur analyse doit faire l'objet du même examen minutieux et global.

L'examen clinique est largement suffisant pour analyser la morphologie des membres inférieurs dans les différents plans et peut le plus souvent se passer de bilan radiographique.

L'analyse des rotations de hanches et la mesure de l'angle d'antéversion fémorale clinique retrouve souvent un excès d'antéversion du col fémoral. Cette morphologie est physiologique vers l'âge de 4 à 5 ans, la dérotation fémorale s'effectuant neuf fois sur dix de façon progressive jusqu'à l'âge de la puberté.

Au niveau du segment jambier l'analyse de la torsion externe du squelette jambier et l'évaluation des rotations passives du genou permet également de déterminer différentes morphologies. Au niveau du pied, la persistance d'un métatarsus varus est également très fréquente. Toutes les combinaisons sont possibles. Ces morphologies dans le plan horizontal s'associent parfois dans le plan sagittal à l'existence d'un récurvatum des genoux et dans le plan frontal à un genu valgum ou à un genu varum. Traité ou non, l'angle du pas va, à quelques exceptions près, se normaliser progressivement avec la croissance.

L'intérêt des orthèses plantaires est très discuté. Il est très vraisemblable qu'elles ne modifient pas l'évolution naturelle du squelette avec la croissance. Néanmoins il nous semble parfois intéressant de stabiliser un valgus calcanéen trop prononcé ou de favoriser l'éversion de l'avant pied.

Le genu valgum et le pied plat de l'enfant s'intègrent également dans une morphologie physiologique qui va évoluer favorablement dans la majorité des cas. Les plantalgies sont exceptionnelles chez l'enfant porteur d'un pied plat souple. Néanmoins l'existence d'un valgus calcanéen ou d'une pronation dynamique trop marquée peut être stabilisée.

Le pied creux valgus est très fréquent, il s'associe à différents morphotypes sus-jacents. S'il est bien toléré, il ne relève d'aucune mesure particulière. Mais il est parfois utile d'utiliser des orthèses plantaires pour répartir ses appuis et lui apporter un meilleur confort.

Le pied creux interne ou avec un varus de l'arrière pied est très différent ; il est souvent révélateur d'une affection neurologique sous-jacente qui est à rechercher. Il s'agit souvent d'un pied sensible qui sera amélioré par une stabilisation adaptée et une meilleure répartition de ses appuis.

L'hallux valgus de l'enfant est un problème particulier. Nous avons l'habitude de « corriger » l'hyperpronation du pied qui lui est souvent associée et de protéger l'articulation métatarso-phalangienne du gros orteil par un appui sous-capital. Néanmoins des études récentes ont montré que les orthèses plantaires ne modifiaient pas son évolution.

Les phénomènes douloureux chez l'enfant doivent faire l'objet d'une attention particulière à la recherche d'une étiologie précise. Mais le plus souvent, il s'agira d'une ostéochondrose bénigne. La maladie de Kolher-Mouchet vers 6 à 7 ans, la maladie de Sever de 9 à 12 ans ou un scaphoïde accessoire de type 2 sensible à l'approche de la puberté peuvent être soulagés utilement par des orthèses plantaires, associées à un traitement local et à une adaptation des activités physiques. L'utilisation des matériaux modernes amortissants, viscoélastiques est souvent d'un appoint intéressant.

APRÈS LE DÉBUT DE LA PUBERTÉ

Les troubles statiques dans la pathologie du pied de l'adolescent se rapprochent de ceux de l'adulte.

C'est l'âge de révélation des synostoses du tarse, qu'elles soient ou non associées à un pied valgus. Il existe en effet d'authentiques synostoses sans trouble statique du pied, sans asymétrie. C'est l'analyse minutieuse de la mobilité de l'articulation sous-astragalienne qui permettra de demander les incidences radiologiques nécessaires voire un scanner de l'arrière pied, toutefois certaines synostoses ne seront authentifiables radiologiquement que lorsque le pied aura acquis une maturité osseuse suffisante. Le port d'orthèses plantaires avec soutien sous-scaphoïdien ou soutien plantaire est un complément très utile dans l'attente d'un geste chirurgical éventuel ou lorsque celui-ci est refusé ou différé.

C'est à cet âge que le pied creux neurologique peut devenir douloureux ou que la dynamique de la croissance peut entraîner sa décompensation en varus équin. Le rôle des orthèses plantaires est palliatif ; elles améliorent le confort et permettent d'attendre une éventuelle indication chirurgicale de correction.

Le vrai pied plat souple, valgus ou direct, est en général bien toléré, mais c'est parfois un pied sensible, sujet aux plantalgies, que les orthèses plantaires peuvent soulager. S'il n'y a pas lieu d'imposer une contrainte inutile à un adolescent qui ne se plaint de rien, il ne faut pas oublier qu'il s'agit d'un moyen simple et relativement peu onéreux d'apporter un soulagement rapide et un confort dans de nombreux cas.

En conclusion, s'il ne faut pas attribuer aux orthèses plantaires quel que soit leur type des propriétés qu'elles n'ont pas, en particulier la correction d'une morphologie le plus souvent génétique, leur demande doit être l'occasion d'un bilan clinique soigneux, ce qui suffira le plus souvent à calmer les anxiétés maternelles. Bien prescrites, elles seront d'un appoint intéressant.

LES CHAUSSURES THÉRAPEUTIQUES SUR MESURE CHEZ L'ENFANT

M. MAÎTRE[1], A. BRUNON[2], P. CODINE[2], C. HÉRISSON[2]

Les chaussures thérapeutiques sur mesure constituent le moyen d'appareiller le pied pathologique de l'enfant lorsque l'essai d'orthèses plantaires ou de chaussures thérapeutiques de série n'ont pas permis de trouver un schéma de marche correcte.

ÉPIDÉMIOLOGIE

D'une façon générale les professionnels constatent une diminution de fabrication des chaussures sur mesure ; la podo-orthèse (Chiffres CNAM) représentait en 1995 une dépense de 337 Millions de Francs soit environ 120 000 paires de chaussures fabriquées en France ; une étude nationale sur les premières mises de chaussures en 1994 (6) montrait un âge moyen de 62 ans avec 87 % d'attributions chez les plus de 40 ans et seulement 4,5 % chez les enfants.

La prescription de chaussures sur mesure reste chez l'enfant de nos jours nettement en recul comparée aux trente dernières années. Le nombre de poliomyélitiques, d'infirmes moteurs cérébraux diminue, certaines maladies qui étaient appareillées sont opérables et n'ont plus besoin d'appareillage (luxation congénitale de hanche...). Le traitement précoce du pied bot varus équin associant kinésithérapie, arthromoteur et chirurgie a permis de diminuer le nombre des grandes déformations séquellaires. Les techniques modernes d'allongement des membres ont réduit la fréquence des grandes inégalités des membres inférieurs et la hauteur des compensations nécessaires. (2)

D'une façon générale l'appareillage par des chaussures sur mesure pour cas complexes diminue : 60 % des chaussures orthopédiques sont actuellement délivrées pour des troubles statiques du pied ou des raccourcissements modérés. (3)

De plus en plus d'autres modes d'appareillage sont proposés à l'enfant pour corriger des pieds réductibles : utilisation d'orthèses courtes jambio-pédieuses, de coques talonnières, de chaussures thérapeutiques de série.

Les contraintes économiques ont conduit d'autre part certains pays à privilégier les chaussures de fabrication industrielle ou semi-industrielle (3).

Étude faite en Languedoc-Roussillon chez 43 enfants porteurs de chaussures thérapeutiques sur mesure

Âge moyen : 12 ans 1/2 (5-14)
Sexe : Masculin 51 % Féminin 49 %
Pathologie : – Neurologique 59 % (73 % IMC et hémiplégie néonatale)
– Orthopédique 37 % (agénésies et malformations surtout)

1. Centre régional d'appareillage ACVG, BP 9572, 34045 Montpellier Cedex 1.
2. Service central de rééducation, hôpital Lapeyronie-CHU, 34295 Montpellier Cedex 5.

Déformations du pied :
dans 30 % des cas les déformations sont irréductibles
équin : 30 % talus : 18 %
valgus : 49 % varus : 23 %
Empreintes podoscopiques :
pieds plats : 35 % creux : 12 %
Port des chaussures intermittent dans 11 % des cas
Marche réduite dans 47 % des cas
Nécessité d'une tierce personne pour le chaussage dans 21 % des cas

Les enfants porteurs de chaussures sur mesure ont donc généralement un handicap lourd, les deux sexes sont également touchés, les indications neurologiques sont prépondérantes. Les déformations les plus souvent rencontrées sont l'équin et le valgus.

DÉFINITION – CODIFICATION – TARIFICATION

Les chaussures thérapeutiques sur mesure, anciennement dénommées chaussures orthopédiques sont des chaussures destinées à des enfants dont l'un des deux pieds ne peut être chaussé par des chaussures de série.

Elles sont délivrées par paire et destinées à améliorer les fonctions de la marche. Elles sont fabriquées sur forme, dans certains cas sur moulage par des professionnels titulaires d'un BTS de podo-orthèse.

Les chaussures thérapeutiques sont des articles de grand appareillage inscrites au TIPS (Tarif Interministériel des Prestations Sanitaires) dans le Titre II Chapitre 6. Elles ont bénéficié depuis juillet 1996 d'une amélioration du cahier des charges et d'une nouvelle nomenclature (Arrêté du 17/07/1996 – Journal Officiel du 29 et 30/07/1996). C'est ainsi que tous les types de matériaux peuvent être utilisés à condition d'être de qualité, sans défaut, non allergiques, hygiéniques et confortables ; ce qui a permis de pouvoir réaliser des chaussures adaptées à l'environnement de l'enfant : pantoufles, chaussons de bain, chaussures de sport (Fig. 1)...

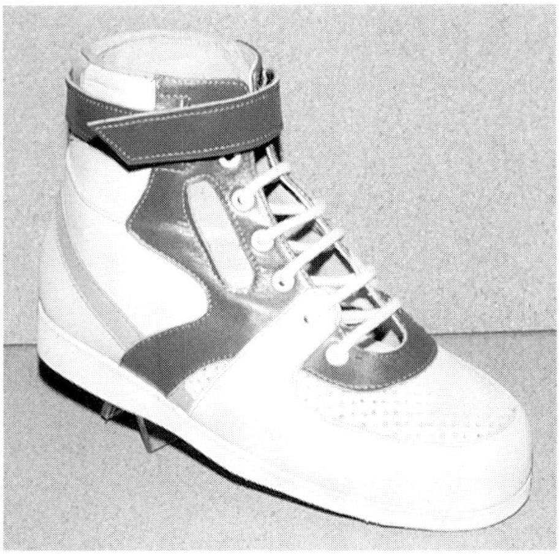

FIG. 1. – *Chaussure de sport.*

Il existe trois types de chaussures thérapeutiques sur mesure :

– Chaussures Thérapeutiques Sur Mesure (CTSM) *Classe A* : pour désorganisation métatarso-phalangienne (tarification 3 549 F la paire).

– Chaussures Thérapeutiques Sur Mesure *Classe B* : pour amputation partielle du pied ou pour inégalité de longueur des membres inférieurs (tarification 3 604 F la paire).

– Chaussures Thérapeutiques Sur Mesure *Classe C* : pour désaxation complexe stato-dynamique, paralysie, trouble volumétrique, trouble trophique à potentiel évolutif (tarification 3 940 F la paire).

Les chaussures thérapeutiques sur mesure doivent faire l'objet d'une prescription médicale détaillée. La prise en charge est assurée après entente préalable à 65 % ou à 100 % selon la pathologie, le renouvellement est fonction de la croissance et de l'usure.

BUT DES CHAUSSURES THÉRAPEUTIQUES SUR MESURE CHEZ L'ENFANT

Elles poursuivent 2 buts :

– corriger des déformations réductibles : équin, talus, valgus, varus… ;
– compenser des malformations irréductibles : inégalités, amputations…

Pour atteindre ces buts elles doivent :

• avoir un **bon volume chaussant** ; il est utile de prévoir une semelle d'amplitude sous l'orthèse plantaire de façon à prolonger l'utilisation de la chaussure en fonction de la croissance dans l'attente d'une prochaine attribution,

• avoir une **bonne ouverture** de façon à bien installer le pied dans la chaussure surtout si le pied est spastique, si les orteils sont en griffe : intérêt de la coupe cycliste, basket,

• avoir une **fermeture de la tige rapide** pour l'enfant qui se chausse seul ou la tierce personne : intérêt des fermetures velcro, des crochets à la place des œillets lors de fermeture par lacets,

• être **souples, stables et solides** : objectifs contradictoires mais indispensables chez l'enfant qui marche et use beaucoup. Il faut donc souvent prévoir un semelage renforcé. Pour prévenir l'usure du bout de la chaussure particulièrement chez l'enfant IMC des coques de protection du bout de la chaussure (8) peuvent être prescrites ou des fers de protection à l'extrémité bien qu'ils s'usent rapidement, font du bruit et déteriorent certains sols,

• avoir une **coupe esthétique** en rapport avec la mode et l'environnement de l'enfant (chaussure de sport, pantoufle...).

ANATOMIE DE LA CHAUSSURE

La chaussure sur mesure comprend :

– **l'orthèse plantaire** qui s'applique sous la plante du pied et qui comporte dans son épaisseur les éléments de correction ou de décharge qui permettent de compenser tous les défauts d'appui du pied au sol,

– **la chaussure proprement dite** composée de la tige généralement réalisée en peau et qui assure la protection du pied et de la cheville. Des renforts assurent la rigidité de la tige, et le semelage la protecion du pied au sol.

Pour rendre cette chaussure thérapeutique, on prescrit des adjonctions adaptées à la pathologie du pied (tableaux I et II).

TABLEAU I. – ADJONCTIONS THÉRAPEUTIQUES AU NIVEAU DU SEMELAGE

	Rôle	*Indication*
Cambrion acier	Limiter le jeu fonctionnel des articulations du tarse antérieur	Effondrement de la voute
Talon cousu baraquette	Élargir la surface d'appui ↗ stabilité de la chaussure	Instabilité du talon
Oreille de Thomas *Prolongement antérieur d'une des queues du talon*	Soutenir la cambrure de la chaussure	Affaissement arche interne, externe
Débord talonnier latéral *Élargissement du talon sur le bord externe ou interne*	Stabiliser l'appui talonnier	Déviation arrière-pied valgus, varus

TABLEAU II. – ADJONCTIONS THÉRAPEUTIQUES AU NIVEAU DE LA TIGE

	Rôle	*Indication*
Tuteurs latéraux *Verticaux, horizontaux cuir, métallique, plastique*	Stabilisation du pied	Instabilité tibio-tarsienne valgus, varus
Baleines *Glissées entre liège et doublure*	Releveur du pied	Contention souple tibio-tarsienne
Tuteur postérieur *Lame acier à 90°*	Ramener le pied à angle droit	Pied tombant
Tracteurs élastiques *Sangles de chaque côté de la tige*	Éviter l'accrochage du pied au sol	Pied tombant avec rappel en varus, valgus

Pour protéger les téguments du pied et de la jambe au niveau de la tige, il peut être utile de prescrire un capitonnage des quartiers ou de la languette.

INDICATIONS ACTUELLES

Elles sont représentées par :

Les indications orthopédiques

ILMI (Inégalité de longueur des membres inférieurs). – Lorsque l'ILMI est supérieure à 4 cm (agénésie péronière, sydrome de Klippel-Trenaunnay...) la chaussure sur mesure est obligatoire : le pied est mis en équin dans la chaussure, il convient de placer une barre rétro-capitale au niveau de l'orthèse plantaire de façon à soulager les têtes métatarsiennes. La tige haute est nécessaire pour éviter le déchaussage à la phase oscillante.

Lorsque l'ILMI dépasse 8-10 cm on peut réaliser un appareil spécial (chausson habillant le pied placé dans une chaussure de série) qui permet de rétablir la longueur, la fonction du membre déficient et une esthétique correcte.

Malformations congénitales et déformations acquises non neurologiques. – Représentées par les agénésies, les arthrites chroniques juvéniles, les arthrogryposes… la chaussure sur mesure nécessite souvent un moulage du pied, un soin particulier sera consacré pour la réalisation de l'orthèse plantaire.

Les indications neurologiques

Elles sont surtout représentées par les enfants IMC. Certes elles se raréfient au profit de coques talonnières et de chaussons intérieurs moulés. Cependant les chaussures sur mesure gardent leur place notamment les chaussures type imbasculables (Fig. 2) ; elles permettent un appui stable grâce au pied corrigé dans une coque moulée et un semelage à base large, le semelage et l'orthèse étant souple à l'avant-pied pour permettre le jeu musculaire.

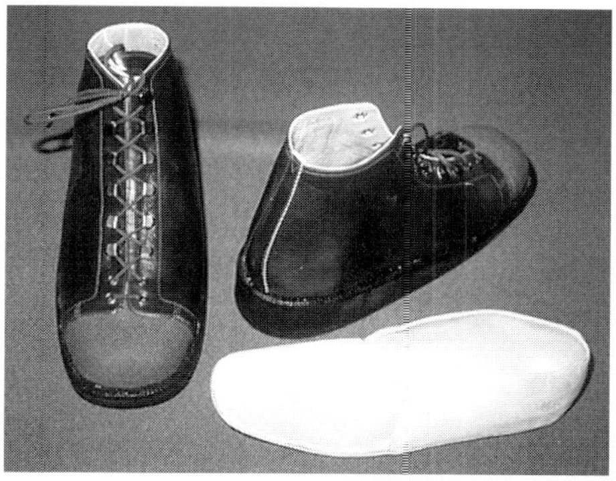

FIG. 2. – *Chaussure pour IMC.*

*
* *

La prescription de chaussures thérapeutiques sur mesure recule avec les progrès de l'orthopédie et de la chirurgie ; il n'en reste pas moins qu'elles restent un moyen irremplaçable de réponse aux difficultés podologiques graves de l'enfant. L'utilisation de nouveaux matériaux et le souci de l'esthétique ne doivent plus rebuter l'enfant, ses parents et le médecin prescripteur.

Avec nos remerciements pour leur participation à : Marie-Line BOUCHARENC, *Patrick* LATOUR, *Gérard* THOMAS, *Podo-orthésistes en Languedoc-Roussillon*

BIBLIOGRAPHIE

[1] COHI O. – La chaussure orthopédique pour l'enfant. *Technique Orthopédique Internationale* 1993 ; 20 : 14-22. [2] DELARQUE A., BIAUSSER J.P., COURTADE D., HEURLEY G. – Chaussures Orthopédiques. *EMC Kiné Réed Fct* 1995 ;26161-A50, 8 p. [3] FAURE-BRAC J.M. – L'évaluation et les

chaussures orthopédiques. *Techni-Media*. Le Pied 1995 ; 14. [4] FAYOLLE-MINON I., CALMELS P. – La Chaussure de l'enfant. *Techni-Media* 1995 ; 76 : 16-17. [5] LOUVET G. – Coques de protection de chaussures pour enfants. *Le Pied* 1994 ; 6 :3-4. [7] PÉCHAUD A., DIPANDA D., DULONG M. – Les premières mises de chaussures orthopédiques – Enquête des médecins des centres régionaux d'appareillage des Anciens Combattants. Congrès AFA – Mulhouse 8 avril 1994. [8] SAUTREUIL P. – Chaussage orthétique et nomenclature. *La Lettre du Médecin Rééducateur* 1994 ; 41 : 19-20. [9] THEMAR-NOËL C., BENSAHEL H. – La chaussure orthopédique est-elle toujours d'actualité chez l'enfant ? *Le chaussage* Paris : Masson, 1988 : 217-220.

ASSOCIATION DE RÉSINE SEMI-RIGIDE ET DE RÉSINE RIGIDE : APPLICATION AUX ORTHÈSES EN RÉÉDUCATION ET AUX PIEDS BOTS DE L'ENFANT

P. CARRELET[1], J. L. JOUVE[2], B. CHABROL[2]

Les orthèses de nuit sont d'utilisation courante en neuropédiatrie et chez les enfants porteurs de pieds bots. Leur efficacité est assez universellement reconnue, elles réalisent une kinésithérapie passive par posture de longue durée. Leur problème majeur est leur acceptation par l'enfant.

Les orthèses classiques sont réalisées en thermoplastiques moulées soit sur l'enfant directement, soit sur un moulage préalablement réalisé en plâtre. Elles sont parfois en cuir, armé ou non. Elles sont le plus souvent semi-circulaires postérieures fermées par des sangles qui assurent également le maintien de la contention ce qui rend parfois ces orthèses mal supportées. Nous proposons des orthèses de nuit réalisées en résine, donc légères et souvent moins onéreuses qu'en thermoplastiques, prenant toute la circonférence du segment et qui du fait de l'association de résine semi-rigide et de résine rigide allient confort, efficacité de la réduction et maintien de cette réduction.

MATÉRIEL

– La résine semi-rigide est le Soft Cast[3], elle a la particularité de conserver après polymérisation une certaine souplesse et élasticité permettant l'ouverture de l'orthèse circulaire et assurant un grand confort.

1. Centre HG d'Aix-en-Provence, av. des Tamaris, 13616 Aix-en-Provence.
2. Hôpital d'enfants de la Timone, 13000 Marseille.
3. Laboratoires 3M Santé.

– La résine rigide peut être soit du Scotch Cast[1], soit du Dynacast[1], elle assure le maintien rigide de la correction dans le plan sagittal en assurant une flexion dorsale de la tibiotarsienne et éventuellement dans le plan frontal en cas de varus ou de valgus.

– Jersey hydrofuge.

– Mousse adhésive et velcros pour les finitions.

LA RÉALISATION

Le segment de membre est recouvert de deux épaisseurs de jersey hydrofuge en prenant soin de glisser une cordelette à la face antérieure de la jambe et du cou du pied, ceci pour ménager un espace qui permettra de faire glisser les ciseaux lors de l'ouverture de l'orthèse.

La résine semi-rigide est disposée de façon circulaire de haut en bas et de dehors en dedans ce qui permet par le simple déroulement de la bande d'avoir une action de rappel en flexion dorsale et antisupination du pied.

La résine rigide est disposée en attelles de trois épaisseurs :

– dorsale pour lutter contre l'équin ou plus rarement le talus. En cas de déviation du calcanéum dans le plan frontal, une attelle est également disposée dans le plan frontal pour assurer une correction de la déviation et son maintien.

– Une nouvelle bande de résine semi-rigide est ensuite déroulée pour « enfermer » les attelles rigides.

La résine est ensuite humidifiée grâce à une pulvérisation d'eau et on dispose de 5 minutes environ pour imprimer le degré de correction voulu ; le fait d'avoir disposé la résine semi-rigide de façon circulaire permet d'imprimer une correction dans tout les plans de l'espace.

Une fois la polymérisation obtenue, la cordelette est enlevée et la découpe se fait avec de simples ciseaux, contrairement à celle de la résine rigide qui doit se faire à la scie.

La tranche de section est ensuite recouverte de mousse adhésive. Du fait de l'élasticité du matériau, la fermeture sur l'avant du cou de pied est automatique, il est cependant préférable de la conforter par des velcros collés ou rivetés.

LES INDICATIONS

Les attelles pédieuses sont le plus souvent prescrites à visée anti équin. L'équin peut être associé au niveau du calcanéum à une déviation en varus ou en valgus ; au niveau de l'avant pied il peut être associé à une adduction ou une supination.

Les types de pathologies génératrices de ces déformations sont : les infirmités motrices cérébrales, les amyotrophies spinales, la maladie de Charcot et Marie, les myopathies, les myéloméningocéles et les arthrites juvéniles.

Les attelles sont prescrites de façon préventive ou en post-opératoire pour maintenir la correction obtenue. Elles sont souvent plus légères et mieux supportées que les orthèses semi-circulaires. En effet ces dernières sont souvent compressives au niveau des sangles de fermeture qui assurent non seulement la fermeture de

1. Laboratoires Smith Nephew.

l'orthèse mais aussi le maintien de la correction au niveau du cou de pied. Dans une orthèse circulaire les pressions sont mieux réparties sur toute la circonférence du segment de membre, la correction est, de plus, meilleure et durable.

À noter cependant un inconvénient, ces orthèses sont chaudes mais elles génèrent moins de sudation que les thermoplastiques car recouverte d'un jersey à leur face interne.

CAS PARTICULIER DU PIED BOT VARUS ÉQUIN CONGÉNITAL

Certains pieds bots sont traités par immobilisations successives, soit de principe, soit lorsque le traitement kinésithérapique devient inopérant. Ces immobilisations se font habituellement à l'aide de résine rigide prenant le genou en flexion, le pied en position de correction optimale. Cette résine doit être découpée à la scie ce qui est souvent périlleux au niveau de la cheville, long et parfois générateur de brûlures.

Nous proposons de conserver une immobilisation en résine rigide au niveau du genou, là où la découpe ne pose pas de gros problèmes, mais de réaliser l'immobilisation de la tibio tarsienne et du cou de pied en résine semi-rigide ce qui a pour avantage, outre de permettre une meilleure réduction (la résine n'étant pas rigide on peut un peu « tirer » sur la bande en la déroulant) et de faciliter la découpe de l'appareil qui se fait avec une paire de ciseaux et non plus une scie.

L'association des deux types de résine, encore peu connue, nous paraît intéressante dans tout les cas ou une immobilisation discontinue est souhaitée. Elle peut également étre préconisée lors de certaines immobilisations permanentes ; elle associe à la légèreté et au caractère hydrofuge de la résine classique, un certain degré de souplesse et de confort.

Le document vidéo illustre la réalisation pratique de se type d'orthèses.

BIBLIOGRAPHIE

[1] DIMÉGLIO A. – Le pied bot. Sauramps Medical Ed. [2] FICHES D'IMMOBILISATION *FISCH. FISCH SMITH NEPHEW, VIBRAYE.* [3] KEMPF I., LE PIDHORZ. – Appareils de contention externe. *Encycl Med Chir.* Techniques chirurgicales Orthopédie Traumatologie, 44 007, 1997, 12 p. [4] POULIQUEN J.C. – Les anomalies des pieds. La consultation en orthopédie pédiatrique. *Medsi/Mc Graw.*

16
CHIRURGIE

LES TECHNIQUES CHIRURGICALES

A. DIMÉGLIO[1]

Les livres de techniques chirurgicales sont nombreux et excellents; Canale, Beaty, Morrissy, Tachdjian ont écrit ces traités de techniques chirurgicales avec un grand souci du détail et une iconographie de qualité. Néanmoins, la réalisation parfaite d'une technique chirurgicale passe par le respect de trois grands principes.

– Une maîtrise approfondie de l'anatomie qu'il faut inlassablement revoir, comme un musicien refait ses gammes.

– Une culture bibliographique étendue pour connaître toutes les complications possibles, tous les pièges et poser judicieusement l'indication opératoire.

– Le succès d'une intervention chirurgicale est dans le détail technique, qui n'est pas toujours spécifié dans les traités.

La chirurgie du pied n'est pas un art mineur en orthopédie pédiatrique. Par exemple, la chirurgie du pied bot varus équin, dans son procédé le plus conventionnel, est une chirurgie extensive complexe, probablement la plus agressive de toutes les chirurgies proposées au niveau du pied. La technique proposée par G. Simmons ouvre complètement le pied.

Les capsulectomies, les allongements tendineux multiples, la dissection du pédicule vasculo-nerveux sont les temps forts de la chirurgie conventionnelle du pied bot; aussi une parfaite connaissance des rapports anatomiques est essentielle.

Le pied est un ensemble d'os superposés ou alignés dans une architecture tourmentée. Les tendons sont multiples avec des gaines dont la vascularisation est fragile; les axes vasculo-nerveux doivent être parfaitement connus dans leur trajet. Quelquefois le pied à opérer ne dispose que d'un axe vasculo-nerveux. Par exemple, dans les pieds bots varus équin, 30 % des pieds à opérer ont une malformation de l'artère pédieuse.

La chirurgie du pied a été réhabilitée aux yeux des orthopédistes français par Méary. Son rapport sur le pied creux, ses publications sur la double arthrodèse ou

1. Service d'orthopédie et traumatologie pédiatrique, hôpital Lapeyronie, 371 avenue Doyen-Gaston-Giraud, 34965 Montpellier cedex.

sur la tarsectomie, sa fameuse conférence d'enseignement sur l'hallux valgus à la SOFCOT ont marqué des générations de chirurgiens. Meary a montré dans ses articles de l'encyclopédie médico-chirurgicale, d'une exceptionnelle qualité pédagogique, avec quelle rigueur et méticulosité il fallait réaliser les ostéotomies du pied.

Sa précision légendaire était millimétrique, obsessionnelle : il enseignait avec passion que toute double arthrodèse insuffisante ou excessive pouvait conduire à des défauts d'arrière-pied très invalidants. Cette chirurgie quand elle est approximative a des conséquences désastreuses; le pied insensible du spina bifida en est une parfaite illustration.

Le chirurgien du pied est avant tout un chirurgien plastique; son but est de protéger la peau, les gaines tendineuses. Il faut éviter la raideur. Les exigences sont aussi grandes au niveau du pied qu'au niveau de la main, toute raideur d'une articulation est pénalisante.

LES INCISIONS CUTANÉES

L'incision de Cincinatti, décrite par Giannestras, Chef de Service dans cette ville, et popularisée par Crawford, semble avoir la faveur de la majorité des chirurgiens aux États-Unis. Nous pensons personnellement que cette incision rend l'approche des structures du pied très confortable. Elle comporte néanmoins un risque non négligeable de nécrose et de désunion cutanée. Pour la chirurgie du pied bot, nous préférons la double incision postéro-externe et interne que nous pratiquons depuis 1978. Cette double incision évite toutes nécroses cutanées. Norris Carrol partage ce choix. L'intervention qu'il a décrite est très proche de celle de l'école de Montpellier.

Des incisions de Cincinatti limitées, mini-cincinatti ou des incisions élargies, circonférentielles de 360°, maxi-Cincinatti, prônées par Watts ont été décrites. Cette incision est souvent confondue à tort avec des interventions chirurgicales. L'incision de Cincinatti ne saurait résumer une intervention chirurgicale. Cette incision est utilisée pour le pied convexe. Dans notre expérience des pieds convexes, nous utilisons aussi la double incision postéro-externe et interne. Certaines incisions, en particulier l'incision en L, sur la face interne du pied, se prolongeant dans le canal calcanéen peuvent poser des problèmes de fermeture notamment lorsqu'il faut corriger des déformations sévères dans le pied bot varus équin.

Beaucoup d'auteurs proposent de laisser la peau ouverte et de corriger progressivement le pied, d'autres chirurgiens suggèrent de fermer la peau avec des points lâches et de modifier la position du pied graduellement par des plâtres successifs. Généralement, le pied cicatrise très bien sous plâtre.

Les cicatrices doivent être, si possible, esthétiques, notamment au niveau du mollet. Nous recommandons dans l'intervention de Vulpius chez l'infirme moteur d'origine cérébrale de décaler l'incision sur la face interne de la jambe pour atténuer le préjudice cutané.

LA LIBÉRATION PLANTAIRE

Décrite par Steindler est un procédé chirurgical très pratiqué dans les pieds bots varus équins récidivants ou séquellaires. Elle est indispensable dans les pieds creux. L'erreur la plus souvent commise est de réaliser une intervention de libération plantaire trop timide.

La libération de l'abducteur du gros orteil s'accompagne d'un repérage précis des vaisseaux dans le canal calcanéen. Il faut réaliser une véritable plastie d'avancement de l'abducteur du gros orteil et prolonger la dissection dans la plante du pied, sans dévitaliser la peau; puis détacher tous les muscles de la plante du pied du calcanéum. Il faut ensuite libérer tous les ligaments du plafond de la médio-tarsienne, en détachant notamment les ramifications du jambier postérieur et en coupant le petit ligament plantaire, l'articulation calcanéo-cuboïdienne peut être libérée dans certains cas. (Coleman).

Westin a montré comment cette libération plantaire pouvait être décisive dans le traitement du pied bot varus équin. Cette idée a été confirmée par N. Carroll dans un article qu'il a publié avec Tarraf.

LES TRANSPLANTATIONS TENDINEUSES

Les indications sont finalement très limitées. Elles sont pratiquement contre-indiquées dans l'arthrogrypose et dans le spina bifida. Elles sont exceptionnelles dans l'infirmité motrice d'origine cérébrale. Dans cette affection, elles ne sont justifiées qu'après un examen méthodique sur piste de marche, avec électromyogramme. Les transplantations tendineuses sont plus indiquées dans le pied poliomyélitique ou dans le pied tombant par paralysie du nerf sciatique.

Les transplantations des muscles péroniers sur le jambier postérieur pour corriger un pied polio valgus ont été assez décevantes dans leurs résultats. Elles n'ont qu'un effet de ténodèse.

Même constat dans le pied paralytique varus équin : la transplantation du jambier postérieur sur les péroniers ne donne pas les effets escomptés; même dans le meilleur des cas quand il s'agit d'un déséquilibre musculaire pur, par exemple chez le poliomyélitique.

La transplantation du jambier postérieur à travers la membrane inter-osseuse est l'intervention la plus souvent pratiquée. – C'est une intervention techniquement exigeante. La fenêtre de l'espace inter-osseux doit être large, la longueur du tendon suffisante pour permettre un amarrage solide sur le dos du pied. Il faut une excellente connaissance de l'anatomie du pied pour ne pas compromettre les vaisseaux autour du transfert tendineux.

Miller a rapporté l'expérience du Rancho Los Amigos Hospital : 74 interventions de transplantation ont été réalisées dans des cas très variés : pied bot varus équin, maladie de Duchenne de Boulogne, infirmité motrice d'origine cérébrale, maladie de Charcot-Marie, paralysie du sciatique poplité externe. Ils ont pu suivre attentivement 54 transferts. Le rapport conclut que les malades porteurs de maladie de Duchenne de Boulogne sont les candidats qui se prêtent le mieux à la transplantation du jambier postérieur. L'indication doit se poser quand ils commencent à avoir des troubles de la marche et des difficultés d'appareillage du pied.

Le transplant est décevant dans le pied bot varus équin. Le déséquilibre musculaire dans cette affection est en réalité exceptionnel. Chez les jeunes enfants, la technique de libération conventionnelle est la plus indiquée; chez les grands enfants, il vaut mieux réaliser des gestes osseux.

La transplantation du jambier antérieur sur le dos du pied est justifiée quand il existe une paralysie du long péronier latéral. Ponseti recommande cette transplantation quand le pied bot varus équin garde une adduction et une supination résiduelles. Il ne croit pas dans l'effet d'une hémi-transplantation et pense que la transplantation obéit au principe de la loi du tout ou rien. Cette critique doit être prise en considération car certains auteurs proposent dans l'infirmité motrice d'origine cérébrale, une hémi-transplantation du jambier antérieur (Hoffer).

La transplantation des muscles extenseurs en arrière pour réanimer le tendon d'Achille a été envisagée. Malheureusement rien ne permet de redonner au triceps sa force. Stoot a rapporté l'observation de 7 enfants porteurs d'un spina bifida de bas niveau lombaire, qui ont bénéficié d'une transplantation bilatérale du jambier antérieur sur le calcanéum. L'âge moyen était de 8 ans. Tous les enfants ont eu une évaluation post-opératoire sur piste de marche pour apprécier l'efficacité du transplant.

La transplantation du muscle tibial antérieur sur le calcanéum semble stabiliser la déformation en talus. Cependant, le transfert ne permet pas d'empêcher une dorsiflexion excessive durant la phase d'appui. Il est donc nécessaire de compléter cette intervention par la mise en place d'une orthèse antérieure de la cheville pour améliorer la vitesse de la marche, pour diminuer l'activité du quadriceps et améliorer le coût énergétique.

D'autres interventions chirurgicales ont été conseillées pour réanimer le triceps défaillant : Turco utilise le court péronier latéral ou encore le jambier postérieur.

LES TÉNOTOMIES

Des ténotomies peuvent être pratiquées dans les pieds paralytiques notamment dans le cadre d'une myéloméningocèle pour désamorcer un déséquilibre musculaire. Dias a bien montré que dans un pied talus du spina bifida, avec automatismes médullaires, il fallait ténotomiser de façon généreuse les extenseurs. Ces ténotomies sont aussi utiles dans les interventions du pied de l'arthrogrypose. Dans cette pathologie neuro-musculaire, il faut éviter d'allonger le jambier postérieur, les fléchisseurs ou le tendon d'Achille et sans hésitation les sacrifier : *le risque de récidive est très élevé.*

La ténotomie per-cutanée du tendon d'Achille est un geste proposé par Ponseti dans le pied bot varus équin : cette chirurgie s'inscrit en réalité dans une stratégie globale qu'il a bien détaillée dans son livre. L'intervention se pratique sous anesthésie locale.

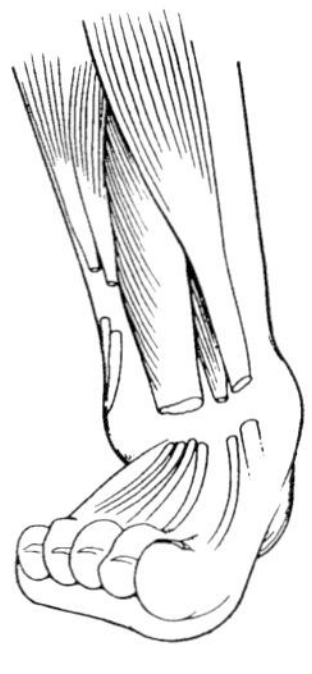

FIG. 1. – *Chez le spina bifida.* La ténotomie des extenseurs est souvent le seul moyen d'atténuer un pied talus.

ALLONGEMENT DU TENDON D'ACHILLE

C'est une intervention en apparence d'une grande banalité mais qui peut avoir des effets catastrophiques en déstabilisant le pied et le membre inférieur notamment chez un ambulant précaire comme dans la poliomyélite ou l'infirmité motrice d'origine cérébrale. D'une façon générale, notamment chez l'IMOC, il faut éviter l'allongement dans la partie blanche du tendon d'Achille et préférer un allongement dans les aponévroses. De nombreux procédés ont été décrits : le procédé de Hooke qui a la faveur de Bleck, celui de Green, le plus populaire sans rupture de la continuité et le procédé de Vulpius qui permet de gagner quelques centimètres de longueur et qui a l'avantage de pouvoir être répété. *Quoiqu'il en soit, tout allongement du tendon d'Achille affaiblit et appauvrit le muscle.* Malheureusement cet allongement est inévitable dans la chirurgie du pied bot varus équin. Il est impossible de réduire le pied sans allonger le tendon d'Achille. La technique de Vulpius, n'est pas suffisante. Il en résulte immanquablement une faiblesse du triceps et une fibrose.

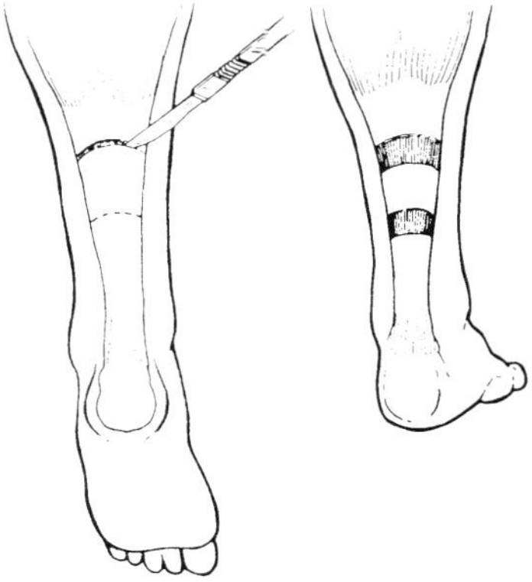

FIG. 2. – *Technique de Vulpius.*

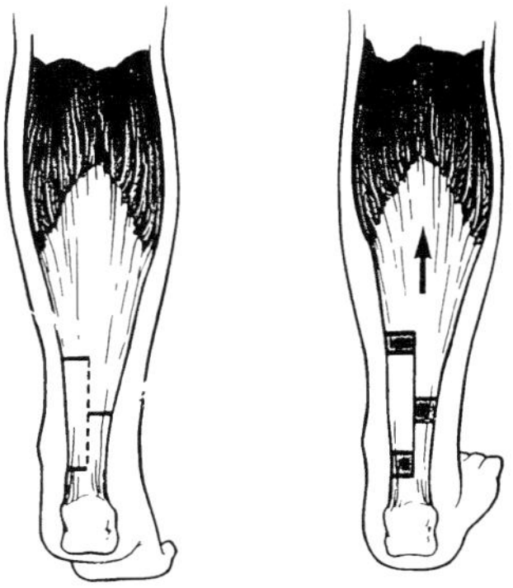

FIG. 3. – *Technique de Hooke conseillée par Bleck dans son livre sur l'infirmité motrice d'origine cérébrale.*

LES INTERVENTIONS D'OSTÉOTOMIE

Ostéotomie du calcanéum. – La plus connue est celle de Dwyer. Après lui de nombreuses ostéotomies ont été décrites : ostéotomie de recul, d'allongement, de valgisation, de varisation. Une double ostéotomie du calcanéum a été décrite par

Valderrama dans le livre d'Epeldegui. Elles sont de plus en plus pratiquées pour éviter la double arthrodèse. L'ostéotomie d'allongement de la colonne externe proposée par Dwillyn Evans a été remise à l'honneur par Mosca.

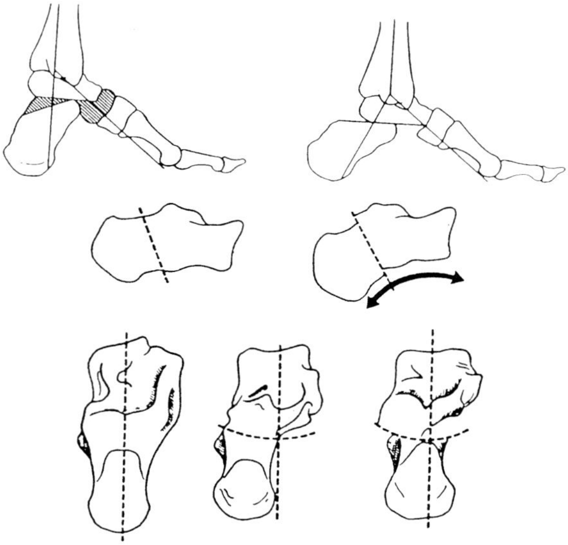

FIG. 4. – *Ostéotomies du calcanéum.* Toutes les ostéotomies sur le calcanéum sont possibles. Ostéotomie de translation interne ou externe. Ostéotomie de fermeture postérieure dans le cadre d'un pied talus, ou ostéotomie de recul dans le cadre d'un pied talus.

Elle nécessite souvent d'autres gestes complémentaires, tendineux ou osseux. Mosca a montré qu'un simple allongement du calcanéum de 1 cm à sa partie antérieure pouvait modifier nettement les angles de divergence astragale-calcanéum, les rapports de force entre les deux colonnes et de façon significative l'angle scapho-astragalien.

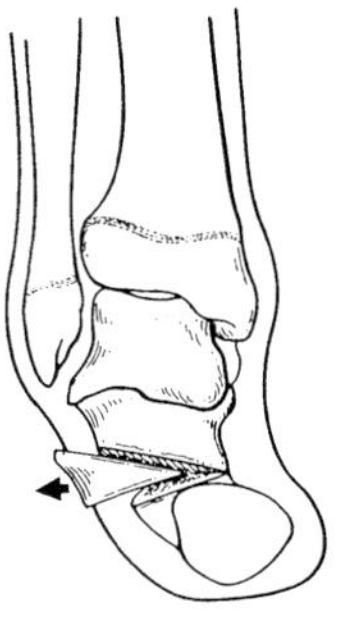

FIG. 5. – *Ostéotomie du calcanéum.* Ostéotomie de fermeture pour corriger un varus de l'arrière-pied.

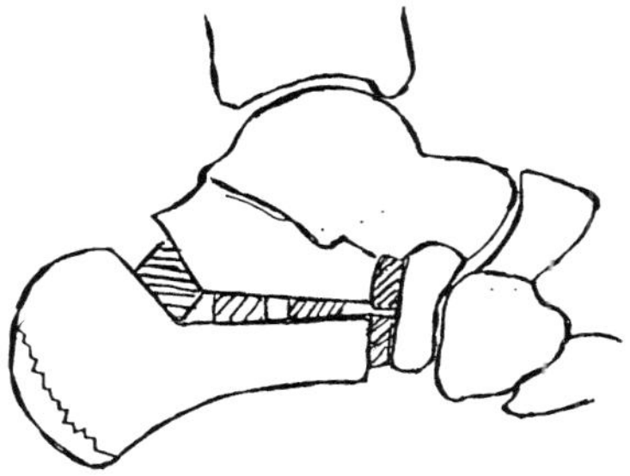

FIG. 6. – *Technique de double ostéotomie du calcanéum décrite par Valderama.*

L'ostéotomie d'allongement de la colonne externe peut d'ailleurs se combiner à une ostéotomie de fermeture de la colonne interne, ou à une ostéotomie d'addition de l'avant-pied : le pied serpentin complexe serait pour Mosca une bonne indication.

Mosca rapporte 20 cas d'ostéotomie antérieure du calcanéum avec effet d'allongement : 11 garçons, 9 filles ont bénéficié de cette ostéotomie. Les indications opératoires ont été essentiellement portées en raison de callosités, de douleurs sur les zones d'appui excessif. Tous les enfants opérés avaient de réelles difficultés de chaussage et ne pouvaient pas tolérer d'orthèse.

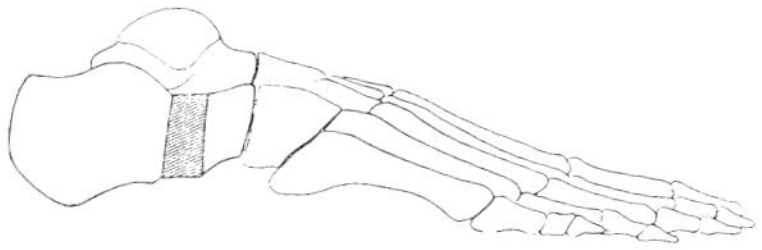

FIG. 7. – *Ostéotomie d'allongement du calcanéum suivant la technique décrite par Mosca.*

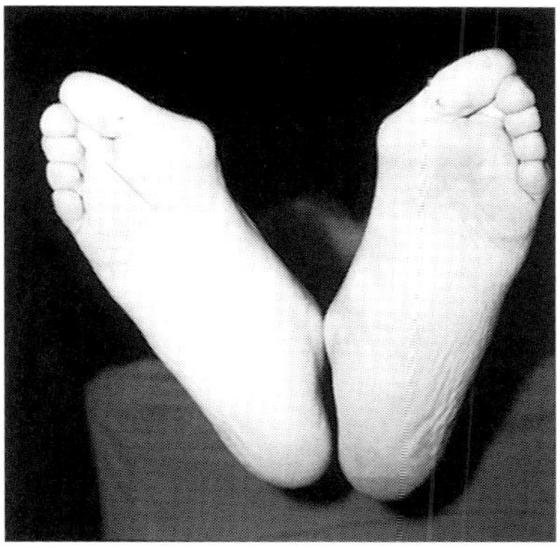

FIG. 8. – *Pied plat valgus bilatéral.* Infirmité motrice d'origine cérébrale. Asymétrie des colonnes : la colonne interne est plus longue que la colonne externe. Hallux valgus bilatéral.

La série est composée de 9 enfants présentant un myéloméningocèle ; 6 enfants présentaient une infirmité motrice d'origine cérébrale, 31 pieds ont été opérés au total.

L'ostéotomie a été le plus souvent combinée à des transferts musculaires et à d'autres ostéotomies. Le greffon utilisé a été dans 7 cas un greffon prélevé sur la crête iliaque et dans 24 cas un greffon de banque.

Des améliorations substantielles ont été constatées avec un taux élevé de bons résultats : disparition des troubles trophiques, meilleure tolérance des chaussures, mobilité préservée de la sous-astragalienne, notion capitale. 29 résultats bons ou excellents ont été retenus sur les 31 cas opérés.

L'ostéotomie ne compromet pas la croissance du calcanéum.

Cette technique chirurgicale élégante n'est pas de réalisation facile. Elle est excellemment décrite dans l'article « Princeps » de Mosca, mais aussi dans le livre de Morissy « Techniques chirurgicales ». L'ostéotomie peut entraîner des dysfonctionnements de l'articulation calcanéo-cuboïdienne. La localisation de l'ostéotomie doit être très précise. Une ostéotomie trop postérieure ou trop antérieure peut entraîner des douleurs de la sous-astragalienne. Certains auteurs préfèrent réaliser un déplacement interne sur la tubérosité postérieure du calcanéum, beaucoup moins risqué, beaucoup plus facile techniquement. Le mérite de l'ostéotomie de Mosca est d'avoir réhabilité le concept de Dwillyn Evans.

Il a surtout insisté sur la nécessité de restaurer un équilibre entre la colonne externe calcanéo-dépendante et la colonne interne astragalo-scaphoïdienne.

Dans le pied bot varus équin, pour certaines formes sévères ou invétérées, une chirurgie de raccourcissement de la colonne externe est nécessaire. Cette ostéotomie peut se pratiquer dans l'articulation calcanéo-cuboïdienne et avoir un effet d'épiphysiodèse comme le propose Dwillyn Evans ou encore par ostéotomie de la partie antérieure du calcanéum selon Lichtblau ou par ostéotomie du cuboïde. Cette ostéotomie externe de fermeture peut se combiner à une ostéotomie d'addition de la colonne interne.

Ces ostéotomies obéissent à des principes très séduisants. Elle sont néanmoins de technique difficile; la localisation de l'ostéotomie et son site doivent être parfaitement identifiés pour obtenir l'effet escompté.

Ostéotomie du premier rayon. – L'ostéotomie du premier rayon est un geste qui complète la libération plantaire dans les pieds neurologiques. Elle peut être fixée par une simple agrafe.

Ostéotomie de la cheville. – L'ostéotomie de la cheville peut être indiquée lorsqu'il existe un valgus de la cheville. De nombreux résultats d'intervention de

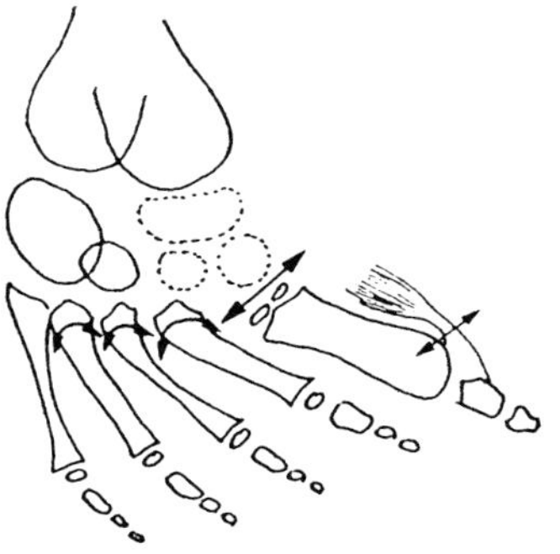

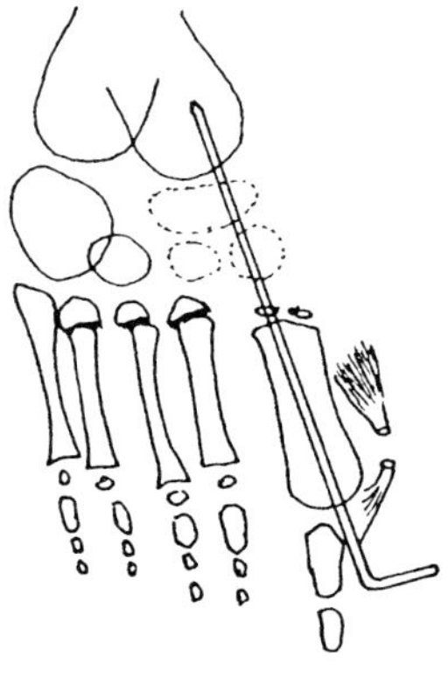

FIGS. 9 ET 10. – *Technique chirurgicale du métatarsus adductus antérieur : ostéotomie curviplane (Cahuzac).*

Grice et de double arthrodèse sont médiocres parce que l'on a méconnu une obliquité de l'interligne tibio-tarsien. L'ostéotomie la plus pratiquée est une ostéotomie de fermeture. L'indication idéale de cette ostéotomie est le pied du *spina bifida*, on peut d'ailleurs combiner l'ostéotomie d'horizontalisation à une ostéotomie pour corriger un trouble de rotation. Ces ostéotomies métaphysaires sont aussi indiquées dans l'infirmité motrice d'origine cérébrale pour aligner le membre inférieur. Dans son travail sur le spina bifida, Abraham recommande de réaliser l'ostéotomie pour valgus de la cheville avec une légère hypercorrection en varus.

Il conseille de la maintenir par agrafes. Le risque de pseudarthrodèse existe, il faut reprendre l'ostéotomie par une nouvelle ostéosynthèse éventuellement complétée par une greffe. Dans tous les cas, une immobilisation plâtrée d'au moins deux mois est nécessaire.

Ostéotomie de l'astragale. – L'ostéotomie de l'astragale a été recommandée par Klaue dans les séquelles de pied bot varus équin. Il pense qu'une ostéotomie d'addition sur la colonne interne peut rétablir la congruence astragalo-scaphoïdienne. Cette ostéotomie s'inspire de celle de Roberts.

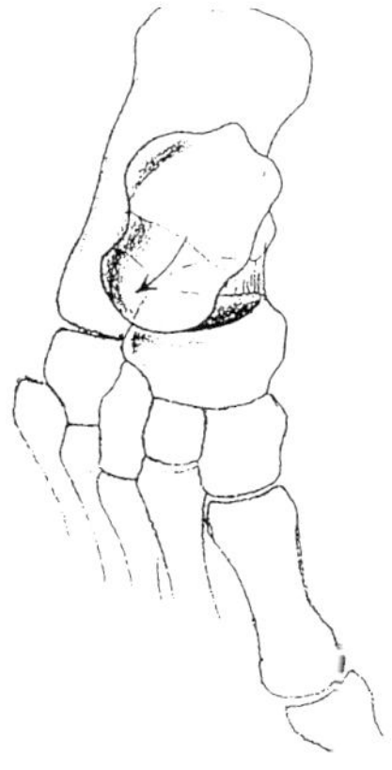

FIG. 11. – *Klaue assimile comme Epeldegui l'articulation scapho-astragalienne à une enarthrose (coxa pedis).*

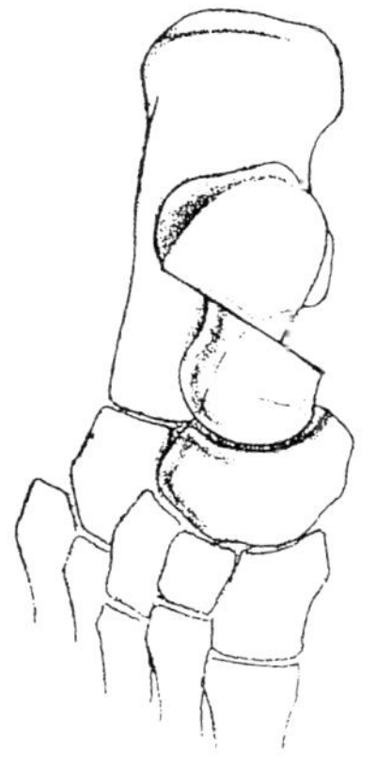

FIG. 12. – *Ostéotomie selon Klaue pour corriger le déséquilibre de la colonne interne dans le pied bot varus équin.*

LES ARTHRODÈSES

L'arthrodèse qui consiste à neutraliser la tibio-tarsienne est d'indication exceptionnelle. Elle peut se justifier dans certains fracas de l'arrière-pied ou pour arrêter l'évolution de certaines tumeurs bénignes agressives de l'arrière-pied.

La double arthrodèse reste l'intervention la plus classique. C'est un procédé de sauvetage auquel on a recours le moins possible. Cette intervention nécessite néanmoins dans sa réalisation le respect de six principes :

1° - Faire précéder la double arthrodèse d'une libération tendineuse d'allongement par une libération plantaire pour ne pas avoir à pratiquer de sacrifices osseux trop substantiels.

2° - Il faut, dans le cadre d'un pied valgus, déroter en-dedans le bloc calcanéo-pédieux, dans le cadre d'un pied varus, le déroter en-dehors. Cette manœuvre de rotation ou de dérotation doit être précise pour obtenir une divergence parfaite entre les deux colonnes.

3° - La double arthrodèse peut être à la demande valgisante ou varisante s'il faut corriger une déformation prononcée de l'arrière-pied (varus ou valgus).

4° - La double arthrodèse peut être complétée sur la médio-tarsienne par une tarsectomie afin de corriger un pied creux.

5° - La fixation doit toujours être maintenue par une ostéosynthèse stable.

6° - Dans les pieds plats valgus, la double arthrodèse peut être stabilisée par des greffons iliaques pour obtenir un effet d'ouverture externe et donc une meilleure correction de l'arrière-pied et de la colonne externe.

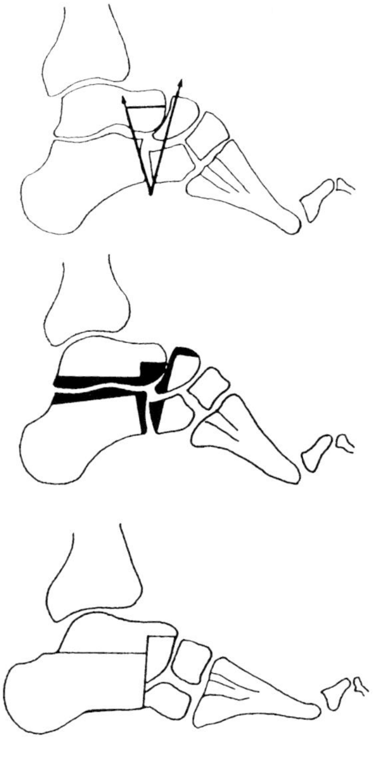

FIG. 13. – *Double arthrodèse avec tarsectomie.* Toutes les doubles arthrodèses sont possibles avec recul du calcanéum... avec tarsectomie... arthrodèse d'ouverture avec greffon pour pied valgus sévère... arthrodèse du type Lambrinudi pour pied paralytique.

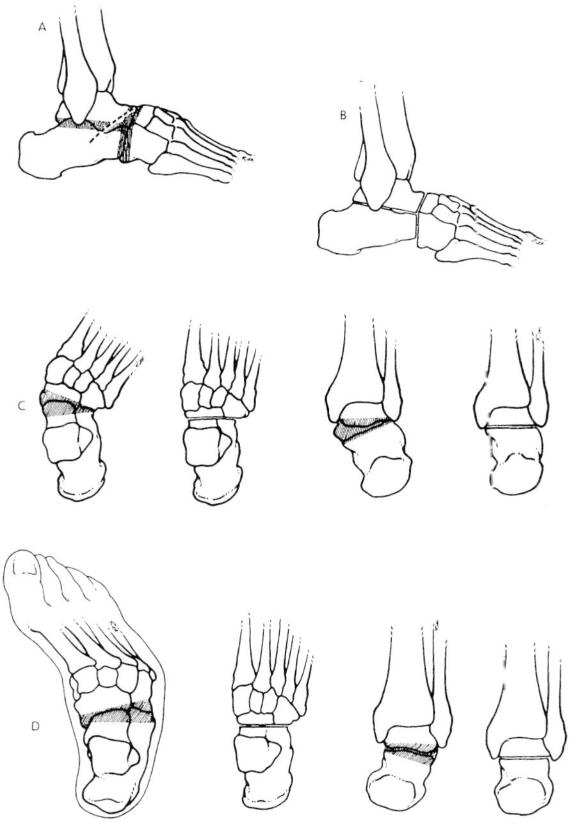

FIG. 14. – *Double arthrodèse.* Par une incision externe, l ostéotomie peut corriger en arrière un valgus ou un varus.

L'INTERVENTION DE GRICE

Dans l'infirmité motrice d'origine cérébrale, l'intervention de Grice plus ou moins armée par une vis est une indication obsolète. Les résultats à long terme ont déçu. Le blocage de l'arrière-pied et de la sous-astragalienne entraîne une perte de l'effet ressort si précieux pour cette articulation portante appelée à atterrir et à décoller.

Alman et coll. ont rapporté 53 interventions de Grice, réalisées sur 29 enfants âgés entre 4 ans et 12 ans. Ils étaient tous porteurs d'un pied valgus dans le cadre d'une infirmité motrice d'origine cérébrale. Les résultats à court terme sont techniquement satisfaisants, mais sont fonctionnellement décevants. Les échecs sont plus élevés chez les malades quadriplégiques. Les risques d'hypercorrection en varus sont loin d'être négligeables. Les complications en hypercorrection sont fréquentes quand la spasticité des tendons péroniers est importante. Il ne faut pas hésiter à allonger les tendons péroniers. L'obliquité de la mortaise tibio-péronière est une autre cause de mauvais résultats.

En réalité les diplégiques sont lourdement handicapés par l'intervention de Grice. Une lecture attentive du travail de Gage, « The diplegic child », nous conforte dans l'idée que l'intervention de Grice est une contre-indication chez l'infirme moteur d'origine cérébrale qui marche. Pour corriger le valgus il vaut mieux agir sur le calcanéum par ostéotomie soit de la tubérosité postérieure, soit de la partie antérieure du calcanéum comme le propose Mosca.

LES TARSECTOMIES

Toutes sortes de tarsectomie ont été décrites (voir chapitre sur le pied creux). Cette intervention doit être conduite par deux incisions, une latérale interne et une latérale externe. Une grande rigueur technique est nécessaire pour pratiquer la coupe osseuse avec précision.

LA CHIRURGIE DE REPRISE

Certains pieds neurologiques, certains pieds bots varus équin peuvent nécessiter des interventions chirurgicales complémentaires.

Quelques précautions dans la chirurgie de reprise doivent être rappelées :

– Il faut se méfier de l'appauvrissement vasculaire du pied lié à la chirurgie itérative. Les nombreux garrots pneumatiques peuvent avoir fragilisé le pied et créer les conditions d'une souffrance vasculaire.

– Il ne faut pas oublier que dans un pied bot varus équin, les malformations vasculaires sont fréquentes et particulièrement une absence de l'artère pédieuse est toujours possible.

– Dans la chirurgie de reprise, l'état cutané peut être précaire, les conseils d'un chirurgien plastique sont précieux.

L'ASTRAGALECTOMIE

C'est un geste de sauvetage, indiqué pour certains pieds bots, dans l'arthrogrypose. Ces pieds sont fibrosés, multi-opérés. L'astragalectomie n'est pas de réalisation facile.

La meilleure technique est celle proposée par Verebelyi-Ogston. L'astragalectomie est rarement suffisante pour corriger le pied, il est nécessaire de pratiquer un recul postérieur du calcanéum et une ostéotomie de fermeture dans la calcanéo-cuboïdienne pour corriger une adduction de l'avant-pied.

LES AMPUTATIONS

L'amputation de Syme est la plus classique, très bien décrite dans les traités de technique. Utile dans les malformations étendues des membres inférieurs, quand le pied est insignifiant ou dérisoire. Avec un long recul, l'école de Dallas (Herring) a montré qu'une amputation de Syme, réalisée précocement permettait à l'enfant un épanouissement social, scolaire et sportif, tout à fait comparable à un enfant normal.

CHIRURGIE DU PIED ET ALLONGEMENT DES MEMBRES

Les nouvelles techniques d'allongement des membres, suivant la méthode d'Illizarof et de Verone, justifient ce chapitre. Il faut différencier cependant les situations suivant que l'allongement s'adresse à un membre paralysé, à un membre malformé, à un membre presque normal, par exemple après traumatisme.

Chez le paralytique, Wagner pense qu'il faut absolument stabiliser le pied par arthrodèse sous-astragalienne, voire tibio-tarsienne pour pouvoir réaliser l'allongement dans de bonnes conditions. Picard nous a appris que lorsqu'il y avait un pied talus en aval d'un tibia à allonger (par exemple dans une poliomyélite) souvent l'allongement du tibia à lui seul permettait de corriger le pied talus.

La technique d'Illizarof et celle de Verone, par les allongements proposés, surtout lorsqu'ils dépassent 5 cm, entraînent souvent des équins impressionnants. Seul un montage technique parfait permet de ponter l'articulation du pied et d'éviter l'évolution inéluctable vers l'équin.

Chez l'enfant malformé, le pied doit être stabilisé avant d'envisager l'allongement.

La réduction progressive par la méthode d'Illizarov des déformations sévères du pied a donné des résultats très probants. Cette méthode s'adresse à des pieds bots varus équin invétérés, multi-opérés ou à des pieds paralytiques très légers, arthrogrypose par exemple. Laville, Desgrippes, Pailey, Catagni ont rapporté des observations particulièrement convaincantes de réduction spectaculaire. Le traitement est néanmoins long, contraignant, il entraîne souvent une ostéoporose. Le maintien par des broches trans-fixantes n'est pas toujours aisé et des suppurations localisées viennent contrarier le traitement. Cette intervention de sauvetage réalisée par des experts vaut mieux qu'une double arthrodèse trop précoce. Pailey n'hésite pas à combiner la réduction progressive par fixation externe à une éventuelle ostéotomie de l'arrière-pied.

L'allongement des métatarsiens obéit à une autre logique. Magnan, de l'école de Verone, a réalisé 9 allongements des métatarsiens sur 7 adolescents qui présentaient des anomalies congénitales ou acquises des métatarsiens. L'allongement était obtenu par distraction graduelle du cal (méthode de la callotasie). Néanmoins, 2 malades sur 7 ont bénéficié d'une greffe complémentaire. Le fixateur utilisé a été un mini-fixateur de type Orthofix. Dans tous les cas, la consolidation a été obtenue avec une moyenne de 1 cm pour 50 jours. Les métatarsalgies ont été soulagées quand on a pu restaurer une longueur correcte de l'avant-pied. Les complications ont été très réduites. Ils ont constaté dans 1 cas une luxation de l'articulation métatarso-phalangienne. Les auteurs recommandent d'aligner l'articulation métatarso-phalangienne par une broche. Ils suggèrent de ne pas allonger plus de 50 % de la longueur de l'os.

ÉVALUATION À LONG TERME DE L'ARTHRODÈSE SOUS-ASTRAGALIENNE DANS LE PIED POLIO-VALGUS

M. H. ABOUL SOUND, M. H. EL-SOBKY, A. A. ZAKY HANNA[1]

Depuis 30 ans, la poliomyélite a pratiquement disparu du monde occidental après l'introduction du vaccin. La maladie a été endémique en Égypte en 1950. En 1960, on a enregistré plus de 4 000 nouveaux cas. La vaccination de masse a commencé en 1979 et a conduit à une chute très nette du nombre de nouveaux cas. En 1996, on en a compté 56. La déformation la plus fréquente au niveau du pied est le valgus. Cette déformation est due à l'hyper-activité des muscles péroniers et la faiblesse des muscles jambiers.

Dans une étude réalisée par Hiffny et Affifi, en 1969, sur 368 poliomyélites des membres inférieurs, les muscles les plus affectés étaient le jambier postérieur (83 % des cas), le jambier antérieur (64,95 % des cas). Les péroniers étaient touchés dans 49,46 % des cas.

Les modifications qui s'ensuivent au niveau des ligaments et des os conduisent inévitablement à une déformation en valgus. Le traitement doit être commencé aussi tôt que possible. Avant l'âge de 2 ans, il est recommandé d'utiliser des petits appareils et des chaussures orthopédiques.

En 1965, Bachelor a conseillé une intervention, qu'il réalisait à l'âge de 2 ans, dans laquelle il plaçait un greffon péronier à travers le col de l'astragale pour fixer les rapports entre le calcanéum et l'astragale. Le greffon était passé à travers le sinus du tarse.

À un âge plus avancé, quand l'enfant atteignait l'âge de 4 ans, une semi-arthrodèse sous-astragalienne, telle que le propose Grice (1952), est conseillée avec ou sans transfert des muscles péroniers. À l'âge de 12 ans, les os du pied deviennent matures et alors une triple arthrodèse est possible.

La vraie question est de savoir si le traitement du valgus de l'arrière-pied par la technique de Grice est une intervention chirurgicale définitive dans son action ou si par contre elle ne fait que différer l'heure de la double-arthrodèse.

C'est pour cette raison que nous nous sommes engagés dans cette étude à long terme pour essayer de répondre à cette question et pour essayer de savoir aussi quelles sont les perturbations osseuses qui accompagnent une intervention de type Grice.

MATÉRIEL ET MÉTHODES

Cette étude a été réalisée au Caire, à l'Institut de poliomyélite. Il y avait 26 garçons, 59,1 % et 18 filles, 40,9 %. Le pied droit était affecté chez 21 enfants et le pied gauche chez 25. Il y avait deux cas bilatéraux. L'atteinte la plus fréquente

1. Institut de la poliomyélite et hôpital des enfants malades, université du Caire, Le Caire (Égypte).

était l'équin valgus sur 28 pieds (60,9 % des cas), le pied talus valgus dans 12 cas (26,1 %) et le pied plat valgus dans les 6 pieds restants (13 %). L'âge de l'enfant au moment de la chirurgie était de 6 ans 1 mois, avec une variable entre 3 et 9 ans.

La technique utilisée était la technique de Grice qu'il a décrite en 1952, en mettant en place un greffon dans une position tout à fait perpendiculaire à l'axe de la sous-astragalienne, après avoir corrigé le valgus de l'arrière-pied et restauré une divergence normale entre l'astragale et le calcanéum. Dans 26 cas, la greffe a été prélevée à partir du tibia (56,5 %). Dans 20 cas, à partir du péroné (43,5 %). Un greffon péronier a été utilisé quand les tendons péroniers étaient transférables. Dans 26 pieds, 60,9 % des cas, aucun transfert n'a été réalisé. Dans 15 pieds, 32,6 % des cas, un des tendons péroniers a été transféré sur le dos du pied et dans 3 cas, 6,2 % des cas, en arrière du calcanéum. L'immobilisation post-opératoire a été pratiquée dans un plâtre prenant le genou, sans appui pendant trois mois, jusqu'à ce que le greffon soit parfaitement intégré.

Des radiographies standards ont été pratiquées pour attester de l'évaluation de la fusion de la greffe.

Cela a été classé en 3 stades, suivant Zaki, 1981 :

– Fusion partielle ou complexe de la sous-astragalienne.

– Fusion directe entre l'astragale et le calcanéum au niveau de la partie supérieure et inférieure du greffon.

– Résorption de la greffe.

RÉSULTATS

Sur une étude à long terme, pratiquée sur 44 malades, suivis pendant une période de 14 ans, moyenne entre 5 et 29 ans, nos résultats ont été les suivants. Ils ont été classés en satisfaisant ou non satisfaisant.

Un résultat satisfaisant était un pied qui avait une prise parfaite de la greffe sur le plan radiologique, une morphologie satisfaisante, une bonne fonction, en tenant compte bien sûr de la paralysie.

Un résultat insuffisant était un pied qui nécessitait une nouvelle intervention chirurgicale ou une double arthrodèse.

36 pieds ont été considérés comme satisfaisants au terme de l'évaluation. 10 pieds ont été considérés comme non satisfaisants. Parmi les pieds satisfaisants, 20 étaient plantigrades, 13 avaient un valgus discret et 3 gardaient un varus.

L'évaluation radiologique a révélé qu'il y avait une fusion partielle ou complète dans 52,5 % des pieds et une fusion à la partie supérieure et inférieure du greffon dans 32,6 % des cas et une résorption complète de la greffe dans 15,2 % des cas.

ANALYSE DES MAUVAIS RÉSULTATS

Parmi les 10 pieds qui ont présenté un mauvais résultat, 5 gardaient un pied creux varus, 3 un valgus résiduel, 1 un simple varus et le dernier était plantigrade à la suite d'une triple arthrodèse pratiquée 5 ans après le procédé de Grice.

Le pied creux varus a été côté mauvais résultat dans 3 cas parce que sa fonction n'est pas bonne et dans 2 cas parce que son aspect morphologique était mauvais. Un pied était en varus et incapable d'avoir un appui correct. Ce pied a justifié une arthrodèse tibio-tarsienne. Deux pieds avaient un valgus résiduel; dans ces deux pieds, la greffe avait été complètement résorbée. Les autres malades gardaient un petit valgus avec une cheville légèrement douloureuse due à une nécrose avasculaire de l'astragale.

Le bilan clinique des membres inférieurs polio mettait en évidence 8 déformations de la hanche en abduction, 10 déformations du genou en valgus et 6 déformations à la fois sur la hanche en abduction et avec des valgus du genou. Dans le groupe des résultats mauvais, 5 membres inférieurs avaient soit une abduction de hanche (3 cas), soit un valgus du genou (2 cas).

Les résorptions de greffes ont été constatées sur des prélèvements qui ont été pratiqués 4 fois sur le tibia et 3 fois sur le péroné.

Trois fois le péroné sur lequel avait été prélevé le greffon était en pseudarthrose. Un valgus de la cheville a été retrouvé dans 8 pieds, 17,4 % des cas, parmi eux il y avait 2 pseudarthroses du péroné. La déformation en varus de la cheville a été retrouvée dans un seul cas, 2,2 %.

Radiologiquement, les modifications de l'astragale ont été rencontrées dans 27 pieds, 60,8 % des cas. La tête de l'astragale était soit déformée, soit en nécrose avasculaire. La partie antérieure du calcanéum a été retrouvée courte dans 16 pieds, 34,16 % des cas.

L'articulation de Chopant a été modifiée dans sa morphologie et a perdu sa configuration en S dans 8 pieds, 29,6 % des cas. Ces pieds avaient aussi des modifications morphologiques et radiographiques de l'astragale et du calcanéum. Les modifications d'arthrose ont été retrouvées dans l'articulation talo-naviculaire dans 2 pieds, sous la forme d'irrégularité et d'ostéophytose marginale.

DISCUSSION

Dans cette série de 46 arthrodèses extra-articulaires suivant la technique de Grice pour pied paralytique, le pourcentage de résultats satisfaisants était de 78, beaucoup plus élevé que dans les séries qui ont été rapportées préalablement.

L'âge moyen de l'intervention était de 6 ans 1 mois dans les cas où les résultats ont été satisfaisants et de 6 ans 3 mois dans les cas où les résultats ont été mauvais. Il n'y a donc pas de différence statistique significative. L'âge auquel la chirurgie est réalisée n'influence pas le résultat à condition que cette chirurgie soit pratiquée entre 4 et 8 ans.

Pour obtenir un bon résultat à long terme, il est important de disposer d'un bilan pré-opératoire radiographique et clinique de tout le membre inférieur.

Dans notre série, nous avons découvert qu'une abduction non corrigée des hanches, un valgus du genou pouvaient entraîner une récidive du valgus du pied et cela est survenu dans 3 cas. La correction doit être faite soit avant, soit pendant l'intervention chirurgicale au niveau du pied afin d'éliminer un appui anormal et des contraintes parasites.

Notre politique est de corriger l'équin au cours de l'intervention chirurgicale. Autrement, un pied plat mobile pourrait être reconverti en un pied plat paralytique rigide, avec un calcanéum en valgus, un astragale qui a tendance à se prolonger dans la plante du pied tandis que l'avant-pied est en abduction et en pronation.

La déformation en valgus de la cheville doit être détectée de façon pré-opératoire sur le plan clinique et sur le plan radiographique avec d'excellents clichés de face et de profil. La correction de cette déformation par une ostéotomie supra-malléolaire doit être réalisée avant de pratiquer l'arthrodèse de Grice. Sans quoi, le calcanéum qui s'efforce de rétablir l'axe a tendance à se placer en varus par rapport à l'astragale. Pour éviter cette erreur et ce piège, nous recommandons souvent de pratiquer une radiographie per-opératoire pour apprécier exactement la position de l'arrière-pied et pour évaluer correctement la divergence entre l'astragale et le calcanéum sur la face. Cette méthode nous aura évité la survenue de déformations de l'arrière-pied.

Nous avons rencontré d'autres déformations en varus notamment dans 2 cas et cela était dû à une mauvaise indication des transferts des péroniers qui a laissé libre l'activité des muscles jambiers. Nous recommandons lorsque nous réalisons une intervention de Grice, même s'il y a un déséquilibre musculaire sévère entre les inverseurs et les éverseurs, de transplanter soit le court péronier et de laisser libre le long péronier, soit si le long péronier est utilisé de suturer la partie distale du long péronier au court péronier. En effet, il est important de préserver la fonction du long péronier dans l'avant-pied pour assurer et préserver la stabilité de l'arrière-pied. Des études statistiques ont démontré que le varus était moins bien toléré que le valgus.

Des radiographies en charge de la cheville ont été pratiquées et ont été comparées aux radiographies pré-opératoires lorsqu'elles étaient disponibles Un déséquilibre musculaire dans notre série a été la cause de la déformation en valgus de la cheville dans 2 cas où le greffon tibial a été utilisé. Dans le reste des 5 pieds qui avaient une déformation en valgus, un greffon péronier avait été utilisé. Nous pensons que l'absence de consolidation du péroné, après prélèvements de greffon, est une des causes majeures du valgus de la cheville. Cela recoupe tout à fait les constatations de Scott.

Nous ne partageons pas du tout l'analyse de Schmith ni celle de Marmot qui pensent que le valgus post-opératoire de la cheville est dû à la paralysie plutôt qu'à l'intervention de Grice. Dans notre série, nous avons utilisé le greffon tibial dans 26 cas et dans 20 cas le greffon péronier.

Le niveau du prélèvement du fragment sur le péroné a été discuté dans le littérature. Hsu a séparé les malades en deux groupes : groupe A qui correspondait aux malades qui avaient eu des greffons prélevés à la partie inférieure du péroné ; groupe B qui correspondait à des malades dont les greffons avaient été prélevés sur la partie moyenne du péroné. Dans notre série, le greffon péronier a été prélevé à la partie moyenne dans 18 cas et à la partie inférieure dans 2 cas. Dans les deux cas, s'est développée une pseudarthrose avec évolution en valgus de la cheville.

Dans le groupe des enfants où le greffon péronier a été prélevé à partir de la partie moyenne du péroné, seulement 1 cas a montré une pseudarthrose mais il n'y avait pas d'ascension de la malléole externe. Le dernier cas nous a conforté dans l'idée, partagée par Hsu, que la reconstitution du péroné survient plus facilement dans la partie moyenne du péroné qu'à la partie inférieure. La préservation du périoste est essentielle pour favoriser la consolidation du péroné. Dans notre étude, nous n'avons pas trouvé de différence significative entre le prélèvement pratiqué sur le tibia et le prélèvement prélevé sur le péroné.

Dans notre série, nous avons par contre rencontré des modifications sensibles de l'arrière-pied dans 24 cas. Une plus grande fréquence de ces modifications a été retrouvée dans les pieds qui avaient une fusion partielle ou complète de la sous-astragalienne. Les modifications étaient moins nettes lorsque la greffe avait correctement pris à la partie supérieure et inférieure ou lorsque la greffe avait été résorbée. Il est fort probable que l'interruption de la vascularisation des os et l'effet de corde et d'épiphysiodèse sur la croissance longitudinale de l'os puissent être une explication. Dans notre expérience, nous avons remarqué que dans plus de 50 % des pieds opérés, il y a une fusion partielle ou complète de la sous-astragalienne. L'intervention de Grice est en réalité une hémi-arthrodèse déguisée (A. Diméglio). Notre évolution à long terme a démontré en effet que ce procédé, même quand il était correctement réalisé avec une bonne préparation du lit de greffe, conduisait dans la plupart des cas à une fusion sous-astragalienne.

Grice en 1955 a considéré qu'une fusion sous-astragalienne réalisée avec un greffon prélevé sur le tibia ou le péroné dans le sinus du tarse pouvait réaliser une arthrodèse extra-articulaire qui n'influençait pas réellement la croissance de l'os. Notre étude à long terme montre que dans la majorité des cas, la plupart des enfants termine avec une arthrodèse partielle ou sous-astragalienne avec des conséquences non négligeables sur la croissance de l'arrière-pied.

Cependant, nous pensons que cette opération a encore une place importante dans la correction du pied polio chez les enfants entre 4 et 8 ans, dans lequel la déformation progresse rapidement.

Chez l'adulte et particulièrement dans les déformations sévères, la triple arthrodèse reste l'intervention de choix pour restaurer une bonne divergence entre l'astragale et le calcanéum.

BIBLIOGRAPHIE

[1] BATCHELOR J.S. quoted from BROWN A. – A simple method of fusion of the subtalar joint in children. *J. Bone Jt Surg.*, 1965, 1968, 50-B, 369-375. [2] DIMÉGLIO A.,PRESEDO A. – *Personal communication*, 1997. [3] GRICE D. – Extra articular arthrodesis ofthe subtalar joint for correction of paralytic flat feet in children. *J. Bone Jt Surg.*, 1952, 34-A: 927-940. [4] GRICE D.S. – Further experience with extra-articular arthrodesis of the subtalar joint. *J. Bone Jt Surg.*, 1955, 37-A: 246-259. [5] HIFINY M., AFFIFI A. – Distribution of poliomyelitis in the lower limbs. *Ain Shams Medical Journal*, 1969, 5: 437-443. [6] HSU L.C.S., YAV A.C.M.C., O'BRIEN J.P. and Hodgson A.R. – Valgus deformity of the ankle resulting from fibular resection for a graft in subtalar fusion in children. *J. Bone Jt Surg.*, 1972, 54-A: 585-594. [7] MARMA C., LOTITO, F., RICCO, R. AND CIGALA F. – L'atrodesi della sotto astragalica Seomda Grice per la correzione del piede piatto spastico. *Riv. It. Ort. Trauma. Ped.*, 1991, VII: 161-165. [8] POLLOCK J.H., CARRELL B. – Subtalar extra articular arthrodesis treatment of paralytic valgus deformities. *J. Bone Jt Surg.*, 1964, 46-A: 533-541. [9] SCOTT S.M., PETER C.Y. and PETER M.S. – Grice subtalar arthrodesis followed to skeletal maturity. *Journal of pediatric orthopaedic*, 1988, 8: 176-183. [10] SMITH J.B., WESTIN G.W. – Follow-up notes on articles previously published in the journal (subtalar extra-articular arthrodesis), *J. Bone Jt Surg.*, 1968, 50-A: 1027-1035.

[11] ZAKY A.M, ABOUL SOUD M.H., EL-RASHEDY A. – The fate of graft in subtalar extra-articular arthrodesis of Grice - Green in poliomyelitic valgus feet. *Tanta Medical journal*, 1980, 12. [12] WESTIN G.W. – Tendon transfers about the foot, ankle and hip in the paralysed lower extremity (Instructional course lecture). *J. Bone Jt Surg.*, 1965, 42-A: 1430-1433.

L'INTERVENTION DE GRICE DANS LE PIED PLAT STATIQUE DE L'ADOLESCENT

T. EL HAYEK, J. GRIFFET[1]

Le pied plat essentiel ou statique de l'enfant est une affection fréquente, rarement gênante. Il est caractérisé par une éversion anormale du pied entraînant un effondrement de l'arche interne dont le caractère essentiel est la réductibilité en décharge. Dans les formes sévères, chez le grand enfant, il justifie un traitement chirurgical si la gêne est importante.

MATÉRIEL ET MÉTHODES

Notre étude a porté sur 10 pieds plats chez 6 enfants, 4 garçons et 2 filles, âgés de 11 ans 8 mois à 18 ans 1 mois (14 ans 3 mois en moyenne). Nous avions 4 atteintes bilatérales, 1 pied droit et 1 pied gauche. L'origine raciale était variée.

Sur le plan clinique, la gêne était exprimée, dans tous les cas, par des douleurs, une gêne à la marche et des difficultés à la course. Trois fois, il était noté une déformation des chaussures. Aucune entorse, aucune callosité n'a été retrouvée. Deux enfants étaient hyperlaxes dont 1 fille ayant présenté une luxation congénitale bilatérale des hanches et des pieds plats de la petite enfance opérés par une intervention du « cavalier » et un garçon hypo-gonadique. Enfin, un garçon était obèse et une fille présentait une scoliose idiopathique de l'adolescence à double courbure. Elle avait un pied plat unilatéral entraînant une inégalité de longueur des membres inférieurs de 20 mm. Les 10 pieds étaient de type III à l'examen au podoscope.

L'indication opératoire a été posée sur la symptomatologie clinique (douleurs, gêne à la marche, type III).

L'intervention réalisée a été celle décrite par Grice (3), en utilisant un greffon de péroné et une agrafe astragalo-calcanéenne.

L'immobilisation plâtrée post-opératoire a été de 2 mois sans appui. La rééducation a ensuite été entreprise pour reprendre la marche et récupérer une flexion dorsale normale.

Les résultats radiographiques (2, 6) ont été appréciés sur :

– la pente calcanéenne (fig. 1α), angle formé par une tangente au bord inférieur du calcanéum et par la base de l'arche interne (ligne unissant la partie la plus déclive au pôle inférieur du sésamoïde du premier rayon). Elle est de 12° à 15° (6).

– l'angle de divergence astragalo-calcanéenne (fig. 1β) formé par l'axe du calcanéum (droite joignant le point le plus bas de la tubérosité postérieure au point le plus bas de l'interligne calcanéo-cuboïdien) et l'axe de l'astragale (droite unissant les 2 surfaces articulaires de l'astragale avec le calcanéum). Il est de 35° à 40° chez l'enfant.

1. Chirurgie infantile, hôpital de l'Archet, BP3079, 06202 Nice cedex 3.

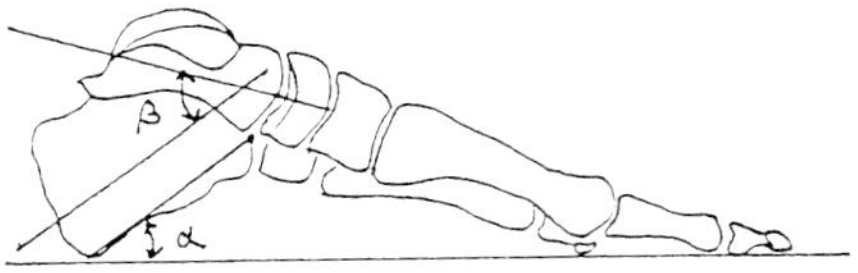

FIG. 1.

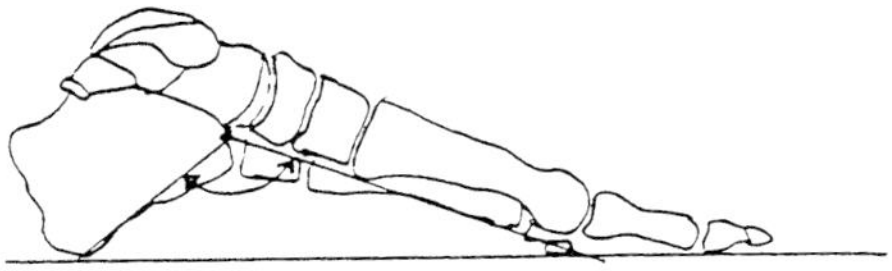

FIG. 2.

– l'angle de Djian-Annonier (fig. 2) qui se construit en joignant son sommet, le point déclive de l'interligne astragalo-scaphoïdien, avec, d'une part le point le plus bas de la grosse tubérosité calcanéenne et d'autre part celui du sésamoïde interne du gros orteil. Il est de 120° à 128°. Toute valeur supérieure à 128° signe un pied plat.

– l'angle de Giannestras (fig. 3), angle formé par deux droites, l'une étant parallèle à la face postérieure du scaphoïde, l'autre à la face antérieure du 1er cunéiforme. Les deux droites sont parallèles dans le pied normal, leur convergence dorsale traduit un effondrement de l'arche interne, leur convergence plantaire un pied creux.

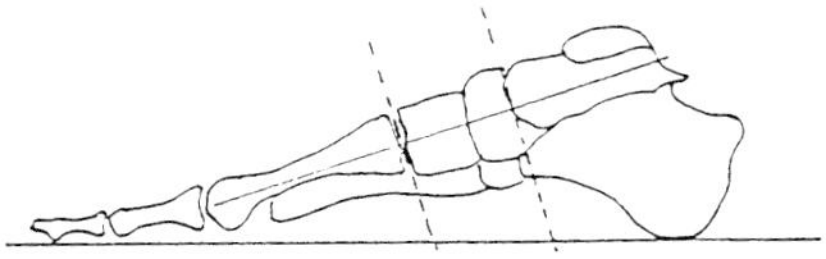

FIG. 3.

– En post-opératoire, nous rajoutons un critère supplémentaire mesuré sur le même cliché radiographique : la pente du greffon. Celle-ci correspond à l'axe du greffon par rapport à l'horizontale. Idéalement, elle doit être de 90° (+ ou – 10°).

Tous ces angles ont été mesurés sur un cliché de profil en charge.

Le suivi post-opératoire est de 13 mois à 5 ans 3 mois (4 ans 2 mois en moyenne).

RÉSULTAT

Tous les enfants ont été soulagés (tableau I) : aucune douleur, marche et course normales, plus de déformation des chaussures. La flexion dorsale était, dans tous les cas, entre 10° et 20°. L'empreinte au podoscope était 8 fois normales et 2 fois de type 1. Aucune instabilité de l'avant-pied n'était présente. Tous ces adolescents ont une vie normale, certains (3/6) ont repris une activité sportive.

TABLEAU I. – RÉSULTATS CLINIQUES

	douleur	*empreintes* *N*	*I*	*II*	*III*	*usure chaussures*	*trouble marche*	*trouble course*
Pré-Op	10				10	3	10	10
Post-Op	0	8	2			0	0	0

DISCUSSION

Le pied plat essentiel est la déformation la plus fréquente des pieds plats. Il s'agit d'un pied qui repose au sol dans une attitude d'éversion telle que le bloc calcanéo-pédieux pivote sous l'astragale en abduction et valgus, la plante du pied étant affaissée et étalée (10). Le pied est statique et réductible (10). Il est fréquent dans la petite enfance et tend à se raréfier avec la croissance (14). Certains persistent en fin de croissance, mais peu entraînent une gêne importante.

C'est l'examen clinique qui précise l'importance de ce pied plat ainsi que son caractère essentiel (11). L'interrogatoire apprécie la douleur et la gêne à la marche, à la course. La déformation des chaussures est un motif fréquent de consultation : 3 fois chez 6 enfants dans notre étude. L'examen au podoscope permet de classer ce pied. Dans notre étude, tous les pieds étaient de type III avec un bord interne convexe.

Les radiographies, de face et de profil, effectuées en charge ne sont pas indispensables ni au diagnostic (10) ni à l'indication chirurgicale qui ne sera posée que sur le retentissement clinique d'un pied de type III. Elles ne seront donc réalisées que lors du bilan pré-opératoire. Les critères sont multiples (6). Nous en avons retenu 4 sur le cliché de profil en charge en pré-opératoire : la pente calcanéenne, la divergence astragalo-calcanéenne, l'angle de Djian-Annonier, l'angle de Giannestras et en ajoutant la pente du greffon en post-opératoire. La pente calcanéenne, diminuée en cas de pied plat, a été augmentée par l'intervention. Inversement, la divergence astragalo-calcanéenne et l'angle de Djian-Annonier, augmentés en pré-opératoire, ont diminué en post-opératoire. L'angle de Giannestras est un critère intéressant car sa normalisation met les articulations du médiotarse en bonne position, ce qui doit éviter une décompensation à ce niveau, source d'instabilité et de douleurs. Tous ces critères sont cohérents en évoluant dans le même sens. Il en est de même en cas d'hypercorrection comme dans le cas n° 4. Cependant, l'imperfection des critères radiographiques ne retentit pas sur le résultat clinique. Sur les 10 pieds de type III en préopératoire, 8 ont une empreinte normale, 2 sont de type I et aucun n'est douloureux en post-opératoire. Aucune instabilité de l'avant-pied n'a été notée contrairement à ce que disait Méary (8) mais qui l'a décrite chez l'infirme moteur cérébral (IMOC).

L'intervention a été réalisée selon la technique de Grice (3), mais en utilisant un greffon péronier prélevé à la partie moyenne de la jambe, alors qu'il utilisait un greffon spongieux tibial. Ce site n'a eu aucune morbidité. Nous pensons qu'un greffon à corticales solides est plus résistant, diminuant le risque de fracture et de perte de réduction. La préparation des logettes calcanéenne et astragalienne doit être, soigneuse. Nous avons protégé ce greffon, à chaque fois, par une agrafe astragalo-calcanéenne. Aucun geste n'a été associé. Le membre a été immobilisé par une attelle plâtrée puis un plâtre suro-pédieux, cheville à angle droit, sans appui afin d'éviter l'impaction du greffon et la perte de correction. La consolidation du greffon a été obtenue dans tous les cas. Sa position n'est cependant pas parfaite (tableau II), mais cela n'a pas de conséquence clinique. Nous n'avons pas eu de fracture du greffon, ni de complication septique ou cutanée à l'inverse de Viladot (15).

Grice (3) associe un allongement du tendon d'Achille et réalise un plâtre cruro-pédieux, mais pour des pieds spastiques. Smetana (12) réalise également l'intervention de Grice chez l'IMOC en utilisant une broche et en l'associant à d'autres gestes sur les parties molles.

D'autres auteurs utilisent le même principe de relèvement de l'astragale mais en interposant un implant. Oloff (9) a choisi un implant en silicone. Il a eu des fractures de l'implant lorsqu'il existait un défaut de mise en place. Addante (1) a mis au point une sphère en silicone de diamètre variable en fonction de la correction souhaitée. Il a opéré 25 cas de pieds plats essentiels en associant un allongement du tendon d'Achille. Smith (13) et Lepow (7) se servent d'implants en polyéthylène sans immobilisation postopératoire. Lepow (7) pose cette indication pour des enfants très jeunes (3 ans) ce qui n'est pas notre pratique. Viladot (15), sur 234 cas, met en place dans le sinus du tarse, par une double incision, un diabolo dont il ne précise pas le matériau. Il a eu une infection profonde.

À côté de ces techniques d'arthrodèse extra-articulaire ou d'arthrorise, certains auteurs utilisent des ostéotomies, telle que celle de translation externe du calcanéum (Koutsogiannis 5) pour corriger le valgus. Nous pensons que cette technique n'est pas logique en connaissant la physiopathologie du pied plat essentiel.

Nous restons fidèles à l'intervention de Grice, en utilisant le greffon péronier qui nous a donné de bons résultats, sans complication. L'indication chirurgicale, posée sur la gêne, est cependant exceptionnelle chez ces adolescents qui présentent un pied plat essentiel.

BIBLIOGRAPHIE

[1] ADDANTE J.B., BURLEIGH W., CHIN M.W., LUCARELLI J.E., LOOMIS J.C. – Subtalar joint arthroereisis with SILASTIC* silicone sphere: a retrospective study. *J Foot Surg,* 1992,31:47-51. [2] DE DONCKER E, LACHERETZ M. – Traitement du pied plat statique. *Rev Chir Orthop.,* 1977, 63:731-88. [3] GRICE DS – An extra-articular arthrodesis of the subastragalar joint for correction of paralytic flat feet in children. *J Bone Jt Surg,* 1952, 34A:927-40. [4] JUDET R., JUDET J., RIGAULT P. – Possibilités de correction chirurgicale des malformations des os du pied. *Presse Med,* 1966, 4:157-9. [5] KOUTSOGLANNIS E. – Treatment of mobile flat foot by displacement osteotomy of the calcaneus. *J Bone Jt Surg,* 1971, 53B:96-100. [6] LANG G., KEHR P., SEJOURNE P., PATERNOTTE H., MATHEVON H., POINTU J. – Réflexions à propos du bilan radiographique dans le pied plat statique de l'enfant. *Radiol Electrol,* 1978, 59: 497-504. [7] LEPOW G.M., SMITH S.D. – A modified subtalar arthoereisis implant for the correction of flexible flatfoot in children. The STA peg procedure. *Clinics in Pediatric Medicine and Surgery,* 1989, 6: 585-90. [8] MEARY R, LACHERETZ M, RIGAULT P – Symposium sur le pied plat. *Annales Orthopédiques Ouest,* 1969,1: 57-71. [9] OLOFF L.M., NAYLOR B.L., JACOBS A.M. – Complications of subtalar arthroereisis. *J Foot Surg,* 26, 2: 136-40. [10] POULIQUEN J.C., BENEUX J. – Les pieds plats de l'enfant. *Rev Pédiatrie,* 1 978, 3: 151-60.

[11] ROSE G.K., WELTON E.A., MARSHALL T. – The diagnosis of flat foot in the child. *J Bone Jt Surg,* 1985, 67B: 71-8. [12] SMETANA V. – Schejbalova Nase zkusenosti s operaci podie Griceho u pacientu postizenych mozkovou obrnou. Our experience with Grice's operation in patients with infantile cerebral palsy. *Acta Chirurgiae Orthopaedicae et Traumatologiae Cechosl,* 1994, 61: 34-8. [13] SMITH S.D., MILLAR E.A. – Arthrorisis by means of a subtalar polyethylene peg implant for correction of hindfoot pronation in children. *Clin Orthop,* 1983, 181: 15-23. [14] STAHELI L.T., CHEW D.E., CORBETT M. – The longitudinal arch. *J Bone Jt Surg,* 1987, 69A: 426-8. [15] VILADOT A. – Surgical treatment of the child's flatfoot. *Clin Orthop,* 1992, 283: 34-8.

17
CONCLUSIONS

LES TRENTE IDÉES À RETENIR

A. DIMÉGLIO[1]

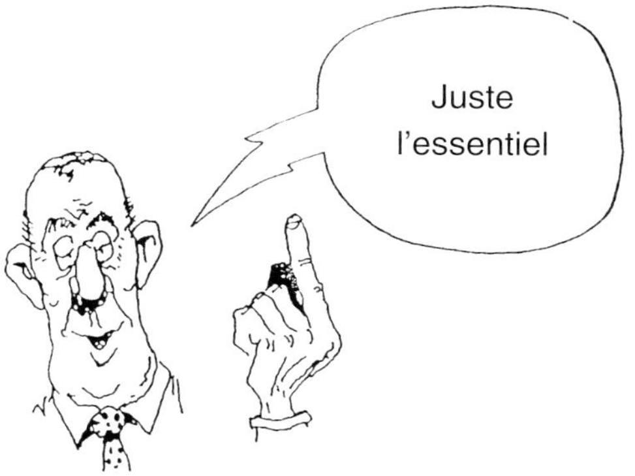

1 – **Le pied est peu ossifié à la naissance**; seulement 30 %; la médio-tarsienne est cartilagineuse donc fragile, donc vulnérable. Le scaphoïde ne s'ossifie qu'à l'âge de 5 ans; le cuboïde s'ossifie la première année de la vie.

2 – **La force du triceps, dite force de propulsion, est déterminante**. Tout allongement du tendon d'Achille doit être mûrement réfléchi. Le pied talus est une catastrophe fonctionnelle irréversible. Le triceps joue un rôle déterminant dans la marche, il a un rôle freinateur et un rôle accélérateur. Il absorbe de l'énergie et restitue de l'énergie.

3 – Dans l'infirmité motrice d'origine cérébrale, **l'allongement du tendon d'Achille** est l'indication la plus difficile à porter; les conséquences d'un tel geste

1. Service d'orthopédie et de traumatologie pédiatrique, hôpital Lapeyronie, 371 avenue Doyen-Gaston-Giraud, 34295 Montpellier Cedex 5.

doivent être discutées par rapport au coefficient de marche du malade, à l'état du genou, à l'état de la hanche, à l'état du membre controlatéral.

4 – **Chaque muscle au niveau du pied a un antagoniste :** exemple le court péronier latéral est neutralisé par le jambier postérieur. Le jambier antérieur est contrôlé par le long péronier latéral. L'équilibre musculaire, sa restauration sont au centre de tous les raisonnements chirurgicaux. Chaque muscle allongé affaiblit un secteur et renforce indirectement son muscle antagoniste. Par exemple la faiblesse du long péronier latéral a tendance à renforcer le jambier antérieur.

5 – **Rien n'est plus grave qu'un pied insensible**; les pieds déformés d'une paralysie sciatique, les pieds figés et rétractés après syndrome des loges, les pieds avec escarre du myéloméningocèle; leur traitement est toujours extrêmement difficile. Certaines ulcérations plantaires peuvent durer des années.

6 – **La mobilité de l'arrière-pied** est précieuse surtout chez le paralytique, surtout quand le pied est insensible. L'arthrodèse reste donc une solution de sauvetage qu'il faut envisager en dernier ressort. Les actions indirectes sur le calcanéum par ostéotomie, sur la colonne externe par soustraction ou par addition, sont des solutions élégantes pour gagner du temps.

7 – Une question fondamentale commande l'examen du pied : **comment est la déformation?** Est-elle réductible ou irréductible?

Une déformation réductible souple est toujours accessible à un traitement facile. Une déformation irréductible, douloureuse justifie toujours une action chirurgicale par libération tendineuse ou chirurgie osseuse.

8 – **Le testing musculaire** doit d'abord déterminer la force du triceps. Toute rétraction du triceps, toute limitation de la flexion dorsale est suspecte et doit justifier un examen neurologique à la recherche d'une infirmité motrice d'origine cérébrale. Il ne faut pas oublier qu'à la naissance la flexion dorsale du nouveau-né est de l'ordre de 30°.

9 – **La mobilité de l'arrière-pied est toujours un temps essentiel à évaluer;** une raideur de la sous-astragalienne ou de la tibio-tarsienne est toujours pénalisante pour le déroulement du pas ou pour la marche en terrain accidenté. L'aplomb de l'arrière-pied doit toujours être évalué. Le valgus est mieux toléré que le varus.

10 – **Les synostoses de la cheville** : un piège diagnostic : La cause est inconnue. Les synostoses de l'arrière-pied dans la région sous-astragalienne et médio-tarsienne s'installent à la suite d'un défaut de différenciation et de segmentation du mésenchyme primitif. Au cours de la puberté, la synostose s'ossifie, et se matérialise par des douleurs. Le diagnostic d'entorse est souvent porté à tort. La fréquence de ces synostoses est variable, de l'ordre de 1 à 3 %. Les synostoses les plus fréquentes sont les synostoses calcanéo-scaphoïdiennes et calcanéo-astragaliennes. La synostose calcanéo-scaphoïdienne est bilatérale dans 60 % des cas. La synostose calcanéo-astragalienne est bilatérale dans 50 % des cas. Certaines formes familiales ont été décrites.

11 – **La synostose calcanéo-scaphoïdienne** justifie la résection avec interposition de l'extenseur ou du muscle pédieux. C'est une intervention simple, qui donne de bons résultats.

Il faut installer en période postopératoire l'enfant dans une machine à mobilisation passive, éviter le plâtre postopératoire.

12 – **La synostose calcanéo-astragalienne** est beaucoup plus difficile à traiter. L'indication est plus délicate, surtout si la synostose est étendue. La résection est possible mais il faut avertir la famille qu'en cas d'échec une double arthrodèse peut être nécessaire.

Scranton a revu 14 malades porteurs de 23 synostoses douloureuses, astragalo-calcanéennes. 5 pieds ont été traités avec succès par plâtre. 4 pieds ont nécessité une double arthrodèse, et 13 pieds ont fait l'objet d'une résection. Les résultats sont mitigés. La résection de la synostose n'est qu'une intervention de sauvetage dont le résultat ne peut pas toujours être assuré. La plupart des articles relève le caractère très incertain de la résection quand il s'agit d'une synostose astragalo- calcanéenne. Les adolescents qui ont des douleurs persistantes peuvent toujours bénéficier d'un traitement conservateur, d'une résection ou d'une arthrodèse. Des explications claires doivent être données à la famille sur la complexité de la malformation. La résection de la synostose n'est qu'une intervention de sauvetage dont le résultat ne peut pas toujours être assuré. La persistance d'un bec calcanéen n'est pas forcément un signe d'arthrose et n'est pas une contre-indication à la résection. Il n'est pas possible de répondre si le matériel interposé peut jouer un rôle dans le résultat. *Plus la synostose est étendue, plus la résection est hasardeuse*. S'il existe une sévère déformation de l'arrière-pied, en particulier en valgus, la résection seule est contre-indiquée, l'arthrodèse de nécessité s'impose.

13 – **Les hallux valgus sont d'étiologie inconnue**. Il faut tout faire pour résister à la tentation d'une intervention chirurgicale : traiter autant que faire se peut le plus tardivement possible l'enfant, différer au maximum les indications. Dans 50 % des cas une histoire familiale est retrouvée. Beaucoup d'adolescents porteurs d'hallux valgus ont un long premier rayon et un pied plat et sont souvent hyperlaxes. Les mauvais résultats du traitement chirurgical s'expliquent par un défaut de correction de la déviation du 1er rayon, par un défaut de mobilisation des structures musculaires rétractées en particulier l'adducteur du gros orteil, par une immobilisation insuffisante et par un appui trop précoce. Plusieurs types de procédés chirurgicaux ont été décrits : ils n'entrent pas dans le cadre de ce chapitre.

14 – **Scaphoïde-accessoire** : Le pied est couvert de noyaux osseux accessoires, souvent confondus avec une fracture; le plus classique des os accessoires est celui qui siège au niveau du 5e métatarsien, ou celui qui siège à la partie postérieure de l'astragale. Cet os accessoire peut être complètement séparé ou relié à l'os par une synostose. Au niveau du scaphoïde cet os accessoire peut être douloureux sous l'effet de la traction du muscle jambier postérieur. En réalité beaucoup d'enfants ont des douleurs passagères. Il faut savoir attendre avant de les opérer, proposer un traitement conservateur par immobilisation pendant la période douloureuse ou par semelle orthopédique. Avec cette tactique, les indications chirurgicales dans notre pratique sont exceptionnelles.

15 – **Le pied creux** : ne constitue pas une contre-indication à la pratique du sport. Même s'il s'accompagne d'une déformation prononcée, comme un varus de l'arrière-pied ou une griffe d'orteil : ces déformations sont certes susceptibles d'induire au cours de la pratique sportive des douleurs de l'avant-pied et de l'arrière-pied.

L'activité sportive est responsable quelquefois de bursites en particulier au niveau de l'arrière-pied, celles-ci justifient rarement une excision chirurgicale. Au repos, les semelles orthopédiques avec un capitonnage renforcé sont suffisantes.

16 – La difficulté dans un **pied creux** n'est pas de suspecter une étiologie neurologique, mais de la trouver. 4 étiologies dominent par leur fréquence :

– le pied de la maladie de Charcot-Marie, cadre neurologique complexe en voie de démembrement;

– Le pied creux des dégénérescences spino-cérébelleuses dont le type est la maladie de Freidreich;
– Le pied creux de l'IMOC;
– Le pied creux du dysraphisme spinal souvent unilatéral.

17 – **La maladie de Freidreich** est souvent représentée par des troubles de l'équilibre et de la coordination rendant la marche instable. La décision chirurgicale d'opérer le pied est difficile. Dans les formes sévères la marche doit être perdue chez un sujet jeune; l'intervention au niveau du pied ne doit être donc décidée que si l'on considère qu'elle va réellement améliorer la locomotion et la stabilité à la marche. Elle est justifiée seulement si l'espérance de vie est assez grande. Tant que la marche est possible, sans douleur et sans trouble trophique, il est souvent préférable d'attendre.

18 – **Le pied mal formé est un élément-clé de la décision dans un programme d'allongement**. Un bon appui au sol est indispensable avant d'engager un programme d'allongement ambitieux. Si le pied est très mal formé, par une synostose, par des rétractions tendineuses rendant toute reposition dérisoire, il vaut mieux proposer précocement une indication d'amputation ou d'appareillage (amputation de Syme).

19 – **Les traumatismes de la cheville** : Ils surviennent volontiers sur le versant descendant du pic pubertaire entre Risser I et Risser V. Il faut simplement les réduire avec précision en utilisant une voie d'abord très limitée; l'emploi de l'amplificateur de brillance permet une réduction précise; l'utilisation des vis canulées facilite considérablement les réductions et les incisions à minima. Les fractures de la cheville peuvent avoir des aspects singuliers, comme la fracture de Tillaux ou la fracture triplane. Chaque fois que l'interligne articulaire est compromis, il faut le restaurer avec précision. Chaque fois que la fracture est complexe, on peut s'aider d'une reconstitution par scanner tridimensionnel. La fracture de la malléole interne est pourvoyeuse d'épiphysiodèse.

20 – **Les subluxations des tendons péroniers** : Elles surviennent chez l'athlète-adolescent. Quand elles sont sévères, tenaces, une indication chirurgicale est nécessaire. L'intervention nécessite la reconstruction d'une gorge en regard du péroné et une reconstitution du ligament rétinaculaire supérieur.

21 – **L'ostéochondrite disséquante de la cheville** : Elle siège au niveau de l'astragale, beaucoup pensent qu'elle est due à des micro-traumatismes, des mobilisations répétées de la cheville. Le scanner et la résonance magnétique permettent de mieux apprécier la topographie et l'étendue de ces fractures localisées. Canale recommande le traitement par simple immobilisation de toutes les ostéochondrites disséquantes de groupe 1, 2, et même de groupe 3, lorsqu'elles siègent sur le côté interne de l'astragale. Seule la persistance de symptômes, après traitement conservateur, peut justifier une excision ou un curetage. Le traitement par arthroscopie est actuellement privilégié; il permet un abord très limité et économique.

22 – **Les ostéochondroses** : Il faut savoir les différencier de l'ossification normale du pied. La **maladie de Kolher** s'accompagne d'une augmentation de densité du scaphoïde et souvent d'une ossification irrégulière. Dans les formes classiques, peu douloureuses, se contenter de limiter l'activité des enfants. Elle survient en général entre 6 et 9 ans. Quand la symptomatologie est tenace, douloureuse, un plâtre antalgique peut être proposé pour une période de 3 à 4 semaines.

23 – Surdosage sportif, traumatismes répétés, croissance pubertaire sont les mots-clés des **ostéochondroses**. La patience et le temps restent les meilleurs traitements, accompagnés d'une réduction de l'activité sportive.

24 – La **maladie de Sever** apparaît entre l'âge de 9 et 12 ans. Elle peut être avantageusement combattue par les étirements du tendon d'Achille sous rééducation, par la mise en place de semelles.

La restriction d'activités est évidemment nécessaire pour obtenir l'arrêt des douleurs. La **maladie de Freiberg** survient après l'âge de 10 ans. Elle est de cause inconnue, fréquente chez les filles. Elle survient en regard des 2e et 3e métatarsiens. Les douleurs peuvent être très invalidantes. Il faut toujours opter pour le traitement conservateur, l'utilisation de semelles orthopédiques ou de plâtre pour soulager les douleurs. L'ostéotomie de dorsiflexion a été proposée pour déporter l'appui du métatarsien sollicité.

25 – **L'arthrite chronique juvénile** peut se manifester par une symptomatologie douloureuse en regard de la sous-astragalienne et du jambier postérieur; une ostéomyélite peut toucher la partie postérieure du calcanéum; une leucémie peut se révéler par des douleurs osseuses et des images kystiques au niveau du pied.

26 – **Il ne faut pas avoir une vision restrictive de la pathologie et considérer que toute douleur chez un athlète est une douleur traumatique**. L'athlète sportif de haut niveau est de plus en plus sollicité, a tendance à porter des chaussures de plus en plus sophistiquées. La réalité scientifique est différente. La chaussure du sportif doit aujourd'hui se simplifier, s'adapter de façon précise aussi bien en largeur qu'en longueur. Le matériel doit être raisonnablement souple. Trop de chaussures de sportifs sont souvent rigides, en utilisant des matériaux synthétiques avec un faible matelassage de talon. La présence d'un pied plat n'est pas une contre-indication à l'activité sportive. Mais il faut penser devant tout pied plat à une synostose.

27 – Il faut différencier métatarsus simple, métatarsus complexe, pied serpentin, pied serpentin complexe.

28 – Dans l'infirmité motrice d'origine cérébrale la spasticité agit comme un frein et entraîne une grande consommation d'énergie. La chirurgie de l'enfant paralysé obéit à une règle d'or : ne jamais sacrifier la puissance énergétique. Le chirurgien doit savoir que la majeure partie de la puissance énergétique nécessaire à la marche provient de la hanche d'abord dans 70 % des cas et du pied dans 20 % des cas.

29 – Les réactions d'équilibre normal sont essentielles pour marcher; les troubles de l'équilibre ne peuvent pas être compensés par un pied plantigrade.

30 – La marche normale nécessite :

– Un pied stable pendant la phase d'appui,

– Un pied capable de dorsi-flexion pendant la phase oscillante ou tout au moins n'ayant pas d'équin,

– Un pied capable de se positionner à la fin du pas oscillant, c'est-à-dire au moment de l'atterrissage,

– Une longueur de pas suffisante,

– Un coût énergétique raisonnable.

CES CHIFFRES QU'IL FAUT CONNAÎTRE

A. DIMÉGLIO[1]

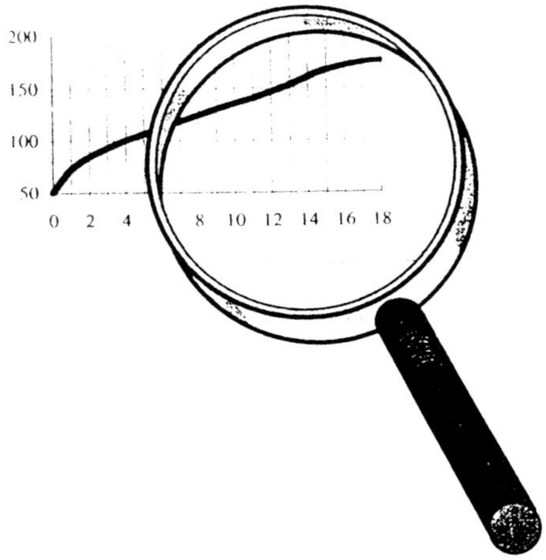

A ... COMME

Âge

L'âge du fœtus peut être grossièrement évalué en fonction de la longueur du pied. La moitié de la longueur du pied représente le chiffre en semaines post-ovulatoires. Un pied de 50 mm de longueur correspond environ à 25 semaines post-ovulatoires.

Angle

L'allongement du calcanéum de 1 cm par la technique de Mosca entraîne une augmentation de l'angle talo-métatarsien de 12° sur le profil et de 16° sur la face. The calcanéum pitch angle s'améliore de 11° et l'angle talo-calcanéen entre 6 et 7°. La couverture talo-naviculaire s'améliore de façon substantielle de 26°.

L'angle talo-naviculaire est normalement de 0°. Quand le scaphoïde se déplace en dedans ou en dehors, cet angle peut être apprécié suivant la technique décrite par Mosca.

Articulation

Onze articulations participent à la locomotion : la région lombo-sacrée, les 2 articulations de hanche, les 2 articulations du genou, les 2 articulations de la

1. Service dechirurgie orthopédique pédiatrique, hôpital Lapeyronie, 371 av. Doyen-Gaston-Giraud, 34295 Montpellier Cedex 5.

cheville, les 2 articulations sous-astragaliennes et les 2 articulations métatarso-phalangiennes.

Astragale

70 % de l'astragale est représenté par une surface articulaire.

L'angle du col de l'astragale par rapport au corps, évolue avec l'âge ; il est de 20° pendant la vie foetale, de 30° à la naissance et de 18° à l'âge adulte.

Normalement, le col de l'astragale dans son grand axe forme avec l'axe du corps de l'astragale un angle de 150°. Dans le pied bot varus équin, l'angle du col par rapport au corps est de 135° et regarde plus en dedans.

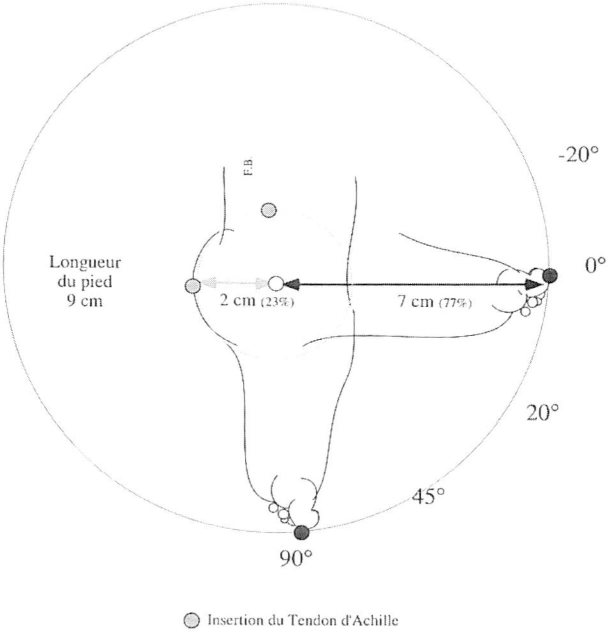

FIG. 2. – *Allongement du tendon d'Achille.* Considérant que l'axe de rotation qui permet la flexion extension du pied se situe en moyenne : à 23 % de la longueur du pied en arrière et 77 % de la longueur du pied en avant.
Pour un pied de 9 cm, la course demandée au tendon d'Achille correspond à l'arc tangente du petit cercle dont le rayon se situe dans la partie arrière du pied. Pour une course de 90° en avant, l'allongement est de 27 mm en arrière, soit 0,3 mm par degré demandé.

C ... COMME

Calcanéum

L'angle formé par la ligne qui passe par le milieu de la tubérosité postérieure du calcanéum et le milieu de la partie postérieure du tibia évolue avec l'âge. À l'âge de 3 mois de vie intra-utérine, cet angle est de 36°, il est de 3,5° à l'âge adulte.

Centre de gravité

Le centre de gravité est situé en regard de la dixième vertèbre thoracique. Il est à 55 % de la hauteur du sujet mesuré.

Cheville

Pendant la phase d'appui, au début, la cheville est en flexion dorsale de 25°. Puis elle passe à 0° au milieu de la phase d'appui, avant de passer en flexion plantaire de 21°... Puis, dans la phase pré-oscillante de 55°.

La cheville est en éversion pendant les premiers 40 % du cycle puis passe en inversion entre les 40 % et 60 % du cycle de marche.

Croissance

Le pied mesure à la naissance 7,5 cm, 17 cm à 5 ans et 25 cm en fin de croissance.

Cuboïde

Le cuboïde apparaît ossifié immédiatement à la naissance.

Cheville

La cheville grandit de 10 cm en longueur par l'intermédiaire du cartilage de croissance de l'extrémité inférieure du tibia et du péroné. Quand la puberté démarre, il reste 2 cm à courir sur la cheville.

F ... COMME

Flexion dorsale

L'amplitude de flexion dorsale diminue avec l'âge, elle est de 25° à l'âge de 1 an et de 15° à 7 ans. Entre 1 et 4 ans, la flexibilité du triceps a tendance à diminuer.

G ... COMME

Grice

Stott, sur une série de 62 pieds opérés par intervention de Grice, retrouve seulement 39 % de bons résultats. L'hyper-correction en varus est présente dans 25 % des cas. Les plus mauvais résultats se rencontrent chez les quadriplégiques.

L ... COMME

Longueur du pas

La longueur du pas est de 43 cm à 1 an et de 96 cm à 7 ans. À l'âge de 7 ans, la cadence est de 26 % : elle est plus forte que chez l'adulte.

O … COMME

Os

Le pied contient 30 os si l'on compte le tibia et le péroné.

P … COMME

Pied creux

La prévalence de pied creux dans une population scolaire au Danemark passe de 2 % à 7 % entre 3 ans et 17 ans.

Pied plat

La prévalence de pied plat dans une population scolaire au Danemark passe de 42 % à 3 ans, à 6 % à 17 ans.

Morley, en 1957, sur un groupe d'enfants, à montré que 97 % des enfants avant l'âge de 3 ans avaient un pied plat apparent, à l'âge de 10 ans, seulement 4 % des enfants ont encore un pied plat.

La prévalence de pied plat est plus élevée dans une population qui porte des chaussures : 8,6 % que dans une population qui n'en porte pas.

Poids

À l'âge adulte, le pied pèse 1 kg (x 2), le membre inférieur 10 kg (x 2), le tronc 34 kg, la tête 5 kg, le membre supérieur 3,5 kg (x 2).

Puberté

Le pied endosse en premier la poussée de croissance pubertaire. À l'opposé, il s'arrête de grandir en premier. On commence à grandir des pieds, donc à changer de souliers, quand la puberté commence. Quand la puberté commence, il lui reste à grandir de 2 %, soit 1,6 cm chez la fille et 2 cm chez le garçon.

S … COMME

Scaphoïde

L'ossification du scaphoïde apparaît vers l'âge de 4 ou 5 ans.

Segment inférieur

Le pied diminue en proportion par rapport au membre inférieur. Il représente 40 % de la longueur du segment inférieur à 2 ans et 32 % en fin de croissance.

T... COMME

Taille

Le pied représente 15 % de la taille debout.

Torsion tibiale externe

La torsion tibiale externe est de 5° à la naissance, et de 23° en fin de croissance.
À 1 an, la rotation externe de l'axe trans-malléolaire est de 4°, puis elle s'accroît de 2° tous les ans et demi, pour atteindre 10° à 7 ans.

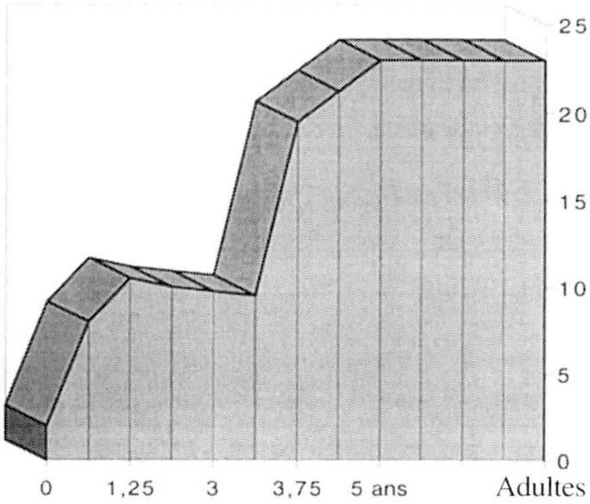

FIG. 5. – *Torsion tibiale externe durant la croissance d'après Dupuis.*

Triceps

La prévalence de triceps rétracté dans une population scolaire au Danemark passe de 24 % à 67 % entre 3 ans et 17 ans.

Tubérosité

La tubérosité postérieure du calcanéum commence à s'ossifier vers l'âge de 9 ans.

TABLEAU I. – MESURE DES PARAMÈTRES DE MARCHE EN FONCTION DE L'ÂGE, DU CYCLE, DE LA CADENCE, DE LA VÉLOCITÉ

Âge	*Nombre*	*Temps du cycle (Sec.)*		*Cadence (pas/min.)*		*Vélocité (cm/sec.)*	
		Moyenne	*DS*	*Moyenne*	*DS*	*Moyenne*	*DS*
1	51	0.68	0.09	176	24	64	16
1 1/2	40	0.70	0 08	171	21	71	14
2	45	0.78	0.11	156	25	72	16
2 1/2	36	0.77	0.08	156	17	81	15
3	47	0.77	0.07	154	16	86	14
3 1/2	40	0.74	0.05	160	3	99	15
4	39	0.78	0.07	152	15	100	17
5	42	0.77	0.06	154	14	108	18
6	44	0.82	0.09	146	18	109	19
7	46	0.83	0.07	143	14	114	17

TABLEAU II. – MESURE DES PARAMÈTRES DE MARCHE EN FONCTION DE L'ÂGE, DE LA TAILLE, DE LA LONGUEUR DU PAS GAUCHE, DU PAS DROIT ET DE LA LONGUEUR DU PAS TOTAL : TOUTES LES MESURES EN CENTIMÈTRES

Âge	*Nombre*	*Taille*		*Jambe droite*		*Jambe gauche*		*Pas droit*		*Pas gauche*		*Longueur du pas*	
		Moy.	*DS*	*Moy.*	*DS*	*Moy.*	*DS*	*Moy.*	*DS*	*Moy.*	*DS*	*Moy.*	*DS*
1	51	74.5	3.0	31.6	1.4	31.6	1.4	21.6	3.9	21.4	3.5	43.0	6.7
1 1/2	40	82.2	4.1	35.5	2.2	35.5	2.2	25.1	3.6	24.4	3.4	49.5	6.6
2	45	86.2	3.6	38.9	2.0	38.9	2.0	27.5	3.2	27.4	3.6	54.9	6.3
2 1/2	36	89.9	3.9	41.4	2.5	41.5	2.6	30.7	3.9	31.1	3.6	61.8	7.4
3	47	94.8	3.3	44.3	2.1	44.4	2.1	32.9	3.6	33.9	3.7	66.8	7.0
3 1/2	40	98.3	3.9	46.5	2.6	46.5	2.6	36.5	3.9	37.5	4.4	74.0	8.1
4	39	102.6	3.5	49.3	2.1	49.2	2.1	38.5	4.2	39.1	4.0	77.9	8.5
5	42	108.8	4.1	53.4	2.9	53.4	2.9	42.3	4.2	42.9	4.1	84.3	10.2
6	44	115.6	4.6	57.0	3.3	57.0	3.4	44.1	4.4	45.2	4.3	89.3	8.5
7	46	122.2	4.9	61.5	3.8	61.5	3.8	47.9	4.3	48.7	4.1	96.5	8.2

LES DATES QU'IL FAUT CONNAÎTRE

A. DIMÉGLIO[1]

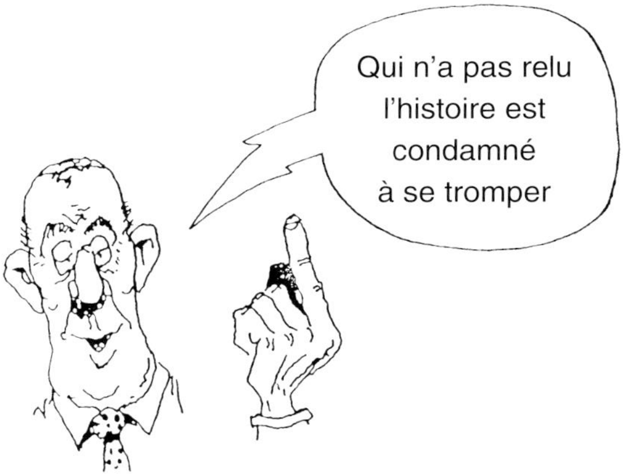

1782

Lorenz réalise à Francfort la première ténotomie sous-cutanée du tendon d'Achille

1823

Delpech réalise la ténotomie du tendon d'Achille dans le pied bot varus équin.

1831

Stromeyer popularise la ténotomie du tendon d'Achille en la réalisant sur Little.

1839

Little W.J. publie un livre : A treative on the nature of clubfoot and analogus distorsions.

W. Jeffs S. Highley London 1839.

1848

Tillaux publie un traité de chirurgie et décrit sa fracture.

1877

Verebely L., chirurgien hongrois, décrit la première technique d'évidement de l'astragale.

1882

Nicoladoni est le premier à réaliser une transplantation musculaire sur le pied. Il rapporte 3 cas de transplantation de 2 muscles péroniers sur le tendon d'Achille.

---

1. Service d'orthopédie pédiatrique, CHU Lapeyronie, 39295 Montpellier Cedex 5.

1886

Charcot et **Marie** décrivent l'atrophie péronière musculaire, la même année **Tooth** décrit une affection identique.

1889

Dejerine décrit une névrite hypertrophiante avec pieds creux.

1902

Oxton sur les pieds bots sévères décrits chez les enfants âgés une technique d'évidement des os de l'arrière-pied.

1906

Codivilla A. décrit son traitement du pied bot varus équin : méthode chirurgicale Archivo orthopedica 23 : 245. 1906

Cet article est un plaidoyer pour l'allongement des tendons, et surtout celui du jambier antérieur.

1916

Meyer pose les grands principes de la transplantation tendineuse.

– Ne jamais opérer sur le muscle paralysé qui n'a pas fait l'objet d'un traitement postural,

– Ne jamais tenter l'impossible, c'est-à-dire transférer un tendon pour corriger une déformation osseuse,

– Ne jamais opérer si les muscles présents sont capables de compenser la perte fonctionnelle induite par le muscle paralysé.

1916

Mayer, Léo : the physiological method of tendon transplantation Historical – Anatomy – Physiology of tendons, Surg. Gyn. and Obstet. 22 : 182 - 97, 1916.

1918

Le mémoire de **Scarpa** sur le pied bot est traduit en anglais.

1920

Steindler A. décrit la libération plantaire : Stripping of the calcaneus. Journal of orthopedic surgery 2:48 1920.

1921

Hoke décrit la première triple arthrodèse. Dans son opération, l'approche de l'articulation sous-astragalienne est facilitée par l'ablation de la tête de l'astragale.

La même année, **Dunn** décrit une triple arthrodèse dans laquelle il propose le recul du calcanéum, l'excision du scaphoïde, et la fusion astragale-premier cunéiforme.

1923

Reyerson décrit l'arthrodèse triple telle qu'elle est pratiquée actuellement.

1927

Lambrinudi décrit une arthrodèse sous-astragalienne pour pied tombant, dans laquelle le pied est fusionné en position plantigrade avec un astragale en équin. Cette opération a été imaginée pour traiter des enfants poliomyélitiques.

1934

Denis Brown publie son article fondamental sur le pied varus équin. Lancet 2 : 969, 1934.

1953

Hicks publie un article fondamental de biomécanique sur le pied. Journal of anatomy 87, 1953.

1959

Dowyer F.C. publie l'ostéotomie du calcanéum dans le pied creux.

1964

Kite J.H. publie un livre sur le pied bot Grunne et Stratton. New York 1964
Il insiste sur le traitement par plâtre.

1964

Ponseti décrit le traitement par plâtre du métatarsus congénital adductus. Journal of Bone and Joint Surgery. 1964, 48 : A : 702.

1967

Meary R. publie son rapport sur le pied creux présenté à la Société française de pédiatrie. Rev. chir. orthop.1967, 53, 390-466.

1968

Lambert and **Dyck** démembre la neuropathie sensitivo-motrice.

1971

Turco publie un article fondamental sur le pied bot varus équin montrant que la libération postérieure devait être contemporaire de la libération plantaire et interne. Il décrit le nœud postéro-externe et insiste sur la nécessité de fixer l'arche interne.

1977

Coleman décrit son test de flexibilité de l'arrière-pied dans le pied creux varus. Clin. Orthop.1977, 123, 60/62

1977

Williams and **Menelaus** insistent sur la difficulté d'obtenir un bon résultat de triple arthrodèse dans le pied plat valgus, et sur la nécessité de réaliser une greffe osseuse interposée.

1980

Harding et **Thomas** clarifient le cadre des neuropathies brain.

1981

Turco publie un livre de synthèse précis, détaillé sur le pied bot varus équin. Churchill Livingstone.

1996

Ponseti publie son livre sur le pied bot varus équin, il défend le traitement par plâtre, et s'insurge contre la chirurgie maximaliste.

PERSPECTIVES

A. DIMÉGLIO[1]

L'analyse de la marche a considérablement modifié le traitement de l'IMOC. Avant l'intervention, l'enregistrement informatique permet une évaluation critique de l'état locomoteur de chaque enfant. Après l'intervention, les résultats peuvent être évalués de façon objective. L'analyse de la marche a permis d'identifier les interventions inutiles et quelquefois nocives. L'examen peut être répété. Il est tridimensionnel.

Plusieurs principes concernant le traitement de l'IMOC doivent être rappelés :

1. Connaître le cahier des charges de la marche normale.
2. Diminuer le coût énergétique d'une marche pathologique.
3. Ne pas oublier que le squelette joue un rôle important de bras de levier, que les muscles produisent des moments autour des articulations.
4. Le rôle des muscles bi-articulaires est déterminant.
5. Séparer les déformations qui sont liées à la maladie neurologique des déformations qui sont secondaires et qui jouent le rôle de suppléances.

L'analyse de la marche a montré que les diplégiques et les hémiplégiques avaient des troubles très variés de la locomotion : ces anomalies peuvent être clairement identifiées; ainsi, un traitement sur mesure pour chaque malade peut être arrêté.

Le travail de Gage s'inscrit dans la continuité de celui de J. Perry et de D. Sutherland. En lisant avec attention ces travaux, inspirés notamment des expériences acquises grâce aux laboratoires de marche, on découvre que la philosophie du traitement de l'enfant paralysé a changé; l'approche fonctionnelle doit être privilégiée. Une bonne fonction peut s'accompagner d'une radiographie très perturbée. La chirurgie ne doit jamais sacrifier l'énergie du membre inférieur. La chirurgie doit s'envisager comme un tout et toutes les déformations des membres inférieurs doivent être traitées dans la même séance opératoire.

Pour optimiser la marche d'un IMOC, il faut réconcilier les groupes musculaires qui fonctionnent de façon anarchique. Ce qui peut sembler être du bricolage est en réalité un art. La chirurgie doit remplir 5 conditions :

1. Rééquilibrer les forces musculaires, rarement par des transplantations, le plus souvent par des ténotomies.
2. Restaurer l'anatomie du pied pour faciliter l'appui.
3. Préserver la flexibilité des articulations pour favoriser l'absorption des contraintes.
4. Corriger tous les vices architecturaux des membres inférieurs et rétablir l'axe mécanique du membre.
5. Utiliser les orthèses et les appareillages pour compenser les pertes musculaires et maintenir les corrections.

---

1. Service d'orthopédie pédiatrique, hôpital Lapeyronie, 371 avenue Gaston-Giraud, 34295 Montpellier Cedex 5, France.

La chirurgie orthopédique n'est pas en mesure de traiter les troubles de l'équilibre des désordres du tonus. La marche d'un enfant paralysé doit se rapprocher de la marche d'un enfant normal. Le contrat à remplir tient en 5 points :

1. Stabilité du pas pendant la phase d'appui.
2. Parfaite mobilisation du pied pendant la phase oscillante.
3. Bon fonctionnement du pied à l'atterrissage.
4. Longueur de pas correcte.
5. Coût énergétique optimal.

Le concept d'Epeldegui. – Il faut redonner aux conceptions physiopathologiques des déformations du pied, un second souffle. L'articulation astragalo-naviculaire est une énarthrose. Dans son travail fondamental, Epeldegui a insisté sur la similarité qui existait entre la hanche et ce complexe articulaire. La médio-tarsienne est un carrefour lésionnel qui encaisse toutes les déformations majeures du pied, du pied bot varus équin au pied convexe. La colonne interne du pied est une colonne de mobilité, la colonne externe est une colonne de stabilité. La chirurgie majeure du pied bot varus équin ou du pied convexe nécessite une correction dans la médio-tarsienne. Elle nécessite un temps simultané sur l'arrière-pied et sur le médio-pied pour corriger les 4 os : astragale, cuboïde, calcanéum et scaphoïde qui sont interdépendants. Cette stratégie est immuable, elle est valable pour le pied convexe et pour le pied bot. Dans le cadre du pied bot, il faut déroter le bloc calcanéo-pédieux en dehors et aligner la médio-tarsienne en la déplissant. Dans le cadre du pied convexe, il faut déroter le bloc calcanéo-pédieux en dedans et diminuer la divergence entre l'astragale et le calcanéum.

Le pied convexe justifie un traitement chirurgical. Certaines formes modérées sont néanmoins bien tolérées. La lésion est indiscutablement dans l'articulation scapho-astragalienne et se caractérise par une luxation invétérée. La médio-tarsienne détient la clé de la réduction. Tous les auteurs sont d'accord pour réaliser une chirurgie en un temps, avec libération première de la médio-tarsienne, puis libération simultanée de la tibio-tarsienne en arrière. Léonard a confirmé les recommandations de l'école française; Badelon, Rigault, Pouliquen, Filipe et Seringe ont largement contribué à une meilleure connaissance de cette déformation complexe.

La chirurgie de l'hallux valgus est une chirurgie techniquement exigeante. La chirurgie des parties molles est toujours nécessaire mais insuffisante. La chirurgie de correction du premier rayon est indispensable si l'on veut obtenir un effet durable. L'analyse radiographique des rapports du premier rayon avec le deuxième rayon doit être approfondie, rigoureuse, précise, pour choisir la bonne ostéotomie qu'il faut pratiquer au bon endroit. L'observation de ces recommandations doit diminuer la morbidité.

L'imagerie médicale a indiscutablement contribué aux progrès de la pathologie du pied.

– *Le scanner* est indispensable pour visualiser une synostose et établir sa cartographie.

– *La résonance magnétique nucléaire* est décisive dans les infections pour apprécier leur étendue, dans les tumeurs malignes pour évaluer l'atteinte des parties molles. Cet examen permet aussi d'identifier très précocement une épiphysiodèse de la cheville, une nécrose de l'astragale. C'est également un examen utile dans certaines formes complexes de pieds bots varus équin pour apprécier la luxation entre l'astragale et le scaphoïde, mais aussi entre le calcanéum et le cuboïde. Dans certains pieds serpentins complexes, les contours de l'interligne médiotarsien apparaissent très nettement.

– *Le scanner tridimensionnel* est utile dans les traumatismes complexes de la cheville et permet une reconstitution très fidèle, ce qui facilite considérablement la réduction chirurgicale. Le scanner tridimensionnel est aussi une voie de recherches dans le pied bot varus équin pour préciser la morphologie de l'astragale et ses rapports avec les autres os du pied.

– *L'échographie* s'impose pour rechercher un hématome de la cheville en regard de la plaque de croissance ou pour identifier un décollement périosté dans le cadre d'une infection. L'évaluation du pied bot varus équin à la naissance par échographie, permettra peut être de classer de façon objective ces pieds bots en précisant la sévérité de l'équin et l'importance de la luxation astragalo-scaphoïdienne.

L'appareillage du pied est toujours utile dans l'infirmité motrice d'origine cérébrale. Dans l'équin dynamique de l'hémiplégique qui survient essentiellement pendant la phase oscillante, l'appareillage permet de contrôler le steppage du pied. Dans le pied talus, une attelle antérieure permet de faciliter le déroulement du pas pendant la phase d'appui. Dans le pied creux, l'appareillage anti-équin est indispensable pour maintenir une correction. Certains auteurs, en particulier Seringe, restent fidèles à l'appareillage classique de Perlstein.

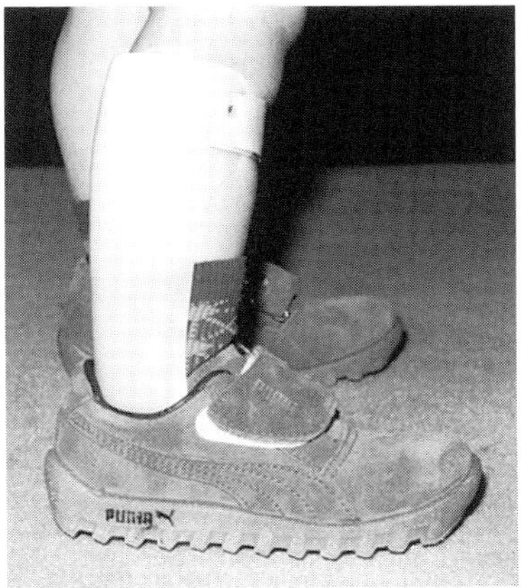

FIG. 1. – *L'appareillage doit être simple, discret.* Il faut utiliser si possible une chaussure du commerce et le Velcro.

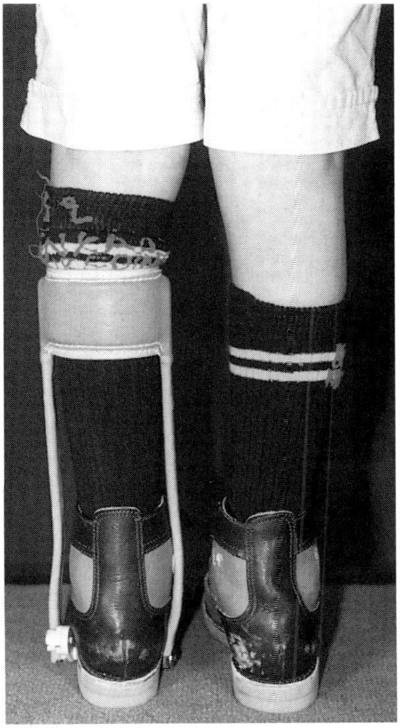

FIG. 2. – *Exemple d'appareillage grossier et lourd.*

Dans tous les cas, l'appareillage doit être simple, léger, facile à mettre par les parents, réglable, évolutif, ni contraignant, ni nocif, fonctionnel et préventif. Il faut utiliser les velcro, l'élastoplaste et les matériaux thermo-formables. L'appareillage doit être contrôlé et renouvelé dès les progrès constatés. Il faut enfin l'intégrer dans la dynamique de la marche et tenir compte des déformations du genou et du pied. Ne jamais oublier que l'enfant n'aime pas les chaussures rigides et les semelles orthopédiques qui ont tendance à le médicaliser et à le marginaliser; il préfère la chaussure «Adidas».

L'ostéochondrite disséquante de l'astragale reste une maladie troublante et énigmatique; les tomographies, le scanner, la résonance magnétique, permettent d'identifier la lésion. Le traitement conservateur par plâtre ou immobilisation, est décevant : il ne fait qu'aggraver l'atrophie du membre inférieur. Ce concept d'ailleurs vaut aussi pour les ostéochondrites du genou ou du coude. **Greenspoon** pense que la greffe osseuse est supérieure à l'excision-curetage. Il a rapporté une série de 6 cas avec un long recul et de bons résultats. Dans l'ostéochondrite, l'arthroscopie de la cheville est une méthode d'avenir pour limiter la voie d'abord.

La double arthrodèse et la ***technique de Grice*** sont de moins en moins indiquée. Si vous voulez comprendre l'évolution des mentalités, il faut commencer par lire l'article de Picard (conférence d'enseignement) sur le pied plat paralytique, et ensuite, se projeter dans la philosophie de Gage, et son livre : «the Diplegic Child». Les ostéotomies du calcanéum ont aujourd'hui la faveur des chirurgiens pour corriger les déformations de l'arrière-pied. *Ne jamais sacrifier l'effet ressort du pied telle est la recommandation fondamentale.*

Quelles que soient les techniques chirurgicales, pour espérer les résultats escomptés, trois règles doivent être respectées :

– Première règle : une connaissance approfondie de l'anatomie

– Deuxième règle : réaliser un geste précis, rigoureux, atraumatique, se comporter comme un chirurgien plastique.

– Troisième règle : maintenir en postopératoire la réduction obtenue par des attelles, sans aucun relâchement. C'est surtout indispensable dans le cadre des pieds bots, dans les pieds creux ou dans les pieds paralytiques.

La machine de mobilisation passive est un atout appréciable, elle permet de rééduquer activement certaines entorses et de se dispenser de plâtres dans la synostose opérée et réséquée. Combinée à la rééducation des pieds bots pendant la période néonatale, la machine de mobilisation passive a optimisé la réduction orthopédique et permet d'éviter dans 70 % des cas, une intervention chirurgicale.

Le pied creux. – La diversité étiologique du pied creux a tendance à brouiller la situation orthopédique. Une même maladie, par exemple, de type Charcot-Marie, peut avoir une évolution très différente d'un malade à l'autre et une expression orthopédique très variable au niveau du pied.

Deux maladies aussi différentes qu'une maladie de Friedreich et un dysraphisme spinal, peuvent se matérialiser au niveau du pied par une déformation superposable en pied creux. Seules quelques nuances sémiologiques permettent de faire la différence.

Tous les procédés chirurgicaux restent suspendus au bon vouloir de la maladie neurologique et à son évolutivité.

Les transplantations

Les indications de transplantation au niveau du pied sont très limitées. La plus connue est celle du jambier postérieur. L'équipe de Ranchos Los Amigos a démontré les limites de cette transplantation :

– Indication possible chez le myopathe qui présente des troubles de la marche.
– Indication exceptionnelle dans l'infirme moteur d'origine cérébrale, après examen sur piste de marche et électromyogramme.
– Pas d'indication chirurgicale chez le spina et l'arthrogrypose où les ténotomies sont beaucoup plus efficaces.

Avant d'envisager une transplantation tendineuse au niveau du pied, il faut relire attentivement la conférence d'enseignement de Le Cœur en 1972 à la SOFCOT. Nous en restituons les points forts en le citant intégralement :

– Une transplantation musculaire consiste à **mettre un muscle valide, en lieu et en fonction, d'un autre invalide.** Il en résulte que la fonction du muscle transplanté est invalidée. Il y a donc toujours un passif à évaluer avec soin.
– Il n'y a pas de transplantation tout à fait gratuite (P. Le Cœur). Par exemple, la transplantation du long péronier sur le jambier antérieur peut rendre la flexion dorsale du pied mais supprime la flexion plantaire du premier métatarsien. Il en résulte fatalement un pied creux antérieur.
– De même, la transplantation des fléchisseurs d'orteils sur les péroniers latéraux telle que la recommandée Vulpius, augmente la force de valgus ; elle diminue évidemment la force de flexion des orteils, ce qui est un déficit négligeable. Elle diminue aussi la force de creusement de la voûte car le bras de levier des fléchisseurs des orteils, millimétrique sur les phalanges, est de plusieurs centimètres au creux du pied. Augmenter la force du valgus et diminuer celle du cavus modifient de façon substantielle l'équilibre actif et passif.
– La transplantation des fléchisseurs sur le jambier postérieur n'a pas le même effet : elle redonne de la force varisante au jambier postérieur ; elle supprime la force creusante de la voûte, le pied restera donc plat.
– Les transplantations n'augmentent pas une force ou plutôt une puissance, elles la déplacent. Les extenseurs des orteils transplantés sur le jambier antérieur, suppriment le valgus creux en élévation ; ils n'ont que 20 kg de force alors que le jambier antérieur en a 80. Il persistera donc un manque de 75 %. Si cette force peut être suffisante, elle laissera toujours un déséquilibre entre les fléchisseurs dorsaux et les fléchisseurs plantaires et une tendance indéfinie à l'équin.
– *La force de chaque muscle est proportionnelle à sa fonction*. Il faut donc connaître la force de tous les muscles de façon à ne pas disproportionner le moyen et le but. Le triceps est à lui seul plus fort que la somme de tous les autres muscles de la jambe ; il est donc impossible de restaurer la force de s'élever sur la pointe des pieds. Néanmoins, une petite force qui supprime le talonnement et donne au mouvement du déroulement du pied une forme, sinon une force normale, a toujours un effet très intéressant. Si de plus, on prélève des muscles plantaires pour renforcer le triceps, on affaiblit le creusement de la voûte et on peut en avoir un bénéfice supplémentaire.
– Il est important de prévoir le fonctionnement du transplant, de connaître les aléas, car si une transplantation ne fonctionne pas, au lieu de changer une infirmité contre une autre, elle ajoute une infirmité à la précédente. On doit savoir que toute transplantation mécaniquement correcte pratiquée parmi n'importe quel groupe

musculaire du membre inférieur et au niveau du pied doit tenir compte des muscles agonistes et antagonistes dans la fonction de la marche. Au niveau des membres inférieurs et au niveau du pied, les transplantations des muscles sur leurs agonistes dans la fonction de la marche échouent dans 80 % des cas.

La chirurgie plastique est une discipline complémentaire indispensable de la chirurgie complexe du pied. Dans les formes sévères de pieds bots varus équin invétérés ou multi-opérés, dans les grands traumatismes, des lambeaux de couverture sont quelquefois nécessaires. Le talon, par exemple, peut être le siège de perte de substance cutanée importante, notamment après excision d'escarre (myeloméningocèle ou de tumeur) Mulfinger et coll. ont analysé des résultats de lambeaux de couverture pratiqués chez 28 patients. Des lambeaux loco-régionaux ont été réalisés dont 6 lambeaux hétéro-jambiers, 16 lambeaux micro-chirurgicaux ont été pratiqués.

De cette étude, il ressort les points suivants :

1. Les lambeaux en îlots plantaires internes sont efficaces avec des séquelles cicatricielles acceptables et une bonne sensibilité. Il persiste souvent une hyperkératose plantaire.
2. Le lambeau temporal donne de bons résultats.
3. Les meilleurs résultats sont observés au niveau de la face postérieure du talon, pour des pertes de substance de petite taille, grâce aux lambeaux hétéro-jambiers ou aux lambeaux d'aponévrose temporale.

Le lambeau temporal semble un lambeau très efficace. Quand il n'est pas utilisable, on peut dessiner un lambeau hétéro-jambier ou avoir recours à la microchirurgie. Sur la zone portante du talon, un lambeau local plantaire peut être utilisé, lambeau de type plantaire interne ou utilisant le court fléchisseur plantaire. Si cela n'est pas possible, un lambeau hétéro-jambier est alors indiqué.

Les couvertures des très grandes substances restent néanmoins un problème non résolu pour lesquelles l'association de 2 lambeaux peut être proposée.

Haasbeek propose dans les déformations complexes du pied, et tout particulièrement dans le pied bot varus équin de réaliser un transfert libre du muscle droit interne. Il faut néanmoins corriger préalablement la déformation du pied, et fixer solidement cette réduction par des broches. Cette chirurgie complexe ne peut être réalisée que par une équipe micro-chirurgicale avertie et par un monitoring postopératoire très soigneux. Les lambeaux micro-vasculaires apparaissent en général sûrs, fiables, efficaces. Le transfert du droit interne et de son lambeau est adapté pour des couvertures relativement larges. La zone de prélèvement peut être judicieusement dissimulée. La perte du droit interne n'entraîne pas de déficit fonctionnel majeur, les vaisseaux du droit interne sont tout à fait adaptés à la taille des vaisseaux du pied. Le muscle droit interne peut apparaître initialement comme très gros et épais, mais avec le temps il s'atrophie et donne au pied des contours tout à fait corrects.

Le pied est un ressort en bras de levier, une plate-forme pour la marche.

Dans la complexité de son anatomie, il faut retenir la force du triceps, la mobilité de la sous-astragalienne, la continuité anatomique, par l'intermédiaire du calcanéum, entre le triceps et les muscles plantaires, l'interdépendance entre le fléchisseur commun et le fléchisseur du gros orteil. Les fléchisseurs plantaires ont trois fois plus de force que les extenseurs. La balance musculaire est réglée au plus près et sensible aux moindres variations entre les muscles péroniers et les muscles jambiers, entre les muscles de la loge postérieure et ceux de la loge antérieure. Les ligaments jouent le rôle d'informateur sensoriel.

Il faut différencier le normal et le pathologique, les déformations purement réductibles sont le plus souvent régressives, les déformations irréductibles sont tenaces et justifient souvent un traitement par manipulations et chirurgie. Les déformations douloureuses et rigides sont toujours préoccupantes, toute limitation de la mobilité de la sous-astragalienne est suspecte. Les déformations réductibles et mobiles, comme un pied plat valgus, sont souvent d'une grande banalité.

La physiologie du pied est complexe, il faut retenir :

1. Le rôle de la poulie astragalienne qui se cale au cours des mouvements de flexion et extension dans une pince élastique bi-malléolaire, la mortaise est dynamique et le péroné recule et avance au cours des mouvements de flexion-extension.
2. Le bloc calcanéo-pédieux relie le calcanéum au reste du pied ; l'astragale est synchronisé au bloc calcanéo-pédieux par l'intermédiaire d'un ligament interosseux, véritable pivot central. Toutes ces articulations agissent comme un tout fonctionnel, dans le mouvement d'inversion ou dans le mouvement d'éversion.
3. Les deux colonnes du pied, calcanéo-dépendante et astragalo-dépendante doivent être respectées dans leur équilibre.
4. Le système achilléo-plantaire joue le rôle d'impulsion mais aussi d'amortisseur.

La structure du pied évolue, les amplitudes de flexion dorsale changent avec l'âge, la rotation externe du tibia évolue, l'ossification du pied progresse. Certaines malformations peuvent se manifester pendant la puberté, comme par exemple les synostoses fibreuses qui s'ossifient à cette période.

Les adaptations fonctionnelles sont souvent surprenantes, certains pieds mal formés sont capables de supporter pendant de nombreuses années, de grosses contraintes. Un arrière-pied raide de pied bot varus équin n'est pas forcément douloureux, il faut plusieurs années pour que s'installe à l'âge adulte une arthrose invalidante. Tout se passant comme si la souplesse des autres articulations, et en particulier l'articulation de Lisfranc, épongeait en partie les contraintes. Le varus est toujours mal toléré, plus mal que le valgus.

Les pieds insensibles ont un gros risque de complications : pied du spina bifida et de la maladie de Charcot-Marie. Les neuropathies chroniques rappellent dans une certaine mesure que les ulcérations sont aussi tenaces dans un pied diabétique.

Le triceps sural se rétracte avec l'âge. – Reimers et coll. ont examiné 759 enfants entre 3 et 17 ans. La proportion d'enfants porteurs de triceps court, passe de 23 % à 62 %, sans différence appréciable entre les deux sexes. 13 % des adolescents sont en équin de 5°. La proportion d'arche creuse ou de tendance au pied creux entre 3 et 17 ans, augmente de 2 % à 7 %. Dans le lot de pieds creux, il y a une proportion moins élevée de tendon d'Achille rétracté que dans le lot de pieds plats.

La proportion de pied plat diminue de 42 % à 6 % avec l'âge. La proportion relativement élevée de triceps courts à l'adolescence, explique probablement certaines symptomatologies rencontrées en consultation : entorses à répétition, instabilité sous-astragalienne, douleur au talon.

ITINÉRAIRE BIBLIOGRAPHIQUE

A. DIMÉGLIO[1], A. PRESEDO

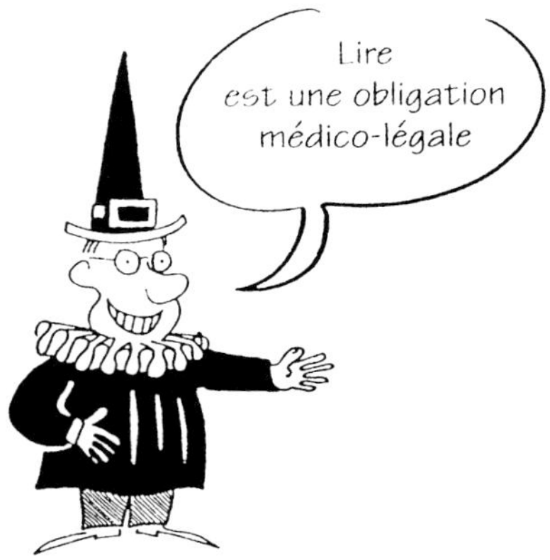

COMMENCER PAR

Ce livre s'inscrit dans la continuité du livre publié en 1987 : le pied de l'enfant par A. Diméglio et J. Claustre. Tous les grands chapitres de la pathologie du pied avaient été traités en 347 pages.

La physiopathologie de l'arrière-pied, la classification des pieds bots, les grandes stratégies chirurgicales avaient été largement analysées. En dix ans, les mentalités ont évolué, même si les grands concepts restent permanents. L'imagerie médicale a fait de gros progrès : échographie, résonance magnétique nucléaire. Il faut donc commencer par lire attentivement ce livre précédent. La consultation du mercredi est peuplée par les inquiétudes maternelles, pied en dedans, pied en dehors. Seul un examen attentif, minutieux permettra de détecter par exemple une rétraction du tendon d'Achille qui démasquera une infirmité motrice cérébrale. À la consultation pour pieds plats ne pas faire méconnaître une synostose qui se dissimule derrière des entorses à répétition. Une tendinite peut être le premier signe d'une arthrite chronique juvénile, une infection peut se développer en prenant le masque d'une ostéochondrose.

Une parfaite connaissance de l'anatomie, de l'anatomie fonctionnelle et chirurgicale est indispensable. Il faut prendre un traité d'anatomie conventionnelle pour repérer les points clés à bien connaître. L'anatomie chirurgicale du canal calcanéen, la topographie vasculaire centrent toutes les grandes actions chirurgicales. Les techniques ne peuvent être valablement réalisées que si l'on maîtrise parfaitement les grands repères anatomiques.

1. Service d'orthopédie pédiatrique, CHU Lapeyronie, 34295 Montpellier Cedex.

Le livre de **Kapandji** est indispensable ; on y découvre la complexité de la sous-astragalienne, l'équilibre musculaire subtil qui règne entre les péroniers et les jambiers, le triceps et les extenseurs, l'arrière-pied et l'avant-pied.

Le livre de **Tachdjian** : The Child Foot reprend tous les grands chapitres de la pathologie du pied de l'enfant avec un temps très fort sur le pied convexe. L'iconographie, très substantielle en fait un document pédagogique très précieux.

Le livre de **Giannestras** est ancien mais on y trouvera des informations sur la croissance du pied, sur le pied plat de l'adolescent, sur l'hallux valgus. **Giannestras** a été le premier chirurgien à pratiquer l'incision de Cincinatti.

Il avait une vision très particulière du pied plat de l'adolescent et pensait que la retention de l'articulation astragalo-naviculo-cunéenne était fondamentale. Son concept était à l'opposé du concept de Dwillyn Evans qui propose lui un allongement par ostéotomie d'addition de la colonne externe.

La physiopathologie du pied et l'équilibre des colonnes sont des concepts bien développés dans les deux articles de Dwillyn Evans. Rétablir l'équilibre des deux colonnes est devenu une obligation pour toute chirurgie de l'arrière-pied. Il faut constamment déroter le bloc calcanéo-pédieux autour de l'astragale et concevoir les 4 os de l'arrière-pied comme un bloc articulaire avec un interligne sous-astragalien et médio-tarsien.

CONTINUER PAR

Les techniques chirurgicales doivent être parfaitement maîtrisées. De nombreux résultats imparfaits s'expliquent par le non respect des impératifs qui président à toute chirurgie.

Le livre de **Morissy** consacre 180 pages aux techniques chirurgicales pédiatriques avec toutes les références bibliographiques essentielles. L'iconographie est précieuse, les commentaires chirurgicaux insistent sur les détails souvent très nombreux. La résection d'une synostose astragalo-scaphoïdienne, la chirurgie du pied bot, la triple arthrodèse, l'amputation de Syme et Boyd sont parfaitement décrites.

Une idée forte doit être constamment rappelée aux résidents et aux chirurgiens : il est bon de relire la veille la technique chirurgicale que l'on s'apprête à réaliser le lendemain. Cette relecture permet de se remémorer un détail ou un temps qu'on a tendance à sous-estimer.

Dans le livre de **Canale** et **Beaty** (Éditions Mosby), les chapitres sur l'IMOC, sur la myéloméningocèle sont bien développés, les techniques chirurgicales d'ostéotomie du calcanéum, d'arthrodèse du pied parfaitement illustrées.

La chirurgie du pied bot varus équin est largement détaillée dans les articles de Bensahel, Dimeglio, Pous, Lascombes, Seringe, Simmons, Carroll. Des nuances existent entre les auteurs mais tous finalement décrivent un temps postérieur de libération, un temps interne, un temps plantaire et éventuellement un temps externe.

POURSUIVRE PAR

– ***Les articles de Staheli*** sur l'arche interne du pied et les variantes radiographiques du normal sont des documents fondamentaux si l'on veut comprendre la genèse du pied plat.

– ***Le pied convexe*** est un monde complexe. **Turco** aime à dire que c'est l'inverse du pied bot et qu'il faut mobiliser en sens inverse le bloc calcanéo-pédieux, réduire la luxation astragaloscaphoïdienne. Il faut lire simultanément les conceptions de **Tachdjian**, de **Drennan**, de **Filipe**, de **Seringe**, de **Duckworth**, de **Rigault**, de **Badelon**, de **Pouliquen** pour en dégager les grands concepts fondamentaux. C'est une chirurgie difficile, les résultats sont souvent décevants.

– ***Le pied creux.*** – Commencer à lire le rapport de **Méary** (1967) et sa technique de tarsectomie (1976). Lire en continuité les deux articles de **Dwyer**. S'attarder sur trois articles qui décrivent des ostéotomies originales : **Japas** propose l'ostéotomie en V ; **Watanabe** l'ostéotomie du premier rayon ; **Chuinard** et **Cole** insistent sur la correction de la griffe des orteils. La conférence d'enseignement de Filipe est une excellente synthèse.

L'article de **Paulos** et de **Coleman** (1980) montre la diversité des situations rencontrées. **Ghanem** et **Seringe** précisent les indications dans les neuropathies périphériques (1995).

– ***Les synostoses.*** – **Cowell**, **Drennan** ont consacré de nombreux articles sur les synostoses des os du tarse. C'est par la lecture de leurs travaux qu'il faut commencer. Néanmoins, n'oubliez pas de lire l'article de Scranton qui a fait une excellente revue générale des synostoses.

– ***Le métatarsus varus.*** – Commencer par lire **Kite** et **Ponseti.** L'article de H. Peterson sur le pied serpentin explique bien les nuances entre le métatarsus adductus varus et le pied serpentin. Il montre la difficulté des traitements. On peut poursuivre l'analyse de ces malpositions du pied par l'article de synthèse écrit par O. **Badelon** dans l'encyclopédie médico-chirurgicale.

TERMINER PAR

– ***Le pied paralytique.*** – Pour déchiffrer le pied paralytique, partir du livre de **Sharrard** (Blackwel). L'excellente présentation de ce livre met bien en évidence les déséquilibres musculaires purs, comme par exemple dans la poliomyélite ou impurs comme dans l'infirmité motrice cérébrale. De nombreuses transplantations décrites par **Sharrard** ont fait la preuve de leurs limites. Il n'en reste pas moins que la réflexion qui préside est fondamentalement rationnelle et enrichissante. Pour comprendre le pied de l'IMOC, il faut commencer par lire la conférence d'enseignement de **Lebarbier** (expansion scientifique) et continuer par **Bleck**.

– ***Le livre de Jahss***. – Disorders of the foot (Saunders) comporte d'excellents chapitres sur la physiopathologie du pied, sur le pied creux, sur l'IMOC (Goldner) et sur le spina bifida (Duckworth).

– ***Le livre de Bleck*** reste indispensable pour comprendre l'infirmité motrice cérébrale et les conséquences sur le pied. **Epeldegui** a consacré trois tomes au pied l'enfant. Premier tome sur le pied bot varus équin, un tome sur les pieds plats et les synostoses, un tome sur les affections neurologiques avec d'excellents articles de **Dias** sur le spina, de **Penneçot** sur l'IMOC et de **Gage** sur la marche.

– ***Le livre de Drennan***. – The Child Foot (Raven Press) et le livre de **Coleman** : Complexe deformities of the Foot sont des livres de base avec une grande spécificité liée à l'originalité de pensée de leurs auteurs.

– *La marche* est aujourd'hui un moyen de mieux comprendre la dynamique fonctionnelle du pied. Le livre de **Sutherland**, celui de **Perry** et celui de **Gage** sont des documents de base qui ouvrent des perspectives nouvelles sur l'action des muscles (freinateurs ou accélérateurs) et sur l'examen clinique de l'enfant paralysé. Pour revenir à la sémiologie de base... ne pas oublier le livre merveilleux de Ducroquet (les boiteries).

BIBLIOGRAPHIE THÉMATIQUE DU PIED DE L'ENFANT

A. DIMÉGLIO[1]

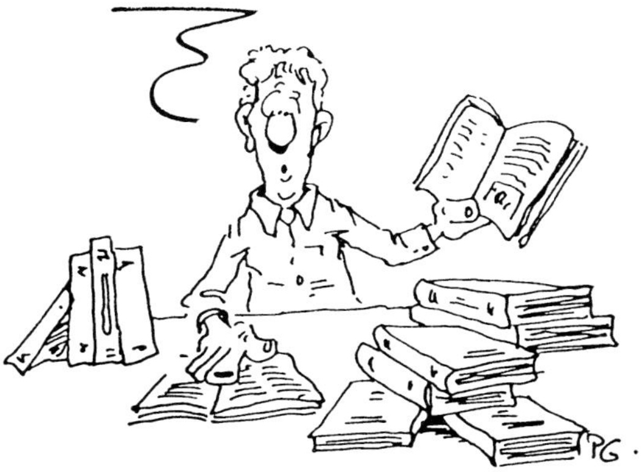

I – LIVRES

[1] CANALE S.T., BEATY J.H. – Operative Pediatric Orthopaedics. (2sd). *Mosby* 1995. [2] COLEMAN S.S. – Complex foot deformity in children. Philadelphia *Lea et Febiger* eds *1983*. L'auteur démontre une très grande culture de la physio-pathologie : à lire le chapitre sur le pied convexe. [3] DIMÉGLIO A., CLAUSTRE J. – Le Pied de l'enfant. *Masson* 1987. Ce livre contient de nombreuses références bibliographiques. [4] DIMÉGLIO A. – Orthopédie Pédiatrique Quotidienne *Sauramps Médical* (2 éd) 1991. [5] EPELDEGUI T. – Pie plano y anomalias del antepie. (Tome II) *editiones A. Madrid Vicente* 1995. Le premier livre a été consacré au Pied Bot Varus Equin. Excellente monographie avec de nombreux articles de Drennan, Pouliquen Bensahel sur le Pied Plat et le Pied Convexe. [6] EPELDEGUI T. – Pie neurologico infantil. Madrid (Tome III) *Vicente Ediciones* 1997. [7] FIXSEN J.,

1. Service d'orthopédie pédiatrique, CHU Lapeyronie, 34295 Montpellier Cedex 5.

LLOYD-ROBERTS G. – Current Problems in Orthopaedics : The foot in childhood. *Churchill Livingstone 1988.* Excellent livre de base très pédagogique, précieux pour les pédiatres et ceux qui veulent se familiariser avec l'Orthopédie Pédiatrique. [8] GIANNESTRAS N.J. – Foot disorders. *Medical and Surgical management*, 2nd édition. *Lea and Febiger*, Philadelphia 1973. [9] GIANNESTRAS N.J. – Foot disorders. *Medical and Surgical Management.* Philadelphia, Lea & Febiger *1967.* [10] JAHSS M.H. – Disorders of the foot and ankle. Medical and surgical management. 2nd édition W.B. *Saunders Company* 1991.

[11] KELIKIAN H.A. – Hallux valgus, allied deformities of the forefoot, and metatarsalgia. Philadelphia, WB *Saunders Co 1965.* [12] REGNAULD B. – Le Pied. Pathologie courante etiopathogénie, sémiologie clinique et thérapeutique. *Spinger Verlag.* Berlin. 1986. [13] SHARRARD J. – Paediatric Orthopaedics and Fractures. Tome I – II. *Blackwell Scientific Publications* 1979. [14] TACHDJIAN M.O. – Clinical Pediatric Orthopedics : The art of diagnosis and principles of management. Stamford, Connecticut. *Appleton & Lange* 1997 Ce livre est dans l'esprit du livre de TACHDJIAN M.O., avec une importante iconographie, et un chapitre très clair sur les pieds neurologiques

II – CROISSANCE EMBRYOLOGIE

[15] BLAIS M.M., GREEN W.T., ANDERSON M. – Length of the growing font. *J Bone Joint Surg* Am 1956, 38 : 998. [16] BOSSY J., KATZ J.H. – Croissance segmentaire d'une série de 100 fœtus humains. *Am Desarollo* 1964, 12 : 181-213. [17] CHENG J.C.Y., LEUNG S.S.F., LEUNG A.K.L., GUO X., SHER A., MAK A.K.K. – Change of foot size with weightbearing. A study of 2829 children 3 to 18 years of age. *Clin Orthop and Rel Res* 1997, 342 : 123-131. [18] GARNER E., GRAY D.J., O'RAHILLY R. – The prenatal development of the skeleton and joints of the human foot. *J Bone Joint Surg* (Am) 1959, 41 : 847-879. [19] KAWASHIMA T., UHTHOFF H. – Prenatal development around the sustentaculum tali and its relation to talo calcaneal coalitions. *J Pediatr Orthop* 1990, 10 : 238-243. [20] KAWASHIMA T., UHTHOFF H.K. – Development of the font in prenatal life in relation to idiopathic clubfoot. *J Pediatr Orthop* 1990, 10 : 232-237.

[21] KAWASHIMA T., UHTHOFF H.K. – Development of the foot in prenatal life in relation to idiopathic club foot. *J pediatr Orthop* 1990, 10 : 232-237. [22] KAWASHIMA T., UHTHOFF H.K. – Prenatal development around the sustentaculum tali and its relation to talocalcaneal coalitions. *J Pediatr Orthop* 1990, 10 : 238-243. [23] MC DOUGALL A. – The os trigonum. *J Bone Joint Surg Br* 1955, 37 : 257. [24] 0'RAHILLY R., GARNER E., GRAY D.J. – The skeletal development of the foot. *Clin Orthop* 1960, 16 7-14. [25] 0'RAHILLY R. – The human foot. In : Giannestras NJ (ed) Foot disorders. *Medical and surgical management*, 2nd edn. *Lea and Febiger,* Philadelphia 1973, 16-23. [26] STREETER G.L. – Developmental horizons in human embryos. *Carnegie Institution of Washington*, Washington 1951. [27] UHTHOFF H.K. – Embryologie of the Human Locomotor System. *Springer-Verlag,* Berlin 1990. [28] WENGER D.R., MAULDIN D., MORGAN D., SOBOL M.G., PENNEBAKER M., THALER R. – Foot growth rate in children age one to six years. *Foot ankle* 1983, 3 : 207. [29] ZAIAS N. – Embryology of the human nail. *Arch Dermatol* 1963, 87 : 37-53.

III – NOTIONS ANATOMIQUES ET PHYSIO-PATHOLOGIQUES

[30] BONNEL F., CHEVEL J.P., OUTREQUIN G. – Anatomie clinique. *Springer Verlag Paris,* 1981. [31] BONNEL F., CLAUSTRE J. – Anatomie et blomécanique des orteils. Pathologie des orteils sous la direction de J Claustre et de L Simon 1985, Masson. [32] BONNEL F., CLAUSTRE J. – Le Système Achilléo-Calcanéo-Plantaire. *Med Chir Pied* 1985, 2 : 79- 82. À la lumière des dissections personnelles et de coupes histologiques il apparaît que le triceps sural et l'aponévrose plantaires sont en continuité. Sur le plan biomécanique l'aponévrose plantaire dans le cadre du système achilléo-suro-plantaire a des fonctions multiples du suspension, de soutènement, d'adhérence au sol et de propulsion. [33] BONNEL F., CLAUSTRE J. – Le système achilléo-calcanéo-plantaire. *Méd Chir Pied* 1985, 2, 4 : 79-82. [34] BONNEL F., PILON F., CLAUSTRE J. – Le talon : structure et biomécanique, sous la direction de J. Claustre et L. Simon 1986, *Masson.* [35] BONNEL F., TERSCHIPHORSTE C., CLAUSTRE J., SIMON L. – Biométrie de l'articulation astragalienne et déductions biomécaniques. *Méd Chir pied* 1984, 1:7-8. [36] CALAIS-GERMAIN B. – Introduction à l'analyse des techniques corporelles. Anatomie pour le mouvement. *Auto-Édition 11190 Couiza.* 1986. [37] COPPENS Y. – The anatomical and functional origin of the first bipedalism. *Bull Acad Natl Med 1991,* 175 : 977-993. [38] DUBOIS J.P., LEVAME J.H. – Ana-

tomie descriptive du pied humain. Paris *librairie Maloine* 1976. [39] EPELDOGUI T., DELGADO E. – Acetabulum pedis. Part I : Talocalcaneonavicular joint socket in normal foot. *J Pediatr Orthop B* 1995, 4:1-10.

[40] EPELDOGUI T., DELGADO E. – Acetabulum pedis. Part II : Talocalcaneonavicular joint socket in clubfoot. *J Pediatr Orthop* Br 1995, 4:11-16. [41] FRITSCH H. – Sectional anatomy of connective tissue structures in the hindfoot of the newborn child and the adult. *Anat Rec* 1996, 245 : 147-154. [42] GOULD N., MORELAND M., ALVAREZ R., TREVINO S., FENWICK J. – Development of the child's arch. *Foot Ankle* 1989; 9 : 241-245. [43] HICKS J.H. – The mechanics of the font. I. The joints. *J Anat* 1953, 87 : 343. [44] HICKS J.H. – The mechanics of the foot. II. The joints. *J Anat* 1954, 88 : 25. [45] HINRICHSEN K.V., JACOB H.J., JACOB M. *et al* – Principles of ontogenesis of leg and foot inman. Anat Anz 1994, 176 : 121-130. [46] INMAN V.T. – The joints of the ankle. Baltimore, *Williams & Wilkins* 1976. [47] INMAN V.T. – UCBL dual axis control system and UCBL shoe insert. *Bull Prosthet* Res1969,10 : 11. [48] KAPANDJI I.A. – Le pied. In Physiologie articulaire : Membre inférieur. *MALOINE* SA 1985, 176 : 270. [49] KAWASHIMA T., UHTHOFF H.K. – Development of the foot in prenatal life in relation to idiopathic clubfoot. *J Pediatr Orthop* 1990, 10 : 232-237. [50] Les auteurs ont analysé 441 pieds de sujets normaux entre 1 et 18 ans, pour apprécier la morphologie de l'arche interne. Il démontre que le pied plat est fréquent et habitude chez les enfants.

[51] PISANI G. – The coxa pedis. *Eur J foot ankle Surg* 1994, 1 : 67-74. [52] SARRAFIAN S.K. – Anatomy of the font and Ankle. (2e éd.) Philadelphia, *JB Lippincott Company* 1993, 513-521. [53] SARRAFIAN S.K. – Development of the fout and ankle. In *Anatomy of the foot and Ankle*, Philadelphia, J.B. Lippincott company 1983, 1:1-34. [54] SCOTT W.A., HOSKING S.W., CATTERALL A. – Clubfoot, observations on the surgical anatomy of dorsiflexion. *J Bone Joint Surg* Br 1984, 66 : 71-76. [55] SIMONS G.W. – Calcaneocuboïd joint deformity in talipes equinovarus : an overview and update. *J Paediatr Orthop* Br 1995, 4:25-35. [56] STAHELI L.T., CHEW D.E., CORBETT M. – The Longitudinal Arch : A Survey of Eight Hundred and Eighty-Two Feet in Normal Children and Adults. *J Bone Joint* Surg Am 1987, 60 : 426-428. [57] STREETER G.L. – Weight, sitting height, head size, foot length and menstrual age of the human embryo. *Contrib Embryol* 1920, 11, 55 : 156. [58] VILADOT A. – Anatomy, Physiology and Physiopathology of the Achilleo-Calcaneo-Plantar System. *Méd Chir Pied* 1985, 2 : 69-74. L'auteur reprend les arguments embryologiques, anatomiques et cinématiques qui permettent d'individualiser le système achilléo-calcanéo-plantaire (SACP) qu'il décrit lui-même en 1953 avec Arandes. En pathologie les altérations de ce système jouent un rôle dans la pathogénie des lésions, déformations et séquelles et doivent être prises en compte dans le traitement. L'auteur en apporte la démonstration dans les fractures du calcanéum, les pieds talus, les pieds spastiques et les pieds bots. La maladie de Sever est une altération de la partie moyenne du SACP. Le syndrome de l'éperon est une ossification excessive du SACP d'origine mécanique pure ou rhumatismale inflammatoire. [59] VON LANZ T., WACHSMUTH W. – Praktische Anatomie. *Berlin, Julins Springer,* 1938.

IV – IMAGERIE MÉDICALE

[60] COUSSEMENT A. – Repères et mesures en radiodiagnostic. *Les monographies des Annales de Radiologie.* Expansion Scient Paris 1984, (3e éd)165-167. [61] GALMICHE J.M. – Atlas de radiologie. *MASSON* 1985. [62] GRAYHACK J.J., ZAWIN J.K., SHORE R.M., TROMBINO L.J., POZMANSKI A.K., CARROLL C. – Assessment of calcaneocuboid joint deformity by magnetic resonance imaging in talipes equinevarus. *J Paediatr orthop* Br 1995, 4:36-38. [63] KEATS T.E. – Variantes normales en radiodiagnostic et leurs *pièges. MEDSI* 1985. [64] MAIZA D., THEMAR-NOEL C., LEGRAND L, BENSAHEL H., HASSAN M. – Ultrasonographic approach to the neonatal foot : preliminary study. *J Paediatr Orthop* Br 1995, 4 : 39-48. [65] OZONOFF J.B. – The foot. In Pediatric Orthopedics Radiology. *Saunders* 1979, 275-324. [66] POWELL H.D.W. – Extra centre of ossification for the medial malleolus in children. Incidence and Significance. *J Bone Joint Surg* Br 1961, 43 : 107. [67] ROCHES A.F., SUNDERLAND S. – Multiple ossification centers in the epiphyses of the long bones of the human hand and foot. J *Bone Joint Surg* Br 1959, 41 : 375. [68] SHANDS AR Jr. – The accessory bones of the foot *South Med Surg* 1931, 93 : 326. [69] SIRRY A. – The pseudocystic triangle in the normal os calcis. *Acta radiol* 1951, 36 : 516. [70] TEMPLETON A.W., MC ALISTER W.H., ZIM I.D. – Standardization of terminology and evaluation of oddeous relationship in congenitally abnormal feet. *Amer J Roentgen* 1965, 93 : 374.

[71] TROLLE D. – Accessory bones of the human foot. *Copenhagen, Munksgaurd,* 1948. [72] Vanderwilde R, Staheli LT, Chew DE, Malagon V : Mensurements on Radiographs of the Foot in Normal Infants and Children. *J Bone Joint Surg Am* 1988 70 : 407- 415 Les radiographies documentées

de 74 pieds normaux d'enfants entre 6 et 10 ans ont été analysés et les différentes mesures d'angles ont été appréciées. Cet article fournit une documentation précise sur les mesures d'angles. Article très documenté. Références précieuses à lire absolument.

V – PIED PLAT

[73] ARMSTRONG A.F., FOWLER S.B. – Anterior calcaneal osteotomy for symptomatic juvenile pes planus. *Foot Ankle* 1984, 4 : 274. [74] ASHER C. – Flatfoot and valgus heel, in Postural variations in childhood. London, *Butterworth & Co* 1974, 76-101. [75] BASMAJIAN J.R., BENTZON J.W. – An electromyographic study of certain muscles of the leg and foot in the standing position. *Surg Gynecol Obstet* 1954, 98 662. [76] BLECK E.E., BERZINS U.J. – Conservative management of pes valgus with plantar flexed talus. *Clin Orthop* 1977, 122 : 85. [77] BLECK E.E. – The shoeing of children : Sham or Science? *Dev Med Child Neurol* 1971 13 : 188. [78] BORDELON R.L. – Correction of hypermobile flatfoot inchildren by molded insert. *Foot Ankle* 1980, 1 : 132. [79] CRAWFORD A.H., KUCHARZYK D., ROY D.R., BILBO J. – Subtalar stabilization of the planovalgus foot by staple arthroereisis in young children who have neuromuscular problems. *J Bone Joint Surg* 1990, 72 : 840. [80] ENGEL G.M., STAHELI L.T. – The natural history of torsion and other factors influencing gait in childhood. A study of the angle of gait, tibial torsion, knee angle, hip rotation, and development of the arch in normal children. *Clin Orthop* 1974, 99 12.

[81] EVANS – Calcaneo-Valgus Deformity. *J Bone Joint Surg Br* 1975, 57 : 270. [82] FORRIOL F., PACUAL J. – Fontprint analysis between three and seventeen years of age. *Foot Ankle* 1990; 11 : 101-104. [83] GIANNESTRAS N.J. – Flexible valgus flatfoot resulting from naviculocuneiform and talonavicular sag. Surgical correction in the adolescent, in Bateman J.E. (ed) : Foot Science. Philadelphia, *WB Sannders Co* 1976, 67-105. [84] GIANNESTRAS N.J. – Static foot problems in the pre-adolescent and adolescent stages, in Foot Disorders. *Medical and Surgical Management*. Philadelphia, Lea & Febiger 1967, 119-155. [85] GOULD N., MORELAND M., ALVARY R., TREVINO S., FENWICK J. – Development of the child's arch. *Foot Ankle* 1989, 9 : 241. [86] GRICE D.S. – An extra-articular arthrodesis of the subastragalar joint for correction of paralytic flat feet in children. *J Bone Joint Surg Am* 1955, 34 : 246. [87] GRICE D.S. – Further experience with extra-articular arthrodesis of the subtalar joint. *J Bone Joint Surg Am* 1955, 37 : 246. [88] HALL J., SALTER R.B. – Congenital short tendo-Achillis. *J Bone Joint Surg Br* 1967, 49 : 695- 697. [89] HARRIS R.I., BEATH T. – Hypermobile flatfoot with short tendo-Achillis. *J Bone Joint Surg Am* 1948, 30 : 116. [90] HENDERSON W.H., CAMPBELL J.W. – UCBL shoe insert : Casting and fabrication. The Biomechanics Laboratory. University of California at San Francisco and Berkeley. *Technical Report 53*, August 1967.

[91] HICKS J.H. – The mechanics of the foot. I. The joints. *J Anat* 1953, 87 : 343. [92] HICKS J.H. – The mechanics of the foot. II. The joints. *J Anat* 1954, 88 : 25. [93] HOLE M. – An operation for the correction of extremely relaxed flat feet. *J Bone Joint Surg* 1931, 13 : 773. [94] INMAN V.T. – The joints of the ankle. Baltimore, *Williams & Wilkins* 1976. [95] INMAN V.T. – UCBL dual axis control system and UCBL shoe insert. *Bull Prosthet Res* 1969, 10 11. [96] JACK E.A. – Naviculocuneiform fusion in the treatment of flatfoot. *J Bone Joint Surg Br* 1953, 35 : 279. [97] KLAUE K. – Planovalgus and Cavovarus deformity of the hind font. *J Bone Joint Surg Br* 1997, 892-895. [98] KOUTSOGIANNIS E. – Treatment of mobile flatfoot by displacement osteotomy of a calcaneus. *J Bone Joint Surg* 1971, 53 : 96. [99] MAIZA D., THEMAR-NOEL CH., LEGRAND I., BENSAHEL H., HASSAN M. – Ultrasonographic approach to the neonatal foot : preliminary study. *J Paediatr Orthop Br* 1995, 4:39-48. [100] MEREDAY C., DOLAN C.M.E., LUSSKIN R. – Evaluation of the University of California Biomechanics Laboratory shoe insert in «flexible» pes planus. *Clin Orthop* 1972, 82 : 45.

[101] MORLEY A.J.M. – Knock-knee in children. *British Medical Journal*. 1957; 2 : 976. [102] MOULIES D. – Les pieds plats de l'enfant. *D. Ann. Pediatr. (Paris)*. Apr. 1993; 40(4) p. 223- 9. [103] MOULIES D. – Pieds plats essentiels de l'enfant. *Ortho Pedidatr 1. Conférence d'enseignement* 1991; 101-124. Excellente présentation du pied plat essentiel dans toutes ses formes. 84 références bibliographiques. [104] PENNEAU K., LUTTER L.D., WINTER R.B. – Pes Planus : Radiographic changes with foot orthoses and shoes. *Foot ankle* 1982, 2 : 299. [105] PHILLIPS G.E. – A review of elongation of os calcis for flat feet. *J Bone Joint Surg Br* 1983, 65 : 15. [106] Pied plat : Rivista Italiana di Orthopedic Pediatrica. Vol. X III, supplemento Fcsc 1. 1997. *Edit. Cozzolin* Naples. Une revue entière consacrée au pied plat avec d'excellentes mises au point su: les traitements. La philosophie est de ne pas traiter les pieds plats physiologiques... Malgré les investigations chirurgicales décrites. [107] RAO U.B. – The influence of footwear on the prevalence of flat foot. A survey of 2300 children.

J Bone Joint Surg. (Br), 1992; 74-B : 525-527. [108] REIMERS J., BRODERSEN A., PEDERSEN B. – The incidence of hamstring shortness in Danish children 3-17 years old. *J Pediatr Orthop (B),* 1993; 2 : 173- 175. [109] REIMERS J., PEDERSEN B., BRODERSEN A. – Font deformity and the length of the triceps surae in danish children between 3 and 17 years old. *J Pediatr Orhop. (B), 1995*; 4 : 71 -73. [110] ROSE G.K., WELTON E.A., MARSHALL T. – The diagnosis of flat foot in the child. *J Bone Joint Surg Br* 1985, 67 : 71.

[111] SACHITHANANDAM V., JOSEPH B. – The influence of footwear on the prevalence of flat foot. A survey of 1846 skeletally mature persons. *J Bone Joint Surg Br* 1995, 77-B : 254-257. [112] SALO J.M., VILADOT A., GARCIA-ELIAS M., SANCHEZ-FREIJO J.M., VILADOT R. – Congenital flat foot : different clinical forms. *Acta. Orthop. Belg.,* 1992; 50(4) :406- 10. [113] SCHEDE F. – Die operation des platfusses. *Z Orthop Chir* 1929, 50 : 528. [114] SEYMOUR N. – The late results of naviculocuneiform fusion. *J Bone Joint Surg* Br 1967, 49 : 558. [115] SIM-FOOK L., HODGSON A.R. – A comparison of foot forms among the regular shoe and shoe wearing chinese populations. *J Bone Joint Surg Am* 1958, 40 : 1058-1062. [116] SMITH S.D., MILLAR E.A. – Arthrosis by means of a subtalar polyethylene peg implant for correction of hindfoot pronation in children. *Clin Orthop* 1983, 181 : 15. [117] STAHELI L. – Lower positional deformity in infants and children : A review. *J Pediatr Orthop* 1990, 559-563. [118] STAHELI L.T., CHEW D.E., CORBETT M. – The longitudinal arch. A survey of 882 feet in normal children and adults. *J Bone Joint Surg* Am 1987, 69 : 426-428. [119] STAHELI L.T., GRIFFIN L. – Corrective shoes for children : A survey of current practice. *Pediatrics* 1980, 65 : 13-17. [120] WENGER D.R., MAULDIN D., MORGAN D., SOBOL M.G., PENNEBAKER M., THALER R. : Foot growth rate in children age one to six years. *Foot ankle* 1983, 3 : 207.

[121] WENGER D.R., MAULDIN D., SPECK C., MORGAN D., LIEBER R.L. – Corrective shoes and inserts as treatment for flexible flatfoot in infants and children. *J Bone Joint Surg* Am 1989, 71 : 800. [122] WETZENSTEIN H. – The significance of congenital pes calcaneo-valgus in the origin of pes planovalgus in children. *Acta Orthop Scand* 1960, 30 : 64. [123] WILLIAMS P.F., MENELAUS M.B. – Triple arthrodesis by inlay grafting a method suitable for the undeformed or valgus foot. *J Bone Joint Surg Br* 1977, 59 : 333.

VI – PIED CONVEXE ET VERTICAL TALUS

[124] ADAMSHAUM C., SERINGE R., KALIFA G. – Réalité de la divergence astragalo-calcanéenne de face dans le pied convexe congénital. *Rev Im Med* 1991, 3 : 591-592. [125] BADELON O., BENSAHEL H. – Le Pied Convexe Congénital *in : Monographie de Podologie. Le Pied de l'Enfant* (Diméglio A, CLAUSTRE J, eds, Masson 1987, 96-100. [126] BADELON O., RIGAULT P., POULIQUEN J.C., PADOVANI J.P., GUYONVARCH J. – Congenital vertical talus. A diagnostic and therapeutic study of 71 cases. *Int Orthop* 1984, 8 : 211. [127] BADELON O., RIGAULT P. – The Congenital Flat Foot : A Border Line Condition Between the Congenital Vertical Talus and the Sever Flat Foot. *J Bone Joint Surg Br* 1985, 67 : 489-490. [128] BADELON O., RIGAULT P. – The congenital flatfoot : a borderline condition between the congenital vertical talus and the severe flatfoot. *J Bone Joint SurgBr* 1985, 67 : 489-490. [129] BADELON O. – Contributions à l'Étude du Pied Convexe Congénital à Propos de 51 Observations. *Thèse de Médecine* 1981, Paris. [130] BADELON O. – Malpositions et malformations congénitales du pied chez l'enfant. *Enc Med Chir* Am 1990, 10 : 15390.

[131] CAMPOS DA PAZ JR., DE SOUZA D.C. – Congenital convex pes valgus. *Orthop Clin North* Am 1978, 9 : 207. [132] CLARK M.W., D'AMBROSIA R.D., FERGUSON A.B. – Congenital vertical talus : treatment by open reduction and navicular excision. *J Bone Joint Surg Am* 1977, 59 : 816-824. [133] COLEMAN S.S., MARTIN A.F., JARRETT J. – Congenital vertical talus : Pathogenesis and treatment. *J Bone Joint Surg* Am 1966, 48 : 1442. [134] COLEMAN S.S., STELLING FH., JARETT J. – Pathomechanics and treatment of congenital vertical talus. *Clin Orthop* 1970, 70 : 62-72. [135] COLTON C.L. – The surgical management of congenital vertical talus. *J Bone Joint Surg Br* 1973, 55 : 566-574. [136] DA PAZ A., DE SOUZA V., DE SOUZA D.C. – Congenital convex pes valgus. *Orthop Clin North Am* 1978, 9 : 207-218. [137] DAUMAS L., FILIPE G., CARLICZ H. – Congenital convex talus methods and results of a single-stage surgical correction. *Rev Chir Orthop Reparatrice Appar Mot* 1995, 81 : 527-537. [138] DE ROSA G.P., AHLFELD S.K. – Congenital vertical talus : The riley experience. *Foot Ankle* 1984, 5 : 118-124. [139] DRENNAN J.C., SHARRARD W.J.W. – The pathological anatomy of convex pes valgus. *J Bone Joint Surg* Br 1971, 53 : 455. [140] DRENNAN J.C. – Congenital vertical talus. *J Bone Joint Surg Am* 1995, 77 : 1916-1923.

[141] DUCKWORTH T., SMITH T.W. – The treatment of paralytic convex pes valgus. *J Bone Joint Surg* Br 1974, 56 : 305. [142] FILTON J.M., NEVELÖS A.R. – The treatment of Congenital vertical talus. *J Bone Joint Surg* Br 1979, 61 : 481-483. [143] FLORENSA G., DIMÉGLIO A., MERCIER M., DIMÉGLIO E. – Le Pied Convexe Congénital *Ann Réadaptation Méd Phys 1991*, 34 : 65-68; [144] GUTTIEREZ DE LA CUESTA F., RUS M. – El Astragalo Vertical Congénito *Espusa Valencia* 1989. [145] HAMANISHI C. – Congenital vertical talus : Classification with 69 cases and new measurement system. *J Pediatr Orthop* 1984, 4 : 318. [146] HARK F.W. – Rocker-foot due to congenital subluxation of the talus. *J Bone Joint Surg Am* 1950, 32 : 344-350. [147] HARROLD A.J. – Congenital vertical talus in infancy. *J Bone Joint Surg Br* 1967, 49 : 634-643. [148] JACOBSEN S.T., CRAWFORD A.H. – Congenital vertical talus. *J Paediatr Orthop* 1983, 3 : 306-310. [149] LEONARD P. – Surgical correction of congenital vertical talus under the age of 2 years. *J Pediatr Orthop* 1987; 7 : 405-411. [150] NAPIONTEK M. – Congenital vertical talus : a restrospective and critical review of 32 feet operated on by peritalar reduction. *J Pediatr Orthop* 1995, 4 : 179-187.

[151] OPPENHEIM W., SMITH C., CHRISTIE W. – Congenital vertical talus. *Foot Ankle* 1985, 5 : 198-204. [152] POULIQUEN J.C. – Pied convexe congénital. *Rev Chir Orthop* 1974, 2(suppl) : 370. [153] RAAB P., KRAUSPE R. – One-stage procedure for surgical correction of congenital vertical talus. In : Epeldegui T. flatfoot and forefoot deformities *Madrid A. Madrid Vicente* 1995, 253- 258. [154] RIGAULT P., BADELON O., POULIQUEN J.C. – Pied Convexe. *Cahiers d'enseignement SOFCOT* 1988, 23-43. [155] RIGAULT P., BADELON O., POULIQUEN C. – Pied Convexe. *Cahiers d'enseignement.* 1991; 87-95. Soixante seize références bibliographiques. Cet article fait la synthèse de tous les travaux réalisés sur ce sujet. [156] RIGAULT P., POULIQUEN J.C. – Convex congenital foot. *Ann Chir Infant* 1970, 11 : 261-81. [157] RIGAULT P. – Le pied convexe congenital. In : cahiers d'Enseignement de la SOFCOT. 23. Paris : *L'Expension Scientifique Française.* 1985 :23-43. [158] RITSILA V.A. – Talipes equinovarus and vertical talus produced experimentally in newborn rabbits. *Acta Orthop Scand* Suppl 1969, 121. [159] ROMBOUTS J.J., DURNEZ A., LOCQUET J., VINCENT B. – Congenital convex flatfoot : study of a series of 32 cases. *Acta Orthop Belg* 1988, 54 : 282-290. [160] SEIMON L.P. – Surgical correction of congenital vertical talus under the age of 2 years. *J Pediatr Orthop* 1987, 7 : 405-411.

[161] SERINGE R., MARTIN G., KATTI E., VAQUIER J. – Congenital convex foot : an anatomical study and practical conclusions. *Rev Chir Orthop Reparatrice Appar Mot* 1990, 76 : 234-244. [162] SPECHT E.E. – Congenital paralytic vertical talus : an anatomical study. *J Bone Joint Surg Am* 1975, 57 : 842-847. [163] STOREN H. – Congenital convex pes valgus with vertical talus. *Acta Orthop Scand* 1967, 94 : 1-104. [164] TACHDJIAN M.O. – Congenital convex pes valgus. *Orthop Clin* North Am 1972, 3 : 131. [165] TACHDJIAN M.O. – Congenital convex pes valgus. In : Tachdjian M. The Child's foot. Philadelphia : *WB Saunders Company.* 1985 :239-261. [166] WALKER A.P., GHALI N.N., SILK F.F. – Congenital vertical talus : the results of staged operative reduction. *J Bone Joint Surg Br* 1985 :67 : 117-121.

VII – SYNOSTOSES

[167] CHAMBERS R.B., COOK T.M., COWELL H.R. – Surgical reconstruction for calcaneonavicular coalition. *J Bone Joint Surg* Am 1982, 64 : 829. [168] CONWAY J.J., COWELL H.R. – Tarsal Coalition : Clinical significance and roentgenographic demonstration. *Radiology* 1969, 92 : 799. [169] COWELL H.R. – Tarsal Coalition. Review and Update. *Instr. Course Lect* 1982, 31 : 267. [170] DANIELSSON P.E. – Talo-calcaneal coalition treated with resection. *J Pediatric Orthop* 1987, 7 : 513-517.

[171] DIMÉGLIO A., BONNEL F., POUS J.G. – La croissance du pied. In Idiopathic clubfoot. *Sauramps Médical,* Montpellier 1986. [172] DIMÉGLIO A. – Surgery for Tarsal Bone Coalition in *Pie Plano y Anomalias del Antepié* (Epeldegui T. Madrid, Vicente eds) 1995, 215-217. [173] DRENNAN J.C. – Childhood Foot and Ankle Disorders. *Current Opinion in Orthopedics* 1995, 6 : 68-71. [174] GONZALEZ P., KUMAR S.J. – Calcaneonavicular Coalition Treated by Resection and Interposition of the Extensor Digitorum Brevis Muscle. *J Bone Joint Surg Am* 1990, 72 : 71-77. [175] GROGAN D.P., HOLT G.R., OGDEN J.A. – Talocalcaneal Coalition in Patients who Have Fibular Hemimelia or Proximal Femoral Focal Deficiency : A Comparison of the Radiographic and Pathologic Findings. *J Bone Joint Surg Am* 1994, 76 : 1363-1370. Les auteurs insistent sur la grande fréquence de synostoses entre l'astragale et le calcanéum dans les formations du péroné. Il repose sur des pièces anatomiques obtenues à partir d'amputation de Syme Les dissections révèlent qu'il y a 54 % de synostoses au cours de l'analyse histologique de ces pièces anatomiques, tandis que la radiographie ne visua-

lise seulement que 15 % de synostose, La synostose entre le calcanéum est rare dans une malformation fémorale isolée, mais elle est fréquente dans les malformations du péroné (75 % de cas). [176] KAWASHIMA T., UHTHOFF H. – Development of the foot in prenatal life in relation to idiopathic club foot. *J Pediatr Orthop* 1990, 10 : 232-237. [177] KAWASHIMA T., UHTHOFF H. – Prenatal development around the sustentaculum tali and its relation to talo calcaneal coalitions. *J Pediatr Orthop* 1990, 10 : 238-243. [178] KUMAR S.J., GUILLE J.T., LEE M.S. *et al* – Osseous and Nonosseous Coalition of the Middle Facet of the Talocalcaneal Joint. *J Bone Joint Surg Am* 1992, 74 : 529-535. [179] LEE M.S., HARCKE H.T., KUMAR S.J., BASSETT G.S. – Subtalar joint coalition in children : New observations. *Radiology* 1989; 172 : 635-639. [180] MOSIER K.M., ASHER M. – Tarsal coalitions and Peroneal spastic flat foot. *J Bone Joint Surg Am* 1984, 66(7):976-983.

[181] OLNEY B.W., ASHER M.A. – Excision of Symptomatic Coalition of the Middle Facet of the Talocalcaneal Joint. *J Bone Joint Surg Am* 1987, 69 : 539-544. [182] ROUVREAU PH., POULIQUEN J.C., LANGLAIS J., GLORION C., DE CERQUEIRA G. – Synostoses et coalitions tarsiennes chez l'enfant. *Rev Chir Orhtop* 1994, 80 : 252-260. [183] SALOMAO O, NAPOLI M.M., DE CARVALHO A.E. JR., *et al* : Talocalcaneal Coalition : Diagnosis and Surgical Management. *Foot Ankle* 1992, 13 : 251-256. [184] SCRANTON P.E. – Treatment of Symptomatic Talocalcaneal Coalition. *J Bone Joint Surg Am* 1987, 7 : 513-517. [185] SPERO C.R., SIMON G.S., TORNETTA P. – Clubfeet and Tarsal Coalition. *J Pediatr Orthop* 1994, 14 : 372-376. Dans cet article, les auteurs décrivent une association possible entre synostose astragalo-calcanénenne et pied bot varus équin. Ils insistent sur la nécessité d'exciser la synostose au cours de la chirurgie du pied bot, quand cette situation se présente. [186] TAKAKURA Y., SUGIMOTO K., TANAKA Y., TAMAI S. – Symptomatic Talocalcaneal Coalition. Its Clinical Significance and Treatment. *Clin. Orthop and Rel Res* 1991, 269 : 249-256. [187] WARREN M.J., JEFFREE M.A., WILSON D.J., MC LARNON J.C. – Computed tomogtaphy in suspected tarsal coalition. Examination of 26 cases. *Acta Orthop Scand* 1990, 61(6):554-557. [188] WILDE P.H., TORODE I.P., DICKENS D.R., COLE W.G. – Resection for Symptomatic Talocalcaneal Coalition. *J Bone Joint Surg Br* 1994, 76 : 797-801. Les auteurs montrent bien dans cet article quelles sont les synostoses qui peuvent bénéficier d'une résection en particulier synostose astragalo-calacanéenne, et quelles sont celles qu'il vaut mieux traiter par une arthrodèse. [189] WILES S., PALLADINO S.J., STAVOSKY Y. J.W. – Concurrent Calcaneonavicular and Talocalcaneal Coalitions. *J Foot Surg* 1989, 28 : 449-453.

VIII – METATARSUS VARUS ET PIED SERPENTIN

[190] BERG E.E. – A Reappraisal of Metatarsus Adductus and Skewfoot. *J Bone Joint Surg Am* 1986, 68 : 1185.

[191] BLECK E.E. – Metatarsus adductus : Classification and relationship to outcomes of treatment. *J Pediatr Orthop* 1983, 3:2. [192] HAMLET A. – Skewfoot. *J Pediatr Orthop* 1986, 6:24-30. [193] HUBBARD A.M., DAVIDSON R.S., MEYER J.S., MAHBOUBI S. – Magnetic resonance imaging of skewfoot. *J Bone Joint Surg* Am 1996, 78 : 389-397. [194] KITE J.H. – Congenital metatarsus varus. *J Bone Joint Surg* Am 1964, 46 : 525. [195] KITE J.H. – Congenital metatarsus varus. Report of 300 cases. *J Bone Joint Surg Am* 1950, 32 : 500. [196] LICHTBLAU S. – Selection of the abductor hallacis tendon for correction of metatarsus varus deformity. *Clin Orthop* 1975, 110 : 227. [197] MC CORMICK D.W., BLOUNT W.P. – Metatarsus adductovarus : «Skewfoot». *JAMA* 1949, 141 : 449. [198] MITCHELL G.P. – Abductor Hallucis release in congenital metatarsus varus. *Int Orthop* 1980, 3 : 299. [199] MOSCA V.S. – Skewfoot deformity in children : correction by calcaneal neck lengthening and medial cuneiform open wedge osteotomies. *J Pediatr Orthop* 1993, 13 : 807. [200] PEABODY C.W., MURROW F. – Congenital metatarsus varus. *J Bone Joint Surg Am 1933,* 15 : 171.

[201] PETERSON H.A. – Skewfoot (forefoot adduction with heel valgus). *J Pediatr Orthop* 1986, 6:24. [202] REIMANN I., WERNER H.H. – Congenital metatarsus varus. A suggestion for possible mechanism and relation to other foot deformities. *Clin Orthop* 1975, 110 : 223. [203] REIMANN I., WERNER H.H. – Congenital metatarsus varus. A saggestion for a possible mechanism and relation to otherfoot deformities. *Clin Orthop* 1975, 110 : 223-226. [204] REIMANN I., WERNER H.H. – Congenital metatarsus varus. On the advantages of early treatment. *Acta Orthop Scand* 1975, 46 : 857. *Clin Orthop* 1975, 110 : 223. [205] RUSHFORTH G.F. – The natural history of hooked forefoot. *J Bone Joint Surg Br* 1978, 60 : 530-532; [206] SCULLY S.P., FERGUSON R. – Association of metatarsus adductovarus (Skewfoot) with Angelman's (happy puppet) syndrome. *Orthopedics* 1993, 16 : 1270. [207] WYNNE-DAVIES R. – Family studies and the cause of congenital clubfoot-talipes equinovarus, talipes calcaneo-valgus and metatarsus varus. *J Bone Joint Surg* Br 1964, 46 : 445.

IX – PIED BOT

[208] ALLINGTON N.J., KUMAR S.J., GUILLE J.T. – Clubfeet associated with congenital constriction bands of the ipsilatearl lower extremity. *J Pediatr Orthop* 1995, 15 : 599- 603. [209] ARONSON J., PUSKARICH C.L. – Deformity and disability from treated clubfoot. *J Pediatr Orthop* 1990; 10 : 109-119. [210] ASPERHEIM M.S., MOORE C., CARROLL N.C., DIAS L. – Evaluation of residual clubfoot deformities using gait analysis. *J Pediatr Orthop* 1995; 4:49-54.

[211] BENSAHEL H., CSUKONYI Z., DESGRIPPES Y., CHAUMIEN J.P. – Surgery in Residual Clubfoot : one stage medio-posterior release «à la carte», *J Pediatr Orthop*, 1987, 7 : 145- 148. [212] BENSAHEL H., DIMÉGLIO A., SOUCHET P.H. – Final evaluation of clubfoot. *J Pediatr Orthop* (B) 1995, 4 : 137-141. [213] BENSAHEL H., GUILLAUME A., CSUKONYI Z., THÉMAR-NOËL CH. – The Intimacy of Clubfoot : The Ways of Functional Treatment. *J Pediatr Orthop* Br 1994, 3 : 155-160 Raven Press, Ltd, New York. [214] BENSAHEL H., GUILLAUME A., CZUKONYI Z., DESGRIPPES Y. – Results of Physical Therapy for Idiopathic Clubfoot : A Long-Term Follow-up Study. *J Pediatr Orthop* 1990, 10 : 189-192. [215] BENSAHEL H., GUILLAUME A., CZUKONYI Z., THÉMAR-NOËL CH. – The intimacy of Clubfoot : the ways of fonctional treatment. *J Pediatr Orthop* Br 1994, 3 : 155-160. [216] BROCKMANN E.P. – Congenital clubfoot. London : John Wright 1930. [217] CARROLL N. – Clubfoot. In Pediatric Orthopaedic, (3rd edition), ed RT Morissy, *J.P. Lippincott*, Philadelphia 1990. [218] CHAMI M., DAOUD A., MAESTRO M., LAGRANGE A.S., GEOFFRAY A. – Ultrasound contribution in the analysis of the newborn and infant noraml and clubfoot : a preliminary study. *Pediatr Radiol* 1996, 26 : 298-302. [219] COOPER D.M., DIETZ F.R. – Treatment of idiopathic clubfoot : a thirty-year follow-up note. *J Bone Joint Surg* 1995, 77 : 1477-1489. [220] DE PUY J., DRENNAN J.C. – Correction of idiopathic clubfoot : A comparison of results of early versus delayed posteromedial release. *J Pediatr Orthop* 1989; 9 44-48.

[221] DIMÉGLIO A., BENSAHEL H., SOUCHET P.H., MAZEAU P.H., BONNET F. – Classification of clubfoot. *J Pediatr Orthop* Br 1995, 4 : 129-136. [222] DIMÉGLIO A., BENSAHEL H., SOUCHET PH., MAZEAU PH., BONNET F. – Classification of Clubfoot. *J Pediatr Orthop* Br 1995, Raven Press, Ltd, New York, 4 129-136. [223] DIMÉGLIO A., BENSAHEL H. – Classification of Clubfoot. *J Pediatr Orthop* Br 1995, volume 4, number 1. In press. [224] DIMÉGLIO A., BONNET F. – Orthopedic Treatment and Passive Motion Machine : Consequences for the Surgical Treatment of Clubfoot. *J Pediatr Orthop* Br 1996, 5 : 173-180. [225] DIMÉGLIO A. – Le pied bot. Montpellier : *Sauramps Médical diffusion Vigot*, 1985. [226] DIMÉGLIO A. – Strategic errors in surgery for Clubfoot. In Epeldegui T., ed. Update and controversies on clubfoot. *Madrid : A. Madrid Vicente, ediciones*, 1993 : 223-231. [227] DOWNEY D.J., DRENNAN J.C., GARCIA J.F. – Magnetic resonance image findings in congenital talipes equinovarus. *J Pediatr Orthop* 1992, 12 : 224-228. [228] DRVARIC D.M., KUIVILA T.E., ROBERTS J.M. – Congenital clubfoot : etiology, pathoanatomy, pathogenesis and the changing spectrum of early management. *Orthop Clin North Am* 1989, 20 : 641-647. [229] EVANS D. – Relapsed clubfoot. *J Bone Joint Surg* Br 1961, 43 : 722-733. [230] FELDBRIN Z., GILAI A.N., EZRA E., KHERMOSH O., WIENTROUB S. – Muscle imbalace in the aetiology of idiopathic club foot : an electromyographic study. *J Bone Joint Surg* Br 1995, 77 : 596-601. Ce travail supporte l'idée que le déséquilibre musculaire est un facteur étiologique dans le pied bot idiopathique. L'auteur insiste sur les caractères neurologiques du Pied Bot Varus Équin dit idioptahique. Il retrouve des dysfonctionnements dans les muscles péronniers sur le plan électrophysiologique.

[231] FOULK D.A., BOAKES J., RAB G.T., SCHULMAN S. – The use of caudal epidural anesthesia in clubfoot surgery. *J Pediatr Orthop 1995,* 15 : 604-607. [232] FRITSCH H. – Sectional anatomy of connective tissue structures in the hindfoot of the newborn child and the adult. *Anat Rec* 1996, 246 : 147-154. [233] FUKUHARA K., SCHOLLMEIER G., UHTHOFF H.K. – The pathogenesis of clubfoot : a histomorphometric and immunohistotechnical study of fetures. *J Bone Joint Surg* Br 1994, 76 : 450-457. [234] GOMEZ V.R. – Clubfeet in congenital annular constricting bands. *Clin Orthop* 1996, 323 : 155- 162. [235] GRANT A.D., ATAR D., LEHMAN W.B. – The Ilizarov technique in correction of complex foot deformities. *Clin Orthop* 1992, 280 : 94-103. [236] GRAYHACK J.J., ZAWIN J.K., SHORE R.M., TROMBINO L.J., POZNANSKI A.K., CARROLL N.C. – Assessment of calcaneocuboïd joint deformity by magnetic resonance imaging in talipes equinovarus. *J Pediatr Orthop* Br 1995, 4 36-38. [237] GRILL F., FRANKE J. – The ilizarov distractor for the correction of relapsed or neglected clubfoot. *J Bone Joint Surg* Br 1987, 69 : 593-597. [238] GRILL F. – Clubfoot therapy according to Bösch : conservative and operative aspects. *Arch Orthop Trauma Surg* 1984, 103 : 320-327.

[239] HANDELSMAN J.E., BALADAMANTE M.E. – Neuromuscular studies in clubfoot. *J Pediatr Orthop* 1981, 1:23. [240] HANLON M., BARNES M., LAMB G., NICOL R. – Central compartment pressure monitoring following clubfoot release. *J Pediatr Orthop* 1996, 16 : 63-66.

[241] HUTCHINS P.M., FOSTER B.K., PATERSON D.C., COLE E.A. – Long-term results of early surgical release in clubfeet. *J Bone Joint Surg* Br 1985, 67 : 791-799. [242] IRANI R.N., SHERMAN M.S. – The pathological anatomy of clubfoot. *J Bone Joint Surg Am* 1963, 45 : 45. [243] ISAACS H., HANDELSMAN J.E., BADENHORST M., PICKERING A. – The muscles in clubfoot : a histological, histochemical, and electron microscopic study. *J Bone Joint Surg* Br 1977, 59 : 465. [244] JOHNSTON II C.E., HOBATHO M.C., BAKER K.J., BAUNIN C. – Three-dimensional analysis of clubfoot deformity by computed tomography. *J Paediatr Orthop* Br 1995, 4:39-48. [245] KAROL L.A., CONCHA M.C., JOHNSTON C.E. – Gait analysis and muscle strength in children with surgically treated clubfeet. *Pediatr Orthop.* 1997; 17 : 790-795. [246] KAWASHIMA T., UHTHOFF H.K. – Development of the foot in prenatal life in relation to idiopathic clubfoot. *J Pediatr Orthop* 1990, 10 : 232-237. [247] KITE J. – Non-operative treatment of congenital clubfeet. *Southern Med 1930,* 23 : 337. [248] KITE J.H. – Some suggestions on the treatment of clubfoot by casts. AAOS Instructional Course Lecture. *J. Bone Joint Surg.* 1963, 45A, 406. [249] KITE J.H. – The clubfoot. *Grune & Stratton,* New York, London 1964. [250] KLAUE K. – Rupture of the degenerated tibialis posterior tendon : symptoms and treatment. *Ther Umsch.* 1991; 48 : 796-802.

[251] KLAUE K. – Planovalgus and cavovarus deformity of the hind foot. A functional approach to management. *J. Bone Joint Surg.(Br)* 1997; 79-B : 892-5. [252] LASCOMBE P. – Pied bot varus équin congénital. *Conférence d'enseignement. Orthop Pédiatr 1.* 1991; 127-144. Trente six références bibliographiques. Cet article fait la synthèse, de façon très didactique, de toute les grandes stratégies sur le pied bot varus équin. [253] LAVILLE J.M., COLLIN J.F. – Traitement du pied bot varus équin négligé, suivant la technique d'Ilizarov. *Revue de Chirurgie Orthopédique.* 1992; 78 : 485-490. [254] MAGONE J.B., TORCH M.A., CLARK R.N., KEAN J.R. – *J Pediatr Orthop.* Comparative review of surgical treatment of the idiopathic clubfoot by three different procedures at Columbus Children's Hospital. *J Pediatr Orthop* 1989; 9:49-58. [255] MAIZA D., THEMAR-NOEL C., LEGRAND I., BENSAHEL H., HASSAN M. – Ultrasonographic approach to the neonatal foot : preliminary study. *J Paediatr Orthop* Br 1995, 4 : 39-48. [256] MALAN M.M. – Principles of operative correction of congenital clubfoot deformity. *Foot and Ankle Surgery* 1996, 2 : 50-51. [257] MASSE P – Le traitement du pied bot par la méthode «Fonctionnelle». In Cahier d'enseignement de la SOFCOT. Paris : *Expansion Scientifique* 1977, 3:51-56. [258] MC HALE K.A., LENHART M.K. – Treatment of residual clubfoot deformity the Bean-Shaped foot by opening wedge medial cuneiform osteotomy and closing wedge cuboid osteotomy : Clinical review and cadaver correlations. *J Pediatr Orthop* 1991; 11 : 374-381. [259] MÉTAIZEAU J.P. – Communication Personnelle. 1990. [260] MUIR L., LATIOTIS N., KUTTY S. – Absence of the dorsalis pedis pulse in the prevents of children with clubfoot. *J Bone Joint Surg* Br 1995, 77 : 114-116.

[261] NAPIONTEK M. – Congenital vertical talus : a restrospective and critical review of 32 feet operated on by peritalar reduction. *J Pediatr Orthop* 1995, 4 : 179-187. [262] PONSETI I.V., EL-KHOURY G.Y., IPPOLITO E., WEINSTEIN S.L. – A radiographic study of skeletal deformities in treated clubfeet. *Clin Orthop* 1981, 160 : 30-42. [263] PONSETI I.V. – Congenital clubfoot, fondamentals of treatment. *Oxford University Press.* 1996. [264] PONSETI I.V. – Current concepts review. Treatment of congenital clubfoot. *J Bone Joint Surg* Am 1992, 74 : 448-54. [265] POUS J.G., CARLIOZ H. – Le pied bot varus équin congénital, *Cahiers d'enseignement de la SOFCOT* 1977, N° 3. Collection J. Duparc. Expansion scientifique Française. [266] POUS J.G. CARLIOZ H. – Le pied bot varus équin congénital, *Cahiers d'enseignement de la SOFCOT* 1993, N° 43. Collection J. Duparc. Expansion scientifique Française. [267] ROSMAN M., BROWN K. – Preopertive Ilizarov frame construction for correction of ankle and foot deformities. *JPediatr Orthop* 1990, 11:1-5. [268] SALATHE E.P. ARANGIO G.A. – The foot as a shock absorer. *J Biomech* 1990; 23 : 655-659. [269] SCARPA A. – A Memoir on Congenital Clubfeet of Children (translate from Italian by J.W. Wishart). *Edimburgh : Constable* 1818. [270] SCOTT W.A., HOSKING S.W., CATTERALL A. – Clubfoot, observations on the surgical anatomy of dorsiflexion. *J Bone Joint Surg* Br 1984, 66 : 71-76.

[271] SERINGE R., ATIA R. – Pied bot varus equin congénital idiopathique : Résultats du traitement «fonctionnel» (269 pieds). *Rev Chir Orthop* 1990, 76 : 490-501. [272] SERINGE R., CHEDEVILLE R. – Traitement non Chirurgical. In Le pied bot varus équin congénital, *Cahiers d'enseignement de la SOFCOT* 1993, N° 43 Collection J. Duparc. Expansion scientifique Française. [273] SERINGE R., ZELLER R. – Chirurgie du pied bot varus équin. *Encycl Med Chir, Techniques Chirurgicales, Orthopédie Traumatologie, Paris,* 1995; 44-921. [274] SIMONS G.W. – Calcaneocaboïd joint deformity in tali-

pes equinovarus : an overview and update. *J Paediatr Orthop* Br 1995, 4:25-35. [275] SIMONS G.W. – Complete Subtalar release in club feet : Part I. A preliminary report. *J Bone Joint Surg* Am 1985, 67 : 1044-1055. [276] SIMONS G.W. – Complete Subtalar release in club feet : Part II. Comparison with less expensive procedures. *J Bone J point Surg* Am 1985 67 : 1056-1065. [277] SIMONS G.W. – The club-foot. *Springer Verlag,* New York 1994. [278] SIMONS G.W., DUHAIME M., BENSAHEL H., DIMÉGLIO A. – Second international congress on clubfoot. Amsterdam, Netherlands. *JPediatr Orthop part B,* 1997; vol6; 4 : 283-301. [279] SINHA A.K., WOOD M.B., IRONS G.B. – Free tissue transfer for reconstruction of the weight-bearing portion of the foot. *Clin Orthop* 1989, 242 : 269-271. [280] SODRE H., BRUSCHINI S., MESTRIMER L.A., MIRANDA F., LEVINSOHN E.M., PACKARD D.S., CRAIDER R.J., SCHWARTZ R., HOOTNICK D.R. – Arterial abnormalities in talipes equinovarus as assessed by angiography and the doppler technique. *J Pediatr Orthop* 1990; 10 : 101-104.

[281] SOMPPI E. – « Clubfoot : Review of the literature and an analysis of a series of 135 treated clubfeet». *Act Orthop Scand* 1984, 55 : 1-109. [282] SPERO C.R., SIMON G.S., TORNETTA P. – Club-feet and tarsal coalition. *J Pediatr Orthap* 1994, 14 : 372-376. [283] SUTHERLAND D.H., COOPER L., DANIEL D. – The role of the ankle plantarflexors in normal walking. *J Bone Joint Surg* Am 1980; 62 : 354-363. [284] THOMETZ J.G., SIMONS G.W. – Deformity of the calcaneocaboid joint in patients who have talipes equinovarus. *J Bone Joint Surg* 1993, 75 : 190. [285] TURCO V.J. – Clubfoot. New York : *Churchill Livingstone* 1981. [286] TURCO V.J. – Present Management of Idiopathic Clubfoot. *J Pediatr Orthop* Br 1994, 3 : 149-154. [287] TURCO V.J. – Resistant clubfoot, one-stage posteromedial release with internal fixation. A follow-up report of a fifteen-year experience. *J Bone Joint Surg* Am 1979, 61 : 805-814. [288] TURKER R.J., DRENNAN J.C. – Childhood foot and ankle disorders. *Current opinion in orthopedics, Rapid science Publishers* 1996; 7 : 69-74. [289] WIDHE T., BERGGREN L. – Gait analysis and dynamic foot pressure in the assessment of treated clubfoot. *Foot Ankle* 1994, 15 : 186- 190. [290] YAMAMTO H., MUNETA T., ISHIBASHI T., FURUYA K. – Posteromedial release of congenital clubfoot in children over 5 years of age. *J Bone Joint Surg* Br 1994, 76 : 555-558.

X – PIED CREUX

[291] CHUINARD E.G., BASKIN M. – Clawfoot deformity. Treatment by transferring the long extensors into the metatarsal and fusion of the interphalangeal joints. *J Bone Joint Surg* Am 1973. [292] COLEMAN S.S., CHESTNUT W.J. – A simple test for hindfoot flexibility int he cavovarus foot. *Clin Orthop* 1977, 123-160. [293] DWYER F.C. – Osteotomy of the calcaneum for pes cavus. *J Bone Joint Surg* Br 1959, 41 : 80. [294] DWYER F.C. – The present status of the problem of pes cavus. *Clin Orthop* 1975, 106 : 254. [295] GILLIAT and THOMAS – *Annals of Physical Medicine* 1957, 4 : 104-106. [296] GIRIAT A., TAUSSIG G., MASSE P. – Plantar release in the treatment of pes cavus in childhood. Technbique and indications. (Author's transl) *Rev Chir Orthop* 1979, 65 : 77. [297] HARDING and THOMAS – *Brain* 1980, 103 : 259-280. [298] JAHSS M.H. – Evaluation of the cavus foot for orthopaedic treatment. *Clin Orthop* 1983; 181 : 53. [299] JAHSS M.H. – Tarsometattarsal trancated-wedge arthrodesis for pes cavus and equinovarus deformity of the forepart of the foot. *J Bone Joint Surg* Am 1980, 62 : 713. [300] KLAUE K. – Planovalgus and Cavovarus deformity of the hind foot. *J Bone Joint Surg Br* 1997, 892-895.

[301] MC CLUSKEY W.P., LOVEL W.W., CUMMINGS R.J. – The cavovarus foot deformity : etiology and managment. *Clin Orthop 1989,* 247 : 27. [302] MEARY R., MATTEI C.R., TOMENO B. – Tarsectomie antérieure pour pied creux. Indications et résultats lointains. *Rev Chir Orthop* 1976, 62 : 231. [303] MEARY R. – Le pied creux essentiel. Symposium. *Rev Chir Orthop* 1967, 53 : 389. [304] PAULOS L. *et al. J Bone Joint Surg Am* 1990, 62 : 942-953. [305] PAULOS L., COLEMAN S.S., SAMUELSON K.M. – Pes cavovarus. *J Bone Joint Surg Am* 1980, 62 : 942. [306] PRICE A.E., MAISEL R., DRENNAN J.C. – Computed tomographic analysis of pes cavus. *J Pediatr Orthop* 1993, 13 : 646. [307] SAMILSON R.I., DILLIN W. – Cavus, cavovarus and calcaneocavus an update. *Clin Orthop* 1983, 177 : 125. [308] THOMAS *et al.* – J. Neurol, Neurosurg and Psychiatry 1974, 37 : 68-75. [309] WATANABE R.S. – Metatarsal osteotomy for the cavus foot. *Clin Orthop* 1988, 252 : 217.

XI – PIED ET MYELOMENINGOCELE

[310] ABRAHAM E., LUBICKY J.P., SONGER M.N., MILLAR E.A. – Supramalleolar osteotomy for ankle valgus in myelomeningocele. *J Pediatr Orthop* 1996, 16 : 774-781. [311] BURKUS J.K.,

MOORE D.W., and RAYCROFT J.F. – Valgus deformity of the Ankle in Myelodysplastic Patients. Correction by Stapling of the Medial Part of the Distal Tibial Physis. *J Bone Joint Surg. (Am)* 1983, 65 : 1157. [312] DENNYSON W.G. and FULFORD G. E. – Subtalar Arthrodesis by Cancellous Grafts and Metallic Internal Fixation. *J. Bone Joint Surg. (Br)* 1976, 58 : 507. [313] DIMÉGLIO A., PRESEDO A. – Myelomeningocele and equinovarus foot. Pie neurologico infantil. Madrid, *Vicente Ediciones* 1997, 254-256. [314] LINDSETH R.E. – Myelomeningocele. The Child's Foot and Ankle. *Edit. by J.C. Drennah, Raven Press Ltd. New York,* 1992. [315] MALHOTRA D., PURI R., and OWEN R. – Valgus Deformity of the Ankle in Children with Spina Bifida Aperta. *J. Bone Joint Surg. (Br)* 1984, 66 : 381. [316] MENELAUS M.B. – Talectomy for equinovarus deformities in arthrogryposis and spina bifida. *J Bone Joint Surg* Br 1971, 53 : 468-473. [317] MENELAUS M.B. – The orthopaedic management of Spina bifida. Edinburgh, *Churchill- Livingstone,* 1980. [318] SHARRARD W.J.W., GROSFIELD I. – The management of deformity and paralysis of the foot in myelomeningocele. *J Bone Joint Surg* Br 1968, 50 : 456. [319] STOTT N.S., ZIONTS L.E., GRONLEY J.K., PERRY J. – Tibialis anterior transfer for calcaneal deformity : A postoperative Gait Analysis. *J Pediatr Orhop,* 1996; 16 : 792-798

XII – PIED ET IMOC

[320] ALMAN B.A., CRAIG C.L., ZIMBLER S. – Subtalar arthrodesis for stabilisation ot valgus hind-foot in patients with cerebral palsy. *J Paediatr Orthop* 1993; 13 : 634-641.

[321] BANKS H.H. – Management of spastic deformities of foot and ankle. *Clin. Orthop.*, 1977; 122 : 70. [322] DIMÉGLIO A., PRESEDO A. – Mistakes and errors in the cerebral palsy foot. Pie neurologico infantil. A. *Madrid Vicente Ediciones* 1997, 179-187. [323] DRVARIC D.M., SCHMITT E.W., NAKANO J.M. – The Grice extra-articular subtalar arthrodesis in the treatment of spastic hindfoot valgus deformity. *Dev Med Child Neurol* 1989; 31 : 665-669. [324] FULFORD G.E. – Surgical management of ankle and foot deformities in cerebral palsy. *Clin. Orthop.*, 1994, 14, 701 -702. [325] GAGE J.R., PERRY J., HICKS R.R., KOOP S., WERNTZ J.R. – Rectus femoris transfer to improve knee function of children with cerebral palsy. *Dev Med Child Neurol* 1987, 29 : 159. [326] GAGE J.R. – Surgical treatment of knee dysfunction in cerebral palsy. *Clin Orthop* 1990, 253 : 45. [327] GAGE J.R. – Gait analysis. An essential tool in the treatment of cerebral palsy. *Clinic Orthop* 1993, 288 : 126. [328] GAGE J.R., DELUCA P.A., RENSHAW T.S. – Gait analysis; principales and applications emphasis on its use in cerebral palsy J., *Bone Joint Surg.*, 1995, 77A, 10, 1607-1623. [329] HOFFER M.M., REISWIG J.A., GARRET A.M., PERRY J. – The split anteriore tibial tendon transfer in the treatment of spastic varus hindfoot of children. *Orthop. Clin. North Am.* 1974, 5:31. [330] LEBARBIER P., CAHUZAC J.P. – L'infirmité Motrice d'Origine Cérébrale. *Cahier d 'enseignement de la SOFCOT n° 36, Paris, Expansion Scientifique Française*, 1989.

[331] LEBARBIER P., ALEXANDER F., GAYRAUD J.P., DAURIAC B. – Le pied de l'enfant spastique. Actualisation de nos indications. Ch. Herisson, L. Simon, Actualités en médecine et chirurgie du pied, pp. 192-199, Paris, Masson, 1992. [332] LEBARBIER P., CAHUZAC J.P., CLEMENT J.L. – Le pied spastique de l'enfant infirme moteur d'origine cérébrale. A. Diméglio, J. Claustre. Le pied de l'enfant, Monographie de Podologie, n° 89, pp. 267-273, Paris, Masson, 1987. [333] KELLY I.P., O'REGAN M., JENKINSON A., O'BRIEN T. – The quality assement of walking in cerebral palsy. *Gait and Posture* 1997, 5 : 70. [334] KUBAN K.C.K., LEVITON A. – Cerebral palsy. N Engl *J Med* 1994, 330 : 188-195. [335] MUYBRIDGE E. – Complete human and animal locomotion. New York, *Dover Publications* 1979. [336] MILLER F., DABNAY K.W., RANG M. – Complications in cerebral palsy treatment. In Complications in Pediatric Orthopaedic Surgery by Charles EPPS Jr., and Bowen. [337] MITCHELL G.P. – Posterior Displacement Osteotomy of the Calcaneus. *J. Bone Joint Surg.* (Br) 1977, 59 : 233. [338] PERRY J., HOFFER M.M., GIOCAN P., ANTONELLI D., GREENBERG R. – Gait analysis of the triceps surea in cerebral palsy. *J. Bone Joint Surg* 56A : 511, 1974. [339] PERRY J. – Gait analysis. *Slack, Thorofare NJ* 1992. [340] PERRY J. – Distal rectus femoris transfer. *Dev. Med. Child Nerol* 29 : 153, 1987.

[341] REIMERS J. : Static and dynamic problems in spastic cerebral palsy. *J. Bone Joint Surg.* 55B, n°4, 822-826, 1973. [342] ROSS P.M., LINE D. – The Grice procedure; indicators and evaluations of long term results. *Clin. Orthop.* 153 : 195, 1980. [343] ROOT L. – Varus and valgus foot in cerebral palsy and its management. *Foot Ankle*, 1984, 4 : 174. [344] SHARRARD W., ALLEN J., HEANEY S., PRENDIVILLE G. – Surgical prophylaxis of subluxation and dislocation of the hip in cerebral palsy. *J. Bone Joint Surg.* 57B : 160, 1975. [345] SUTHERLAND D.H., KAUFMAN K.R., WYATT M.P., CHAMBERS H.G. – Injection of butulin A toxin into the gastrocnemius muscle of patients with cerebral

palsy; a 3-dimensional motion analysis study. *Gait and Posture* 269-179, 1996. [346] SUTHERLAND D.H., SANTI M., ABEL M.F. – Treatment of stiff-Knee gait in cerebral palsy : A comparison by gait analysis of distal rectus femoris transfer versus proximal rectus release. *J Pediatr Orthop* 1990, 10 : 433. [347] TARDIEU G., HARIGA J. – Selective partial denervation by alcohol injection and the results in spasticity. *Reconstr. Surg. Traumatol.* 13 : 18, 1972. [348] TAUSSIG G., AUFAURE P., PILLIARD D. – La chirurgie tendineuse du pied varus équin de l'enfant et de l'adolescent infirme moteur d'origine cérébrale. *Rev. Chir. Orthop.* 1990, 76, 128-136. [349] TENUTA J., SHETON Y.A., MILLER F. – Long-term follow-up of triple arthrodesis in patients with cerebral palsy. *J. Pediatr. Orthop.* 1993, 13, 713-716. [350] VAUGHAN C.L., NASHMANN J.H., MURR S.M. – What is the normal fonction of tibialis posterior in human gait? The diplegic child. Sussman MD, *AAOS* 1993. [351] WILLIS C.A., HOFFER M.M., PERRY J. – A comparison of foot-switch of the heet of children with Cerabral Palsy. *Dev Med Child Neurol* 1988, 30 : 227-231. [352] WINTER D.A. – The biomechanics and Motor control of human gait. *Waterloo*, Canada, *University of Waterloo Press* 1987. [353] WINTER T.F., HICKS R., GAGE J.R. – Gait patterns in spastic hemiplegia in children and young adults. *J Bone Joint Surg Am* 1987, 69 : 437. [354] ZELLER R., CASTENADO A., SERINGE R. – Résultats du traitement conservateur dans le pied équin spastique. *Rev. Chir. Orthop.*, 1995, suppl. II, 169.

XIII – PIED NEUROLOGIQUE

355 ALEXANDER J., JOHNSON K.A. – Assessment and management of pes cavus in Charcot-Marie-Tooth disease. *Clin Orthop* 1989, 246-273. [356] GHANEM I., ZELLER R., SERINGE R. – Foot deformities in children with hereditary motor and sensory neuropathy. *Rev Chir Orthop* 1996. [357] GOULD N. – Surgery in advanced Charcot-Marie-tooth disease. *J Foot Ankle* 1984, 4 : 267. [358] LEVITT R.I., GARTLAND J.J. – The role of foot surgery in progressive neuromuscular disorders in children. *J Bone Joint Surg Am* 1973, 55 : 1396. [359] MEDHAT M.A., KRANTZ H. – Neuropathic ankle joint in Charcot-marie-Tooth disease after triple arthrodesis of the foot. *Orthop Rev* 1988, 17 : 873. [360] SHAPIRO F., BRESNAN M.J. – Orthopaedic management of childhood neuromuscular disease. *J Bone Joint Surg* 1982; 64 : 785-789, 949-953, 1102-1106.

[361] WETMORE R.S., DRENAN J.C. – Long-term results of triple arthrodesis in Charcot-Marie-Tooth disease. *J Bone Joint Surg Am* 1989; 71(3) :417-422. [362] WUKICH D.K., BOWEN J.R. – A long-term study of triple arthrodesis for correction of pes cavovarus in Charcot-Marie-Tooth disease. *J Pediatr Orthop* 1989, 9 : 433.

XIV – PIED ET ARTHROGRYPOSE

[363] DRURNMOND D.S., CRUESS R.L. – The management of the foot and ankle in Arthrogryposis Multiplex Congenita. *J Bone Joint Surg Br* 1978, 60(1):96-99. [364] GROSS R.H. – The role of Verebeleyi-Ogston procedure in management of the arthrogrypotic foot. *Clin Orthop* 1985, 194 : 99-103. [365] GUIDERA K.J., DRENNAN J.C. – Foot and ankle deformities in arthrogryposis multiplex congenita. *Clin Orthop* 1985, 194 : 93-98. [366] LLOYD-ROBERTS G.D., LETTIN .A.W.F. – Arthrogryposis multiplex congenita. *J Bone Joint Surg Br* 1970, 62 : 494. [367] MENELAUS M.B. – Talectomy for equinovarus deformities in arthrogryposis and spina bifida. *J Bone Joint Surg* Br 1971, 53 : 468-473. [368] SÖDEGARD J., RYOPPY S. – Foot deformities in arthrogryposis multiplex congenita. *J Pediatr Orthop* 1995, 14 : 768-772. [369] SPIRES T.D., GROSS R.H., LOW W., BARRINGER W. – Management of resistant myelodysplasic or arthrogrypotic clubfoot with the Verebelyi-Ogston procedure. *J Pediatr Orthop* 1984, 4 : 705- 710. [370] ZIMBLER S., CRAIG C. – The arthrogrypotic foot. Plan of management and results of treatment. *Foot Ankle* 1983, 3 : 211.

XV – PIED PARALYTIQUE, DYSRAPHISME

[371] BOLLINI G. – Dysraphisme spinal fermé. *Ortho Pediatr 1. Conférence d'enseignement, Expansion scientifique*, 1991; 49-72. [372] LICHTENSTEIN B.M. – Spinal dysraphism. *Arch Neurol and Psychiatry* 1940; 44 : 792. [373] PICARD J.J. – Traitement du pied plat valgus paralytique. *Conférence d'Enseignement, SOFCOT. Expansion Scientifique*, 1971; 163-185. [374] RASOOL M.N., GOVENDER S., NAIDOO K.S., MOODLEY M. – Foot deformities and occult spinal abnormalities in

children : a review of 16 cases. *J Pediatr Orthop* 1992; 12 : 94- 99. [375] TILL K. – Spinal dysraphism. A study of congenital malformations of the lower back. *J Bone Joint Surg (Br)* 1969; 51 : 415-22. [376] WESTIN A. – Tendon transfers about the foot, ankle and hip in the paralyzed lower extremity. *J Bone Joint Surg Am* 1965, 47(7): 1430-1443.

XVI – TECHNIQUES CHIRURGICALES

[377] ABRAHAM E., LUBICKY J.P., SONGER M.N., MILLAR E.A. – Supramalleolar ostentomy for ankle valgus in myelomeningocele. *J Pediatr Orthop* 1996, 16 : 774-781. [378] ANGUS P.D., COWELL H.R. – Triple arthrodesis : a critical long-term review. *J Bone Joint Surg* (Br) 1986; 68 : 260-265. [379] BADELON O. – Ostéotomie du calcanéum. *J Pediatr Orthop.* 1989; 8:58. [380] BAUER R., KERSCHBAUMER, POISEL S. – Voies d'abord en chirurgie orthopédique et traumatologique. *Masson* Paris 1988.

[381] CANALE S.T., BEATY J.H. – Operative Pediatric Orthopaedics. (2sd) *MOSBY* 1995. [382] CURTIS F.E., MURO F. – Decancellization of the os calsis, astragalus and caboïd in correction of congenital talipes equinovarus. *J Bone Joint Surg* 1934, 16 : 110. [383] FRANKE J., GRILL F., HEIN G., SIMON M. – Correction of clubfoot relapse using Ilizarov's apparatus in children 8-15 years old. *Arch Orthop Trauma Surg* 1990; 110 : 33-37. [384] GALLIEN R., MORIN F., MARQUIS – Subtalar arthrodesis in children. *J Pediatr Orthop* 1989; 9:59. [385] GRICE D.S. – Further experience with extra-articular arthrodesis of the subtalar joint. *J Bone Joint Surg Am* 1955, 37 : 246. [386] GROSS P.M., LYNE D. – The Grice procedures : Indications and evaluation of longterm results. *Clin Orthop* 1980; 153 : 194. [387] GROSS H. – A clinical study of the batchelor sub-talar arthrodesis. *J Bone Joint Surg Am* 1976, 58 : 343-340. [388] KLAUE K. – Planovalgus and Cavovarus deformity of the hind foot. *J Bone Joint Surg Br* 1997, 892-895. [389] LE COEUR P. – Axiomatique des transplantations musculaires. *Conférence d'Enseig., SOFCOT. Expansion Scientifique,* 1971; 207-226. [390] MASQUELET A.C., MC CULLOUGH C.J., TUBIANA R. – An Atlas of Surgical Exposures of the lower extremity. *Artwork* and *Design – Martin Dunitz Ltd* 1993.

[391] MENELAUS M.B. – Talectomy for equinovarus deformity in arthrogryposis and spina bifida. *J Bone Joint Surg Br* 1971, 53 : 468. [392] MILLER G.M., HSU J.D., HOFFER M.M., RENTFRO R. – Posterior tibial tendon transfer; a review of the literature and analysis of 74 procedures. *J Pediatr Orthop* 1982, 2 : 363- 370. [393] MITCHELL G.P. – Posterior displacement osteotomy of the calcaneus. *J Bone Joint Surg* Br 1977, 59 : 233. [394] MORRISSY R. – Atlas of Paediatric Orthopaedic Surgery. (2nd édition) *Lippincott-Raven* 1996. [395] MOSCA V.S. – Calcaneal lengthening for valgus deformity of the hindfoot. *J Bone Joint Surg* 1995; 77 A : 500-511. [396] OGSTON A. – A new principle of curing club-foot in severe cases in childrend a few years old. *Br Med J* 1902, 1/1524. [397] ROSMAN M., BROWN K. – J Pediatr Preoperative Ilizarov frame construction for correction of ankle and foor deformities. *J Pediatr Orthop* 1991; 11 : 238-240. [398] SANGEORZAN B.J., MOSCA V., HANSEN S.T. – Effect of calcaneal lengthening on relationships among the hindfoot, midfoot and forefoot. *Foot Ankle* 1993, 14 : 136-141. [399] SCOTT S.M., JAMES P.C., STEVENS P.M. – Grice subtalar arthrodesis followed to skeletal maturity. *J Pediatr Orthop* 1988; 8 : 176-183. [400] SHERMAN F.C., WESTIN G.W. – Plantar release in the correction of deformities of the foot in childhood. *J Bone Joint Surg Am* 1981, 63 : 1382.

[401] STEINDLER A. – Stripping of the os calcis. *J Orthop Surg* 1920, 2:8. [402] STOTT N.S., ZIONTS L.E., GRONLEY J.K., PERRY J. – Tibialis anterior transfer for calcaneal deformity : A postoperative Gait Analysis. *J Pediatr Orhop*, 1996; 16 : 792-798. [403] TACHDJIAN M.O. – Atlas of pediatric orthopedic surgery. Philadelphia, *WB Saunders Co*, 1994. [404] TOMENO B., COURPIED J.P., MUSSET TH. – Techniques Chirurgicales. Orthopédie. *Encyclopédie médico chirugicale.* Paris France. 1990; 44904-10. (13 pages). [405] TOMENO B., FILIPE G. – Ostéotomies du tarse antérieur et postérieur. *Encyclopédie médico chirugicale. Éditions Techniques. Paris France.* 1990; 44920-10. [406] TOMENO B., PIAT CH. – Arthrodèse tibio-astragalienne. *Encyclopédie médico chirugicale. Éditions Techniques Orthopédiques. Paris France.* 1990; 44902-10. [407] VEREBELYI L. – Angeborner Klupfuss, dirch subperiostales evidement des Talus geheilt. *Pester Med Chir Presse* 1877, 14 : 224.

XVII – MARCHE

[408] Catani F., Capanna R., Benedetti M.G., Battistini A., Learndini A., Cinque G., Gianni S. – Gait analysis in patients after van Ness rotation plasty. *Clin Orthop* 1993, 296 : 270-277. [409] Duchenne B.G. – Physiology of Motion. (Translated and edited by E.B. Kaplan) Philadelphia, *WB Saunders Co* 1959, 384. [410] Gage J.R. – Gait analysis. *Clin Orthop and Rel Res* 1993, 288 : 126-134.

[411] Gras P., Casillas J.M., Dulieu V., Didier J.P. – La marche. *Encyclopédie Médico Chirurgicale, Kinésithérapie Rééducation fonctionnelle, Paris France.* 1996; 26013 A10. [412] Ounpuu S., Gage J.R., Davis R.B. – Threee dimensional lower extremity joint kinetics in normal pediatric gait. *J Pediatr Orthop* 1991, 341-349. [413] Perry J. – Gait analysis. Normal and pathological function. *Slack Inc, Thoro Fare USA* 1992. Excellent monographie, lire le chapitre N° 4 qui comporte 52 références bibliographiques sur le pied. [414] Plas F., Viel E., Blanc Y. – La marche humaine. Kinésiologie dynamique, blomécanique et pathomécanique. Masson, Paris, 1983. [415] Sutherland D.H., Olshen R., Biden E., Wyatt M. – Clinics in developmental medicine, n° 104-105. The development of mature gait walking. *Mac Keith Press. Oxford Blackwell Scientific Publications LTD. Philadelphia JB Lippincott CO.* 1988. [416] Sutherland D.H., Olshen R., Cooper L., Woo S.L.Y. – The development of mature gait. *J Bone Joint Surg Am* 1980, 62 : 336. [417] Widhe T., Berggren L. – Gait analysis and dynamic foot pressure in the assessment of treated clubfoot. *Foot Ankle* 1994, 15 : 186-190.

XIX – SEMELLES ORTHOPÉDIQUES

[418] Staheli L.T., Griffin L. – Corrective shoes for children : A survey of current practice. *Pediatrics* 1980, 65 : 13. [419] Wenger D.R., Mauldin D., Speck C., Morgan D., Lieber L. – Corrective shoes and inserts as treatment for flexible flatfoot in infants and children. *J Bone Joint Surg Am* 1989, 71 : 800.

XX – HALLUX VALGUS

[420] Coughlin M.J., Bordelon R.L., Johnson K., Mann R.A. – Symposium-Presidents' forum-evaluation and treatment of juvenile hallux valgus. *Contemp orthop* 1990, 21 : 169. [421] Coughlin M.J., Mann R.A. – The pathophysiology of the juvenile bunion. *AAOS Inst Course Lect* 1987, 36 : 123. Dans cet excellent article l'auteur insiste pour démontrer que le traitement doit être spécifique chaque type de déformation. [422] Coughlin M.J. – Juvenile hallux valgus etiology and treatment. *Foot Ankle* 1995, 11 : 682- 697. [423] Helal B., Gupta S., Gojaseni P. – Surgery for adolescents hallux valgus. *Acta Orthop Scand* 1974, 45 : 271. [424] Houghton G., Dickson R. – Hallux Valgus in the younger patient : The structural abnormality. *J Bone Joint Surg* Br 1960, 42 : 749. [425] Pigott H. – The natural history of hallux valgus in adolescence and early adult life. *J Bone Joint Surg* Br 1960, 42 : 749. [426] Scranton P., Zuckerman J. – Bunion surgery in adolescents : résults of surgical treatment. *J Pediatr Orthop* 1984, 4:39. [427] Simmonds F., Menelaus M. – Hallux valgus in adolescents. *J Bone Joint Surg* Br 1990, 42 : 761. [428] Young J.D. – A nex operation for adolescent hallux valgus. *Univ PA Med Bull* 1910, 23 : 459.

XXI – MALFORMATIONS CONGÉNITALES

[429] Beaty J.H. – Congenital anomalies of the foot and lower extremity. In Operative Pediatric Orthopaedic. *MOSBY* 1995, 72-134. Excellente revue générale. [430] Channon C.M., Brotherthon B.J. – The ball socket ankle joint. *J. Bone Joint Surg.*, 1979, 61B : 85.

[431] Diméglio A. – Les malformations des orteils. *La Médecine Infantile*, 93e année, n° 8, décembre 1986, 833-839. [432] Kelikian H. – Hallux valgus, allied deformities of the forefoot and metatarsalgia. *Philadelphia, W.B. Saunders Co*, 1965. [433] Kelikian H., Clayton L., Loseff H. – Surgical syndactylism of the toes. *Clin. Orthop.*, 1961, 19, 208. [434] Kumar K., Kumar D., Gadegone W.M., Kapahtia N.K. – Macrodactyly of the hand and foot. *Internat. Orthop. (SICOT)*,

1985, 9, 259-264. [435] LLOYDS-ROBERT G.C., CLARK R.C. – Ball and socket joint in metatarsus adductus varus. (S. Shaped or serpentine foot). *J. Bone Joint Surg*, 1973, 55B, 193. [436] PAPAS M., MULLER J.T. – Congenital ball and socket ankle joints and related lower extremity malformations. *J. Bone Joint Surg*., 1982, 64A, (5), 672-679. [437] STILES K.A., PICKARD I.S. – Hereditary malformations of the hands and feet. *J. Hered.*, 1943, 34, 341. [438] TACHDJIAN M.O. – Congenital Deformities. In The Child's Foot. *Philadelphia, W.B. Saunders Co*, 1985. Chapter 2, p. 131-351. [439] WALKER J.C., CLODIUS L. – The syndromes of cleft lip, cleft palate and lobsterclaw deformities of hands and feet. *Plast. Reconstr. Surg.*, 1963, 32, 627.

XXII – PIED ET SYNDROMES

[440] BEIGHTON P. – Inherited Disorders of the Skeleton. *Churchill Livingstone. Edinburgh. London* 1978.

[441] DAOUD A., ARCAMONE H. – Le pied de l'enfant et ses syndromes. *In* Le Pied de l'enfant, sous la direction A. Diméglio, J. Claustre. *Masson* 1987, 83-89. [442] FOULKES G.D., REINKER K. – Congenital constriction band syndrome : a seventy-year experience. *J Pediatr Orthop* 1994, 14 : 242-248. [443] GOLDBERG M.S. – The dysmorphic child. An orthopaedic perspective. *Raven Press. New York*. 1987. [444] MC KUSICK V. – Heritable disorders of Connective Tissue. *Mosby. Saint Louis*. 1972. [445] SALMON M.A. – Developmental Defects and Syndromes. *HM+M Publishers, Aylesbury HP21 England*. 1978. [446] WYNNE-DAVIES R. – Heritable disorders in orthopaedic practice. *Blackwell Scientific Publications*. Oxford-London-Edinburg 1973.

XXIII – OSTÉOCHONDROSES

[447] DIMÉGLIO A., CLAUSTRE J. – La maladie de Sever. In Le Pied de l'Enfant, sous la direction de A. Diméglio, J. Claustre. *Masson* 1987, 241-243. [448] RODINEAU J. – La maladie de Sever. In Le Pied de l'Enfant, sous la direction de A. Diméglio, J. Claustre. *Masson* 1987, 238-240.

XXIV – CHIRURGIE PLASTIQUE

[449] ATAR D., GRANT A.D., SILVER L., LEHMAN W.B., STRONGWATER A.M. – The use of a tissue expander in club foot surgery : a case report and review. *J Bone Joint Surg* Br 1990, 72 : 574-577. [450] DEVARAJ V.S., KAY S.P., BATCHELOR A.G., YATES A. – Microvascular surgery in children. *J Plast Surg* Br 1991, 44 : 276-280.

[451] HAASBEEK J.F., ZUKER R.M., WRIGHT J.G. – Free gracilis muscle tranfer for coverage of severe foot deformities. *J Pediatr Orthop* 1995, 15 : 608-612. [452] MULFINGER C., BAREDOT J., LEGRRE R., AUBERT J.P. – Lambeaux de couverture des pertes de substance du talon. *Ann Chir Plast Esthet* 1993, 38 : 591-598. [453] MYERS M.B. – Wound tension and vascularity in the etiology and prevention of skin sloughs. *Surgery* 1964, 56 : 945. [454] NAPOINTEK M. – Transposed skin graft for wound closure alter Cincinnati incision. *Acta Orthop Scand* 1996, 3 : 280-282. [455] PALETTA C., CAMPBELL E., SHEHADI S.I. – Tissue expanders in children. *J Pediatr Surg* 1991, (1) 26 : 22-25. [456] PETRO J.A., NIAZI Z.B. – Immediate skin expansion : an old concept by a novel and inexpensive technique. *Ann Plast Surg* 1996, 36 : 479-483.

XXV – INFECTION

[457] ANTONIOU D., CONNER A.N. – Osteomyelitis of the calcaneus and talus. *J Bone Joint Surg* (Am) 1974; 56-A : 338-45. [458] BORRIS L.C., HELLELAND H. – Growth disturbance of the hind part of the foot folowing ostenmyelitis of the calcaneus in the newborn. *J Bone Joint Surg* Am 1986, 68 : 302. [459] CANALE S.T., MANUGIAN A.H. – Neonatal osteomyelitis of os calcis. A complication of repeated heel punctures. *Clin Orthop* 1981, 156 : 178-182. [460] CHAUMIER J.P. – Les localisations atypiques de l'ostéomyélite : infections osseuses de l'enfant. *GEOP* 1994, P : 111-115.

[461] DABNEY KIRK W., BOWEN J.R., RICHARD – Complications of musculoskeleted Infections. Chap. 32, P. 751-787, *Complications Pediatric Orthopaedic Surgery by C.H. Epps, J.R. and J.R. Bowen, edited by JB. Lippincott Compagny*, 1995. [462] EZRA E., KHERMOSH O., ASSIA A., SPIRER Z., WIENTROUB S. – Primary subacute osteomyelitis of the axial and appendicular skeleton. *J Pediatr Orthop* 1993; 1-B : 148-52. [463] EZRA E. – WIENTROUB S. – Primary subacute haematogenous osteomyelitis of the tarsal bones in children. *J Bone Joint Surg Br* 1997, 79 : 983-986. [464] FEIGIN R.D., MC ALISTER W.H., SAN JOAQUIN V., MIDDLEKAMP J.N. – Osteomyelitis of the calcaneus. *Am J Dis child* 1970, 119 : 61. [465] GRATTAN-SMITH J.D., WAGNER M.L., BARNES D.A. – Osteomyelitis of the talus : an unusual cause of limping in childhood. *Am J Roentgenol* 1991; 56 : 785-9. [466] HAUTEFORT P., BEAUVAIS P., CARLIOZ H. – Arthrites septiques de l'enfant, *EMC, appareil locomoteur.* 14178 A10, 10 – 1989, 5 p. [467] JAHSS M.H. – Disorders of the Foot. Infections of the Foot *by Ambrose J.S.P.* Edited *by W.B. Saunders Company, 1982* Chap 51, P 1398-1420. [468] JARVIS J.G., SKIPPER J. – Pseudomonas osteochondritis complication puncture wounds in children. *J Paediatr Orthop* 1994, 14 : 755-759. [469] LARS C., BORRIS and HAAKON HELLELAND – Growth Disturbance of the Hind Part of the Foot following Osteomyelitis of de Calcaneus in the Newborn. *J Bone Joint Surg AM*; 1986. Vol 68A; 2 : 302-305. [470] LILIEN L.D., HARRIS V.J., RAMAMURTHY R.S., PILDES R.S. – Neonatal osteomyclitis of the calcaneus : complication of heel puncture. *J Pediatr Orthop* 1976, 88 : 478.

[471] MAZUR JOHN M. *and Coll* – Usefulness of Magnetic Resonance Imaging for the Diagnostic of Acute Musculoskeletal infections in Children. *J Pediatr Orthop* 1995; 15, n° 2 144-147. [472] MORRISSY R.T. and WEINSTEIN S.L. – Bone and Joint Sepsis : *In Lovell and Winter's Pediatric Orthop. Vol 1. Fourth Edition* 1996, Chap. 16 : 579-619. [473] OGDEN A.J. – Infections., *in Skeleted injury in the child, edited by Lea et Febiger, Philadelphia*, 1982; 128-132. [474] OPPENHEIM W.L., GAUTSCH T.L. – Punture Wounds of foot. *Complications in Pediatric Orthopaedic Surgery by C.H. Epps, J.R. and J.R. Bowen, edited by J.B. Lippincott Compaguy*, 1995; Chap. 10 : 238-242. [475] PELTIER J.P. – Ostéomyélites du pied de l'enfant. *Thèse Méd Lariboisière*, Saint-Louis, Université de Paris 7, 1991. [476] ROMBOUTS J.J., DELEFORTRIE G., CLAUS D., VINCENT A. – Subacute osteomyelitis in young children : a study of 17 cases. *Rev Chir Orthop* 1986; 72 : 471-5. [477] ROMBOUTS J.J. – Ostéomyélite : visage habituel et nouveaux aspects. *GEOP* 1994,P : 87-110. [478] SCOTT-RICHARD J. *and Coll* – Acute osteomyélitis in children : A review of 166 cases. *J Pediatr Orthop*, 1990, 10; n° 2 : 649-652. [479] SKEVIS X.A. – Primary acute and subacute localized osteomyelitis and osteochondritis in children. *J Bone Joint Surg (Br)* 1984; 66-B : 101-3. [480] TACHDJIAN – The Child's Foot, Infections of the foot. – *Edited by W.B. Saunders Compagny*, 1985; 598-603.

XXVI – TRAUMATISMES

[481] CANALE S., KELLEY F. – Fractures of the neck of the talus, long term evaluation of 71 cases. *J. Bone Joint Surg.* 60 A : 143-156, 1978. [482] CORCORAN J., ZAMBONI W.A., ZOOK E.G. – Management of lawn mower injuries to the foot and ankle. *Ann Plast Surg* 1993, 31 : 220-224. [483] HAWKINGS L.G. – Fractures of the neck of the talus. *J. Bone Joint Surg.* 52A : 991, 1970. [484] MAZEL C., RIGAULT P., PADOVANI J.P., FINIDORI G., TOUZET P. – Fractures of the talus in children : A review of 23 cases. *Rev Chir Orthop* 1986, 72 : 183- 195. [485] MULFINGER G., TRUETA J. – The blood supply of the talus. *J. Bone Joint Surg.* 52B(I) : 160-167, 1970. [486] OPPENHEIM W.L., GAUTSCH T.L. – Complications of foot and ankle trauma in children. Complications in Pediatric Orthopaedic Surgery. *Epps CH and Bowen J.R. J.B. Lippincott Company*, Philadelphia 1995.

XXVII – OSTÉOCHONDROSES DE L'ASTRAGALE

[487] BERNDT A.L., HARTY M. – Transchondral fractures (osteochondritis dissecans) of the talus. *J. Bone Joint. Surg. Am.* 1959; 41 : 988-1020. [488] GREENSPOON J., ROSMAN M. – Medial osteochondritis of the talus in children : Review and new surgical management. *J Pediatr Orthop* 1987; 7 : 705-708. [489] KONIG F. – Uber freie Korper in den Gelenkon. *Dtsch Z. Chir.* 1888; 27 : 90-109. [490] PARISIEN J.S. – Arthroscopic treatment of osteochondral lesions of the talus. *Am J. Sports Med.* 1986; 14 : 211-217.

491.PRITSCH M., HOROCHOVSKI H., FARINE I. – Arthroscopie treatment of osteochondral lesions of the talus. *J. Bone Joint Surg. Am* 1986; 68 : 862-865.

XXVIII – ORTEILS

[492] THOMPSON G.H. – Bunions and deformities of the toes in children and adolescents. *J Bone Joint Surg* Am 1995, 77 : 1924-1936.

XXIX – TUMEURS

[493] ADKINS C.D., KITAOKA H.B., SEIDL R.K., PRITCHARD D.J. – Ewing's sarcoma of the foot. *Clin Orthop and Related Research* 1997; 343 : 173-182. [494] COHEN J., BROWN K.A., GRICE D.S. – Ewing's tumor of the talus (astragalus) simulating aseptic necrosis. *J Bone Joint Surg* 1953; 35A : 1008-1012. [495] DAHLIN D.C., UNNI K.K. – Bone Tumors : General aspects and data on 8542 cases. *Ed 4 Springfield IL, Charles C Thomas* 1986. [496] FRANKEL S.L., CHIOROS P.G., SIDLOV C.J. – Steroid injection of a unicameral one cyst of the calcaneus : literature review and two case reports. *J Foot Surg* 1988; 27 : 60-5. [497] GHERLINZONI F., ROCK M., PUCCI P. – Chondromyxoid fibroma. The experience at the Instituto Ortopedico Rizzoli. *J Bonnt Surg (AM)* 1983; 65 : 195 -204. [498] JOHNSTONE P.A., WEXLER L.H., VENZON D.J., JACOBSON J., YANG J.C., HOROWITZ M.E., DELANEY T.F. – Sarcomas of the hand and foot : analysis of local control and fonctional result with combined modality therapy in extremity preservation. *Int J Radiat Oncol Biol Phys* 1994, 29 : 735-745. [499] MADIEFSKY L., WASIAK G.A. – Outpatient surgery of a unicameral bone cyst of the calcaneus. *J Foot Surg* 1986; 25 : 73-7. [500] MARCOVE R.C., CHAROSKY C.B. – Phalangeal sarcomas stimulating infections of the digits. Review of the literature and report of four cases. *Clin Orthop* 1972; 83 : 224-231.

[501 MOREAU G., LETTS M. – Unicameral bone cyst of the calcaneus in children. *J Pediatr Orthop*, 1994; 14 : 101-104. [502] O'CONNOR P.J., GIBBON W.W., HARDY G., BUTT W.P. – Chondromyxoïd fibroma of the foot. *Skeletal Radiol* 1996; 25 : 143-148. [503] PANDEY S. – Ewing's tumor of the talus. A case report. *J Bone Joint Surg* 1970; 52A : 10-16. [504] SODEGARD J., KARAHARJU E.O. – Kystes du calcanéum. Diagnostic et traitement. *Rev Chir Orthop* 1990, 76 : 502-506. [505] VAN HORN J.R., LEMMENS J.A. – Chondromyxoid fibroma of the foot. A report of a missed diagnosis. *Acta Orthop Scand* 1986; 57 : 375-377. [506] WEISSMAN S.L., SALAMA R., PAPO Y., LOEWENTHAL M. – Ewing's tumor of the talus misdiagnosed as avascular nec rosis. A case report. *J Bone Joint Surg* 1966; 48A : 333-336. [507] WIENTROUB S., MICHELS H., BARATZ M., *et al.* – Ewing's tumor of the cuboid bone simulating avascular necrosis. Report of a case. *J Bone Joint Surg* 1979; 61 A : 951-952. [508] WU K.K. – Ewing's sarcoma of the foot. *J Foot Surg*. 1989; 28 : 166-170.

XXX – PIED DE L'ENFANT SPORTIF

[509] GARRICK J. – Dance injuries. *In Mellion M, WALSH W, SHELTON G (éds) . The Team Physician's Handbook. Philadelphia, Hanley and Belfus*, 1990, pp 665-662. [510] HULKKO A., ORAVA S. – Stress fractures inathletes. *Int.J.Sports Med.* 1987. 8 : 221-226.

[511] IPPOLITO E., RICCIARI-POLLINI P., FALEZ F. : Kohler's disease of the tarsal navicular : Long-term follow up of 12 cases. 1984. *J. Pediatr. Orthop.* 4 : 416-417. [512] PIZZUTILLO P. – Ostéochondroses. *In Sullivan J, Grann W (eds) : The Pediatric Athlete. Park Ridge, Illinois, American Academy of Orthopaedic Surgeons*, 1990, pp. 211-233. [513] SIM-FOOK L., HODGSON M. – A comparison of foot forms among the non-shoe and shoe- wearing Chinese population. *J. Bone Joint Surg.* 40A : 1058, 1958. [514] SMILLIE I. – Freiberg's infraction (Kohler's second disease). *J. Bone Joint Surg.* 39B : 580, 1957. [515] TILLAUX P. – Traité de chirurgie clinique. *Vol 2. Paris. Asselin and Houzeau*, 1848.

XXXI – DIVERS

[516] KAWASHIMA T., YAMADA A., UEDA K., HARII K. – Treatment of brachymetatarsia by callus distraction (callotasis). *Ann Plast Surg* 1994, 32 : 191-199. [517] RAO G.S., LUTHRA P.K. – Dupuytren's discase of the foot in children : A report of three cases. *Br J Plast Surg* 1988; 41 : 313-315. [518] SCHUTZER S.F., GOSSLING H.R. – The treatment of reflex sympathetic dystrophy syndrome.

J. Bone Joint Surg. 66A(4): 625-629, 1984. [519] TURKER R.J., DRENNAN J.C. – Childhood foot and ankle disorders. *Current Opinion in Orthopedics* 1996; 7 (III) : 69-74. [520] TURKER R.J., DRENNAN J.C. – Childhood foot and ankle disorders. *Current Opinion in Orthopedics* 1997; 8 (III) : 40-44.

SYNTHESIS

A. DIMÉGLIO[1]

The use of magnetic resonance imaging is assuming a larger role in the treatment of various foot disorders. Normal anatomic references must also be established. The three-dimensional anatomy of the foot is complex and changes with age.

Fritsch addressed these differences in an elegant anatomic sectioning study comparing eight normal newborn feet with seven normal adult feet using sectional anatomy techniques. The newborn feet underwent a plastination technique of preservation that allowed both macroscopic and histologic examination. Some differences between the adult and newborn feet were noted. In newborns, the thickest portion of the fatty heel pad was found under the talonavicular joint. In adults, it was found more proximally under the os calcis. The Achilles fat pad was not well developed in the newborns, leaving the Achilles to lie in contact with the aponevrosis of the flexor hallucis tendon. The tendon fibers of the Achilles are coiled up at the insertion of the calcaneal tuberosity in infants, whereas in adults the fibers are straight and parallel. The posterior tibialis tendon, which has been described in the past as thickened at its insertion in clubfeet, was also found to be thickened in normal newborn feet. These findings underscore the importance of normal anatomic studies to serve as a comparison for pathoanatomic analysis. Fritsch suggests that sectional anatomic dissection might be readily compared with similar sections from magnetic resonance imaging studies.

The interest of foot growth is not merely theoretic. Practical applications can be derived from the microscopic analysis of growth cartilages and from the observation of growth charts:

– During intrauterine life, the foot is hardly ossified and is readily exposed to postural stress. Excessive length in comparison with the tibia is a fostering factor of such stresses.

– At birth, ossification is only of 30% of total ossification, which means that classical radiographs fail to outline the real anatomy of the foot and only give a pale copy of reality.

– The mid tarsal joint is not ossified and is still a biomechanical weak spot. This vulnerable area accounts for the orthopedic treatment of clubfect. At birth, the medial column is less ossified than the lateral column. The growing foot is a site of conflicting forces between hard and soft parts, those that are ossified and those that are not.

– Orthopaedists should know when ossification nuclei are to appear.

– For a trained eye, viewing a radiograph of the foot should be sufficient to determine the patient's bone age. Just like the hand, the foot is an excellent means to assess bone maturation. The appearance of the various nuclei and secondary nuclei accounts for the occurrence of osteochondrosis at precise periods during growth, e.g. of Kohler's disease around age 6 and Sever's disease after age 9.

---

1. Service de chirurgie orthopédique pédiatrique, hôpital Lapeyronie, 371, av. Doyen-Gaston-Giraud, 34295 Montpellier Cedex 5.

– The growth spurt in the foot is the start of puberty: the child has to wear larger shoes before having to wear larger pants, then larger shirts. The growth spurt of the foot can be an excellent indicator for the surgeon who monitors idiopathic scoliosis. At the beginning of puberty, there is only 3% of growth left to go. Arthrodesis at that age will have no real impact on the length of the foot, and this notion can be of interest when working on a paralytic foot. A short, plantigrade foot is better than a long, deformed foot.

– Growth charts have the advantage of allowing the follow-up of growth in a unilateral, in dysraphism, in malformed feet, or in Legg-Perthes-Calve disease. For instance, it is classical to say that in Legg-Perthes-Calve disease, the feet are smaller than normal. In fact, this is quite disputable; we have found no evidence of it in our files when relating the length of a foot on growth charts with the bone age.

– At all stages of growth, the foot is closer to its adult size than standing height and than the size of the lower limbs. The foot reaches 3/4 of its final size at 7 1/2 years of age, while 3/4 of standing height and of the size of lower limbs are achieved at age 9 only.

MANY ASPECTS OF CLUB FEET REMAIN ENIGMATIC

The etiology is diverse, and generations of study have not unlocked the cornplete pathoanatomy. Various classification systems have attempted to bring order to heterogenous group of patients who share a common clinical deformity. Orthopedists who treat clubfeet would benefit from a system identifying the complexity and severity of the deformity and permitting accurate communication about clubfeet. A simple comprehensive system is needed to make practical and widespread use possible.

Classification

Numerous efforts to classify talipes equinovarus (clubfoot) deformities have been undertaken. Classification should permit identification ans specify prognostic factors and treatment options for this disorders with its notoriously unpredictable course. **Dimeglio** et al present a classification system that should be reproducible and that should have realistic clinical application. They use a 20-points scale based on the morphology and reducibility correction of a specific foot.

Evaluation

Evaluation system for clubfeet requires the ability to assess the clinical outcomes for each group after treatment. The findings should be reproducible by different examiners. Outcome evaluation are difficult for most physicians to accept. Most published evalution systems for clubfeet are based on 100-point scales. Each evaluation weighs various aspects of the outcome differently and, therefore, is open to the bias of the particular author who devised the scale. Some emphasize pain and morphology whereas others rely more on radiographic appearance and mobility.

Magnetic resonance imaging

Clubfeet sometimes lack sufficient ossification of hind and midfont bones to make accurate radiographic pre-or postoperative assessment possible. Garyhack et al used MRI to assess the calcaneocuboïd joint and reaffirmed the clinical importances of Simons' classification. He used coronal imaging to examine 13 feet in 10 patients and concluded that the ossification centers of both the cuboid and the calcaneus are centrally placed within the cartilage. In as much as the size of the ossification nucleus is smaller than the total cartilaginous body, the percentage of displacement that is inferred in Simons method is overestimated. **Grayhack** et al. suggested that this might account for the excellent clinical results seen in Simons' patients with grade 1 displacement.

Ultrasound

Maiza et al. have begun to explore the possible advantages of using ultrasound inimaging clubfeet in the newborn period. Maiza et al. examined 30 newborns with clubfeet deformities using ultrasonography. A 7,5 Mhz linear array transducer was used. Five standardized image planes were described and examined on both the normal and clubfoot side. The salient findings of their study included the fact that the os calcis rotates toward the fibulaposteriorly and that the talus is « anteriorly subluxed » with respect to the tibial epiphysis.

These abnormalities corroborate booth the clinical examination findings and findings at surgery. The authors sugge st that ultras ound imaging may be helpful in deciding on conservative versus surgical management for a particular foot. They do not provide the details of their treatment algorithm.

INFECTION

Pseudomonas osteochondritis of the foot continues to be a rare but difficult problem associated with puncture wounds. Currently, there are no acceptable oral antibiotics for the trreatment of pseudomonas bone infections in children. The only oral class of antibiotics having good osseous penetration and efficacy against *Pseudomonas is* the quinolones, but these agents have been shown to have detrimental effects on the physis in laboratory studies.

Jarvis and Skipper performed a retrospective study of 15 patients over 16 years who developed *Pseudomonas osteochondritis* after puncture wounds. All the patients were male and all injuries occurred in the warmer months of the year. Despire the common concern of wounds occuring through a gym shoe, half of these patients were barefoot at the time of injury. One patient had cultures takon of his gym shoe that grew *Pseudomonas*. However, the phrage type of that organism was different from the one taken at the time of debridement. Most patients presented late to the tertiary care center, and most had been seen earlier by their primary care physicians. Treatment initially consisted of local debridement or cleaning of the wound and a variety of oral antibiotics. Presentation to the tertiary care center followed approximately 6 weeks later. Temperature and leukocyte count were usually normal but the erythrocyte sedimentation rate was elevated (mean, 32 seconds). Radiographs were often normal or equivocal on presentation but bone scans showed focal uptake. Five patients did present with advanced osseous destruction. These patients required formal debridement. Hospital stay average was 22 days and the patients received intravenous broad-spectrum semisynthetic penicillins or aminoglycosides. Two patients had a recurrence. One of these patients was treated for only 9 days with intravenous antibiotics and presented 6 days after discharge. Another patient who had local debridement by his family physician presented 1 year later with recurrence requiring formal debridement of an abscess. Follow-up radiographs often showed osseous deformities.

Jarvis and Skipper recommended early debridement when rapid clinical improvement does not occur with the administration and continuation of intravenous antibiotics until the erythrocyte sedimentation rate and clinical findings have returned to normal. Oral antibiotics have no role in the management of pseudomonas osteomyelitis in children. Clinicians must be aware of possible recurrences and of the value of early intervention.

Primary subacute haematogenous osteomyelitis (PSHO) of the small bones of the foot is a rare and infrequently considered cause of a limp in children. **Eli Ezra et al.** describe 11 patients with PSHO, of whom nine were under three years of age, who had a limp with few syptoms. The talus was involved in 36%. Bone scans were positive in all patients and led to localisation of the lesion in two. The radiological features included soft-tissue swelling, an osteolytic lesion in the talus and the calcaneus and a sclerotic appearance of the cuboid and the navicular bones. All patients except one were cured with antibiotics.

HALLUX VALGUS

Juvenile Hallux valgus is a complex problem. Treatment should be tailored toward addressing the specific osseous and soft tissue deformities. Because hallux valgus is less common in children than in adults, the treating surgeon may be less familiar with their anatomic differences and be tempted to approach the adolescent, bunion in a manner similar to that for adult hallux valgus, possibly compromising the results.

Coughlin presented a large series of juvenile patients with hallux valgus. A multiprocedural approach was used to address the various levels of deformities of the affected forefoot. The specific type of surgical procedure was determined by the severity of the deformity.

Radiographic measurements included the hallux valgus angle; the intermetatarsal angle of the first and second rays; the relative length of the first and second metatarsal; and the distal metatarsal articular angle (DMAA), which measures the articular surface of the first metatarsus. Radiographic forefoot width changes and the presence of open or closed epiphyses were also reviewed. Harris mat imprints were obtained to establish objective data to measure pes planus.

Eighty-five percent of patients had preoperative pain, most commonly in the region of the medial metatarsal eminence. The degree of hallux valgus, intermetatarsal angle, and DMA were all considered in choosing the procedure, but no specific parameters were given for choice of technique. The author characterized the deformities as mild, moderate, and severe.

Treatment

Sixty feet in 45 patients were treated. A chevron osteotomy or a McBride procedure was used for mild deformities. The **McBride** procedure was used in only four feet and was abandoned early in favor of the Chevron osteotomy. A proximal osteotomy and distal soft tissue realignment was used for moderate deformities; and a double metatarsal osteotomy was used for severe deformities.

As mentioned, the McBride procedure was performed in ouly four midly deformed feet. There were two recurrences of hallux valgus, and foot width actually increased by an average of 2 mm. This technique was abandoned early in the study in favor of the Chevron osteotomy. There were four recurrences in the 16 patients in whom seven patients with severe deformity underwent double metatarsal osteotomy. These patients had a high DMAA and a congruous metatarso-phalangeal joint. The average hallux valgus correction was 22.9°, with inter-metatarsal correction averaging 8.3°.

The Chevron osteotomy narrowed the forefoot an average of 2.8 mm. Proximal metatarsal osteotomy and double metatarsal osteotomy each narrowed the foot approximately 5.5 mm. Some metatarsophalangeal joint stiffness was noted following all procedures, but most patients did not include this in their subjective complaints.

There was no greater incidence of recurrence in patients with open epiphyses or in the pes planus group. Metatarsus adductus occured with greater frequency (22%) in these patients compared with the general population. This large series provides an excellent review of preoperative measurements and parameters that can aid clinicians in making a logical choice of procedure based on the severity and type of forefoot deformity.

It is still unclear whether ultrasonography will gain wider acceptance in the treatment of clubfeet, but normal anatomic studies are of paramount importance before a true understanding of pathoanatomy can be gained.

TARSAL COALITION

An associated tarsal coalition in 10% of rigid clubfeet undergoing surgical correction during an 8-year period was found by **Spero** et al. Their series of 18 patients included four with bilateral coalitions and nine with identified associated pathologic conditions. Only one patient had a preoperative radiograph that demonstrated a coalition; another patient had a magnetic resonance image that showed the coalition. The authors recommended that coalition excision be included in the primary procedure because the bar needs to be completely resected before the foot can be adequately corrected.

Cartilaginous subtalar coalition of the medial facet was the most common coalition and was generally unilateral. The authors described carefully shaving down the area of the sustentaculum tali in the sagittal plane to avoid iatrogenic deformity. Joint fibrosis and a lack of joint fluid in the area of the sustentacular joint was a consistent operative finding. Teratologic cases generally had bilateral involvement and more extensive bars including both the medial and posterior facets. Patients with tibial dysplasia had involvement of all three subtalar facets. The authors did not use interpositional fat grafts following coalition excision and noted that the long-term outcomes were feet that were painless and plantigrade, but stiff. Two recurrences were reported with an average follow-up of 6 years.

Grogan et al compared the radiographic and anatomic findings of congenital foot anomalies in patients with fibular hemimelia or proximal femoral focal deficiency. The study was based on specimens obtained from Symes amputations performed in the coursee of managing these congenital problems Dissection revealed 54% incidences of talocalcaneal coalition, whereas preoperative radiographs demonstrated only 15%. The talocalcaneal coalition was rarely found with isolated proximal focal femoral deficiency, but was associated in 75% of patients with isolated fibular hemimelia or combined fibular hemimelia and proximal femoral local deficiency.

Talocalcaneal coalition

Wilde et al reported on 20 feet in patients younger than 16 years of age who had persistently symptomatic talocalcaneal coalitions. Preoperative coronal computed tomography (CT) scan findings of less than 50% involvement of the posterior facet of the subtalar joint were associated with excellent or good long-term functional results. Heel valgus in these patients was less than 16°, and the feet lacked radiographic evidence of arthritis or joint narrowing. The presence of talar beaking was not clinically significant. fair or poor results were observed when the CT scan findings demonstrated that the coalition was greater than 50% of the posterior facet and heel valgus exceeded 16°.

Coalition in clubfoot

Coaltion has a highly misleading appearence. It is much more frequent than is commonly said, but it is most often undetected. What, then, should be throught about a very stiff, blocked hindfoot, or when the mobility of the subtalar joint find that there is a coalition, which is often cartilaginous and confined to the talo-calcaneal region. Resection is then possible, but the surgeon must then make a choice between the necessity to lay the clubfoot in cast to maintain correction and the need to mobilise the subtalar joint as soon as possible.

Some clubfeet that worsen during growth have a subtalar coalition. The joint then narrows gradually as bone progresses. The result of surgical treatment of such clubfeet is often poor.

SKEWFOOT: FOREFOOT ADDUCTION WITH HEEL VALGUS

Skewfoot, a malalignement of tarsal and metatarsal bones, is recognized clinically by forefoot adduction and heel valgus. Synonyms include S-shaped foot, serpentine foot, and Z-foot deformity. Skewfoot must be differentiated from metatarsus adductus, metatarsus varus, and metatarsus adductovarus. Only 50 cases have been, reported, and only two primary articles have been published in the English literature. Four patients who were treated at the Mayo Clinic are described by Peterson. The ages of the patients at the time of presentation ranged from 6 months to 3 years. Three patient underwent operation. Because the natural history of skewfoot is unknown and pain is infrequent, treatment alternatives must be carefully considered. If operation is undertaken, realignment of the tarsal bones should be supplemented with hindfoot bone stabilizatio. Key words: Serpentine foot – Skew foot – S-shaped foot – Zfoot deformity.

TUMORS

The calcaneus is uncommon site for a unicameral bone cyst. However, because of the concentration of forces through the heel, such cysts are usually symptomatic and require treatment. Because of the lack of attention paid to calcaneal unicameral bone cysts, as well as the controversy concerning their appropriate treatment and ultimate outcome, a retrospective study of our experience was undertaken. Over a 15-year period, we treated six children with calcaneal unicameral bone cysts. The diagnosis was confirmed pathologically at the time of treatment for all six. The most common presenting complaint was heel pain upon weight-bearing, secondary to microfracturing of the cyst. Although conservative treatment, which entailed casting and sponge fillers in the shoes, was attemptod formost patients, none responded to this form management. One child had three separate injections of methylprednisolone acetate without any radiographic or clinical change in the cyst, which ultimately required curettage and bone grafting. Bone grafting with either autogenous or allograft bone was successful in eradicating the cyst in all six patients, with no symptoms of recurrence at an average follow-up of 4 years. No resultant treatment complications were encountered. Unicameral bone cysts of the calcaneus, when symptomatic, respond well to curettage and bone grafting, and this type of treatment is recommended. key words: Bone grafting – Calcaneal cyst – Heel pain – Steroid injection – Unicameral cyst.

CAVUS FOOT

Each case of cavus and equinovarus foot must be thoroughly assessed prior to operation. Assessment includes diagnosis; electrodiagnostic and muscle testing; and evaluation of the type, location, and severity of the deformities and whether they are flexible or fixed. The vascular status must also be ascertained. The sites of plantar callus are noted, as well as the amount of correction that will be necessary. The integrity of the metatarsal fat pads must be noted. Muscle power is charted, and any sensory loss is mapped. Joints are evaluated clinically to deterrnine the amount of fixed deformity and pain and roentgenographically to determine mainly the effect of prior surgical procedures, the presence of nonunion, and secondary osteoarthritic changes in noninvolved joints. Bone wedges are obtained proximal to any painful, stiff, arthritic, unstable, or functionless. Flexible and functional joints, e.g., the subtalar complex, should not be sacrificed for arthrodesis unless the cavus deformity is very severe or fusion is necessary to obtain necessary motors. Appropriate tendon transfers are usually done only after bony correction of fixed deformities but may also be used (along with soft tissue releases) to balance muscle power before deformities become fixed.

ARTHROGRYPOSIS MULTIPLEX CONGENITA

Foot deformities are common in arthrogryposis multiplex congenita. The most common type of deforrnity is talipes équinovarus. Recurrence of the deformity are common. The primary operative treatment should be extensive enough to correct all components of the deformity. knee and hip deformities especially will often influence the outcome. Knee deformities especialy cause problems in retaining the desired position of the feet. Talectomy and bone decancellations both seem to be effective in treating recurrence.

GAIT ANALYSIS

Gait analysis has radically changed the treatment of cerebral palsy. Preoperatively, it allows critical assessment of the specific pathologies of the patient. Postoperatively, it provides an accurate assessment of outcome. This assessment of outcome has in turn allowed the accurate critique of surgeries and has made it possible to discard treatments that are ot useful or are perhaps even injurious. As a result of this continual reassessment of surgical techniques, several principles and insights regarding the treatment of cerebral palsy have been learned. These include the importance of restablishing normal gait prerequisites, the methods of reducing the energy expenditure of the pathologic gait, the importance of skeletal structures in providing the lever arm by which muscles produce moments around joints, the role and importance of two joint muscles, and the importance of separating abnormalities, which are emanating from the neurologic lesion, from secondary (« coping ») responses. Through gait analysis, it has become apparent that diplegia and hemiplegia are noninclusive terms, each of which contain a variety of homogeneous patterns of gait. Eventually these patterns may be separated and identified and optimal treatment protocols for each pattern type developped.

MANAGEMENT OF CONGENITAL CONVEX FOOT

Congenital convex foot is diagnosed from the typical rocker-bottom deformity, with the heel in equinus, an abducted and dorsiflexed forefoot, convex sole, and a medial prominence caused by the head of the talus. The pathognomonic feature is the fixed dorsal dislocation of the navicular with respect to the head of the talus. Despite this description of the condition, there are several points of disagreement in regard to the definition and the pathological anatomy, the criteria for neonatal diagnosis and the principles of treatment. Correct management must be based on adequate knowledge of these features.

Congenital convex foot is an isolated idiopathic defomity in about half of all cases. In the others, it is associated with abnormalities such as arthrogryposis, myelodysplasia, and developmental dislocation of the hip or knee. The cause is obscure but the deformity appears to originate during the earliest months of intrauterine life. Muscle imbalance has been reported in some patients with this condition and in myelodysplasia, with paresis of the tibialis posterior (Drennan 1995) and absence of the plantar intrinsic musculature (Specht 1975).

Congenital convex foot is an uncommon and recalcitrant condition. Because there is a high incidence of other associated anomalies, the presence of a rocker-bottom foot must alert the physician to investigate the patient very thoroughly. In less severe cases, conservative treatment started within the first few days of life can give a very good result. In case of failure and in more severe cases there is some benefit in stretching the foot in very young children since this may simplify a later operation. Surgical correction of this deformity must be based on a good knowledge of the pathological anatomy and should avoid the illogical procedure of peritalar release.

SPINAL ABNORMALITIES IN CHILDREN

Rascol reviewed 16 children with foot deformities and associated occult spinal abnormalities in a 3-year period. Eleven children had bilateral foot deformities; the deformities were unilateral in five. Midline cutaneous lesions of the back were noted in 13 children; the most common dermal sign was a hairy patch. All children had radiologic features of spinal dysraphism on combined computed tomography (CT) scan and myelogram. Spinal dysraphism was not considered in the initial assessment of four children. Children with foot deformity should therefore have a careful assessment of the spine, including a neurologic evaluation.

INDEX

583174 - (II) - (0,3) - CSB - B - 115 - DES

MASSON Éditeur
120, boulevard Saint-Germain
75280 Paris Cedex 06
Dépôt légal : novembre 2000

Achevé d'imprimer sur les presses de la
SNEL S.A.
Rue Saint-Vincent 12 – B-4020 Liège
tél. 32(0)4 344 65 60 - fax 32(0)4 343 77 50
novembre 2000 – 18924